DANKSAGUNG:

An dieser Stelle möchte ich mich bedanken,

- bei all meinen Lehrern, die bei der Entwicklung meines Denkens
ihre Fingerabdrücke hinterlassen haben.

- bei all meinen Patienten, mit ihren talentierten, helfenden Händen, Ohren und Augen.

- bei meiner Familie, mit ihrer nahezu unendlichen Geduld.

Inhaltsverzeichnis:

Vorwort / Klaus Wührer 1

Teil 1: Naturwissenschaftliche Betrachtung der menschlichen Ernährung 4
- 1.1 Warum essen und trinken wir? 6
- 1.2 Wie sieht eine optimale Ernährung aus? 8
  - 1.2.1 Eine optimale Ernährung soll verdaubar sein 10
  - 1.2.2 Eine optimale Ernährung soll nährstoffreich sein 11
    - 1.2.2.1 Wie viel Eiweiß muss bzw. darf man mindestens essen? 13
    - 1.2.2.2 Wie viel Fett muss bzw. darf man mindestens essen? 16
  - 1.2.3 Eine optimale Ernährung soll artgerecht bzw. gengerecht sein 25
    - 1.2.3.1 Was heißt artgerecht bzw. gengerecht? 25
    - 1.2.3.2 Die Art Mensch - was ist sie und wo kommt sie her? 26
    - 1.2.3.3 Welche Nahrungsquellen haben uns in der Evolutionsgeschichte begleitet? 28
    - 1.2.3.4 Was war mit unserem täglichen Brot? 30
    - 1.2.3.5 Woher kommt dann eigentlich Getreide, Reis und Mais? 31
    - 1.2.3.6 Was sind die Inhaltsstoffe von Getreide, Reis und Mais? 33
    - 1.2.3.7 Weshalb sind Getreide, Reis und Mais problematisch für uns Menschen? 34
    - 1.2.3.8 Was ist Stärke? 35
    - 1.2.3.9 Wie wird Stärke von grasfressenden Weidetieren verstoffwechselt? 37
    - 1.2.3.10 Hat sich der Mensch nicht auch schon an Stärke angepasst? 39
    - 1.2.3.11 Was passiert durch die fehlende Anpassung beim Menschen genau mit der Stärke? 40
    - 1.2.3.12 Wie hoch ist demnach der Zuckergehalt verschiedener Nahrungsmittel? 43
    - 1.2.3.13 „Stärke, als langkettiges KH, geht doch langsam ins Blut, oder?" 47
    - 1.2.3.14 Sind dann alle Zucker schlecht? 52
- 1.3 Zusammenfassung der naturwissenschaftlichen Betrachtung 61

Teil 2: Artgerechte, moderne und einfache Jäger+Sammler-Ernährung 64
- 2.1 Wie sieht eine moderne Jäger+Sammler–Ernährung aus? 64
  - 2.1.1 Der Jäger-Anteil 65
  - 2.1.2 Der Sammler-Anteil 68
  - 2.1.3 Jäger+Sammler-Zucker 71
  - 2.1.4 Bitte essen Sie kein Gras, Sie sind ja kein Rind! 75
  - 2.1.5 Jäger+Sammler-Getränke 76
  - 2.1.6 Übersicht der Jäger+Sammler-Nahrungsmittel 77
- 2.2 Jäger+Sammler-Mahlzeiten 78
  - 2.2.1 Jäger+Sammler-Frühstück 79
  - 2.2.2 Jäger+Sammler–Pause 81
  - 2.2.3 Jäger+Sammler-Mittagessen 83
  - 2.2.4 Jäger+Sammler-Nachspeise 86
  - 2.2.5 Jäger+Sammler-Kaffee und Kuchen 88
  - 2.2.6 Jäger+Sammler-Abendessen 90
- 2.3. Häufige Fragen und Kritikpunkte 92
  - 2.3.1 Wie viel Jäger? Wie viel Sammler? Es gibt keine richtige Steinzeitkost 93
  - 2.3.2 Stört tierisches Eiweiß den Säure-Basen-Haushalt? 94
    - 2.3.2.1 Säure- und Basen-Aufnahme mit Nahrungsmitteln 97

2.3.2.2	Säure- und Basen-Entstehung im Stoffwechsel	98
2.3.2.3	Pufferung im Blut	99
2.3.2.4	Säure- und Basen-Ausscheidung über die Lunge	100
2.3.2.5	Säure- und Basen-Ausscheidung über die Leber	100
2.3.2.6	Säure- und Basen-Ausscheidung über die Niere	100
2.3.2.7	Säure- und Basen-Entstehung im Stoffwechsel	101
2.3.2.8	Zusammenfassung	101
2.3.3	Macht Fleisch Gicht?	104
2.3.4	Macht zu viel tierisches Eiweiß die Niere krank?	113
2.3.5	Sind tierische Fette schlecht für den Menschen?	116
2.3.6	Eier erhöhen doch die Cholesterin-Werte, oder?	118
2.3.7	Milch oder nicht Milch, das ist hier die Frage	124
2.3.8	Grundlos Lactose-los	127
2.3.9	Grundlos Fructose-los	131
2.3.10	Ist Fleisch eine Medikamenten-Bombe?	133
2.3.11	Gibt es vegetarische Jäger+Sammler?	136
2.3.12	Ist es auch möglich, sich artgerecht als Veganer zu ernähren?	138
2.4	Zusammenfassung der häufigen Fragen und Kritikpunkte	139

Teil 3: Krankheitsprozesse - Biochemie von Gesundheit und Krankheit — 141

3.1	Wie laufen die grundlegenden Krankheitsprozesse ab?	145
3.1.1	Gibt es eine gemeinsame Ursache von Krankheit?	145
3.1.2	Was ist das Zentrum von Gesundheit und Krankheit?	151
3.1.2.1	Wie wird die Zellfunktion stabilisiert?	151
3.1.2.2	Wie ist die Zelle aufgebaut?	155
3.1.2.2.1	Die Mitochondrien, der Ofen für unser Lebensfeuer	156
3.1.2.2.2	Die Zellmembran, die Hülle der Zelle	160
3.1.2.3	Wie wird Energie gewonnen?	161
3.1.2.3.1	Wie funktioniert der Energie-Kreislauf der Natur?	161
3.1.2.3.2	Wie wird Energie durch Oxidation gewonnen?	163
3.1.2.3.3	Was benötigt der Organismus für die Oxidation von Zucker und Fett?	164
3.1.2.3.4	Welches Werkzeug benötigt die Zelle für die Energiegewinnung?	165
3.1.2.3.5	Welche Nährstoffe beeinflussen die Energiegewinnung?	166
3.1.2.3.6	Welche Rolle spielt der Sauerstoff bei der Energiegewinnung?	179
3.1.2.3.7	Sauerstoffmangel = Energiemangel	188
3.1.2.3.8	Zusammenfassung: Energiegewinnung	189
3.1.2.4	Welche Gegenmaßnahmen erfolgen bei Sauerstoff- und Energiemangel?	191
3.1.2.4.1	Was passiert bei Sauerstoffmangel der Zelle?	191
3.1.2.4.2	Was passiert bei Energiemangel der Zelle?	194
3.1.2.4.3	Was passiert bei Sauerstoffmangel in der Umgebung der Zelle?	196
3.1.2.4.4	Was passiert bei zentralem Blutdruckabfall und Sauerstoffmangel?	198
3.1.2.4.5	Zusammenfassung der Gegenmaßnahmen	200
3.1.2.5	Welche Funktionseinschränkungen entstehen durch Energiemangel?	201
3.1.2.5.1	Epithelzellen im Epithelgewebe (Oberflächengewebe)	202
3.1.2.5.2	Bindegewebszellen im Binde- und Stützgewebe	205
3.1.2.5.3	Nervenzellen im Nervengewebe	210
3.1.2.5.4	Muskelzellen im Muskelgewebe	215
3.1.2.5.5	Zusammenfassung: Energie für optimale Funktion	217
3.1.2.6	Welche Möglichkeiten des Zelltods gibt es bei Energiemangel?	218
3.1.2.6.1	Zelltod durch Apoptose	218

	3.1.2.6.2 Zelltod durch Nekrose	219
	3.1.2.6.3 Zelltod durch Immunkilling - Hinrichtung durch Immunsystem	220
	3.1.2.7 Wie funktioniert der Stoffwechsel einer Tumorzelle?	221
3.1.3	Zusammenfassung des Zellstoffwechsels	224
3.2.	Wie erhält man die notwendigen Nährstoffe?	226
3.2.1	Optimales Essen - Jäger+Sammler-Ernährung	226
3.2.2	Messen - spezielle Labordiagnostik	228
3.2.3	Ergänzen der defizitären Nährstoffe	230
3.2.4	Wieder messen - Kontrollmessungen nach Substitution	231
3.2.5	Nährstoffsteckbriefe und Labordiagnostik	232
	3.2.5.1 Calcium	233
	3.2.5.2 Magnesium	234
	3.2.5.3 Zink	235
	3.2.5.4 Kupfer	236
	3.2.5.5 Selen	237
	3.2.5.6 Mangan	238
	3.2.5.7 Jod	239
	3.2.5.8 Eisen	240
	3.2.5.9 Vitamin B1 (Thiamin)	244
	3.2.5.10 Vitamin B2 (Riboflavin)	245
	3.2.5.11 Vitamin B3 (Niacin)	246
	3.2.5.12 Vitamin B5 (Pantothensäure)	248
	3.2.5.13 Vitamin B6 (Pyridoxal)	249
	3.2.5.14 Biotin (Vitamin B7)	250
	3.2.5.15 Folsäure (Vitamin B9)	251
	3.2.5.16 Vitamin B12 (Cobalamin)	252
	3.2.5.17 Vitamin A (Retinol), β-Carotin	253
	3.2.5.18 Vitamin C (Ascorbinsäure)	254
	3.2.5.19 Vitamin E (Tocopherol)	255
	3.2.5.20 Vitamin D (Colecalciferol)	256
3.2.6	Abschließende Bemerkung zur Nährstofftherapie	258
3.3	Zusammenfassung der Krankheitsprozesse	259

Teil 4: Stärke- und Zuckerbelastung und ihr Krankheitseinfluss — 260

4.1	Normaler Zuckerbedarf - wieviel ist zu viel?	261
4.1.1	Zu viel Stärke und Zucker im Magen-Darm-Trakt	263
	4.1.1.1 Zu viel Stärke und Zucker führen zu Zahn- und Zahnfleischerkrankungen	263
	4.1.1.2 Zu viel Stärke und Zucker führen zu Sodbrennen und Gastritis	264
	4.1.1.3 Zu viel Stärke und Zucker führen zu Blähungen	265
	4.1.1.4 Zu viel Stärke und Zucker führen zu Entzündungen der Darmschleimhaut	265
	4.1.1.5 Zu viel Stärke und Zucker führen zu Resorptionsstörungen	266
	4.1.1.6 Zu viel Stärke und Zucker führen zu Krämpfen im Magen-Darm-Trakt	266
	4.1.1.7 Zu viel Stärke und Zucker führen zu Durchblutungsstörungen	267
	4.1.1.8 Zu viel Stärke und Zucker führen zu Beschwerden im Nackenbereich	267
4.1.2	Zu viel Stärke und Zucker im Blut - Hyperglykämie	269
	4.1.2.1 Zu viel Zucker im Blut führt zu Zuckerüberschuss in den Zellen	270
	4.1.2.2 Zu viel Zucker hemmt die Mitochondrienfunktion	270
	4.1.2.3 Zu viel Zucker führt zur Übersäuerung des Gewebes	271
	4.1.2.4 Zu viel Zucker in den Zellen fördert das Tumorwachstum	272
	4.1.2.5 Zu viel Zucker führt zu Entzündungen	272

4.1.2.6 Zu viel Zucker löst Immunkilling aus	273
4.1.2.7 Zu viel Zucker fördert die Bildung von freien Radikalen	274
4.1.2.8 Zu viel Zucker hemmt die Produktion und Freisetzung von Noradrenalin	274
4.1.2.9 Zu viel Zucker wird in Fettsäuren und Fett umgewandelt	275
4.1.2.10 Zu viel Zucker verhindert den Fettabbau	275
4.1.2.11 Zu viel Zucker führt zur Fettleber	276
4.1.3 Zu viel Stärke und Zucker führt zur Freisetzung von Insulin	278
4.1.3.1 Zu viel Insulin führt zu Zuckerüberschuss in den Zellen	278
4.1.3.2 Zu viel Insulin verhindert die Freisetzung der Glucose aus der Zelle	279
4.1.3.3 Zu viel Insulin fördert die Fettsäuresynthese in den Zellen	279
4.1.3.4 Zu viel Insulin verhindert den Fettabbau	280
4.1.3.5 Zu viel Insulin erhöht Cholesterin im Blut	280
4.1.3.6 Zu viel Insulin hemmt die Mitochondrienfunktion	281
4.1.3.7 Zu viel Insulin fördert das Tumorwachstum	282
4.1.3.8 Zu viel Insulin hemmt die Apoptose der Zellen	282
4.1.3.9 Zu viel Insulin führt zu Entzündungen	283
4.1.3.10 Zu viel Insulin hemmt die Cortisolwirkung	283
4.1.3.11 Zu viel Insulin führt zur Freisetzung von Adrenalin	284
4.1.4 Zu viel Stärke und Zucker bilden AGEs	285
4.1.4.1 AGEs führen zu Entzündungen	286
4.1.4.2 AGEs fördern die Bildung freier Radikale	287
4.1.4.3 AGEs lösen Rheuma und Autoimmunprozesse aus	288
4.1.4.4 AGEs lösen Zelltod aus	288
4.1.4.5 AGEs fördern Tumorwachstum	289
4.1.4.6 AGEs führen zu Arteriosklerose und Thrombosen	290
4.1.4.7 AGEs führen zu Degeneration und Arthrose	291
4.1.5 Zusammenfassung: Schäden durch Stärke und Zucker	292
4.2 Wie lautet die offizielle Ernährungsempfehlung der DGE?	294
4.2.1 Wie sieht die offizielle Ernährungsempfehlung aus?	295
4.2.2 Wie entstand der Mythos vom gesunden Vollkornbrot?	297
4.2.3 Was ist drin im Goldenen Kalb Vollkorn?	298
4.2.4 Zusammenfassende Bemerkung zur DGE-Empfehlung	302
4.3 Wie ist der Einfluss der Ernährung auf Krankheiten?	304
4.3.1 Wie entsteht Schmerz?	306
4.3.2 Wie entstehen Entzündungen?	309
4.3.3 Wie laufen verschiedene Krankheiten ab?	311
4.3.3.1 Schleimhautzelle, MagenDarmTrakt	314
4.3.3.1.1 Sodbrennen, Gastritis, Refluxösophagitis	314
4.3.3.1.2 Reizdarm-Syndrom (Colon Irritabile)	315
4.3.3.1.3 Chronisch-entzündliche Darmerkrankungen	317
4.3.3.2 Leberzelle	319
4.3.3.2.1 Nichtalkoholische Fettleber und Fettleberhepatitis	319
4.3.3.3 Nierenzelle	321
4.3.3.3.1 Glomerulonephritis (Entzündung der Niere)	321
4.3.3.4 Gefäßzelle	323
4.3.3.4.1 Bluthochdruck (arterielle Hypertonie)	323
4.3.3.4.2 Herzinfarkt (Myokardinfarkt)	326
4.3.3.4.3 Hirninfarkt (Schlaganfall)	328
4.3.3.5 Hormonzelle	329
4.3.3.5.1 Übergewicht, Fettverbrennungsstörungen, Metabolisches Syndrom	329

- 4.3.3.5.2 Diabetes mellitus (Stärke- und Zuckerkrankheit) ... 331
- 4.3.3.6 Bindegewebszelle ... 334
  - 4.3.3.6.1 Rheuma (entzündlich-rheumatische Erkrankungen) ... 334
  - 4.3.3.6.2 Arthrose, Osteoporose (Degenerative Erkrankungen) ... 337
- 4.3.3.7 Hautzelle ... 339
  - 4.3.3.7.1 Atopisches Ekzem (Neurodermitis) ... 339
  - 4.3.3.7.2 Psoriasis (Schuppenflechte) ... 341
- 4.3.3.8 Immunzelle ... 343
  - 4.3.3.8.1 Immunschwäche, Allergie ... 343
- 4.3.3.9 Nervenzelle ... 345
  - 4.3.3.9.1 Depression, Burnout-Syndrom ... 345
  - 4.3.3.9.2 Schlafstörungen und Restless-Legs-Syndrom ... 347
  - 4.3.3.9.3 Aufmerksamkeitsdefizitsyndrom (ADS, ADHS) ... 349
  - 4.3.3.9.4 Kopfschmerzen, Migräne ... 351
  - 4.3.3.9.5 Epilepsie (Krampfleiden) ... 352
  - 4.3.3.9.6 Multiple Sklerose (MS) ... 354
  - 4.3.3.9.7 Morbus Parkinson ... 356
  - 4.3.3.9.8 Demenz und Morbus Alzheimer ... 358
  - 4.3.3.9.9 Chronischer Schmerz ... 360
- 4.3.3.10 Muskelzelle ... 362
  - 4.3.3.10.1 Rückenschmerzen, Rigor Mortis Podicis ... 362
  - 4.3.3.10.2 Muskel- und Gelenkschmerzen in den Beinen ... 364
  - 4.3.3.10.3 Muskel- und Gelenkschmerzen im Schulter-Arm-Bereich ... 366
  - 4.3.3.10.4 Überaktive Blase (Reizblase) ... 367
  - 4.3.3.10.5 Regelschmerzen (Dysmenorrhoe) ... 369
- 4.3.3.11 Tumorzelle ... 370
- 4.4 Zusammenfassung ... 372

Teil 5: Kochschule und Rezepte ... 376

- 5.1 Die Gustation des Kochens (Kochkurs) ... 377
  - 5.1.1 Wie werde ich satt? ... 377
  - 5.1.2 Wie schmeckt dann ein perfektes Essen? ... 378
    - 5.1.2.1 Umami - Jäger-Anteil ... 379
    - 5.1.2.2 Bitter - Sammler-Anteil ... 380
    - 5.1.2.3 Süß - Jäger+Sammler-Zucker ... 381
    - 5.1.2.4 Sauer - Saurer Jäger+Sammler-Kasten ... 382
    - 5.1.2.5 Salzig - Salziger Jäger+Sammler-Kasten ... 382
  - 5.1.3 Zusammenfassung des Kochkurses ... 383
  - 5.1.4 Wie kann ich meine eigenen gewohnten Gerichte kochen? ... 385
    - 5.1.4.1 Lassen Sie Stärke-Nahrungsmittel einfach weg ... 385
    - 5.1.4.2 Ersetzen Sie Stärke-Nahrungsmittel ... 386

- 5.2 Rezepte ... 388
  - 5.2.1 Jäger+Sammler-Frühstück ... 389
    - Jäger+Sammler-Müsli ... 389
    - Mandelflakes ... 389
    - Mandel-Nuss-Brei mit Früchten ... 390
    - Jäger +Sammler-Pfannkuchen ... 391
    - Jäger+Sammler-Kaiserschmarrn mit Äpfeln ... 392
    - Jäger+Sammler-Waffeln ... 393

	Jäger+Sammler-Brot	394
	Jäger+Sammler-Kräuterbrot	395
5.2.2	Jäger+Sammler-Pause	396
	Ideen für die Pausenbox	396
	Rührei to go	397
	Käserolle mit Schinken	398
	Käserolle mit Feta und Oliven	398
5.2.3	Jäger+Sammler-Mittagessen	399
5.2.3.1	Vegetarisch	399
	Omelett mit Tomaten und Parmesan	399
	Gefüllte Paprika	400
	Gefüllte Zucchini	401
	Pizza Inversa	402
	Rahmschwammerl mit Jäger+Sammler-Polenta	403
	Hüttenkäse-Auflauf mit Zucchiniröllchen	404
	Quarkauflauf	405
	Kohlrabi-Karotten-Gemüse mit Käsechips	406
	Zucchini-Spaghetti	407
	Jäger+Sammler-Käsespätzle	408
5.2.3.2	Fisch und Meeresfrüchte	409
	Fisch-Paella	409
	Fisch-Curry-Suppe	410
	Lachs vom Grill mit Sellerierösti	411
	Fisch-Gratin	412
	Lauwarmer Fisch-Salat	413
	Garnelen und grüner Spargel vom Grill	414
	Fisch mit Sherry-Sahne-Soße und Tomaten	415
	Gefüllte Pfannkuchen	416
5.2.3.3	Fleischgerichte	417
	Hühnchen Carbonara mit Schmortomaten	417
	Sesampanierte Hühnerbrust	418
	Hühnchenbrust in Salbeibutter mit Paprika	419
	Parmesantacos mit Hühnergeschnetzeltem	420
	Schafskäse im Speckmantel	421
	Schweinefilet bei Niedrigtemperatur gegart	422
	Schuta	423
	Fleischpflanzerl mit Selleriepüree	424
	Hackfleischrolle mit Feta im Schinkenmantel	425
	Spinat-Gemüse-Lasagne	426
	Rehbraten mit Pfifferlingen und Brokkoli	427
	Kurzgebratener Rehrücken mit Bohnen im Schinkenmantel	428
5.2.4	Jäger+Sammler-Nachspeise	429
	Ricotta-Eis	429
	Mousse au Chocolat	430
	Topfennockerl	431
	Mascarpone-Mousse	432
	Bayerische Creme	433
	Topfensoufflé	434
5.2.5	Jäger+Sammler-Kaffee und Kuchen	435
5.2.5.1	Kuchenbeispiele mit verschiedenen Grundteigen	435

	Apfel-Nuss-Kuchen	435
	Topfen-Mohn-Schnitten	436
	Schoko-Nuss-Muffins	437
	Tiramisu	438
	Mascarpone-Aprikosen-Torte	439
	Käsekuchen	440
	Zebrakuchen	441
5.2.5.2	Süßes Gebäck	442
	Mandelhörnchen	442
	Florentiner	443
5.2.5.3	Plätzchen	444
	Lebkuchen	444
	Zimtsterne	445
	Bärentatzen	446
	Cappuccino-Plätzchen	447
	Pfauenauge	448
	Linzer Plätzchen	449
5.2.6	Jäger+Sammler-Abendessen	450
	Ofenkäse mit Dipgemüse	450
	Fischpastete mit Pfefferrahmdip	451
	Spinatrolle mit Lachs	452
	Tomaten-Mascarpone-Torte	453
	Jäger+Sammler-Fladenbrot	454
	Blumenkohlsuppe mit gebratenem Schinken	455
	Sticks and Dips	456
	Brokkoli-Salat	457
	Jäger+Sammler-Platte („Brotlose Kunst")	458
5.3	Wochenpläne	459
	Impressum	

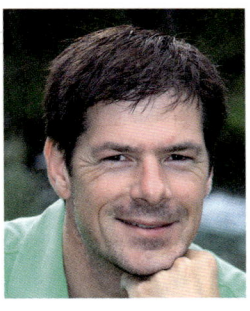

Vorwort

Liebe leidende Patienten,
liebe interessierte Fachleute,
liebe neugierige Leser:

Für Sie habe ich dieses Buch geschrieben.

Der leidende Patient ist in der Regel derjenige, der sich mit gesunder Ernährung auseinandersetzt und eine Linderung seiner Beschwerden erhofft. Um im Ernährungsdschungel überleben zu können, benötigt er schon eine große Portion Glück. Doch die Ernährungsform zu finden, welche optimal ist und schnell und langfristig die Gesundheit stabilisiert, ist fast schon ein Sechser im Lotto.

Glück benötigt der leidgeplagte Patient deshalb, weil die wenigsten der so genannten „Ernährungsexperten" wirklich verstanden haben, was eine optimale Ernährung auszeichnet. Sie zitieren Studien über Studien und ihnen fehlt, trotz aller Theorien, der Überblick und die praktische Erfahrung mit dem Patienten und seinen Beschwerden.

Auch in Selbsthilfegruppen für chronisch Kranke wird genau die falsche Ernährungsweise propagiert - eine Ernährungsform, die Schmerz und Entzündungen sogar fördert. Dadurch haben Sie als Patient keine Chance gesund zu werden und Ihr Leiden wird unnötig verstärkt und verlängert.

> „Theorie ohne Praxis ist hilflos.
> Praxis ohne Theorie ist blind.
> Effektiv ist nur die Synthese aus beiden."
>
> *Unbekannt*

Es gibt fast so viele Ernährungstheorien wie Lebensmittel. Eine neue Theorie ist schnell geboren, wenn eine Ernährungsumstellung mit kurzfristigen Verbesserungen der Beschwerden oder einer Gewichtsreduktion einhergeht.
Sobald das Essen reduziert wird, ist immer eine Verbesserung der Beschwerden zu erwarten. Das weiß jeder, der schon einmal gefastet hat. Nichts essen hilft, aber irgendwann muss Mann oder Frau wieder etwas essen. Deshalb stellt sich die Frage:

Wie sieht eine optimale Ernährung wirklich aus?

Dieser Frage bin ich in meiner Praxisarbeit in den letzten 15 Jahren nachgegangen. Sie sind in diesem Buch herzlich eingeladen, diese spannende Frage mit mir zu beantworten.

Ich bin Heilpraktiker, Physiotherapeut und Osteopath und habe mich in meiner Naturheilkundepraxis auf die Therapie von Schmerz und Allergie spezialisiert. Für meine Patienten und auch dank meiner Patienten war ich immer auf der Suche nach der optimalen Ernährung.

Ernährung ist die Basis der Gesundheit. Die meisten Erkrankungen und Schmerzen sind über eine optimale Ernährung schnell, nachhaltig und ganz entscheidend zu beeinflussen.

Anfangs war auch ich vom Glauben überzeugt, eine optimale Ernährung würde so aussehen, wie sie allgemein bekannt ist und von Ernährungsexperten empfohlen wird:
Wenig Fleisch, viel Vollkorn – aber das ist grundsätzlich falsch!

> *„Viele Leute stolpern über die Wahrheit, die meisten stehen auf und gehen weiter als ob nichts gewesen wäre."*
>
> *Unbekannt*

In meiner Praxis gab es auch solche geistigen Stolpersteine. Diese haben mir Schritt für Schritt die Augen geöffnet und richtungsweisend geholfen, die optimale Ernährung zu finden.

Da ich bei meinen Patienten immer Nährstoffanalysen anhand von Blutkontrollen durchführe, fiel mir mit der Zeit auf, dass eine fleischarme und vollkornreiche Ernährung keine optimalen Nährstoffwerte zulässt.

Eine Patientin mit jahrelangen Verdauungsbeschwerden kam vor Jahren mit ihrem Mann zu mir in die Praxis und bat mich: „Können Sie meinem Mann bitte erklären, dass sein hoher Fleischkonsum ungesund ist und er mehr Vollkorn essen soll." Nachdem seine Nährstoffwerte bei der Blutanalyse genauso gut waren wie seine Leistungsfähigkeit, konnte ich ihr den Gefallen leider nicht tun. Daraufhin suchte ich nach Beweisen und Untersuchungen, die den notwendigen täglichen Eiweißbedarf definieren (siehe 1.2.2.1).

Einige Monate später kam eine junge, infektanfällige Patientin zu mir und bat um Hilfe. Durch die Laboranalysen und meine Nachforschungen über den Eiweißbedarf empfahl ich ihr: „Du musst mehr Fleisch essen, um wieder fit zu werden." Sie sagte: „Das rät mir mein Papa auch immer." Ich antwortete mit einem leicht ironischen Unterton: „Schön, dass dein Vater das auch empfiehlt." Aber sie erklärte mir daraufhin: „Mein Papa ist nicht nur mein Papa, sondern auch noch einer der namhaftesten Biologen und Evolutionsbiologen, Prof. Josef Reichholf. Er hat zahlreiche Bücher geschrieben, wobei einige auch die Evolution des Menschen und seine Ernährungsweise beleuchten." Ich besorgte mir die entsprechende Literatur und las sie mit Genuss, da sich alle Informationen und Fakten, die ich in den letzten Jahren in meiner Praxis gesammelt hatte, durch die Evolutionsbiologie logisch und lückenlos, wie ein Puzzle, zu einem vollständigen Bild zusammenfügten. Mit Hilfe weiterer Literatur und nicht zuletzt durch meine Erfahrungen mit meinen Patienten bekam das Bild dann auch noch Farbe!

Dieses klare, logische und bio-logische Bild einer optimalen und artgerechten Ernährung möchte ich mit Ihnen im Laufe dieses Buches zeichnen. Und zwar nicht durch irgendwelche Mythen, Floskeln oder fragwürdige Studien, sondern im Teil 1 des Buches durch evolutionsbiologische, biologische, biochemische und physiologische Fakten. Ich baue eine lückenlose Argumentationskette mit wissenschaftlichen und biologischen Fakten auf, die kein „ja, aber" zulässt und allgemein verständlich ist. Diese Fakten möchte ich in der Zusammenfassung wie einzelne Puzzleteile zu einem klaren Bild zusammenbauen, um die Fehler der offiziellen Ernährungsempfehlung der **D**eutschen **G**esellschaft für **E**rnährung (= **DGE**) aufzudecken. Diese offizielle Ernährungsempfehlung: „wenig Fleisch und tierische Fette, sowie mehr als 50% der Kalorien aus langkettigen, langsamen und vollwertigen Kohlenhydraten zu decken", ist grundsätzlich falsch und gefährlich. Sie wird jedoch von allen nationalen und internationalen Ernährungsgesellschaften gleichermaßen ausgesprochen. Deshalb steht die Abkürzung **„DGE"** in meinem Buch nicht nur für die „**D**eutsche **G**esellschaft für **E**rnährung", sondern auch für „**D**ie **G**esamten nationalen und internationalen **E**rnährungsgesellschaften".

Im Teil 2 möchte ich Ihnen aufzeigen wie diese von mir vorgeschlagene Jäger+Sammler-Ernährung aussieht. Durch die Anleitung können Sie schnell und einfach Ihre Ernährung optimieren und sie leicht in den Alltag integrieren.
An dieser Stelle möchte ich gleich offensiv verschiedene Kritiken annehmen und mit Fehlinterpretationen aufräumen.

Im Teil 3 werde ich auf die Wechselwirkung zwischen Ernährung und verschiedensten Krankheitsprozessen eingehen. Das Verständnis für Krankheitsprozesse und die Einflussfaktoren von Nährstoffen und Ernährung auf genau diese Prozesse sind sowohl für den aktiven, selbstverantwortlichen Patienten als auch für den mitdenkenden Therapeuten von größter Wichtigkeit.

Schäden und Belastungen durch Stärke und Zucker werde ich dann im Teil 4 ausführlich erläutern und die biochemischen Verbindungen zu Krankheitsprozessen aufzeigen.
Im Anschluss daran gehe ich intensiv auf die Ernährungsempfehlung der **DGE** ein und erkläre, weshalb diese falsch und gesundheitsgefährdend ist.
Nachdem wir gesehen haben, wie wichtig Nährstoffe und Belastungen durch Stärke und Zucker sind, werden verschiedene Krankheiten und der Einfluss von Ernährung und Nährstoffen in übersichtlichen Steckbriefen dargestellt.

Eine optimale Ernährung muss natürlich auch schmecken, weshalb ich Sie später zum Kochen und Abschmecken einladen werde. Im Teil 5 machen wir deshalb einen Jäger+Sammler-Kochkurs. Ich freu mich schon darauf!
Die Rezepte habe ich in dem handlichen **Kochbuch für Artgerechte Ernährung** gesammelt, damit Ihnen diese in Ihrer Küche zur Verfügung stehen.

An dieser Stelle möchte ich mich bei Ihnen für die Fülle an Informationen entschuldigen. Diese ist allerdings nötig, um alles lückenlos zu erklären und zu begründen, damit Sie genügend Fakten kennen, um sich von gegenteiligen Ernährungsempfehlungen und falschen Meinungen nicht verunsichern zu lassen.
Viel Spaß beim Lesen.
Wenn Sie es aber sehr eilig haben, können Sie erst mal bis Seite 91 lesen, um dann zum Kochkurs (Teil 5) zu springen. So ist es Ihnen möglich, die Artgerechte Ernährung sofort umzusetzen und nebenher in aller Ruhe den Rest zu lesen.
Es gibt auch noch eine andere Möglichkeit, wie Sie sich schnell einen Überblick verschaffen können: Lesen Sie nur die Überschriften mit den dazugehörigen Puzzleteilen und die entsprechenden Zusammenfassungen.

<u>Einen Punkt möchte ich gleich vorab noch klären:</u>
Es geht mir um die optimale Ernährung eines jeden einzelnen leidgeplagten Patienten, um die Linderung seiner Beschwerden und die Verbesserung seiner Gesundheit und Leistungsfähigkeit.
Eine Diskussion über die Möglichkeiten zur Ernährung der Weltbevölkerung ist nicht Gegenstand dieses Buches.

Teil 1: Naturwissenschaftliche Betrachtung der menschlichen Ernährung

Wissenschaftlich ist nicht gleich wissenschaftlich.
Heute ist es üblich, für alle möglichen Thesen irgendwelche wissenschaftlichen Studien zu zitieren. Einige davon sind gut und aussagekräftig, aber manche sind das Papier nicht wert, auf das sie gedruckt werden.

Krankheitsprozesse, die im Zusammenhang mit Ernährung zu sehen sind, dauern in der Regel sehr lange. Deshalb ist es schwierig, aussagekräftige Studien zu finden, da es keine standardisierten Lebens-, Arbeits- und Ernährungsbedingungen für die Probanden gibt, zumindest nicht über einen längeren Zeitraum. Außerdem sind die Belastbarkeit und die innere Lebensuhr sehr variabel. Nur weil Hr. Johannes Heesters, der ja vitale 108 Jahre alt geworden ist, täglich einen Schnaps getrunken und eine Zigarre geraucht hat, wird wohl niemand auf die Idee kommen, dass er deshalb so alt geworden ist, und Schnaps und Zigarre als gesundheitsfördernd einstufen.

In der Ernährungswissenschaft gilt das Gleiche. Um eine Aussage bzw. Meinung wissenschaftlich zu beweisen, werden oftmals Studien herangezogen und so lange verdreht bzw. fehlinterpretiert bis endlich der ersehnte „wissenschaftliche Beweis" erbracht ist. Ich denke da u.a. an eine Studie, die 2004 im European Journal of Clinical Nutrition (58, 1543-1546) veröffentlicht wurde. Der Studie zufolge senkt Pizzakonsum das Herzinfarktrisiko ganz entscheidend[2]. Sobald also eine Studie den „Beweis" erbracht hat, zählt keine logische wissenschaftliche, auf Fakten und Naturgesetzen begründete Argumentation.
„Da fällt der Apfel plötzlich auf den Baum hinauf."
(Isaac Newton würde sich im Grabe umdrehen!)

Genau deshalb werde ich keine Studien zitieren! Wenn jemand meine Argumente durch Studien untermauert haben möchte, verweise ich ihn gerne auf die Literatur von Dr. Nicolai Worm[6,7], der den Überblick über die aktuelle Studienlage hat und viele gute, aussagekräftige Studien verwendet.

Ich möchte im Folgenden die Ernährung des Menschen anhand wissenschaftlicher Fakten aus der Biologie, Evolutionsbiologie, Biochemie und der Physik betrachten. Hierbei werde ich Puzzleteilchen für Puzzleteilchen das große und aufschlussreiche Puzzle „optimale Ernährung" zusammenbauen und Schritt für Schritt einen logischen roten Faden spinnen, um den Überblick zu wahren.

Es wird allerdings auf den folgenden Seiten ein hartes Stück Arbeit werden, um mit logischen Fakten die falschen Ernährungs-Mythen zu entlarven.
Der ewige Kampf von LOGOS gegen MYTHOS wird auch hier auszufechten sein.

> „Der größte Feind der Wahrheit ist nicht die Lüge –
> absichtsvoll, künstlich, unehrlich,
> sondern der Mythos –
> fortdauernd, verführerisch und unrealistisch."
> *John F. Kennedy (1917-63)*

Also, auf in den Kampf!

Wir werden die Frage nach der optimalen Ernährung präzise und faktisch klären und zwar mit Hilfe von kindlicher Genialität. Ein Kind fragt und fragt, bis die Frage beantwortet ist, und aus der Antwort ergibt sich sofort die nächste Frage.

Diese Strategie nach Wahrheitssuche will auch ich anwenden. Die Frage in der Überschrift beantworte ich im folgenden Text und die Quintessenz wird abschließend im Puzzleteil zusammengefasst. Und genau aus dieser Antwort ergibt sich wiederum die nächste Frage.

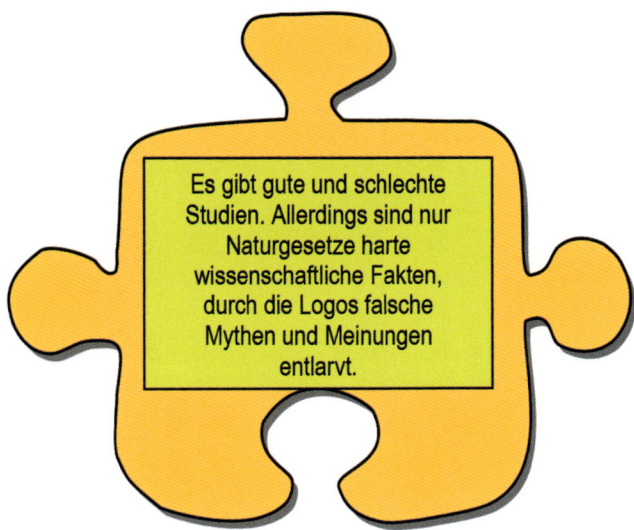

1.1 Warum essen und trinken wir?

Diese banale Frage stellt sich zu Beginn der Argumentationskette über die optimale Ernährung.

Wir essen und trinken, damit wir unsere notwendigen Nährstoffe erhalten.

Nährstoffe: *Eiweiß – Aminosäuren*
Fett – Fettsäuren
Kohlenhydrate – Zucker
Mineralstoffe, Spurenelemente
Vitamine
Sekundäre Pflanzenstoffe

Im Magen-Darm-Trakt werden die Nahrungsmittel in Einzelbausteine zerlegt und im Darm resorbiert. Vom Darm gelangen die Nährstoffe entweder direkt oder über den Umweg Leber ins Blut (siehe Abb. 1).
Der Überschuss an Nährstoffen wird in unseren Speichern - Leber, Muskulatur, Knochen und Fett - eingebaut, und bei Bedarf durch Hormone wieder ins Blut freigesetzt. Das wichtigste Hormon hierbei ist sicher Cortisol, das körpereigene Cortison. Es wird ständig und dauernd produziert und hält, im Zusammenspiel mit anderen Hormonen, den Nährstoffgehalt des Blutes in engen Grenzen konstant. Bei Belastungen, Infekten oder Verletzungen steigt die körpereigene Cortisolproduktion um ein Vielfaches an, um schnell die nötigen Nährstoffe freizusetzen und im Blut bereitzustellen. Diese katabole (abbauende) Eigenschaft von Cortisol ist gewiss auch ein wichtiger Grund, weshalb Cortison bei fast allen Krankheitsprozessen hilfreich ist.
Die Nährstoffe sind für alle Lebensvorgänge - Energiegewinnung, Wachstum, Fortpflanzung, Immunabwehr, Regeneration und Wundheilung - notwendig. Bei Nährstoffdefiziten kann der Körper nicht mehr alle Systeme voll funktionsfähig halten und muss, je nach eigenen individuellen Strategien, bestimmte Organsysteme auf Sparflamme laufen lassen. Durch diesen Nährstoffmangel entwickeln sich viele Krankheitsprozesse (siehe Teil 3).

Krankheit ist Mangel!

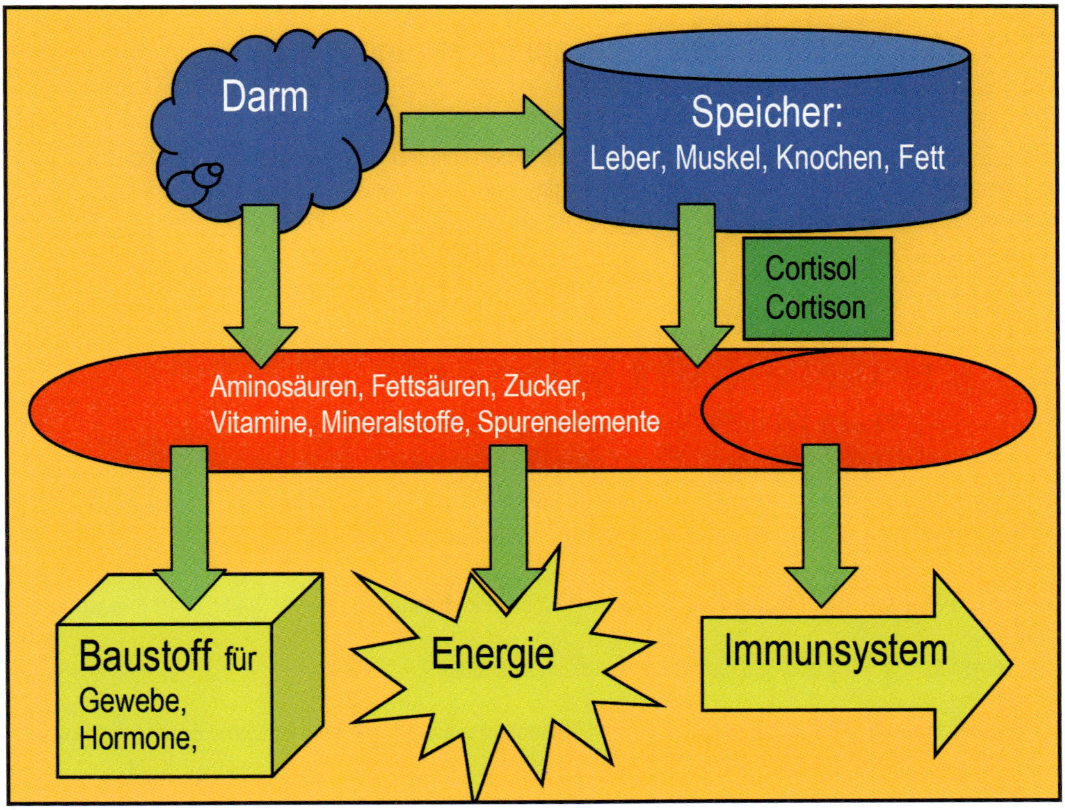

Abb. 1: Übersicht: Nährstoffaufnahme, Nährstofftransport und Nährstoffspeicherung

Für Lebenslust, Gesundheit und Leistungsfähigkeit benötigen wir also eine optimale Ernährung.

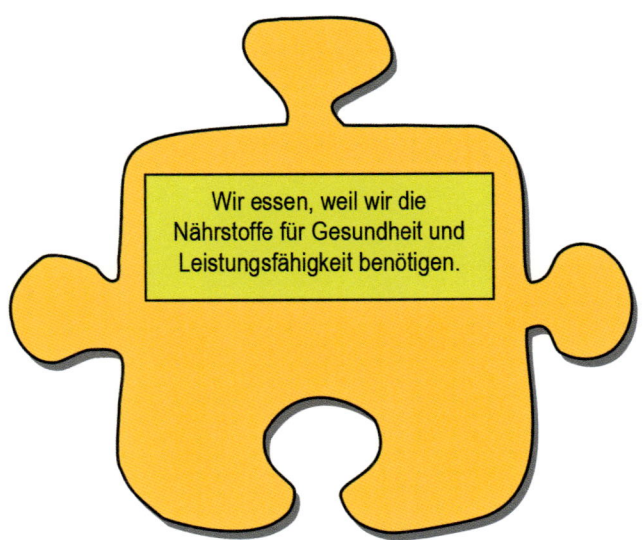

Wir essen, weil wir die Nährstoffe für Gesundheit und Leistungsfähigkeit benötigen.

1.2 Wie sieht eine optimale Ernährung aus?

In der Ernährungswissenschaft herrschen sehr viele unterschiedliche Meinungen und Glaubensrichtungen vor. Immer wenn es verschiedene Anschauungen gibt, sind viel zu viele Meinungen am Werk und zu wenig wissenschaftliche Fakten vorhanden. Meinungen entstehen durch Unwissenheit und haben in der Wissenschaft nichts verloren.

> *„Die Meinung ist die Küche,*
> *worin alle Wahrheiten abgeschlachtet, gerupft,*
> *zerhackt, geschmort und gewürzt werden."*
>
> Ludwig Börne (1786-1837), dt. Schriftsteller u. Kritiker

Die Naturwissenschaften Mathematik, Physik und Chemie berufen sich ebenso wenig auf Meinungen und Mythen.
Hier zählen nur harte Fakten und die Wissenschaft ist sich einig: 1 + 1 = 2.

Im Folgenden werde ich anhand von Fakten und Tatsachen erklären, wie eine optimale Ernährung aussieht, damit Meinungen keinen Platz mehr haben.

> *„Meine Meinung steht fest,*
> *bitte verwirren Sie mich jetzt nicht mit Tatsachen."*
>
> Unbekannt

Für eine lückenlose Argumentationskette aus Fakten und Tatsachen ist es wichtig, den Überblick zu wahren, um Verwirrung zu verhindern. Deshalb möchte ich die Ernährung systematisch einteilen:

Eine optimale Ernährung soll verdaubar, nährstoffreich und artgerecht sein.

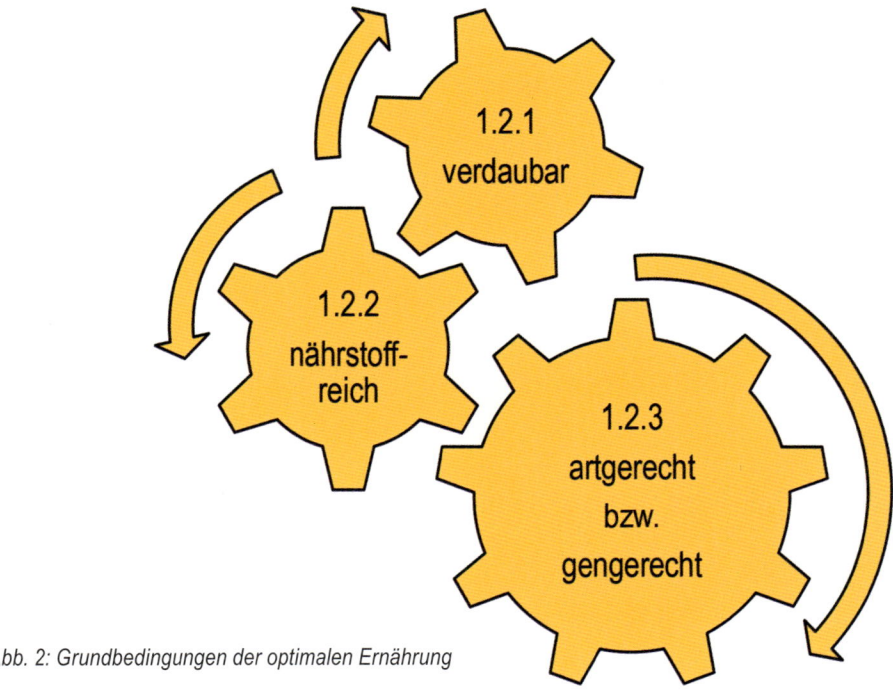

Abb. 2: Grundbedingungen der optimalen Ernährung

Diese verschiedenen Eigenschaften greifen wie Zahnräder ineinander. Was ich im Einzelnen darunter verstehe, werde ich in den nächsten Kapiteln darlegen.

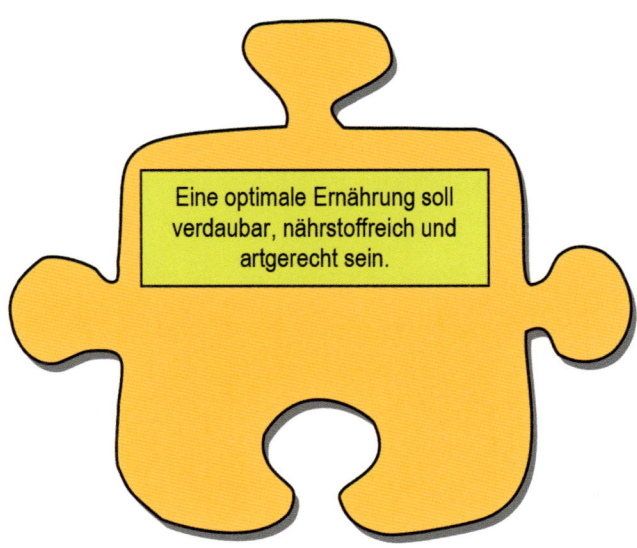

1.2.1 Eine optimale Ernährung soll verdaubar sein

Beim Verdauungsprozess muss die Nahrung vom Magen-Darm-Trakt in Einzelbausteine zerlegt werden, um die Resorption im Darm zu ermöglichen. Hierbei gibt es individuelle Unterschiede in der Verdauungskraft der einzelnen Personen, d.h. manche Menschen haben aktuell nicht die Kraft, alles vollständig zu verdauen. Nährstoffdefizite, Fehlernährung, Stress und genetische Schwächen beeinflussen die Verdauungskraft. Reicht diese nicht aus, können die Nahrungsbestandteile nicht vollständig zerlegt werden. Verdauungsrückstände führen dann zu entsprechenden Reaktionen des Verdauungsapparates.

Fette, die nicht in einzelne Fettsäuren zerlegt werden können, werden einfach wieder ausgeschieden. Es kommt zu Fettstühlen, d.h. der Stuhl ist nicht mehr wasserlöslich, sondern fettlöslich und bleibt an der „Kloschüssel kleben", so dass der Griff zur Klobürste nötig wird. Bei Fettverdauungsstörungen entstehen weder Blähungen, noch Krämpfe, noch Durchfall.

Eiweiße, die nicht in einzelne Aminosäuren (Lego-Bausteine) zerlegt werden können, dürfen nicht resorbiert und ins Blut aufgenommen werden, da Fremdeiweiße im Blut mit dem Leben nicht vereinbar sind. Der Körper definiert körpereigen und körperfremd über einen Eiweißcode. Im Darm wird mit Hilfe von Antikörpern und Gewebshormonen, wie Histamin, eine Abwehrreaktion gegen diese nicht zerlegten, fremden Eiweiße eingeleitet. Aus dieser notwendigen Reaktion kann sich mit der Zeit eine Nahrungsmittelallergie entwickeln. Eiweiße, die nicht durch Magensäure und Verdauungsenzyme zerlegt werden, müssen durch Darmbakterien zersetzt werden. Hierbei spricht man von Fäulnis und es entstehen Ammoniak und Schwefelwasserstoff. Eiweißverdauungsstörungen führen zu spezifischen Nahrungsmittelallergien und Fäulnisreaktionen im Darm. Folglich kommt es zu stinkenden Blähungen, Krämpfen und Durchfall oder Verstopfung bis hin zu Allergiesymptomen aller Art.

Kohlenhydrate, die nicht in Einzelzucker zerlegt werden, können auch nicht durch die Darmschleimhaut ins Blut aufgenommen werden. Sowohl Darmbakterien als auch Darmpilze freuen sich über ein Festmahl und verspeisen die Kohlenhydrate, die zu groß sind und in zu großen Mengen im Darm liegen. Hierbei spricht man von Gärung und es entstehen Kohlendioxid, Wasserstoff und Alkohol. Kohlenhydratverdauungsstörungen verursachen daher Blähungen, die nicht riechen. Zu viele Kohlenhydrate können allerdings auch zu Bauchkrämpfen und Durchfall oder Verstopfung führen, da Zucker direkt Entzündungsreaktionen auslösen kann (siehe 4.1.1.4).

Um Abwehrreaktionen des Immunsystems, Fäulnis und Gärung im Magen-Darm-Trakt und dadurch auch Resorptionsstörungen der Nährstoffe zu vermeiden, muss eine optimale Ernährung verdaubar sein. Deshalb sollten in der Therapie auch Nahrungsmittelunverträglichkeiten und Nahrungsmittelallergien berücksichtigt werden.

Um diese herauszufinden, gibt es verschiedene Strategien, Allergietests und Laboruntersuchungen. Diese im Einzelnen zu beschreiben würde aber den Rahmen meines Buches sprengen.
Je artgerechter die Ernährung ist, umso weniger fallen die Belastungen durch Nahrungsmittelallergien ins Gewicht.

Deshalb wollen wir uns wieder dem eigentlichen Thema zuwenden.

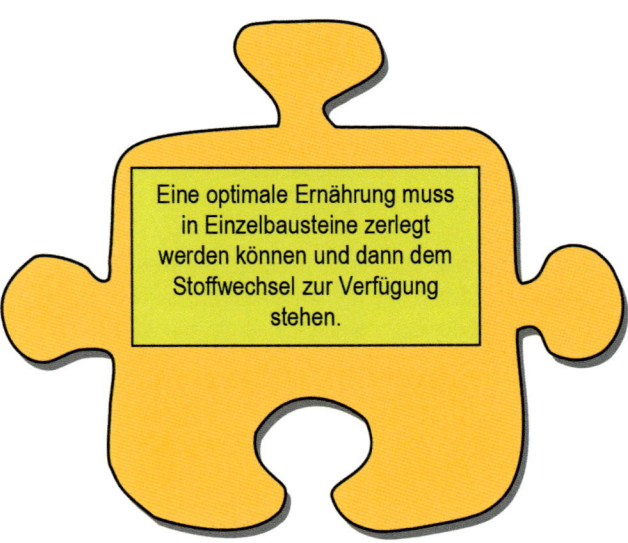

Eine optimale Ernährung muss in Einzelbausteine zerlegt werden können und dann dem Stoffwechsel zur Verfügung stehen.

1.2.2 Eine optimale Ernährung soll nährstoffreich sein

Eine optimale Ernährung soll alle nötigen Nährstoffe in ausreichender Menge enthalten. Denn nur wenn alle Nährstoffe in entsprechender Menge zur Verfügung stehen, können die Systeme optimal funktionieren und alle Stoffwechselfunktionen richtig, vollständig, schnell und effektiv ablaufen. Nährstoffe werden als Baustoffe für alle Gewebe und Hormone, zur Energiegewinnung, aber auch für die Immunabwehr benötigt.

Als **Baustoffe** dienen Eiweiße und Fette, die aufgebaut, umgebaut und abgebaut werden. Die Werkzeuge für diese Umbauprozesse sind Enzyme, die aus Eiweißbausteinen, B-Vitaminen und Spurenelementen zusammengesetzt sind.

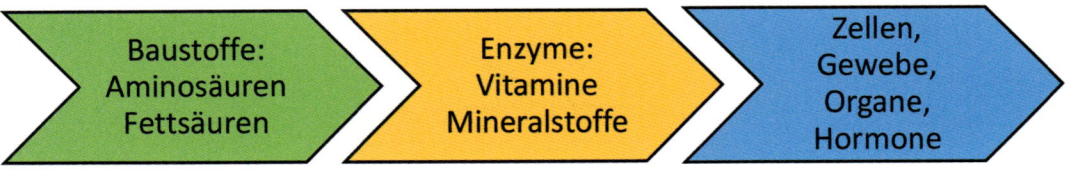

Zum Aufbau des Glückshormons Serotonin wird als Baustoff die Aminosäure Tryptophan benötigt. Mit Hilfe von Eisen- und Vitamin-B-haltigen Enzymen produziert der Organismus das Glückshormon Serotonin. Dazu benötigt der Körper also Eiweiß, Eisen und B-Vitamine, d.h. das beste Antidepressivum ist demnach?
Ja richtig, ein Schnitzel, da sind all diese Nährstoffe enthalten!

Des Weiteren werden Baustoffe für Regenerationsvorgänge ge- und verbraucht, da alle Gewebe ständig und dauernd renoviert und erneuert werden müssen. Diese Prozesse laufen, je nach Gewebsart, unterschiedlich schnell ab: Darmschleimhäute werden innerhalb von 3 Tagen, Bindegewebe in 300 Tagen und selbst Knochen werden einmal in 7 Jahren neu gebaut. Hierfür benötigen wir genauso Baustoffe, Regelhormone und Werkzeuge, um diese Umbaumaßnahmen so optimal wie möglich ablaufen zu lassen. Fehlen Nährstoffe, Regelhormone oder Werkzeuge kann das Gewebe nicht vollständig und optimal erneuert werden, die Belastbarkeit sinkt, hierbei spricht man von Altern oder Verschleiß. Bei Verletzungen, Unfällen oder Operationen laufen die gleichen Vorgänge ab, nur müssen hierbei, je nach Ausmaß, viel größere Mengen an Nährstoffen mit Hilfe von Hormonen, wie z.B. Cortisol, aus den Speichern freigesetzt werden, damit dieser Mehrbedarf gedeckt wird und eine optimale Wundheilung ablaufen kann.

Zur **Energiegewinnung** werden ebenfalls Nährstoffe benötigt, vor allem Fette und Zucker. Hier wird in der Regel nur von „bösen" Kalorien gesprochen, die den meisten Menschen Angst einjagen. Dabei sind die Kalorien gar nicht böse, sie sind das Maß für die potentielle Energie, die das Essen enthält. Viele Leute sparen fette Kalorien und sind dadurch ständig müde und lustlos. Sie lehnen dankend ein energiereiches Essen ab, ähnlich wie ein Bettler, der sagt: "Gib mir doch bitte nur einen 5-Euro-Schein, der 500-Euro-Schein hat mir zu viel potentielle Energie."

Kalorien, d.h. Fette und Zucker, sind jedoch enorm wichtig. Sie müssen aber auch verarbeitet werden um Energie abzugeben. Notwendig dafür sind wieder Sauerstoff, Hormone und Werkzeuge, sonst können sie nur gespeichert werden und bleiben dann „an der Hüfte kleben".

Auch für eine schnelle und effektive **Immunabwehr** benötigen wir Nährstoffe, die im Bedarfsfall zügig mit Hilfe von Regelhormonen, wie z. B. dem Cortisol, aus unseren Speichern Leber, Muskulatur, Knochen und Fett mobilisiert werden müssen.
Laufen diese Vorgänge schnell genug ab, hat der Infekt keine Chance oder es entwickelt sich nur ein kleiner Schnupfen statt einer ausgewachsenen Grippe, die einen ans Bett fesselt.

Hat der Körper Nährstoffdefizite, muss er mit den Nährstoffen jonglieren und sparen. Die Regelsysteme können nicht alle 100%ig funktionieren und je nach individueller Strategie muss der Organismus die Leistung einzelner Systeme reduzieren. Dadurch werden diese entsprechend anfällig für Erkrankungen und Beschwerden: Beim Ersten ist es der Kopf mit Konzentrationsstörungen, Kopfschmerzen oder Sehstörungen, beim Zweiten das Verdauungssystem mit Magen-Darm-Problemen, der Dritte hat ständig kalte Füße und Beschwerden an Sprunggelenk oder Achillessehne. Der Vierte altert schneller und der Fünfte kann seine Fette nicht verbrennen und speichert sie für „schlechte Zeiten".

Deshalb wollen wir uns auf die Suche nach den optimalen Nährstoffmengen machen.

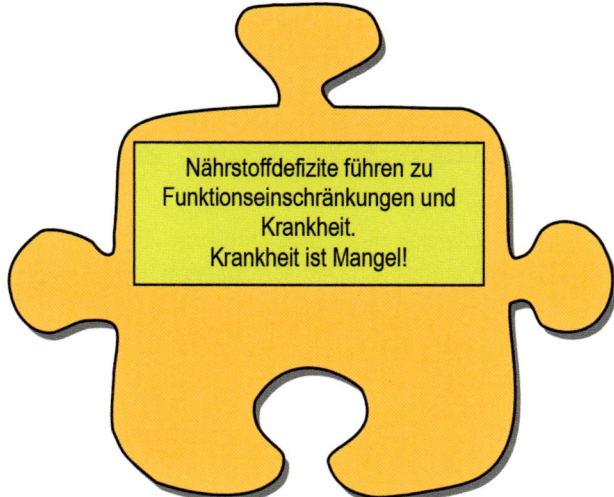

1.2.2.1 Wie viel Eiweiß muss bzw. darf man mindestens essen?

Die einen reden von Eiweißmast und ernähren sich eiweißarm und die anderen können nicht genug davon bekommen. Deshalb wird uns eine Meinungsumfrage bei dieser Fragestellung sicherlich nicht die erwünschte Antwort bringen.

Erst einmal einige Fakten zur Eiweißmenge im Körper:

Jede Zelle, jedes Gewebe, jedes Organ, jedes Hormon, jedes Blutkörperchen, jedes Energiemolekül, alles wird in irgendeiner Art und Weise mit und aus Aminosäuren gebaut. Aminosäuren sind unsere 21 verschieden farbigen Lego-Bausteine, wobei 8 Aminosäuren essentiell sind, d.h. diese müssen mit der Nahrung aufgenommen werden. Die restlichen 13 können aus diesen 8 essentiellen Aminosäuren hergestellt werden. Aus diesen 21 Lego-Bausteinen werden alle Eiweißstrukturen aufgebaut. Dadurch sind Aminosäuren unsere wichtigsten Baustoffe überhaupt.

Wir erhalten unsere Aminosäuren, indem die Nahrungseiweiße im Magen-Darm-Trakt vollständig in diese einzelnen Lego-Bausteine zerlegt werden. Nur so können die Aminosäuren anschließend im Darm aufgenommen und als körpereigene Baustoffe verwendet werden. Alles, was der Körper im Moment nicht braucht, wird nicht ausgeschieden, sondern in der Muskulatur als funktionierende Muskelmasse gespeichert.

Wenn wir unsere Eiweiße wieder benötigen, d.h. zwischen den Mahlzeiten, bei körperlicher Belastung, Arbeit, Sport, nach Verletzungen, nach Operationen und auch bei Infekten, werden diese Speicher entleert. Das Muskeleiweiß wird mittels Cortisol und seinen Helfershelfern abgebaut. Dadurch stehen die Nährstoffe im Blut zu Bau- und Regenerationsmaßnahmen zur Verfügung.
Ein 70 kg schwerer Mensch besteht aus ca. 10 kg Eiweiß, davon sind 1,5 kg im Immunsystem, 400 g im Blut und der große Rest in der Muskulatur gespeichert. Jeden Tag werden im ständigen Auf- und Abbau ca. 300 g Eiweiße neu produziert. Da der Körper nichts von diesen wertvollen Baustoffen ausscheidet und die abgebauten Eiweiße recycelt, müssen nur die täglichen unkontrollierbaren Verluste wie Haut- und Schleimhautverluste, Fingernägel und Haare, ausgeglichen werden. Wenn im Wachstum, in der Schwangerschaft, beim Training oder beim Energie-Notprogramm (Wasting Syndrom) ein höherer Bedarf entsteht, muss dieser natürlich zusätzlich kompensiert werden.

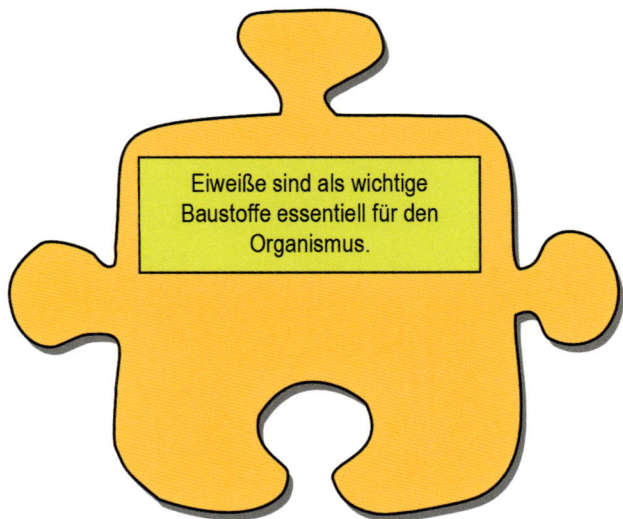

Eiweiße sind als wichtige Baustoffe essentiell für den Organismus.

Wie viel Eiweiß muss bzw. darf man mindestens täglich essen?

Null Gramm sind genug!
Aber nur, solange genügend in der Muskulatur gespeichert ist und eine Verminderung der körperlichen, immunologischen, aber auch seelischen Leistungsfähigkeit egal ist, reichen null Gramm. Aber langfristig ist das sicher keine optimale Lösung, denn irgendwann ist jeder Speicher ausgeleert.

Um die Frage nach der Menge sinnvoll zu klären, stehen uns für die Bestimmung des täglichen Eiweißbedarfs 2 wichtige Instrumente und physikalische Messmethoden zur Verfügung:

1. <u>Stickstoffbilanz</u>[9]
   Bei den Messungen für die Stickstoffbilanz werden die Stickstoffaufnahme mit der Eiweißmahlzeit und die Stickstoffausscheidung im Urin bestimmt. Da Stickstoff ein Eiweißbestandteil ist, gibt er einen guten Marker ab, der sich einfach bestimmen lässt und dessen Veränderungen leicht zu erfassen sind.

   Wird weniger Stickstoff ausgeschieden als aufgenommen, spricht man von einer **positiven Stickstoffbilanz,** d.h. der Körper hat mehr Eiweiß aufgenommen, als für den aktuellen Bedarf nötig ist. Er speichert die überschüssigen Eiweiße in der Muskulatur ab.

   Wird mehr Stickstoff ausgeschieden als aufgenommen, spricht man von einer **negativen Stickstoffbilanz,** d.h. die benötigten Eiweiße wurden aus der Muskulatur, dem Speicher, abgebaut. Es wurde zu wenig Eiweiß über die Nahrung zugeführt.

   Eine **neutrale Stickstoffbilanz** wird im Durchschnitt bei 0,8 g/kg Körpergewicht (KG)/Tag gemessen. Hierbei hält sich Stickstoffaufnahme und Stickstoffausscheidung die Waage, d.h. es wurden zum Nahrungseiweiß keine Eiweiße aus der Muskulatur mobilisiert, da kein zusätzlicher Stickstoff über den Urin ausgeschieden wurde. Der Mindestbedarf an täglicher Eiweißaufnahme liegt somit bei 0,8 g/kg KG/Tag.

   Kritisch anzumerken ist, dass Insulin die Eiweißmobilisation aus der Muskulatur bremst. Nachdem bei diesen Untersuchungen normale Mischkost, d.h. kohlenhydratreiche Kost die Nahrungsgrundlage stellte, war hierbei, durch die aufgetretene Insulinfreisetzung, eine Fehlerquelle mit im Spiel. Somit könnte der tägliche Mindestbedarf an Eiweiß durchaus auch höher sein.

2. <u>IAAO (indicator amino acid oxidation)</u>[10]
   Dieses Verfahren ist etwas komplexer, denn hierbei werden einzelne Aminosäuren im Blut bestimmt. Bei ungenügender Zufuhr werden die Aminosäuren oxidiert, d.h. abgebaut. Erst bei ausreichender Zufuhr werden sie als Baustoff für die Eiweißsynthese verwendet und es stabilisiert sich der Abbau der Aminosäuren. Hierbei wurde ein Mindesteiweißbedarf von 1,2 g/kg KG/Tag festgestellt.

Zusammenfassend lässt sich mit diesen beiden unabhängigen Messmethoden ein minimaler Eiweißbedarf von 0,8 g - 1,2 g/kg KG/Tag festlegen.
Es gibt aber auch keine fundierten Hinweise, dass eine Eiweißzufuhr von 2 - 4 g/kg KG/Tag ein Problem darstellt.

Wie bekomme ich mein Minimum von 1 g Eiweiß/kg KG/Tag?

Um die Berechnungen einfach und übersichtlich zu gestalten, rechne ich mit Näherungswerten. Meiner Meinung nach ist dies ausreichend, denn die Ernährungsempfehlung lautet am Ende sicherlich nicht 167,89 g Fleisch/Tag.

Man sieht in Abbildung 3, dass fast täglich Fleisch oder Fisch bzw. eine Portion Käse, Quark oder Ei notwendig ist, um das Minimum an Eiweiß zu decken.

Eiweißgehalt der Nahrungsmittel	Bei 50 kg Körpergewicht mindestens 50 g Eiweiß/Tag:	Bei 70 kg Körpergewicht mindestens 70 g Eiweiß/Tag:	Bei 90 kg Körpergewicht mindestens 90 g Eiweiß/Tag:
Fleisch oder Fisch (20 - 25 %)	200 g	300 g	400 g
oder Käse (15 - 25 %)	250 g	350 g	450 g
oder Quark (10 - 15 %)	400 g	600 g	800 g
oder Ei (13 % = 8 g/Ei)	6 Stück	8 Stück	10 Stück
oder Bohnen, Erbsen (15 - 20%)	300 g	450 g	600 g
oder Nudeln, Reis (2 - 12 %)	>500 g	>700 g	>900 g

Abb. 3: Nahrungsmittelmenge für den täglichen Eiweißbedarf

Die DGE empfiehlt: „Maximal 300 - 600 g Fleisch und Wurst/Wo, 150 g Fisch/Wo, max. 3 Eier/Wo, 200 g Milch oder Joghurt/Tag und 50 g Käse/Tag"
Bei einem Körpergewicht von 50 kg würde dies ja genau reichen. Ansonsten sind wir damit unterernährt und in einer Eiweißmangelsituation, die entsprechende Folgen nach sich zieht.

Ich möchte es noch einmal betonen: Diese reproduzierbaren Messungen geben ein Mindestmaß der täglichen Eiweißmenge an! Bei vielen Krankheitsprozessen ist der Bedarf sogar noch deutlich höher.
Da pflanzliche Eiweiße einen niedrigeren Eiweißgehalt und eine schlechtere Bioverfügbarkeit haben, ist es absolut nötig, auf tierische Eiweißquellen zurückzugreifen, die uns auch schon während der gesamten Evolutionsgeschichte begleiteten.
Aber dazu später mehr.

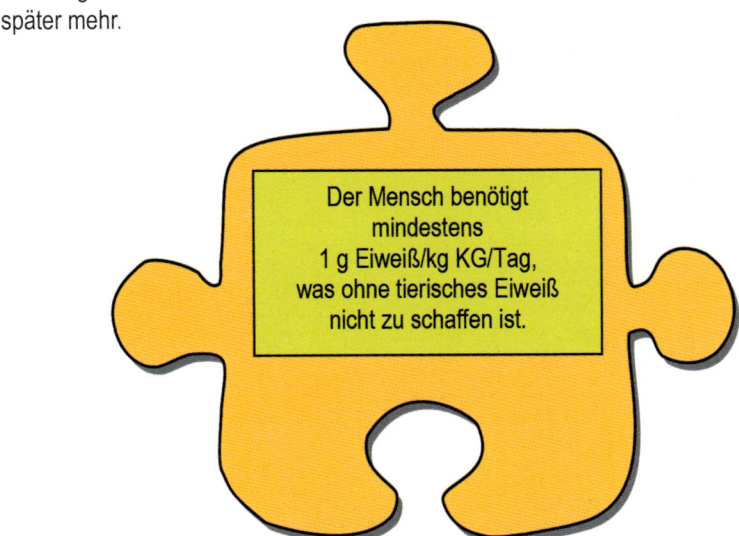

Der Mensch benötigt mindestens 1 g Eiweiß/kg KG/Tag, was ohne tierisches Eiweiß nicht zu schaffen ist.

1.2.2.2 Wie viel Fett muss bzw. darf man mindestens essen?

Es gibt wohl keinen Nahrungsbestandteil, der seit 60 Jahren so verteufelt wird wie tierische Fette: „Sie sind böse und ungesund" und Allgemeinsünder für Übergewicht und Herz-Kreislauf-Erkrankungen wie Herzinfarkt und Schlaganfall. „Man soll sie meiden, wo immer es möglich ist", so die offizielle Empfehlung der DGE. Diese Aussagen sind grundsätzlich falsch und entbehren jeglicher wissenschaftlichen Grundlage.

Wer sich mit der Geschichte dieser Fettpolitik und der aktuellen Studienlage auseinandersetzen will, dem empfehle ich das Buch: MEHR FETT von Ulrike Gonder und Dr. Nicolai Worm[7], das sowohl sachlich, als auch „geschmacklich" hervorragend gelungen ist.

Im Folgenden will ich Ihnen kurz aufzeigen, wofür wir Fette brauchen und dass tierische Fette im Nahrungsplan einer gesunden, leistungsstarken Ernährung absolut nötig sind.

Wir dürfen, sollen und müssen uns tierische Fette schmecken lassen!
Was sind Fette eigentlich?

Fette sind aufgebaut aus Glycerin, einem Zuckeralkohol als Träger und 3 daran gebundenen Fettsäuren. Dieses Gespann heißt dann Triglycerid.

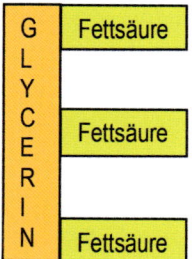

Fettsäuren, die aktiven Baustoffe der Fette, können folgendermaßen unterteilt werden:

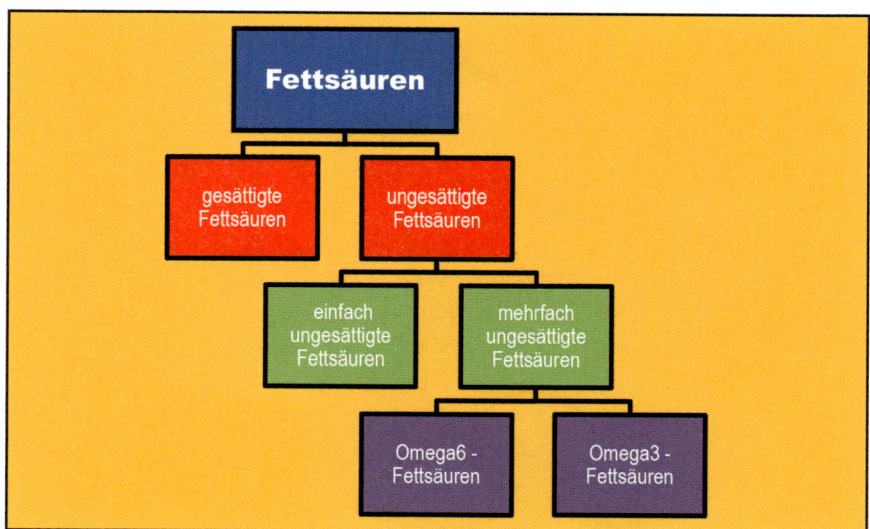

Abb. 4: Einteilung der Fettsäuren

Wofür braucht man Fette?

Je nach Struktur haben die Fettsäuren unterschiedliche Funktionen im Stoffwechsel. Fettsäuren dienen als wichtigster Speicher und Brennstoff für die Energiegewinnung. Ihre Funktion als Baustoffe für die Zelle, für Hormone und für Gewebshormone ist ebenso wichtig.

Für den Energiestoffwechsel:
Fette und Kohlenhydrate werden in der Zelle in Energie umgewandelt. Fette sind der wichtigste und größte Energielieferant, den wir haben. Unser Fettspeicher (normal ca. 10.000 g) reicht für 3 - 6 Wochen, für 30 - 40 Marathonläufe hintereinander, d.h. er reicht locker für einen Tag.
Der Kohlenhydratspeicher (500 g) dagegen reicht nur für max. 4 Stunden, bei Belastungen ist der Kohlenhydratspeicher noch schneller leer. Deshalb brauchen Babys in den ersten 3 Monaten, in denen der Fettstoffwechsel noch nicht ausgereift ist, spätestens alle 4 Stunden Nachschub an Milchzucker - so wie viele Erwachsene („Zucker-Junkies") auch ihren regelmäßigen Zuckerschub benötigen, damit sie es von einer Mahlzeit bis zur nächsten schaffen. Wenn Babys dann durch β-Oxidation ihre Fette verbrennen können, haben sie genügend Energie für 12 Stunden Schlaf - sie schlafen durch und es wird wieder ruhig im elterlichen Schlafzimmer. Eiweiße werden in der Regel nur in Notsituationen in Zucker umgewandelt und so dem Energiestoffwechsel zugeführt (Wasting Syndrom).

Als Baustoff:
Ein Großteil der Hormone sind Fetthormone. Grundbaustoff dieser Hormone ist Cholesterin, ein Steroid, das zu den Fetten gerechnet wird. Mit Hilfe von Enzymen werden über Pregnenolon und Progesteron die Cholesterinhormone hergestellt. Cholesterin ist Ausgangssubstanz aller unserer Fetthormone (siehe Abb. 5), aber auch ein wichtiger Baustoff für unsere Zellmembranen. Cholesterin wird im Leber-Galle-System recycelt und im Darm zu 80 % rückresorbiert. Diese 20 % Verluste, die der Körper so gering wie möglich hält, müssen über das Nahrungscholesterin wieder aufgefüllt werden, so dass der Baustoff Cholesterin ausreichend zur Verfügung steht.
Deshalb ist auch das Senken des Cholesterins mit Hilfe von Medikamenten, welche die Eigenproduktion oder die Rückresorption des Cholesterins im Darm hemmen, eine sehr fragwürdige Therapie.

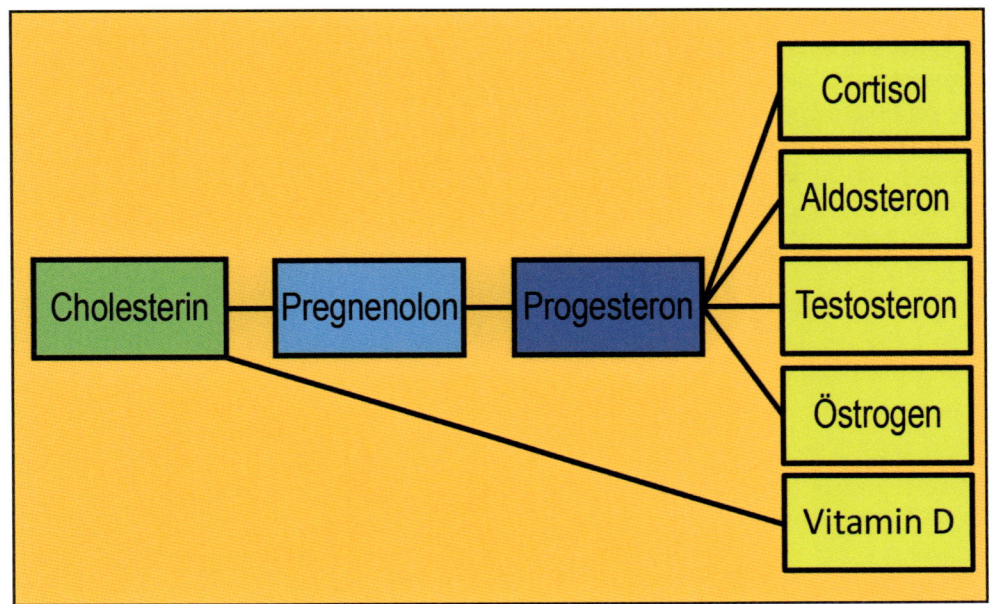

Abb. 5: Aufbau der Cholesterinhormone (= Steroidhormone)

Jede Zelle hat eine Hülle, die Zellmembran, die den Nährstoff- und Hormonstoffwechsel der Zelle reguliert. Baustoff dafür sind die Fette (Phospholipide, Glycolipide und Cholesterin).

Das gesamte Nervensystem mit Gehirn besteht in der Trockenmasse aus 60 % Fett (davon 50/50 gesättigt/ungesättigt) und 40 % Eiweiß (siehe Abb. 56).

Sehr bedeutende Signal- und Botenstoffe sind die Eicosanoide (Prostaglandine, Thromboxane, Leukotriene). Sie werden aus Omega6- und Omega3-Fettsäuren aufgebaut und regulieren v.a. Entzündungsprozesse und Wundheilung. Eine hemmende Wirkung auf diese Entzündungsfaktoren haben Omega3-Fettsäuren (siehe Abb. 6).

Im Teil 4 dieses Buches werden die Omega6- und Omega3-Fettsäuren für uns sehr interessant, wenn wir Krankheitsprozesse genauer analysieren.
Kurz gesagt: Omega6- und Omega3-Fettsäuren werden zu unterschiedlichen Gewebshormonen aufgebaut (siehe Abb. 6).
Beide Fettsäuregruppen sind notwendig und ihre pflanzlichen Ausgangsfettsäuren Linolsäure (Omega6-FS) und alpha–Linolensäure (Omega3-FS) sind essentielle Fettsäuren, die der menschliche Körper selbst nicht herstellen kann. Die beiden kurzen, pflanzlichen Fettsäuren werden dann durch Enzyme (Desaturasen und Elongasen) zu längerkettigen, tierischen - und damit auch menschlichen - Fettsäuren aufgebaut und verlängert.
Blutanalysen der Fettsäuren zeigen (Dr. Stossier, Dr. Bayer[13]), dass die Verlängerung der kurzen, pflanzlichen Fettsäuren in die für unseren Stoffwechsel wichtigen und aktiven, langkettigen Fettsäuren sehr eingeschränkt und für viele unmöglich ist. Deshalb sind auch die langkettigen, tierischen Fettsäuren der Omega6- und Omega3-Fettsäuren für den menschlichen Organismus essentiell.
Für die Gesundheit ist allerdings ein ausgeglichenes Omega6:Omega3-Verhältnis nötig, weshalb bei der Nahrungszufuhr auch darauf geachtet werden sollte.
Ein Überschuss an Omega6-Fettsäuren führt zu erhöhter Entzündungsneigung, Schmerzempfindlichkeit und zu gesteigerter Thromboseneigung.
Über bestimmte Medikamente (NSAR = Nicht Steroidale Anti-Rheumatika) wird die Umwandlung von Arachidonsäure in Prostaglandin und Thromboxan gehemmt, daraus resultiert die Wirkung von Aspirin oder ähnlichen Medikamenten. Diese werden bei Schmerz, Entzündung, Infekten und zur Thromboseprophylaxe eingesetzt. Ein natürlicher Hemmmechanismus sind die Omega3-Fettsäuren, im Besonderen die langkettige, tierische Eicosapentaensäure (EPA).
Leukotriene, die ebenso Entzündung und Schmerz vermitteln, werden zwar durch NSAR nicht beeinflusst, allerdings durch ein positives Omega6:Omega3-Verhältnis, das höchstens bei 5:1 liegen sollte. Um Entzündungsprozesse positiv zu beeinflussen, sollten höchstens 5-mal so viele entzündungsfördernde Omega6-Fettsäuren wie entzündungshemmende Omega3-Fettsäuren vorhanden sein.

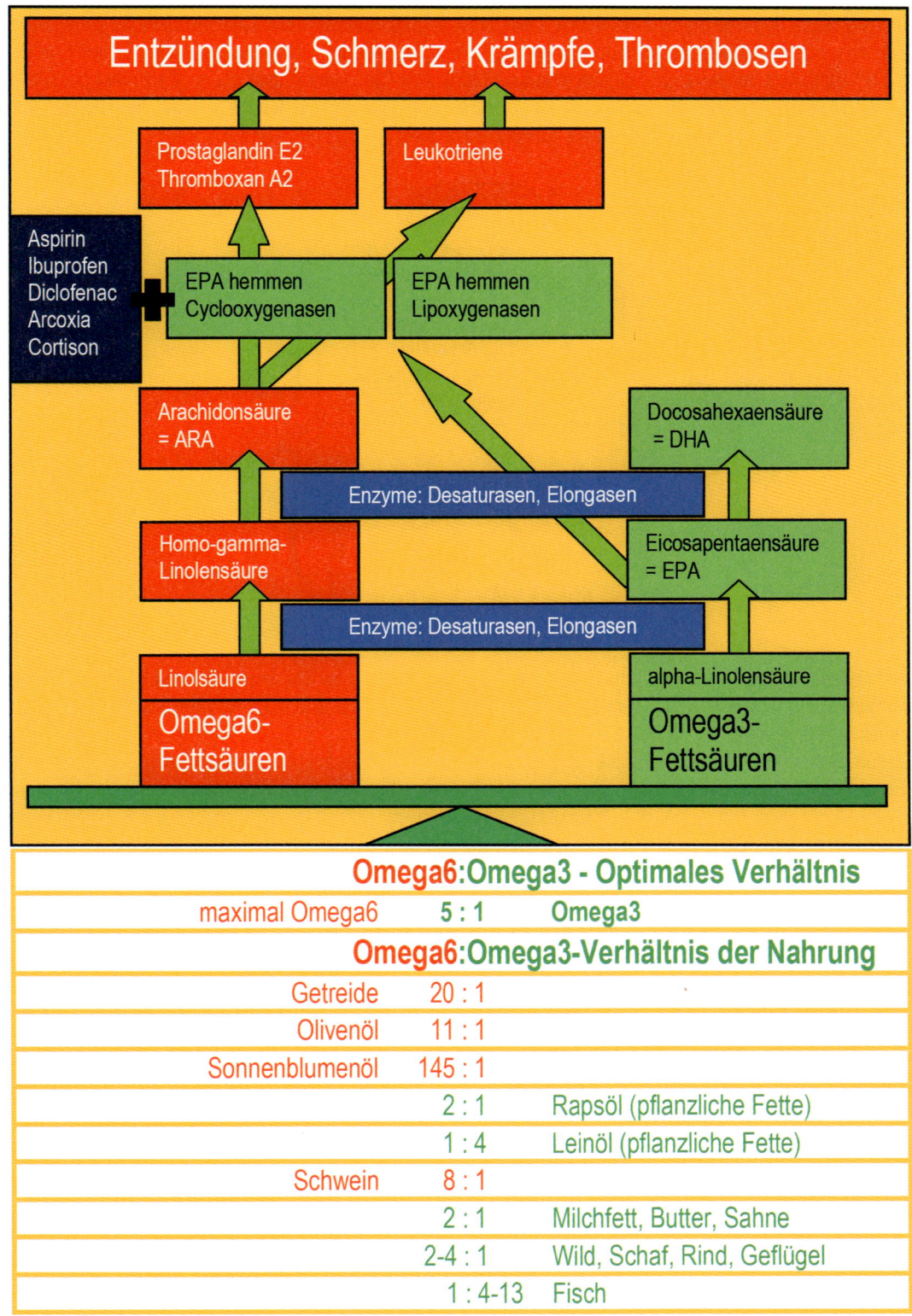

Abb. 6: Übersicht: Entzündungen im Zusammenhang mit Omega6- und Omega3-Fettsäuren

Anhand dieser Aufstellung wird ersichtlich, dass tierische Fette im optimalen Omega6:Omega3-Bereich liegen, da sie Omega6:Omega3-Verhältnisse von maximal 5:1 aufweisen. Einzige Ausnahme ist Schwein, wobei ein 8:1-Verhältnis im Gegensatz zu den meisten pflanzlichen Ölen immer noch gut ist. Es ist also auch hier nötig, mit tierischen Fetten zu kochen, um ein optimales, entzündungshemmendes, schmerzhemmendes und antithrombotisches Omega6:Omega3-Verhältnis zu erhalten.

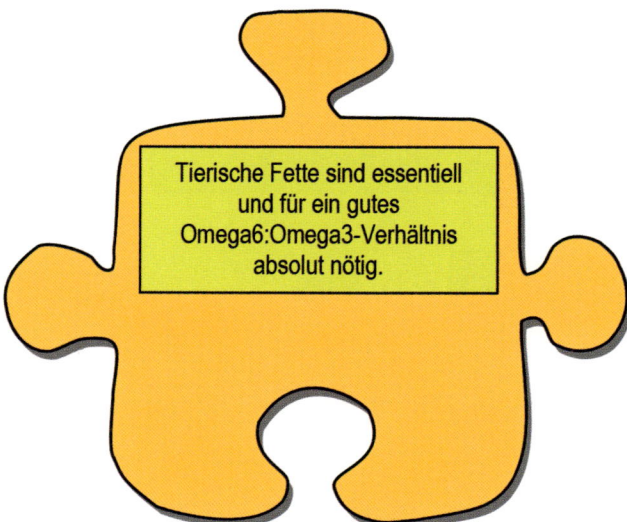

Der Fettsäure-Status und die Verhältnisse der Fettsäuren können im Blutserum gemessen und analysiert werden. Durch wiederholte Messungen können exakte Verlaufskontrollen nach Konsum von verschiedenen Fetten erhoben werden.
Dadurch erkannte ich, dass die Empfehlung der DGE, „tierische Fette zu vermeiden und pflanzliche Fette und Getreide zu bevorzugen", ein Irrglaube ist, der viele Patienten lange und viel leiden lässt.

Um gesunde Omega6:Omega3-Verhältnisse aufzubauen, sind tierische Fette für den menschlichen Organismus essentiell, da die Verlängerung aus den pflanzlichen Fettsäuren sehr eingeschränkt bzw. teilweise unmöglich ist.
Außerdem spricht die aktuelle und v.a. mittlerweile sehr umfangreiche Studienlage (siehe Mehr Fett. Gonder, Dr. Worm[7]) für tierische und pflanzliche Fette - und nicht gegen tierische.
Tierische Fettsäuren sind für unseren Organismus essentiell und gesund und verschlechtern in keinster Weise die Blutfettzusammensetzung. Dieses habe ich in einem kleinen Eigenexperiment untersucht und überprüft.

SAHNE-EXPERIMENT:

Für diesen unethischen, da von der Ethikkommission nicht genehmigten Selbstversuch[14], benötigte ich eine spezielle labordiagnostische Untersuchung, einen sogenannten Fettsäure-Status. Einen Fettsäure-Status bieten im Übrigen einige Labore in Deutschland an - Kostenpunkt ca. 70 Euro. Diese einfache Blutuntersuchung kann jeder Patient durchführen lassen.
Natürlich wäre dies auch der DGE möglich, aber dann müsste sie ihre Meinung über die Fette grundlegend überdenken.
Im August 2011 ließ ich meinen Fettsäurestatus (gesättigte FS, einfach ungesättigte FS, mehrfach ungesättigte Omega6-FS und Omega3-FS, Cholesterin, Triglyceride) im Serum bestimmen. Nach 2 Wochen wurde mein Fettsäurestatus kontrolliert. Zwischen diesen beiden Messungen genoss und konsumierte ich 14 Tage lang jeden Tag 1 - 1,5 l Sahne. Das war **500 g „böses" tierisches Fett jeden Tag** - das entspricht 2 Stück Butter und dem Cholesterin von umgerechnet ca. 8 Eiern - jeden Tag.

Auf den folgenden Seiten habe ich Ihnen meinen Fettsäurestatus vor und nach dem Sahne-Experiment dargestellt.

Normalkost vor der 1. Messung:

Frühstück: Joghurt/Quark mit viel Obst und Nüssen, 1 - 2 Eier
Mittag: täglich Fleisch, 2x/Wo Fisch mit Gemüse oder Salat
Nachspeise (Joghurt, Quark, Eis, Schokolade, Obst, ...)
Abends: Geflügelwurst, Käse, Tomate, Gurke, Paprika, viel Obst, Saftschorle

d.h. keine STÄRKE (also ohne Nudeln, Reis, Kartoffeln, Brot)

Fettsäure - Status von Herrn K.W., geb. 21.11.1972, Anal. Nr. 1111867 vom 10.08.2011
- vor Sahneexperiment -

Untersuchung	Ergebnis	Vorbefund	Normalbereich	Einheit
Gesättigte Fettsäuren				
Myristinsäure 14:0	112 +		10-80	mg/l
Palmitinsäure 16:0	768		500-900	mg/l
Stearinsäure 18:0	266		150-270	mg/l
Arachinsäure 20:0	6		3-12	mg/l
Behensäure 22:0	16		8-32	mg/l
Einfach ungesättigte Fettsäuren				
Palmitoleinsäure 16:1,n-7	59		30-150	mg/l
Ölsäure 18:1,n-9	638		450-850	mg/l
Mehrfach ungesättigte Fettsäuren Omega 3				
alpha-Linolensäure 18:3,n-3	45 +		15-30	mg/l
Eicosapentaensäure(EPA) 20:5,n-3	46		20-55	mg/l
Docosahexaensäure(DHA) 22:6,n-3	54		50-110	mg/l
Mehrfach ungesättigte Fettsäuren Omega 6				
Linolsäure 18:2,n-6	952		810-1320	mg/l
gamma-Linolensäure 18:3,n-6	14		10-30	mg/l
Homo-gamma-Linolensäure 20:3,n-6	42		32-75	mg/l
Arachidonsäure(AA) 20:4,n-6	203		185-335	mg/l
Quotienten				
Quotient gesättigte/ungesättigte FS	0.57		0.40 - 0.60	
Quotient Omega6/Omega3 FS	8.4		5 - 14	Zielwert: 5
Quotient AA/EPA	4.4 +		bis 4	
Omega3-Index	3.1 -		6 - 8%	
Cholesterin und Triglyceride				
Cholesterin	202 +		150-200	mg/dl
HDL-Cholesterin	66		40-80	mg/dl
LDL-Cholesterin	109		50-130	mg/dl
Triglyceride	168		50-200	mg/dl

14 Tage lang, täglich:

1000 - 1500 ml Sahne (32 % Fett) + 200 g Fleisch + Wasser

das entspricht:

- 320 - 500 g tierisches „böses" Milchfett
- 200 - 300 g gesättigte FS 60 % der Fette (DGE: < 10 % der Fette)
- 300 - 450 mg Arachidonsäure (DGE: < 50 mg)
- 1100 - 1650 mg Cholesterin (DGE: < 300 mg)

und optimales Omega6:Omega3-Verhältnis von 2:1 !

Fettsäure - Status von Herrn K.W., geb. 21.11.1972, Anal. Nr. 1113835 vom 26.08.2011
- nach Sahneexperiment -

Untersuchung	Ergebnis	Vorbefund	Normalbereich	Einheit
Gesättigte Fettsäuren				
Myristinsäure 14:0	40	112	10-80	mg/l
Palmitinsäure 16:0	529	768	500-900	mg/l
Stearinsäure 18:0	155	266	150-270	mg/l
Arachinsäure 20:0	6	6	3-12	mg/l
Behensäure 22:0	13	16	8-32	mg/l
Einfach ungesättigte Fettsäuren				
Palmitoleinsäure 16:1,n-7	46	59	30-150	mg/l
Ölsäure 18:1,n-9	515	638	450-850	mg/l
Mehrfach ungesättigte Fettsäuren Omega 3				
alpha-Linolensäure 18:3,n-3	19	45	15-30	mg/l
Eicosapentaensäure(EPA) 20:5,n-3	46	46	20-55	mg/l
Docosahexaensäure(DHA) 22:6,n-3	58	54	50-110	mg/l
Mehrfach ungesättigte Fettsäuren Omega 6				
Linolsäure 18:2,n-6	582 -	952	810-1320	mg/l
gamma-Linolensäure 18:3,n-6	12	14	10-30	mg/l
Homo-gamma-Linolensäure 20:3,n-6	39	42	32-75	mg/l
Arachidonsäure(AA) 20:4,n-6	204	203	185-335	mg/l
Quotienten				
Quotient gesättigte/ungesättigte FS	0.49	0.57	0.40 - 0.60	
Quotient Omega6/Omega3 FS	6.8	8.4	5 - 14	Zielwert: 5
Quotient AA/EPA	4.4 +	4.4	bis 4	
Omega3-Index	4.6 -	3.1	6 - 8%	
Cholesterin und Triglyceride				
Cholesterin	182	202	150-200	mg/dl
HDL-Cholesterin	69	66	40-80	mg/dl
LDL-Cholesterin	104	109	50-130	mg/dl
Triglyceride	46 -	168	50-200	mg/dl

Dieses Sahne-Experiment lieferte folgende Ergebnisse:
- eine Reduzierung der gesättigten FS, einfach ungesättigten FS trotz sehr hohem Fettkonsum
- eine Reduzierung der pflanzlichen Omega3-FS alpha-Linolensäure, die ja nicht konsumiert wurde
- obwohl kein Fisch gegessen wurde, blieben die tierischen Omega3-FS (EPA und DHA) gleich
- eine Reduzierung der pflanzlichen Omega6-FS Linolsäure, die ebenfalls nicht konsumiert wurde
- nach wie vor niedrige Werte von Arachidonsäure, der Ausgangssubstanz für entzündungsfördernde Prostaglandine und Leukotriene, die auch mit durchschnittlich 400 mg Arachidonsäure/Tag, d.h. der 8-fachen Menge der DGE-Empfehlung, nicht angestiegen sind
- bemerkenswerterweise war die Arachidonsäure schon bei der Eingangsuntersuchung trotz täglichem Fleischkonsum niedrig
- eine Verbesserung des Omega6:Omega3-Verhältnisses von 8:1 auf 6:1 in Richtung Optimalwert von 5:1
- auffällig ist aber auch eine deutliche Reduzierung des Cholesterins von 202 auf 182 mg/dl, mit umgerechnet 8 Eiern/Tag
- am auffälligsten ist die massive Reduzierung der Triglyceride von 168 auf 46 mg/dl. Trotz MEGA-Konsum an Fetten, d.h. mein Fettstoffwechsel konnte störungsfrei funktionieren
- für die Zweifler: ich hatte keine Fettstühle, d.h. alle Fette wurden im Darm resorbiert und mit 5000 kcal/Tag trat keine Gewichtserhöhung auf - rein rechnerisch hätten es bei diesem Kalorienüberschuss ca. 4 kg sein müssen

Zusammenfassend lässt sich also feststellen, dass sich selbst ein so hoher Fettkonsum wie in diesem Sahne-Experiment, nicht negativ, sondern im Gegenteil, positiv auf alle Blutwerte im Fettsäure-Status auswirkt.
Tierische Fette erhöhen die Blutfette nicht, sondern ermöglichen einen störungsfreien Ablauf unseres tierischen Fettstoffwechsels und sind essentiell, was als Prophylaxe und Therapie bei allen Krankheitsprozessen eine entscheidende Rolle spielt.
Tierische Fette zu sparen ist falsch, unnötig, gesundheitsgefährdend und sogar leidensverlängernd.
Außerdem schmeckt alles besser mit Butter oder Sahne.

Wie viel Fett muss bzw. darf man demnach mindestens essen?
Fett zu sparen ist falsch und schmeckt nicht. Ich empfehle fette Milchprodukte, Butter, Sahne, Eier, Fleisch und Fisch ad libitum, d. h. nach Belieben, wie es schmeckt. Dazu Rapsöl und Leinöl als pflanzliche Quellen der Omega3-FS. Hierbei bitte keine Gramm und Kalorien zählen, sondern schmecken lassen! Dann wird sich der Fettkonsum auf mehr als 50 % der Gesamtkalorien einpendeln.

Der gesamte menschliche Fettstoffwechsel als Jäger und Sammler ist seit Millionen von Jahren auf tierische und pflanzliche Fette ausgerichtet. Geht man in unserer Evolutionsgeschichte noch ein paar 100 Millionen Jahre zurück - damals waren unsere Vorfahren als Insektenfresser unterwegs - zeigt sich, dass uns tierische Fette schon seit Ewigkeiten begleiten.
Dazu aber im Folgenden mehr.

1.2.3 Eine optimale Ernährung soll artgerecht bzw. gengerecht sein

1.2.3.1 Was heißt artgerecht bzw. gengerecht?

Um die optimale Ernährung für den Menschen zu finden, will ich mit Ihnen einen Ausflug in die Biologie des Menschen machen. Hierbei wird uns Prof. Josef H. Reichholf als Biologe und Evolutionsbiologe begleiten (siehe Literaturliste[15,16,17]).

Je artgerechter wir uns ernähren, umso angepasster sind wir an diese Nahrung. Wir brauchen für die Stoffwechselaktivität verschiedenste Enzyme, die nach dem Bauplan, der in unseren Zellen gespeichert ist, aufgebaut werden. Diese Enzyme sind nötig für das Zerkleinern und Zerlegen der Nahrung, für die Aufnahme der Nahrungsbestandteile vom Darm ins Blut, für die Speicherung in Leber, Muskulatur, Knochen, Fett und für den Aufbau körpereigener Gewebe, sowie zur Energiegewinnung. Je länger uns also Nahrungsmittel in unserer Evolutionsgeschichte begleitet haben, umso angepasster sind unsere Werkzeuge dafür und umso besser können diese verstoffwechselt werden. Artgerechte bzw. gengerechte Ernährung wird uns Gesundheit und Leistungsfähigkeit erhalten.

Viele chronische Erkrankungen wie Rheuma, Multiple Sklerose, Depression, Schmerzerkrankungen, Krebs und vieles mehr können durch einen Genfehler, der sich im Laufe des Lebens irgendwann bemerkbar macht, ausgelöst werden. Die Genetik hatte im Jahre 2003 das gesamte menschliche Erbgut, das Genom, entschlüsselt. Wann sich aber bestimmte Gene einschalten bzw. wieder ausschalten, das ist der Forschungsbereich der Epigenetik[18,19]. Die Vorsilbe „Epi" bedeutet so viel wie „nach", „auf", „bei", „um bzw. herum" oder „zusätzlich". Um die Gene, die DNA, befinden sich Schalterstoffe, Eiweiße und andere Botenstoffe, welche die Gene steuern und dafür verantwortlich sind, ob und wann Gene ein- bzw. ausgeschaltet werden. Diese epigenetischen Botenstoffe reagieren auf Reize von außen, so dass wir keineswegs nur unseren Genen ausgeliefert sind. Je näher wir uns unserer Genetik entsprechend ernähren und bewegen, umso größer ist die Chance, dass veränderte krankmachende Gene, wie etwa ein Rheuma-Gen oder ein Krebs-Gen, auch wieder ausgeschaltet werden.
Jeder kann sich vorstellen, dass ein Raubtier, wie der Tiger, mit Pflanzenkost entgegen seiner Genetik, krank werden würde.
Der Mensch ist ja biologisch als Allesfresser (Omnivore) deklariert. Diesem Namen macht er auch alle Ehre. Aber ist „Alles-Fressen" wirklich die Biologie der Art Mensch?

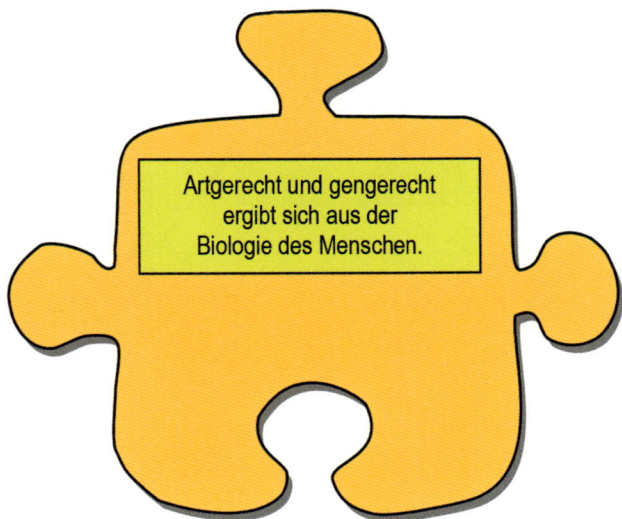

Artgerecht und gengerecht ergibt sich aus der Biologie des Menschen.

1.2.3.2 Die Art Mensch - was ist sie und wo kommt sie her?

Die Art Mensch gehört zur Familie der Menschenaffen, die zur Ordnung der Primaten (Herrentiere) zählt. Die Primaten gehören zur Klasse der Säugetiere.

Aus den frühen Insektenfressern, die - mit den weltberühmten Dinosauriern - im Erdmittelalter (vor 250 Mio. - 65 Mio. Jahren) lebten, hat sich über Zwischenstufen der Mensch entwickelt.
Die menschenartigen Primaten (Hominoidea) gingen vor ca. 23 Millionen Jahren aus dem allgemeinen Primatenstamm hervor (siehe Abb. 7).

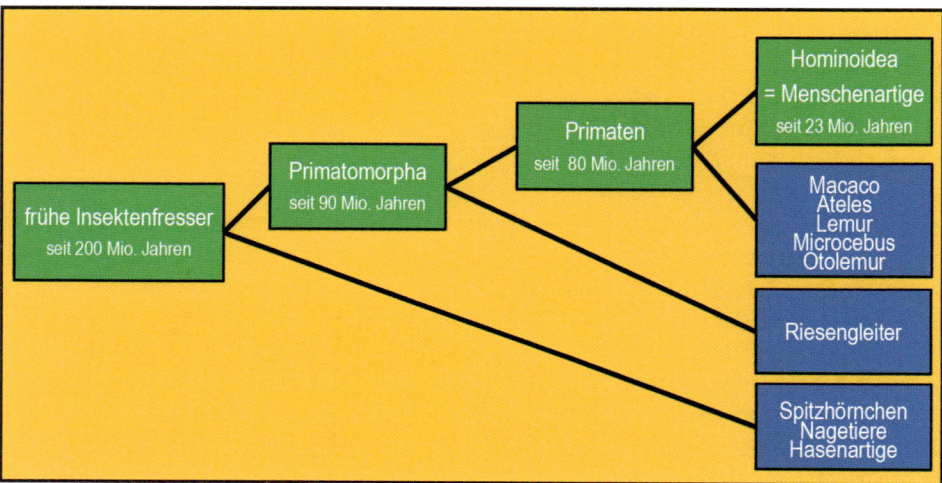

Abb. 7: Stammbaum des Menschen Teil 1

Die Vormenschen (Hominini) entwickelten sich dann vor 6 Millionen Jahren aus den großen Menschenaffen (Hominidae), zu denen auch unsere nahen Verwandten, die Schimpansen, die Gorillas und die Orang-Utans, gehören (siehe Abb. 8).

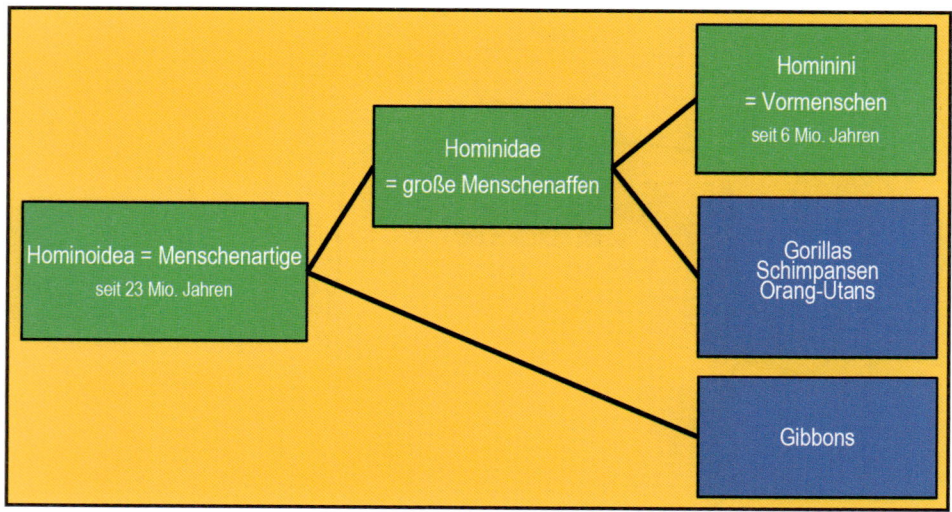

Abb. 8: Stammbaum des Menschen Teil 2

Aus diesen Vormenschen vor 6 Millionen Jahren ist, in der Wiege des Menschen in Ostafrika, über verschiedene Fehlversuche, der moderne Mensch entstanden (siehe Abb. 9).

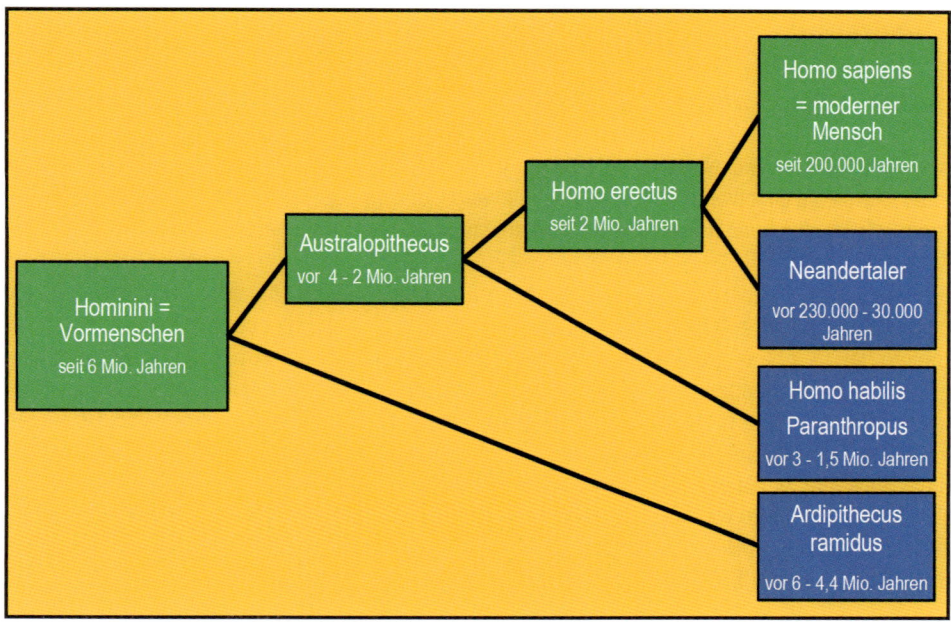

Abb. 9: Stammbaum des Menschen Teil 3

Die heutige Form des Menschen, der Homo sapiens, hat sich vor 200.000 Jahren entwickelt und in den letzten 70.000 Jahren langsam über den gesamten Planeten verbreitet. Hierbei hat der Mensch Unvorstellbares geleistet und sich kulturell, kommunikativ, technisch und intellektuell enorm weiterentwickelt. Genetisch hat er sich allerdings fast nicht mehr verändert. Unser Genmaterial ist immer noch das gleiche wie bei unserer Verwandtschaft vor 100.000 Jahren.

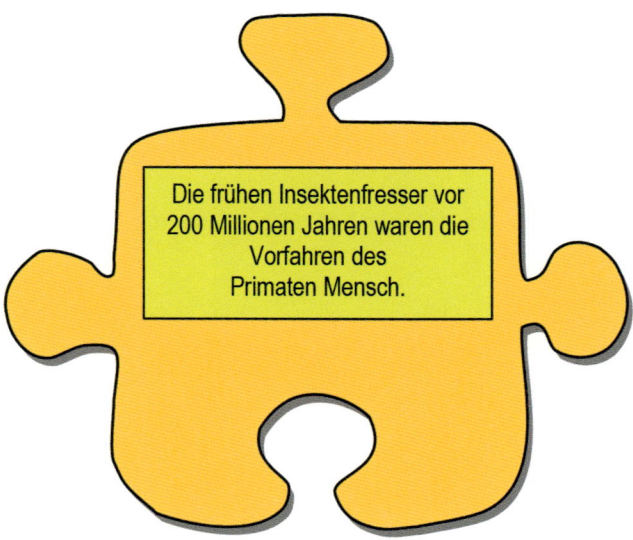

1.2.3.3 Welche Nahrungsquellen haben uns in der Evolutionsgeschichte begleitet?

Die Nahrungsquelle der Insektenfresser, vor 200 Millionen Jahren, waren kleine eiweißreiche und fettreiche Insekten.

Aus den Insektenfressern entwickelte sich der Stamm der Primaten. Die Primaten waren damals, vor 80 Millionen Jahren, schon als Omnivoren (Allesfresser) unterwegs, d.h. ihr Speiseplan enthielt neben tierischen Nahrungsmitteln, wie Insekten und Kleintieren, auch Pflanzenkost in Form von Beeren, Früchten, Blättern und Nüssen.

Vor ca. 4 Millionen Jahren hat die Evolution verschiedene Arten der Australopithecinen herausgebildet. Zu dieser Zeit gingen diese schon aufrecht, also auf 2 Beinen. Mit dem Australopithecus africanus hat sich vor 3 Millionen Jahren der 1 - 1,50 m große Primat, der als Vor-Mensch bezeichnet wird, aus den Wäldern Ost-Afrikas in die Savannen und Steppen gewagt. Dadurch änderte sich die Nährstoffzusammensetzung der Nahrung ganz beträchtlich, denn hier fand der Australopithecus etwas „größere Insekten" in Form von Kleintieren und frisch verendeten Großtieren vor, dadurch wurde der Speiseplan deutlich eiweißreicher und fettreicher. Somit waren die Baustoffe für die explosionsartige Hirnentwicklung vorhanden und das Hirnvolumen erhöhte sich innerhalb von 1 Million Jahre von 500 cm³ auf 1.000 cm³. Für das Hirnwachstum von 300 cm³ auf 500 cm³ benötigte die Evolution zuvor 4 Millionen Jahre. Der heutige Mensch hat im Vergleich dazu, 2 Millionen Jahre später, ein Hirnvolumen von ca. 1.400 cm³.

Zusammenfassend lässt sich feststellen, dass der Mensch und seine Vorfahren seit 65 Millionen Jahren tierische Eiweiße und Fette in Form von Insekten aßen. Mit zunehmender Artenvielfalt, die die Evolution hervorzauberte, entstanden unterschiedliche Primaten mit verschiedenen Kombinationen und Zusammensetzungen einer omnivoren Kost. Tierische Quellen waren Insekten und Kleintiere und als pflanzliche Quellen waren Früchte, Beeren, Nüsse, Pilze, Wildgemüse, Kräuter und Blätter gefragt. Vor 3 Millionen Jahren entschied sich ein Teil der Primaten richtig und wagte sich aus dem Schutz der Wälder in die Unsicherheit der Steppen und Savannen.
Das war ein kleiner Schritt für einen Primaten, aber ein riesiger Schritt für die Menschheit (frei nach Neil Armstrong).

Dadurch erschloss sich dem Australopithecus eine riesige Eiweiß- und Fettquelle, das Fleisch und Knochenmark frisch verendeter Großtiere. Diese Nährstoffbombe ermöglichte die Entwicklung zum Menschen im Gegensatz zu den Menschenaffen, unseren nahen Verwandten, die damals, bei geringeren Nährstoffquellen, in den Wäldern geblieben sind. Ihr Hirnvolumen ist in den letzen 6 Millionen Jahren, mit 400 cm³, ziemlich unverändert geblieben.

Das Fleisch von Großtieren wurde in den nächsten Hunderttausenden von Jahren erjagt und mit gesammelter Pflanzenkost serviert.

Der Mensch ernährte sich somit über 3 Millionen Jahre hinweg als Jäger und Sammler. Anfangs war er passiver „Jäger" als Aasfresser frisch verendeter Tiere. Seit 400.000 Jahren ist das aktive Jagen mit Waffen Teil der Nahrungsbeschaffung. Mit erjagtem Fleisch und Fisch sowie gesammeltem Obst, Gemüse, Kräutern und Pilzen eroberte er die Welt.

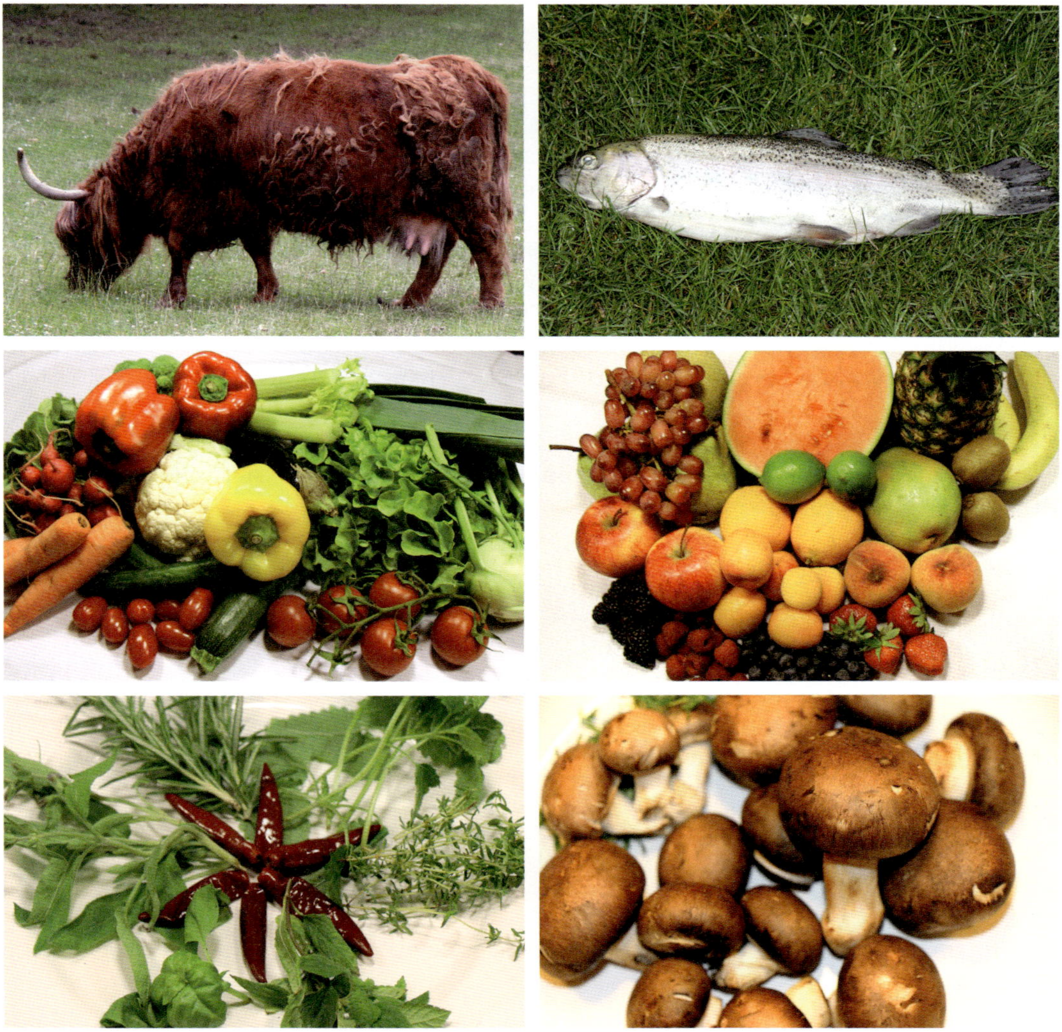

Abb. 10: Nahrungsmittel, die uns in der Evolution begleitet haben

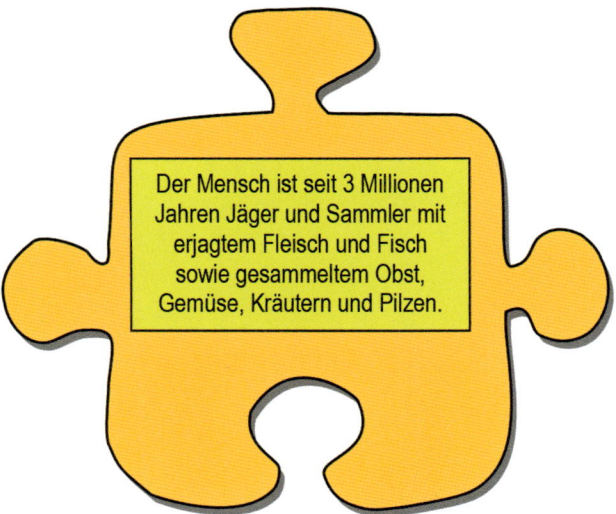

Der Mensch ist seit 3 Millionen Jahren Jäger und Sammler mit erjagtem Fleisch und Fisch sowie gesammeltem Obst, Gemüse, Kräutern und Pilzen.

1.2.3.4 Was war mit unserem täglichen Brot?

Getreide, Reis und Mais spielten in unserer Evolutionsgeschichte als Jäger und Sammler keine Rolle. Unser erstes Brot wurde nachweislich erst vor ca. 6.500 Jahren gegessen. Dies ist in der gesamten Menschheitsgeschichte ein verschwindend kleiner Zeitabschnitt.

Vergleichen wir einmal die Zeitspanne unseres Insekten- und Fleischkonsums der letzten 200 Millionen Jahre mit dem ersten Brotkonsum, so stellen wir fest, dass es nur 0,003 % der Zeit Getreide gab, d.h. im Verhältnis zu einem Menschenleben, mit der mittleren Lebenserwartung von 80 Jahren, entspricht dies gerade einmal 1 Tag. Selbst wenn wir nur unser Jäger+Sammler-Dasein mit überwiegendem Fleischkonsum seit 3 Millionen Jahren als Vergleichsspanne sehen, sind es trotzdem nur verschwindend geringe 0,2 % „Brot-Zeit", d.h. bei 80 Jahren nur 60 Tage.

Warum haben wir erst so spät das „ach so gesunde, nährstoffreiche Getreide" in unseren Speiseplan mit aufgenommen? Wo war es denn vorher?

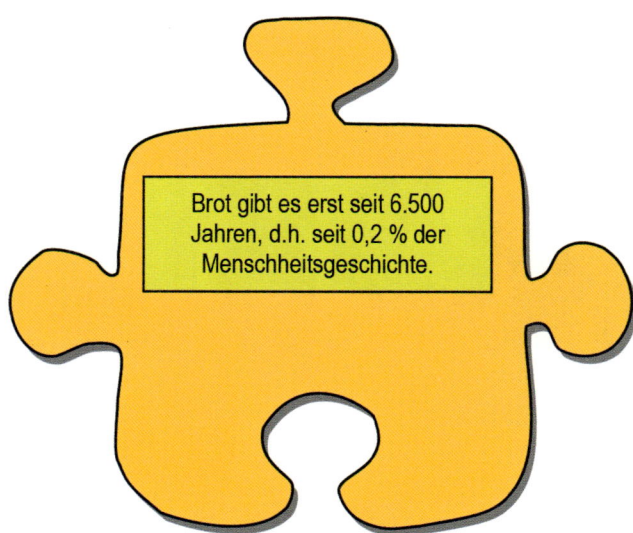

1.2.3.5 Woher kommt dann eigentlich Getreide, Reis und Mais?

Erst als der Mensch vor ca. 10.000 Jahren sesshaft wurde und Tiere domestizierte, begann er Gräser anzubauen und zu züchten, um seine Haustiere zu füttern und später das Fleisch „zu ernten". Durch Züchtung der Gräser entstanden langsam unsere Kulturpflanzen Getreide, Reis und Mais.

Domestikation von Haustieren:		Kulturpflanzen seit:	
Schaf, Ziege	vor 10.000 Jahren	Weizen	10.000 Jahre
Schwein	vor 9.000 Jahren	Roggen	8.600 Jahre
Rind	vor 8.500 Jahren	Mais	7.000 Jahre
Dromedar, Esel	vor 6.000 Jahren	Reis	6.000 Jahre
Pferd	vor 5.500 Jahren	...und daraus Brot seit 6.500 Jahren	

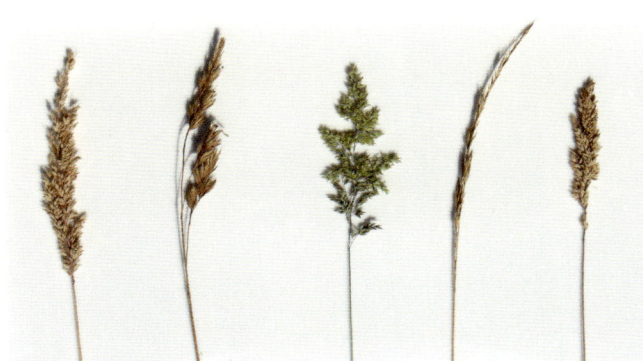
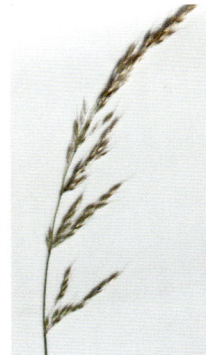
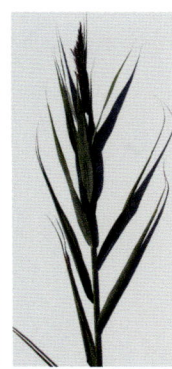

Abb. 11: Wildgräser   Schilfgras

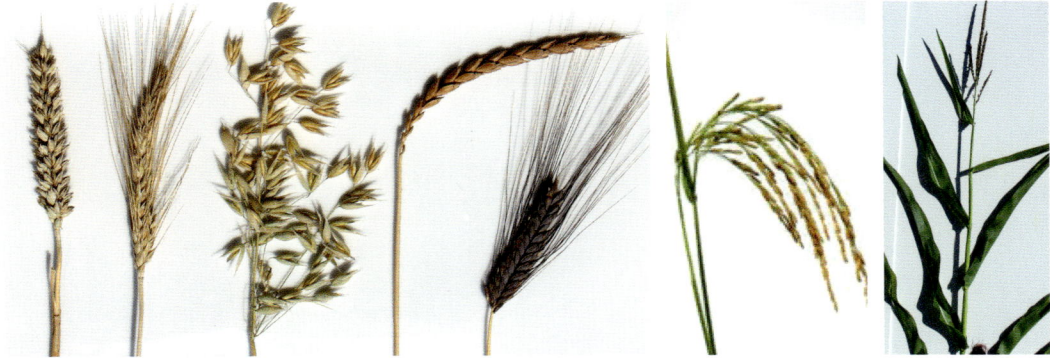

Abb. 12: Weizen, Gerste, Hafer, Roggen, Emmer   Reis   Mais

Getreide, Reis und Mais sind Züchtungen aus alten Wildgräsern. Sie alle gehören zur Pflanzenfamilie der Süßgräser.

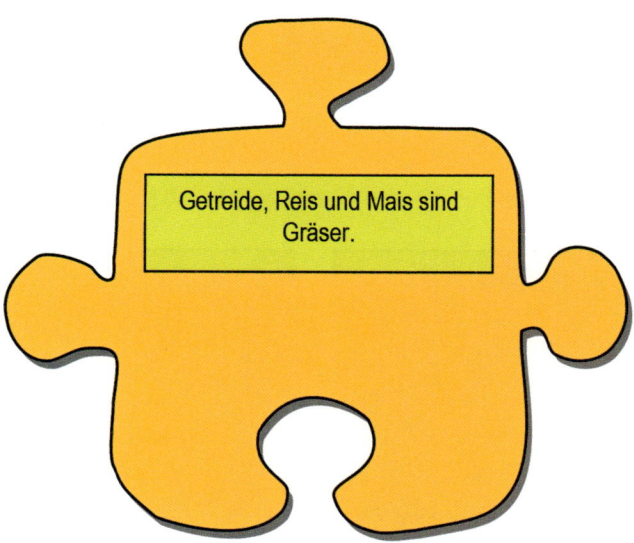

Bis vor 6.500 Jahren haben wir kein Brot - also kein Gras gegessen.
Wir sind ja auch keine Weidetiere!

1.2.3.6 Was sind die Inhaltsstoffe von Getreide, Reis und Mais?

Die von uns verwendeten Gräser enthalten ca. 70 % Kohlenhydrate in Form von Stärke, ca. 10 % Eiweiß und ca. 3 % Fett, wobei ein sehr ungünstiges Omega6:Omega3-Verhältnis besteht (siehe Abb. 13).
Durch den hohen Kohlenhydratanteil von ca. 70 % werden Getreide, Reis und Mais zu den Süßgräsern gezählt, obwohl sie ja bekanntlich nicht süß schmecken.

Süßgräser	Kohlenhydrate Stärke	Eiweiß	Fett	Omega6:3
Weizen	61 %	12 %	2 %	14:1
Dinkel	69 %	11%	3 %	15:1
Gerste	64 %	10 %	2 %	10:1
Hafer	60 %	12 %	7 %	27:1
Hirse	69 %	10 %	4 %	14:1
Roggen	60 %	9 %	2 %	7:1
Reis	78 %	7 %	1 %	36:1
Mais	65 %	9 %	4 %	22:1

Abb. 13: Nährstoffe von Getreide, Reis, Mais, mod. aus Fett Guide[12] (Gonder, Lemberger, Worm)

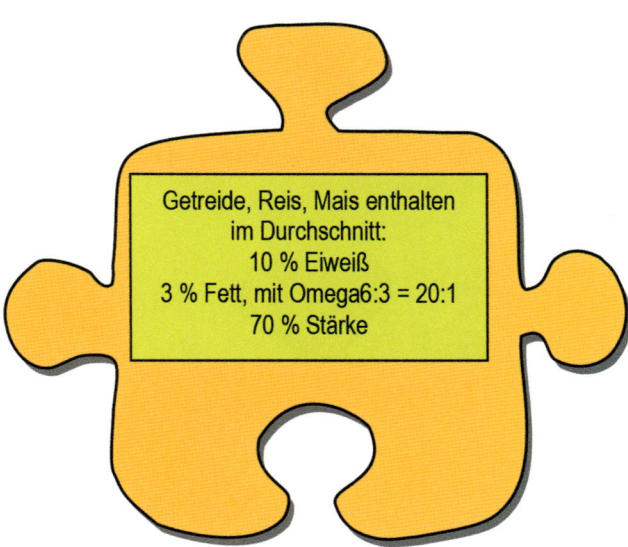

Getreide, Reis, Mais enthalten im Durchschnitt:
10 % Eiweiß
3 % Fett, mit Omega6:3 = 20:1
70 % Stärke

1.2.3.7 Weshalb sind Getreide, Reis und Mais problematisch für uns Menschen?

Getreide, Reis und Mais haben einen sehr hohen Kohlenhydratanteil von ca. 70 %. Das Kohlenhydrat der Süßgräser ist Stärke. Dadurch isst der Mensch sehr große Mengen an Stärke. Stärke spielte jedoch in der Evolutionsgeschichte der Menschheit, also in den letzten 3 Millionen Jahren, keine Rolle. Das erste Brot gab es erst vor 6.500 Jahren und freiwillig „ins Gras gebissen" hat zuvor auch keiner!

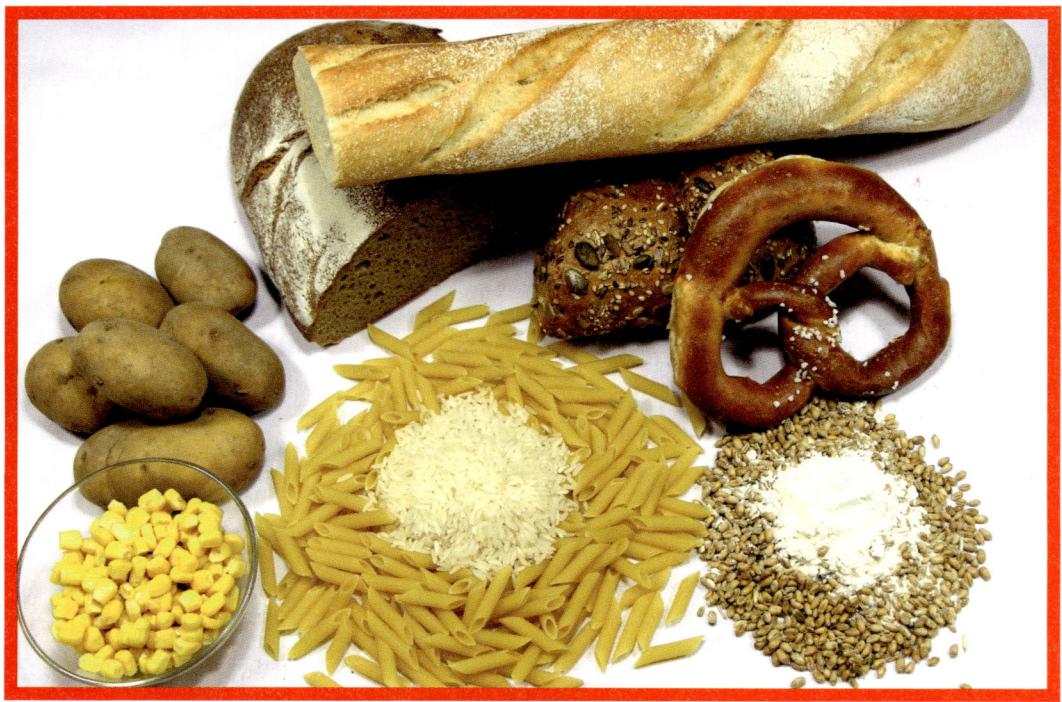

Abb. 14: Nahrungsmittel mit einem hohen Kohlenhydratanteil

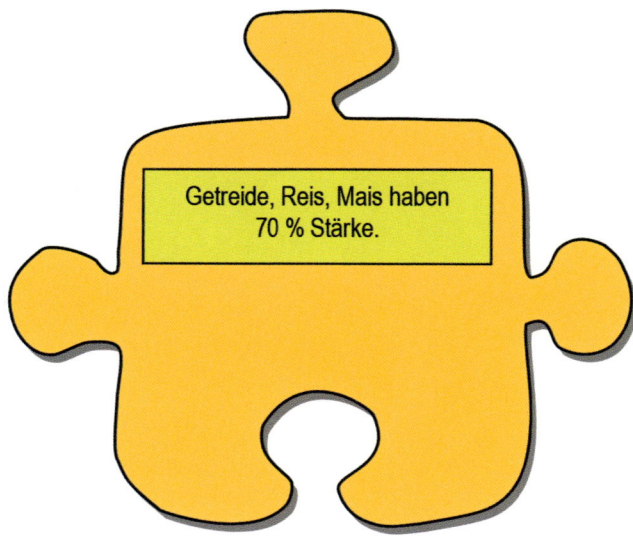

1.2.3.8 Was ist Stärke?

Stärke ist ein langkettiges Kohlenhydrat und die pflanzliche Speicherform von Glukose (Traubenzucker). Kohlenhydrate sind Zucker, die aus 1 - 10.000 Zuckermolekülen aufgebaut sind. Sie müssen im Rahmen der Verdauung in Einzelbausteine, d.h. Einzelzucker, zerlegt werden. Denn nur als Einzelbausteine können sie anschließend, über unterschiedliche Wege, ins Blut bzw. in die Leber aufgenommen werden.

Stärke besteht aus 200 - 4.000 Traubenzuckermolekülen, die miteinander zu langen Ketten verbunden sind (Abb. 15). Diese Traubenzuckerbausteine sind so eng miteinander verknüpft, dass sie nicht mehr süß schmecken - eigentlich schade, oder?

GGGGGGGGGGGGGGGGGGGGGGGGGGGGGGGGGGGGGGGGGGGGGGGGGGGG
Stärke besteht aus zusammengesetztem Traubenzucker (G=Glukose)

Abb. 15: Die Traubenzuckerkette Stärke

Zucker ist nicht gleich Zucker.
Wie die einzelnen unterschiedlichen Zuckerarten im Überbegriff der Kohlenhydrate einzuordnen sind, sehen Sie in Abbildung 16.

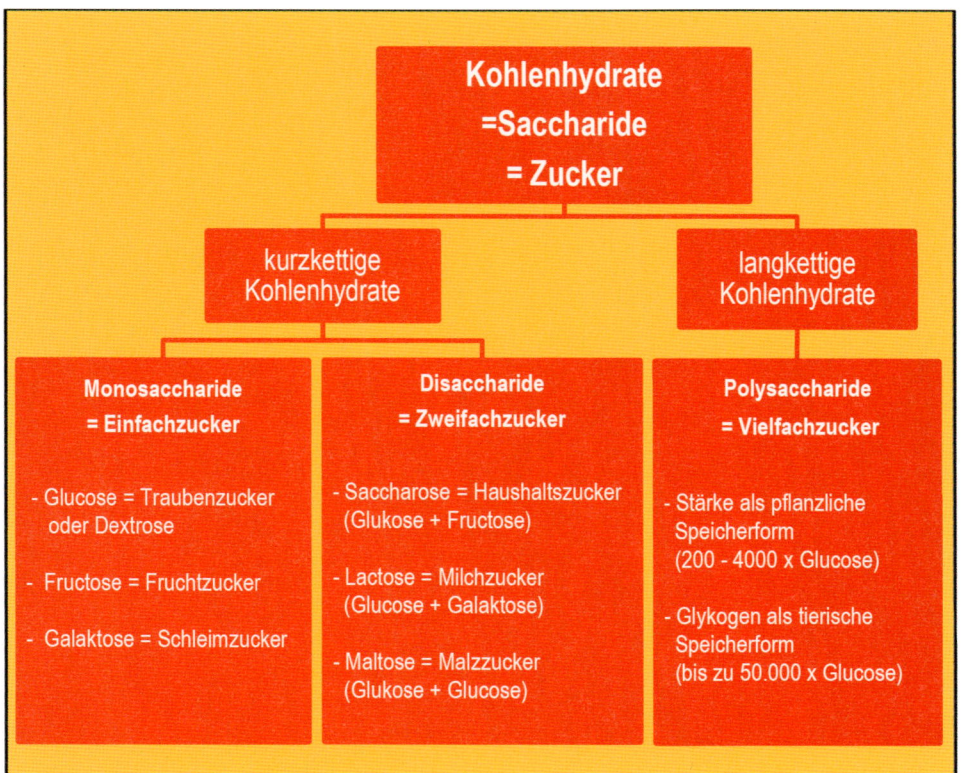

Abb. 16: Einteilung der Kohlenhydrate

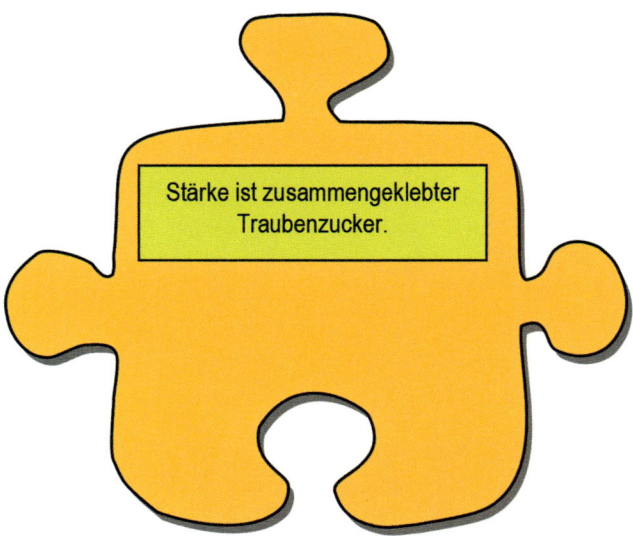

Stärke wird im menschlichen Verdauungsapparat in seine Einzelbausteine, d.h. Traubenzucker, zerlegt und anschließend ins Blut aufgenommen.
Eigentlich hört sich das doch ganz normal und biologisch an!

Nachdem die artfremde Stärke aber erst seit 6.500 Jahren im Speiseplan des Menschen enthalten und Hauptbestandteil der Gräser ist, stellt sich die Frage:

Wie wird Stärke von grasfressenden Weidetieren, die an Stärke seit Jahrmillionen angepasst sind, verstoffwechselt?

1.2.3.9 Wie wird Stärke von grasfressenden Weidetieren verstoffwechselt?

Nachdem Getreide Süßgräser sind - und der Hauptbestandteil dieser Gräser Stärke ist - wollen wir den Stoffwechselweg grasfressender Weidetiere genau unter die Lupe nehmen.
Seit wann fressen sie Gras und wie sieht die physiologische Anpassung an Stärke aus?

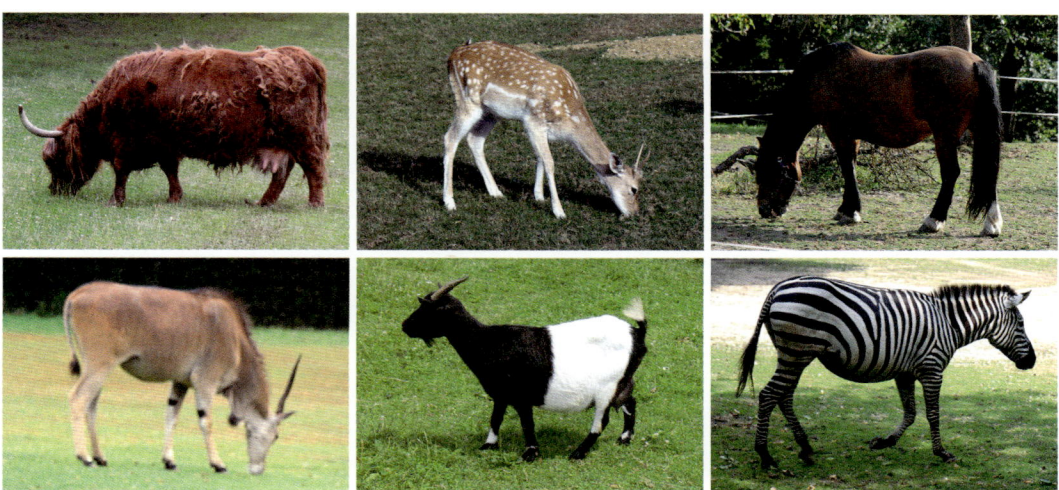

Abb. 17: verschiedene Weidetiere

Paarhufer und Unpaarhufer sind als Weidetiere reine Pflanzenfresser (Herbivore) und in unterschiedlichen Arten und Gattungen seit der Trias, dem frühen Erdmittelalter (vor 250-200 Millionen Jahren), auf unserem Planeten zu finden. Man könnte meinen, dass eine physiologische Anpassung in diesem Zeitrahmen möglich sein sollte. Gräser sind als Nahrungsquelle bei Weidetieren artgerecht, darüber gibt es sicherlich keine Zweifel. Weidetiere fressen große Mengen an Gras, ein Rind bis zu 20 kg/Tag. Das ist eine ganze Menge an Polysacchariden (Stärke und Zellulose), je nach Zusammensetzung der Gräser und Kräuter bis zu 50 %. Weidetiere essen somit riesige Mengen an Kohlenhydraten.

Wie werden die Kohlenhydrate hier verarbeitet?
Was ist hierbei der bedeutende Unterschied zur menschlichen Verdauung?

Weidetiere haben im Gegensatz zum Menschen einen Gärmagen[20]. Im Gärmagen (Pansen) werden diese riesigen Zuckermengen fast vollständig durch Gärung, mit Hilfe von Bakterien, Mikroben und Pilzen (beim Rind 7 kg!) in Fettsäuren umgewandelt. Der Pansen gibt die Gärprodukte langsam in den Weidetierdünndarm ab. Dort werden diese kurzen Fettsäuren resorbiert und in der Leber verlängert. Sie ergeben dann das tolle Spektrum von 400 verschiedenen Fettsäuren und das unwiderstehliche Aroma des Milchfetts. Der Zucker dient fast ausschließlich als Futter für die Pansenbakterien[17]. Die Bakterien, Mikroben und Pilze vermehren sich durch dieses tolle Futter und werden dann als Eiweißquelle vom Darm ins Blut aufgenommen. Nur ein verschwindend kleiner Anteil an Einfachzucker (5 - 10 %) gelangt in den Dünndarm, wird dort resorbiert und erscheint somit im Blut.
Um sich diese Mengenverhältnisse besser vorstellen zu können, will ich Ihnen das Gesagte am Beispiel einer Kuh vorrechnen:

Eine Kuh frisst am Tag ca. 20 kg Gras, das sind ca. 10 kg Stärke und Zellulose, also 10 kg Zucker. Diese Zuckermenge wird im Pansen durch Darmbakterien vergoren und nur 5 % davon gelangen in den Dünndarm, das sind ca. 500 g Zucker/Tag.

Wenn wir schon mal am Rechnen sind, vergleiche ich diese Stärkeverdauung der Kuh (Gewicht ca. 700 kg) mit der Verdauung des Menschen (Gewicht ca. 70 kg):

Die Tages-Zuckermenge der Kuh entspricht im Verhältnis 1 kg Zucker beim Menschen. Sie müssten also 1 kg Zucker an einem Tag essen, aber nur 50 g davon würden in Ihren Dünndarm gelangen und anschließend im Blut erscheinen.

Stattdessen ist es aber so, dass der gesamte Zucker - natürlich auch der Traubenzucker aus Stärke - vollständig in Ihren Darm gelangt und von dort auch komplett in Ihr Blut aufgenommen wird.

Weidetiere sind an diese großen Stärkemengen perfekt angepasst. Die Stärke geht nicht ins Blut wie bei uns Primaten, sondern bleibt im Gärmagen und ist dort Futter für die riesige Menge Pansenbakterien und Mikroben.

Durch Gärung machen diese Mikroorganismen aus dem Zucker Fettsäuren, die ins Blut aufgenommen werden. Gleichzeitig vermehren sie sich durch diese Zucker und werden dann als Eiweißquelle in Form von Aminosäuren „verspeist".

Beim Weidetier werden also die Zuckermengen im Gärmagen entschärft und an die Bakterien verfüttert - bei uns nicht!

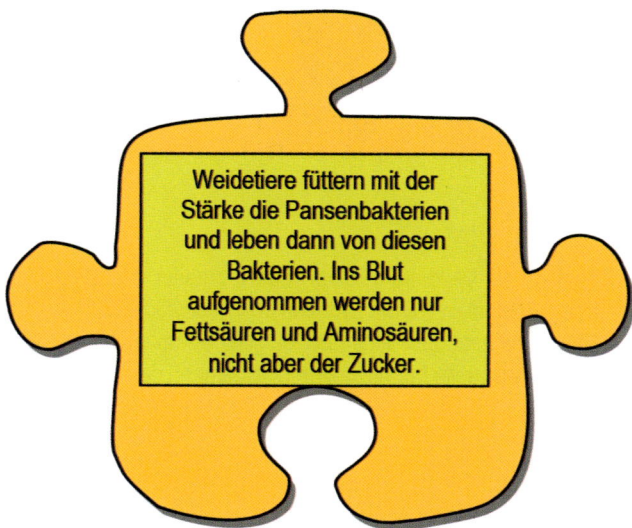

1.2.3.10 Hat sich der Mensch nicht auch schon an Stärke angepasst?

Die angepassten Grasfresser, die Stärke und Zellulose im Magen-Darm-Trakt zerkleinern, nehmen den Zucker nicht ins Blut auf, sondern füttern damit ihre Pansenbakterien und Mikroben und leben dann von diesen Bakterien.

Beim Menschen wird die Stärke in Einzelzucker, d.h. Traubenzucker, zerlegt. Diese Zuckermengen gelangen in den Darm und werden anschließend ins Blut aufgenommen. Durch die fehlende Anpassung des Menschen kommt es, im Gegensatz zum Weidetier, zu massiven Blutzuckerschwankungen.

Dies ist der riesige und bedeutende Unterschied:
Weidetiere haben einen Gärmagen, uns Primaten fehlt allerdings dieser Gärmagen.
Bei uns bleiben der Zucker und die Stärke nicht im Gärmagen, sondern wandern in den Darm und werden dann vollständig als Zucker ins Blut aufgenommen.
Wieso ist der Mensch nach 6.500 Jahren Brot nicht an Getreide angepasst?

Für eine genetische Anpassung müssen sich neue Gene für neue Enzyme bilden, dafür bräuchte der Mensch, bei einem Generationszyklus von 30 Jahren, 100.000 bis 200.000 Jahre (Prof. H. Reichholf). Außerdem bräuchten wir einen Pansen, einen Gärmagen – der uns sicher auch nicht auf die Schnelle wachsen wird.
Selbst wenn die Evolution die Zeit hätte, Enzyme und einen Gärmagen zu entwickeln, würde sie sich höchstwahrscheinlich weigern, das perfekte, nährstoffreiche Nahrungsmittel Fleisch gegen nährstoffarme Gräser zu tauschen.

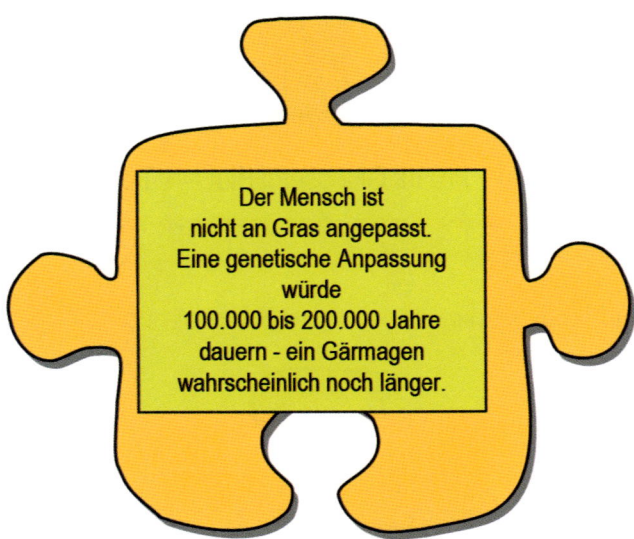

Der Mensch ist nicht an Gras angepasst. Eine genetische Anpassung würde 100.000 bis 200.000 Jahre dauern - ein Gärmagen wahrscheinlich noch länger.

1.2.3.11 Was passiert durch die fehlende Anpassung beim Menschen genau mit der Stärke?

Beim angepassten Weidetier wird Stärke, Zellulose und Zucker im Magen-Darm-Trakt durch die Bakterien und Mikroben verarbeitet und nicht ins Blut aufgenommen. Durch die fehlende genetische Adaptation an Stärke, d.h. an große Zuckermengen, wird beim Menschen die Stärke in Traubenzucker zerlegt und dieser Traubenzucker wird dann ins Blut aufgenommen. Dadurch kommt es aber bei Stärke- und Zuckerkonsum, im Gegensatz zum angepassten Weidetier, zu starken Blutzuckererhöhungen. Beim angepassten Weidetier dagegen bleibt der Blutzuckerspiegel konstant.
Der normale Blutzuckerspiegel wird mit Hormonen immer in engen Grenzen, d.h. 70 - 110 mg Glucose/dl Blut, konstant gehalten.

Haben Sie sich schon einmal überlegt, wie viel Zucker in Ihrem Blut so rumschwimmt?
Rechnen wir doch einmal nach:
70 - 110 mg Glucose/dl Blut =
700 - 1.100 mg Glucose/l Blut =
0,7 - 1,1 g Glucose/l Blut.
Bei einem 70 kg schweren Menschen, der 7 % des KG an Blut hat, sind das insgesamt 3,5 - 5,5 g bei 5 l Blut, d.h. 1 Teelöffel Zucker auf 5 l Blut (siehe Abb.18).

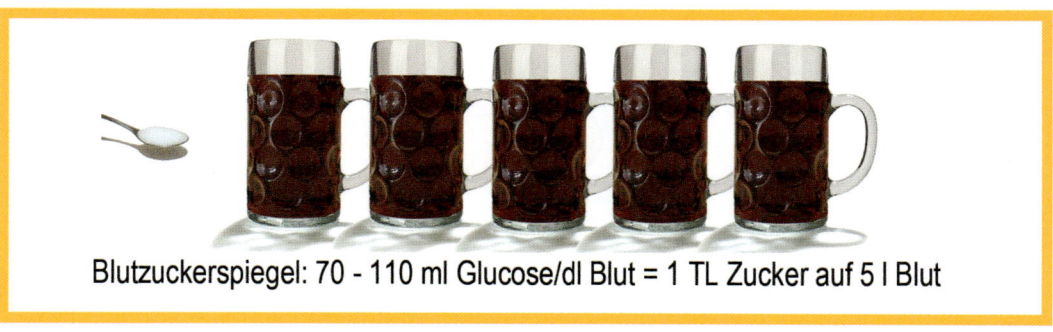

Abb. 18: Optische Darstellung des Blutzuckerspiegels

Diese geringe Menge an Blutzucker versucht der Organismus konstant zu halten, damit eine optimale Zellfunktion gewährleistet ist.

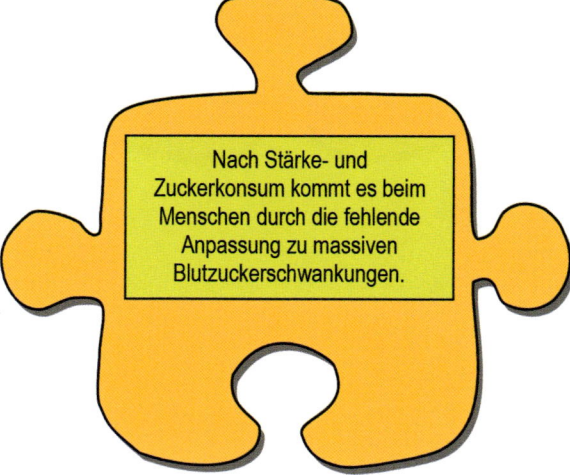

Nach Stärke- und Zuckerkonsum kommt es beim Menschen durch die fehlende Anpassung zu massiven Blutzuckerschwankungen.

Wie reguliert der Körper Blutzuckerschwankungen?
1. Bei Stärkekonsum geht also beim Menschen der Zucker ins Blut über - im Gegensatz zum adaptierten Weidetier. Durch diese großen Zuckermengen kommt es allerdings zu einer massiven Erhöhung des Blutzuckerspiegels (siehe Abb. 19). Je größer die Zuckermenge, umso schneller und stärker steigt der Blutzuckerspiegel an. Zu viel Zucker im Blut schränkt die Zellfunktion ein, „verzuckert" das Gewebe und löst im Gewebe Entzündungsreaktionen aus (später mehr im Kapitel 4.1.4).
2. Durch den massiven Blutzuckeranstieg wird das Hormon Insulin benötigt, um den Überzucker abzubauen. Insulin pumpt den Zucker in die Körperzellen. Der Überschuss wird in der Leber zum kleineren Teil in Glykogen, die körpereigene Zuckerreserve, und zum überwiegenden Teil in Fette umgebaut und als Energiereserve gespeichert, wodurch der Blutzuckerspiegel wieder absinkt. Große Zuckermengen, die abgebaut werden müssen, führen verständlicherweise zu einer Leberbelastung, die langfristig die Leberfunktion einschränken kann.

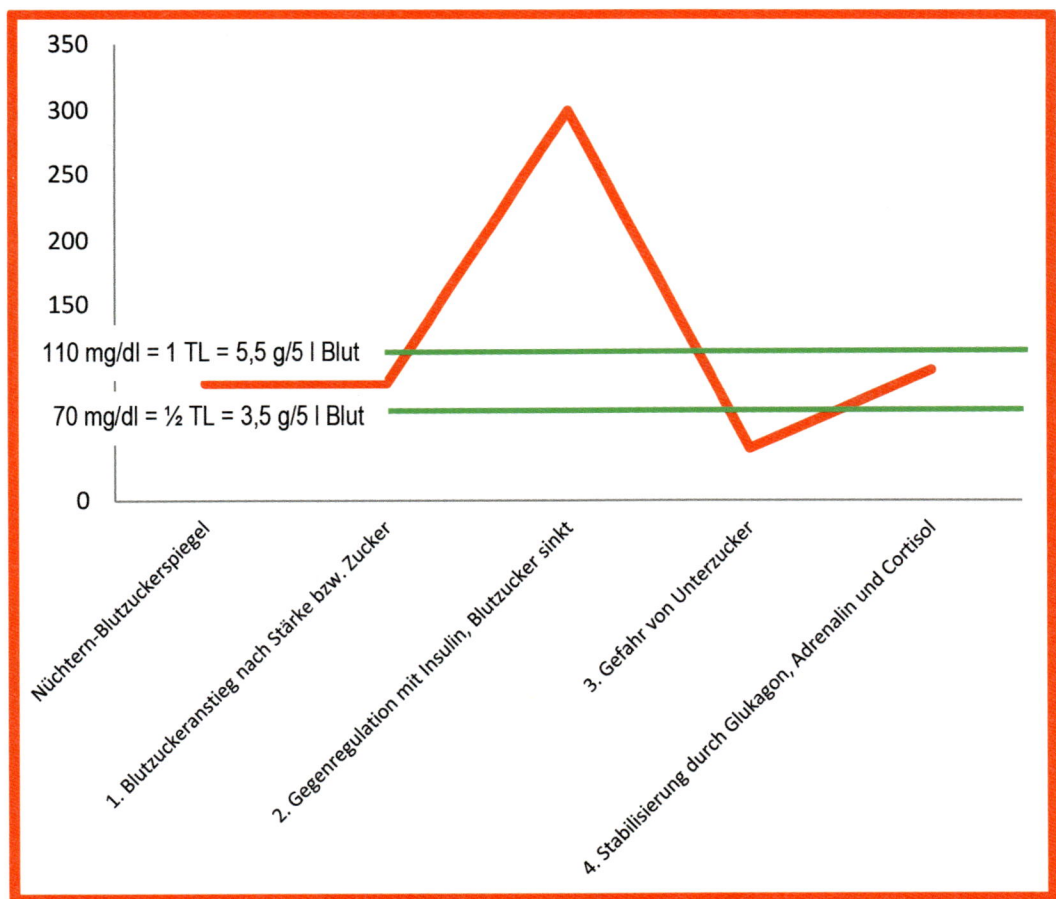

Abb. 19: Blutzuckerverlauf nach Konsum von großen Stärke- und Zuckermengen

3. Wenn Insulin den Blutzuckerspiegel senkt, bewegen wir uns aber auf eine gefährliche Unterzuckersituation zu. Dabei können verschiedenste Symptome auftreten (siehe Abb. 20). Ein zu niedriger Blutzuckerspiegel kann sogar lebensbedrohlich sein.

Unterzuckersymptome:	
Aggressivität	Konzentrationsstörungen
Alpträume	Kopfschmerzen, Muskelschmerzen
Angstzustände	Permanentes Gähnen
Darmkrämpfe	Ruhelosigkeit
Das Gefühl verrückt zu werden	Schlafstörungen
Depressionen	Schwächeanfall
Entschlusslosigkeit	Schweißausbrüche
Erschöpfung, Müdigkeit	Schwindel
Geistige Verwirrung	Sehstörungen
Heißhungergefühle mit Zittern und/oder Übelkeit	Ständig besorgt
Herzklopfen	Weinkrämpfe

Abb. 20: Unterzuckersymptome

4. Diese Insulinantwort, die den Blutzucker senkt, wird mit Hilfe von Stresshormonen ausgeglichen. Gegenspieler des Insulins sind Glukagon, Adrenalin, Noradrenalin und Cortisol. Je ausgeprägter die Blutzuckerschwankung ist, umso mehr Adrenalin und Cortisol wird benötigt, um den Blutzucker wieder stabil zu halten. Diese Stresshormone setzen aus der Leber Glukose frei, die dort entweder aus dem Speicherzucker (Glykogen) oder zur Not aus Aminosäuren gebaut wird.

Starke Blutzuckerschwankungen führen immer zu einer Stressreaktion des Organismus, der mit Hilfe von Hormonen den Blutzucker wieder ins Lot bringen muss. Der Mensch ist, durch die fehlende Anpassung an eine nicht artgerechte Ernährung mit großen Stärke- und Zuckermengen, das einzige Getier auf diesem Planeten, das mit diesen großen Blutzuckerschwankungen kämpfen muss. Bei artgerechter Ernährung kommt es bei allen Spezies zu keinen bis moderaten Anstiegen des Blutzuckerspiegels.
Mutter Natur hat gut mitgedacht!

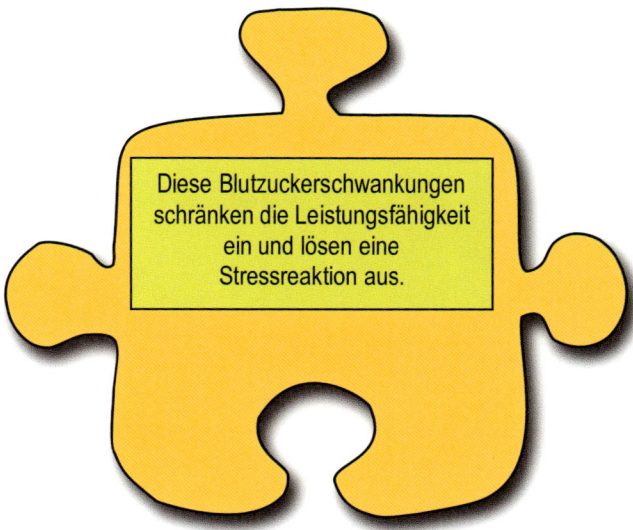

Je mehr Stärke bzw. Zucker konsumiert wird, desto höher steigt der Blutzuckerspiegel und umso massiver muss der Einsatz der Stresshormone sein, um diese Blutzuckerschwankungen auszugleichen.

1.2.3.12 Wie hoch ist demnach der Zuckergehalt verschiedener Nahrungsmittel?

Der Zuckergehalt der Nahrungsmittel ist für jedermann und jederfrau sehr leicht zu ermitteln. Durch die Deklarationspflicht steht auf allen Verpackungen der Anteil an Kohlenhydraten, Fetten und Eiweißen. Die Zuckermenge lässt sich als Kohlenhydratanteil ablesen.
Die Deklaration birgt eine Gefahr in sich! Selbst viele Ernährungsexperten sind sich dieser nicht bewusst. Wie soll der leidgeplagte Patient und Laie diese Gefahr erkennen?

Vorsicht: Stärke ist zwar als Kohlenhydrat deklariert, aber fälschlicherweise nicht als Zucker!

Diese Deklaration (siehe Abb. 21) ist allerdings nicht ganz richtig, da sie den Verbraucher in die Irre führt.
Hier stellt sich mir die Frage: Mit welcher Berechtigung haben:
100 g Nudeln 70 g Kohlenhydrate, davon 0 g Zucker?

Stärke ist, wie wir bereits wissen, nur zusammengeklebter Traubenzucker, der im Magen-Darm-Trakt schnell in Einzelbausteine, d. h. in Glukose, zerlegt und dann ins Blut aufgenommen wird. Dadurch wird der Blutzuckerspiegel genauso erhöht wie durch jeden anderen Zucker.
Verbraucherschutz heißt: mit offenen Karten spielen! Die Stärke (= Saccharid = Zucker), die nicht zu schmecken ist, muss entsprechend deklariert werden.
Das bedeutet:
100 g Nudeln enthalten 70 g Kohlenhydrate, davon 70 g Traubenzucker!!!

falsch und unfair	richtig und fair
Herkömmliche Deklaration von Stärke	**Deklaration von Stärke**
100 g Nudeln enthalten:	**100 g Nudeln enthalten:**
Kohlenhydrate: 70 g	**Kohlenhydrate:** 70 g
davon Zucker: 0 g	**davon Zucker:** 70 g

Abb. 21: Deklaration von Stärke

Deshalb ist es wichtig, die gesamte Kohlenhydratmenge zu erfassen, um den Zuckergehalt des Nahrungsmittels festzustellen. Somit sieht die Nahrungsmittelwelt gleich ganz anders aus.
In der folgenden Tabelle ist eine repräsentative Auswahl verschiedenster Lebensmittel aufgeführt. Um die Kohlenhydratmenge zu vergleichen, habe ich zur besseren Übersicht, Näherungswerte angegeben und die Kohlenhydratmenge auf eine normale Portion umgerechnet.

Nahrungsmittel	KH-Art	KH/100 g	KH/Portion
Getreideprodukte			
Brot, Semmel, Breze, 60 g	Stärke = TZ	50 g	30 g
Haferflocken, Müsli 4 EL = 40 g	Stärke = TZ	70 g	30 g
Pizza, 100 g	Stärke = TZ	70 g	70 g
Nudeln, 100 g	Stärke = TZ	70 g	70 g
Reis, 100 g	Stärke = TZ	78 g	78 g
Mais, 100 g	Stärke = TZ	65 g	65 g
Kartoffeln			
Kartoffeln, 300 g	Stärke = TZ	15 g	45 g
Pommes Frites, 300 g	Stärke = TZ	15 g	45 g
Hülsenfrüchte, gegart			
Erbsen, Linsen, 200 g	Stärke = TZ	20 g	40 g
Bohnen, 200 g	Stärke = TZ	20 g	40 g

Nahrungsmittel	KH-Art	KH/100 g	KH/Portion
Fleisch, Fisch, Eier			
Fleisch, 200 g	Glykogen = TZ	1 g	1 g
Fisch, 200 g	Glykogen = TZ	1 g	1 g
Leber, 200 g	Glykogen = TZ	5 g	10 g
Eier, 2 Stück = 120 g	TZ	1 g	1 g
Gemüse			
Tomate, 100 g	FZ + TZ	3 g	3 g
Paprika, 100 g	FZ + TZ	3 g	3 g
Gurke, Zucchini, 100 g	FZ + TZ	2 g	2 g
Kohlgemüse, 100 g	FZ + TZ	2 g	2 g
Kopfsalat, 100 g	FZ + TZ	2 g	2 g
Fenchel, 100 g	FZ + TZ	2 g	2 g
Meerrettich, 100 g	FZ + TZ	11 g	11 g
Karotten, Pastinake 200 g	FZ + TZ	5 g	10 g
Milchprodukte			
Milch, Naturjoghurt, 200 g	Milchzucker	4 g	8 g
Quark, 250 g	Milchzucker	4 g	10 g
Käse, 200 g	Milchzucker	1 g	1 g

Nahrungsmittel	KH-Art	KH/100 g	KH/Portion
Obst + Beeren			
Apfel, 100 g	FZ + TZ	11 g	11 g
Ananas, 100 g	FZ + TZ	13 g	13 g
Banane, 80 g	FZ + TZ	21 g	16 g
Orange, 100 g	FZ + TZ	9 g	9 g
Kirschen, 100 g	FZ + TZ	13 g	13 g
Zwetschgen, 100 g	FZ + TZ	9 g	9 g
Weintrauben, 100 g	FZ + TZ	15 g	15 g
Erdbeeren, 100 g	FZ + TZ	5 g	5 g
Pilze + Kräuter			
Pilze, 100 g	FZ + TZ	1 g	1 g
Kräuter	FZ + TZ	1 g	1 g
Getränke			
Wasser, 200 g	Nix	0 g	0 g
Saftschorle, 200 g	FZ + TZ	5 g	10 g
Saft, 200 g	FZ + TZ	10 g	20 g
Limo, Cola, Spezi, 200 g	Zucker = TZ + FZ	10 g	20 g
Süßigkeiten, in normalen Mengen!			
Eis, 2 Kugeln = 40 g	Zucker = TZ + FZ	25 g	10 g
Schokolade 1/3 Tafel = 33 g	Zucker = TZ + FZ	50 g	16 g
Schokoriegel, 30 g	Zucker = TZ + FZ	50 g	16 g
Gummibären, handvoll = 20 g	Zucker = TZ + FZ	70 g	14 g
Marmelade, Honig, 3 TL = 10 g	Zucker = TZ + FZ	75 g	7 g
Ketchup, Grillsauce, 2 EL = 20 g	Zucker = TZ + FZ	25 g	5 g

Abb. 22: Kohlenhydratgehalt von Nahrungsmitteln (TZ=Traubenzucker, FZ=Fruchtzucker)
(modifiziert nach www.kohlenhydrat.org und www.naehrwertrechner.de, Bundeslebensmittelschlüssel[22])

Betrachtet man den Zuckergehalt der verschiedensten Nahrungsmittel (Abb. 22), so fällt auf, dass nur stärkehaltige Nahrungsmittel große Zuckermengen beinhalten. Sogar Süßigkeiten haben in normalen Mengen, d.h. als Zuckerl nebenher, nicht annähernd die Zuckermenge wie Getreide und Co.

Der Organismus versucht, wie oben beschrieben, den Blutzuckerspiegel konstant bei 70 - 110 mg/dl, d.h. 3 - 5 g/5 l Blut zu halten. Deshalb ist es wichtig, nur geringe Zuckermengen zu konsumieren, die den Blutzuckerspiegel langsam erhöhen. Eine Portion Stärke hat allerdings mit 70 g ungefähr 7-mal so viel Zucker wie Obst, die zuckerreichste Urnahrung. Dadurch steigt natürlich der Blutzuckerspiegel durch Stärke enorm an.

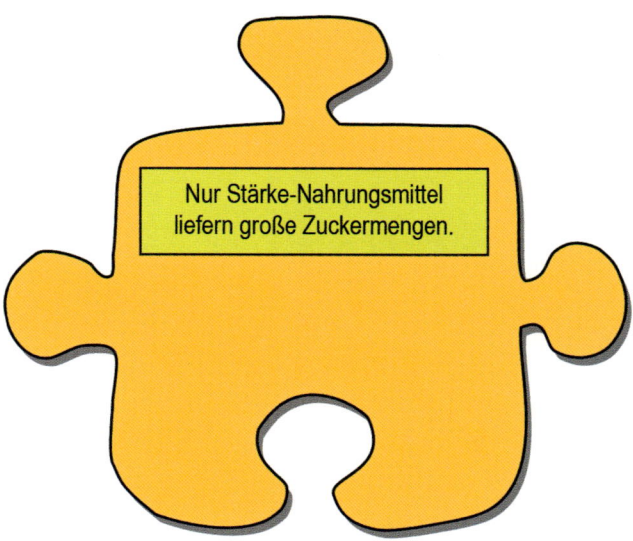

„Aber Stärke, v.a. aus Vollkorn, ist doch ein langkettiges Kohlenhydrat, das den Blutzuckerspiegel nur langsam erhöht!" - Stimmt das wirklich?

1.2.3.13 „Stärke, als langkettiges KH, geht doch langsam ins Blut, oder?"

Stärke muss erst in Traubenzuckermoleküle zerlegt werden. Diese Zerlegungsprozesse erfordern etwas Zeit und führen daher zu einem langsameren Blutzuckeranstieg als reiner Traubenzucker. Prinzipiell gilt: Je mehr Zerlegungs- und Umwandlungsprozesse stattfinden, bis resorbierbare Einfachzucker entstehen, desto langsamer steigt der Blutzucker an.

Die Einfachzucker, Glucose, Fructose und Galaktose, werden dann über verschiedene Resorptions- und Umwandlungswege in für unsere Zellen nutzbare Glucose umgewandelt (siehe Abb. 23).

Hierbei wird Stärke und Glykogen in Traubenzucker (= Glucose) zerlegt und anschließend der Traubenzucker selbst direkt ins Blut aufgenommen und als Glucose bereitgestellt. Fructose und Galaktose werden nach Aufnahme im Darm erst zur Leber transportiert. Dort werden sie langsam in Glucose umgewandelt und ins Blut freigesetzt, dadurch steigt der Blutzuckerspiegel auch deutlich langsamer an.

Resorptionswege der Zuckerarten:

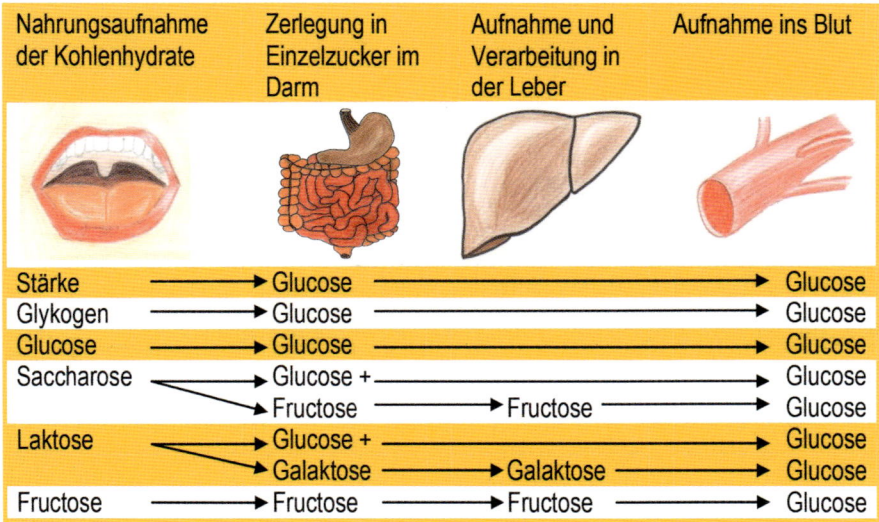

Abb. 23: unterschiedliche Resorptionswege der Zuckerarten

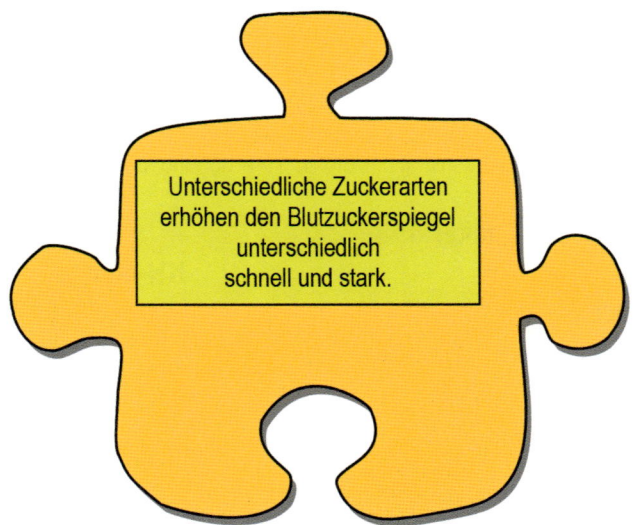

Wie schnell und stark der Blutzuckerspiegel nach den Mahlzeiten wirklich ansteigt, das zeigen die Messungen und Ergebnisse des Glykämischen Index (GI, GLYX), die David Jenkins[23] und sein Team schon im Jahre 1981 erstmals veröffentlicht haben.

Für die Bestimmung des Glykämischen Index wurde die Intensität der Blutzuckererhöhung nach Konsum von 50 g Zucker gemessen. Hierfür mussten die Probanden 50 g Zucker in Form verschiedenster Nahrungsmittel essen. Die Portionen wurden so groß gewählt, dass sie jeweils 50 g Zucker beinhalteten - das waren 50 g Zucker oder 100 g Brot oder 450 g Äpfel oder 1700 g Tomaten (siehe Abb. 26). Anschließend wurde der Blutzuckerspiegel 0 min, 15 min, 30 min, 45 min, 60 min, 90 min und 120 min nach den Mahlzeiten gemessen (siehe Abb. 24).

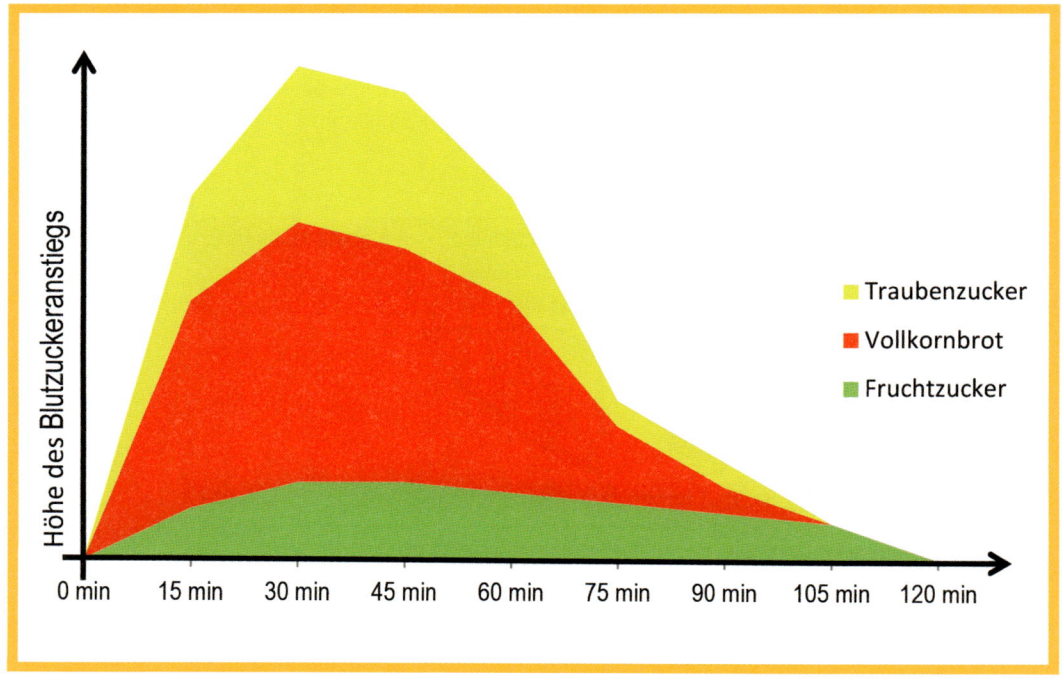

Abb. 24: Blutzuckerverlauf nach Konsum von verschiedenen Nahrungsmitteln = Glykämischer Index

Reiner Traubenzucker erhöht den Blutzuckerspiegel am stärksten und wurde als GI von 100 % definiert. Der Zuckeranstieg nach Traubenzucker ist also der Referenzwert. Alle anderen Nahrungsmittel werden im Verhältnis zum Traubenzucker beschrieben.

Mittlerweile ist der Glykämische Index von allen Nahrungsmitteln bekannt[24,25]. Um diese unübersichtlich vielen Werte einzuordnen, ist es wichtig, zu wissen, welche Zuckerarten im Nahrungsmittel vorherrschen. Die Zuckerart bestimmt grundlegend die Intensität der Blutzuckererhöhung, d.h. den GI.

Glykämischer Index der Zuckerarten		
Zuckerarten:	KH-Menge	GI in %
Glucose (Traubenzucker)	50 g	100
Stärke = Glucose + Glucose + Glucose + …	50 g	95
Saccharose = Glucose + Fructose	50 g	65
Milchzucker = Glucose + Galaktose	50 g	40
Fructose (Fruchtzucker)	50 g	20

Abb. 25: unterschiedlicher Glykämischer Index von unterschiedlichen Zuckerarten

Bei dieser Übersicht des GI von verschiedenen Zuckerarten in Abbildung 25 fällt auf, dass reine Stärke nur unwesentlich langsamer im Blut erscheint als blanker Traubenzucker.

Der geringste Blutzuckeranstieg wird nach Konsum von Fruchtzucker gemessen. Da Haushaltszucker (Saccharose) aus Traubenzucker und Fruchtzucker besteht, liegt der GI mit 70 (GI 60 bei Jenkins[23], 1981) zwischendrin. Auch Milchzucker, bei Säugetieren der Zucker Nr. 1, hat durch die Galaktose einen sehr niedrigen GI von 40.

Der Blutzuckeranstieg der verschiedenen Nahrungsmittel ist prinzipiell ähnlich hoch wie der GI von der Zuckerart, die im Nahrungsmittel vorherrscht. Durch verschiedene Einflüsse, wie z.B. Teilchengröße, Eiweiß, Fett, aber auch Ballaststoffe und Faserstoffe, wird der Blutzuckeranstieg allerdings etwas gebremst (siehe Abb. 26).

Glykämischer Index von Getreide, Reis, Mais		
Stärke	**KH-Menge**	**GI in %**
Stärke = Glucose + Glucose + Glucose + …	50 g	95
Breze, Semmel, 100 g	50 g	60 - 95
Pizza, 100 g	50 g	60
Vollkornbrot, fein gemahlen, 100 g	50 g	70
Vollkornbrot mit ganzen Körnern, 100 g	50 g	50
Müsli, Haferflocken, 70 g	50 g	55 - 70
Reis, 65 g	50 g	55 - 80
Kartoffeln, Pommes frites, 300 g	50 g	70 - 95
Nudeln, 70 g	50 g	50 - 70
Maismehl, 80 g	50 g	70

Betrachtet man nun den Glykämischen Index von Stärkeprodukten, so fällt ein recht hoher GI zwischen 50 - 95 auf. Vollkorn liegt bei einem GI von 50 - 70, Weißmehl bei einem GI von 60 - 95. Vollkorn-Stärke geht nicht langsam ins Blut, sondern nur langsamer als Weißbrot, aber ähnlich schnell wie blanker Haushaltszucker (GI 60 - 70).

Durch die Ballaststoffe des Vollkorns wird der Glykämische Index zwar etwas gebremst, aber …

dadurch wird trotzdem aus Wasser kein Wein!

Glykämischer Index von Fleisch oder Fisch		
Glykogen	**KH-Menge**	**GI in %**
Fleisch, Fisch, Wurst	0 g	0

Nachdem Fleisch nur 0,5 % Glykogen enthält, wird hierfür der GI = 0 gesetzt.

Glykämischer Index von Milch und Milchprodukten

Milchzucker	KH-Menge	GI in %
Milchzucker = Glucose + Galaktose	50 g	40
Milch, 1.250 g	50 g	30
Joghurt, Hüttenkäse, Quark, 1.250 g	50 g	20
Käse	0 g	0

In Milchprodukten ist die Zuckerquelle der Milchzucker, der aus Glucose und Galaktose besteht. Durch die nötige enzymatische Spaltung mit Laktase und den Galaktoseanteil ist der GI von Milchprodukten mit 20 - 30 sehr niedrig.

Glykämischer Index von Gemüse und Hülsenfrüchten

Fruchtzucker + Traubenzucker	KH-Menge	GI in %
Glucose (Traubenzucker)	50 g	100
Fructose (Fruchtzucker)	50 g	20
Karotten, Pastinaken, 1.000 g	50 g	45
Bohnen, Erbsen, Linsen (Stärke), 250 g	50 g	30
Tomate, Aubergine, Zucchini, 1.700 g	50 g	15
Blumenkohl, Brokkoli, 2.500 g	50 g	15
Paprika, 1.600 g	50 g	15

Die Zuckerarten in Gemüse sind Traubenzucker, Fruchtzucker bzw. Rübenzucker (Saccharose), der auch aus den Monosacchariden Traubenzucker und Fruchtzucker besteht. Durch die unterschiedlichen Anteile der Zuckerarten ergibt sich ein recht niedriger GI von 15. Nur bei Karotten und Pastinaken liegt, bedingt durch den Rübenzucker, ein höherer GI von 45 vor. Hülsenfrüchte weisen durch ihre Stärke einen GI von 30 auf, da Bohnenstärke einen höheren, schwerer verdaulichen Amyloseanteil als Getreidestärke hat.
Die beiden Baustoffe von Stärke, Amylose und Amylopektin, und deren Verhältnis zueinander, bestimmen im Wesentlichen den GI von Stärke.

Glykämischer Index von Obst und Beeren, Nüssen

Fruchtzucker + Traubenzucker	KH-Menge	GI in %
Glucose (Traubenzucker)	50 g	100
Fructose (Fruchtzucker)	50 g	20
Orange, Papaya, Mango, 550 g	50 g	45
Banane, 250 g	50 g	50
Weintrauben, 350 g	50 g	40
Apfel, Aprikose, 450 g	50 g	35
Fruchtsaft, 500 g	50 g	40
Kirsche, 400 g	50 g	25
Nüsse, 1.000 g	50 g	15-30

Obst, Beeren und Nüsse haben als Zuckerquellen Fruchtzucker und Traubenzucker in unterschiedlichen Mengen und Verhältnissen. Je reifer die Frucht, umso mehr Traubenzucker und umso höher ist demzufolge der GI. Durch den Fruchtzucker, der passiv im Darm aufgenommen und dann in der Leber erst in Glucose umgewandelt wird, steigt der Blutzuckeranteil nur langsam an, so dass Obst und Beeren einen niedrigen GI zwischen 15 und 50 aufweisen.

Glykämischer Index von Süßigkeiten		
Saccharose = TZ + FZ	KH-Menge	GI in %
Haushaltszucker (Saccharose), 50 g	50 g	65
Honig, Marmelade, 70 g	50 g	65
Ketchup, 200 g	50 g	70
Limo, Cola, 500 g	50 g	68
Schokolade, 100 g	50 g	60
Gummibärchen, 75 g	50 g	70
Milcheis, 200 g	50 g	50

Abb. 26: Glykämischer Index unterschiedlicher Nahrungsmittel

Nachdem der Haushaltszucker (Saccharose oder Rübenzucker) eine Verbindung aus Traubenzucker (GI 100) und Fruchtzucker (GI 20) ist, liegt der GI logischerweise zwischen den beiden, bei 65. Übrigens finden sich diese beiden Zuckerarten auch in Obst, Beeren, Nüssen und Gemüse, d.h. in unserer Urnahrung.
Deshalb ist Zucker nur ein Mengenproblem, aber nicht artfremd.

Zusammenfassung Glykämischer Index von Nahrungsmitteln		
GI von Jäger+Sammler-Nahrungsmitteln	KH-Menge	GI in %
Fleisch, Fisch, Wurst, Käse, Ei	0 g	0
Milch und Milchprodukte, 1250 g	50 g	20 - 30
Gemüse 800 - 2500 g	50 g	15 - 45
Obst, Beeren, Nüsse, 250 - 500 g	50 g	15 - 50
Hülsenfrüchte, 250 g	50 g	30
GI von Stärke und Süßigkeiten	KH-Menge	GI in %
Getreideprodukte, 70 - 100 g	50 g	50 - 95
Kartoffeln, 300 g	50 g	70 - 95
Süßigkeiten, 50 - 200 g	50 g	50 - 70

Abb. 27: Überblick Glykämischer Index der Nahrungsmittelgruppen

Unsere Jäger+Sammler-Ernährung hat nur einen niedrigen GI von 0 – 50. Massive Blutzuckeranstiege verursachen nur Stärke (Getreide, Kartoffel) und Zucker, wobei der Blutzuckeranstieg von den „langsamen langkettigen KH" ähnlich stark ausfällt wie bei Konsum von Haushaltszucker. Stärke ist kein langsamer Zucker, sondern geht, mit einem GI von 50 - 95, ähnlich schnell ins Blut wie die gleiche Menge an reinem Haushaltszucker bzw. Süßigkeiten.

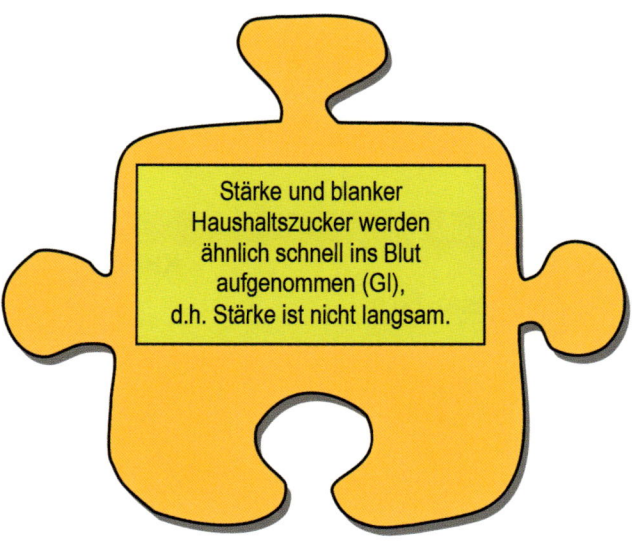

1.2.3.14 Sind dann alle Zucker schlecht?

NEIN, die Menge macht´s.

Um die Zuckermenge und die daraus resultierende Belastung für den Organismus einschätzen zu können, sind folgende Daten wichtig:
1. **Glykämischer Index (GI, GLYX)** = Blutzuckeranstieg nach Konsum einer Nahrungsmittelmenge, die 50 g Zucker enthält, z. B. 50 g Zucker oder 100 g Brot oder 1.600 g Paprika.
Durch den Konsum der gleichen Zuckermenge lässt sich die Dynamik der Blutzuckerveränderung vergleichen.

Glykämischer Index (GI, GLYX)
= Blutzuckeranstieg von 50 g KH / Blutzuckeranstieg von 50 g Glucose mal 100
Beispiele:
GI Vollkornbrot, 100 g   =   GI 70
GI Paprika, 1.600 g   =   GI 15

2. **Glykämische Last (GL)** = Glucoseäquivalenz, beschreibt den Blutzuckeranstieg nach Konsum von 100 g Nahrungsmittel im Vergleich zu reiner Glucose.
Da kein Mensch 1.600 g Paprika auf einmal isst, reicht der GI alleine nicht aus, um die Zuckerbelastung eines Nahrungsmittels zu bestimmen. Deshalb wird mit der Glykämischen Last der GI auf 100 g des Nahrungsmittels bestimmt.
Hierbei verrechnet man den GI mit der Kohlenhydratdichte (KH in g / 100 g NM).

Diese Zuckerlast pro 100 g Nahrungsmittel wird als Glykämische Last bezeichnet und wie folgt berechnet:

Glykämische Last (GL)
= GI mal KH-Dichte (KH in g / 100 g Nahrungsmittel)
Beispiele:
GL Vollkornbrot   =   GI 70 x 50 g KH / 100 g NM   = 35
GL Paprika   =   GI 15 x 3 g KH / 100 g NM   = 0,5

---

100 g Vollkornbrot hat eine Glykämische Last von 35, d.h. die gleiche Wirkung auf den Blutzucker wie 35 g Glucose.
100 g Paprika hat eine Glykämische Last von 0,5, d.h. die gleiche Wirkung auf den Blutzucker wie 0,5 g Glucose.

3. Um die Zuckerbelastung aber wirklich vergleichen zu können, müssen wir die Portionsgröße der Nahrungsmittel (NM) mit verrechnen, denn wir essen ja nicht immer genau jeweils 100 g.
Neben dem Glykämischen Index und der Glykämischen Last, ist es natürlich sehr wichtig, die Nahrungsmittelmenge/Portion zu bestimmen, um die Zuckerbelastung abschätzen zu können.
Hierfür habe ich mir einen neuen Begriff einfallen lassen, die **Glykämische Masse (= glycämic mass, GM).** Dabei werden der GI, die GL und die Portionsgröße durch den Gewichtsfaktor berücksichtigt.

Mit der Glykämischen Masse werden Essensportionen vergleichbar, d.h. der Blutzuckeranstieg durch die Zuckermenge pro Portion.

Die Glykämische Masse (GM) kann selbst leicht berechnet werden:

Glykämische Masse (GM)
= GL mal Gewichtsfaktor (g NM / 100)
= GI mal KH-Dichte (KH in g / 100 g NM) mal Gewichtsfaktor (g NM / 100)

Beispiele:
GM Vollkornbrot (2 Scheiben, 120 g)
= GI 70 x 50 g KH / 100 g NM x 120 g / 100
= GL 35 x 120 g / 100
= 42 g

GM Milcheis (2 Kugeln, 40 g)
= GI 50 x 25 g KH / 100 g NM x 40 g / 100
= GL 12,5 x 40 g / 100
= 5 g

GM Paprika (1 Stück, 150 g)
= GI 15 x 3 g KH / 100 g NM x 150 g / 100
= GL 0,5 x 150 g / 100
= 0,8 g

Die GM von 2 Scheiben Vollkornbrot (120 g) ist 42 g und entspricht einer Zuckermenge von 42 g Glucose, das heißt von 42 g reinem Traubenzucker.
Dagegen hat eine Portion Milcheis (2 Kugeln, 40 g) einen GM von 5 g und entspricht einer Zuckermenge von 5 g Glucose.
Eine Paprika hat sogar nur eine GM von 0,8 g und entspricht einer Zuckermenge von 0,8 g Glucose.

Ich denke, die Glykämische Masse (GM) ist eine große Hilfe für den Patienten, um die Zuckermenge der einzelnen Nahrungsmittel in der täglichen Praxis zu vergleichen, weil:
Der Mensch denkt in handvoll, mundvoll und bauchvoll, d.h. in Portionen, aber nicht in 100 g.

In folgender Abbildung 28 habe ich der Auswahl an Nahrungsmitteln zur besseren Übersicht und Vergleichbarkeit neben GI und GL auch die Glykämische Masse (GM) zugeordnet.

Glykämische Masse von Getreide, Reis, Mais				
Stärke	**g KH/100 g**	**GI in %**	**GL**	**GM**
Stärke = Glucose + Glucose	100	95	95 g	
Breze, Weißbrot, 70 g	55	95	52 g	36 g
Vollkornsemmel, 60 g	50	60	30 g	18 g
Pizza, 100 g	70	60	42 g	42 g
Vollkornbrot, fein gemahlen, 1 Scheibe 60 g	50	70	35 g	20 g
Vollkornbrot mit Körnern, 1 Scheibe 60 g	50	50	25 g	15 g
Müsli, Haferflocken 4 EL = 40 g	60	55 - 70	36 g	14 g
Reis, 80 g	78	55 - 80	55 g	44 g
Kartoffeln, Pommes, 300 g	15	70 - 95	12 g	36 g
Nudeln, 100 g	70	50 - 70	42 g	42 g
Maismehl, 100 g	65	70	46 g	

Glykämische Masse von Fleisch oder Fisch				
Glykogen	**g KH/100 g**	**GI in %**	**GL**	**GM**
Fleisch, Fisch, Wurst, Ei	0 g	0	0 g	0 g

Glykämische Masse von Milch und Milchprodukten				
Milchzucker	**g KH/100 g**	**GI in %**	**GL**	**GM**
Milchzucker = Glucose + Galaktose	100 g	40	40 g	
Milch, 1 Glas, 200 g	4 g	30	1,3 g	3 g
Joghurt, Hüttenkäse, Quark, 250 g	4 g	20	0,8 g	2 g
Käse	0g	0	0 g	0 g

Glykämische Masse von Gemüse und Hülsenfrüchten				
Glucose + Fructose	g KH/100 g	GI in %	GL	GM
Glucose (Traubenzucker)	50 g	100		
Fructose (Fruchtzucker)	50 g	20		
Karotten, Pastinaken 2 Stück, 160 g	5 g	45	2,3 g	4 g
Bohne, Erbsen, Linsen (Stärke) 100 g	20 g	30	6 g	6 g
Tomate, Aubergine, Zucchini, 100 g	3 g	15	0,5 g	0,5 g
Blumenkohl, Brokkoli, 200 g	2 g	15	0,5 g	1 g
Paprika, 1 Stück, 150 g	3 g	15	0,5 g	0,8 g

Glykämische Masse von Obst und Beeren, Nüssen				
Glucose + Fructose	g KH/100 g	GI in %	GL	GM
Glucose (Traubenzucker)	50 g	100		
Fructose (Fruchtzucker)	50 g	20		
Apfel, 1 Stück, 200 g	11 g	35	4 g	8 g
Orange, 1 Stück, 200 g	9 g	45	4 g	8 g
Papaya, Mango, 200 g	9 g	45	4 g	8 g
Banane, 80 g	21 g	50	10 g	8 g
Weintrauben, 150 g	15 g	40	6 g	9 g
Kirsche, 200 g	13 g	25	3 g	6 g
Fruchtsaft, 1 Glas, 200 g	10 g	40	4 g	8 g
Fruchtsaftschorle, 1 Glas, 200 g	5 g	40	2 g	4 g
Nüsse, 100 g	5 g	15 - 30	1 g	1 g

Glykämische Masse von Süßigkeiten in kleinen Portionen				
Saccharose = TZ + FZ	g KH/100 g	GI in %	GL	GM
Saccharose= Glucose + Fructose	50 g	65		
Glucose, 3 TL, 10 g	100 g	100	100 g	10 g
Haushaltszucker 3 TL, 10 g	100 g	65	65 g	7 g
Honig, Marmelade, 3 TL, 10 g	75 g	65	49 g	5 g
Ketchup, 2 EL, 20 g	25 g	70	18 g	4 g
Limo, Cola, 1 Glas, 200 g	10 g	68	7 g	14 g
Schokolade, 30 g	50 g	60	30 g	9 g
Gummibärchen, 1 handvoll, 20 g	70 g	70	49 g	10 g
Milcheis, 2 Kugeln, 40 g	25 g	50	12,5 g	5 g

Abb. 28: Glykämische Masse unterschiedlicher Nahrungsmittel

Jetzt wollen wir diese Tabelle noch einmal miteinander in einer Kurzzusammenfassung, sozusagen als Konzentrat, betrachten (Abb. 29).
Welche Nahrungsmittel stellen für den Organismus nun die große Belastung dar?

Zusammenfassung Glykämische Masse von Nahrungsmitteln				
Glykämische Masse von Jäger+Sammler-Nahrungsmitteln				
	g KH/100 g	GI in %	GL	GM
Fleisch, Fisch, Wurst, Käse, Ei	0	0	0 g	0 g
Milch, Joghurt, Quark, 200g	4	20 - 30	0,8 - 1,3 g	2 - 3 g
Gemüse, 200 g	2 - 5	15 - 45	0,3 - 2,3 g	1 - 5 g
Hülsenfrüchte, 100 g	20	30	6 g	6 g
Obst, Beeren, Saft, 200 g	9 - 21	15 - 50	2 - 10 g	4 - 10 g
Süßigkeiten in kleinen Portionen, 10 - 40 g	10 - 100	50 - 100	7 - 100 g	4 - 10 g
Glykämische Masse von Getreide, Reis, Mais = Gras				
Stärke	g KH/100 g	GI in %	GL	GM
Breze, Semmel, Vollkornbrot, 1 Stück 60 g	50 - 60	60 - 95	30 - 57 g	18 - 34 g
Nudeln, Pizza, Reis, 100 g	70	50 - 70	35 - 42 g	35 - 42 g
Kartoffeln, Pommes, 300 g	15	70 - 95	12 g	36 g

Abb. 29: Überblick Glykämische Masse der Nahrungsmittelgruppen

Die große Glykämische Masse bringen nur Getreideprodukte und Kartoffeln mit, d.h. solche Nahrungsmittel, die Stärke beinhalten. Das sind all jene Nahrungsmittel, die erst kürzlich zu unserer Ernährung dazugekommen sind; also Nahrungsmittel, die durch die fehlende Anpassung nicht normal, geschweige denn optimal verstoffwechselt werden können und somit nicht artgerecht sind.

Fleisch, Fisch, Käse, Ei dagegen stellen aufgrund der fehlenden Kohlenhydrate keine Zuckerlast dar.
Auch Milchprodukte haben eine sehr geringe Glykämische Masse. Als Säugetiere sollten wir ja auch eine entsprechende Anpassung an den Milchzucker geschafft haben!
Hülsenfrüchte beinhalten zwar Stärke als Kohlenhydrat, aber durch den hohen Amylopektin-Anteil einen niedrigen GI, und durch den niedrigen KH-Anteil auch eine niedrige GL bzw. eine niedrige GM. Deshalb lassen sie sich in den Bereich der Jäger+Sammler-Nahrungsmittel einordnen.
Eine Portion süßes, wohlschmeckendes Obst hat mit Fruchtzucker und Traubenzucker als Kohlenhydrate eine etwas höhere Glykämische Masse, die sich aber im Bereich von 4 - 12 g Traubenzucker bewegt. Dadurch ist Obst für unseren Blutzuckerspiegel keine besondere Belastung. Nachdem Früchte und Beeren auch eine Urnahrung des Menschen darstellen, würde ich die Grenze der Glykämischen Masse in diesem Bereich, d.h. bei ca. GM 12 g, ansiedeln.
Süßigkeiten in kleinen, normalen, gustatorisch gewinnbringenden Portionen, haben eine Glykämische Masse von 4 - 10 g Traubenzucker und bewegen sich damit auch im Rahmen der Jäger+Sammler-Kost.
Da Haushaltszucker bekanntlich Rübenzucker ist und aus Fruchtzucker und Traubenzucker besteht, ist er eine Zuckerkombination, die wir ja von Obst und Gemüse kennen. Dadurch sind Süßigkeiten, die zwar nährstoffarm sind, trotzdem eine Ergänzung in der modernen Jäger+Sammler-Ernährung.

> *„Dosis sola venenum facit.*
> *Allein die Menge macht das Gift."*
>
> Paracelsus (1493–1541)

Somit ist Süßes erlaubt, wenn es nicht aus dem Rahmen fällt. Ich bin mir sicher, dass unser Magen-Darm-Trakt keine Augen besitzt, um zu unterscheiden, ob der Fruchtzucker bzw. Traubenzucker aus gesundem Obst oder Süßigkeiten stammt. Nur die Menge macht´s, sie bringt den Blutzuckerspiegel durcheinander.

Die großen Zuckermengen (hohe Glykämische Masse) liefern nur stärkehaltige Nahrungsmittel (Getreide, Reis, Kartoffel), die nicht artgerecht sind.
Hier essen wir mit normalen Portionen so große Zuckermengen, die wir in Form von Obst, Zucker oder Süßigkeiten nicht annähernd essen könnten, zumindest nicht regelmäßig und die meisten nicht ohne zu erbrechen.
In der Abbildung 30 habe ich Ihnen die Glykämische Masse von Stärke im Vergleich mit verschiedenen zuckerhaltigen Nahrungsmitteln dargestellt. Wenn Sie diese Tabelle von links nach rechts lesen, sehen Sie, wie groß die Blutzuckerbelastung von Stärkeprodukten wirklich ist.

Der etwas andere Vergleich: die Glykämische Masse von Stärke-Portionen

Formel: GM/GL Nahrungsmittel x 100 = g Nahrungsmittel

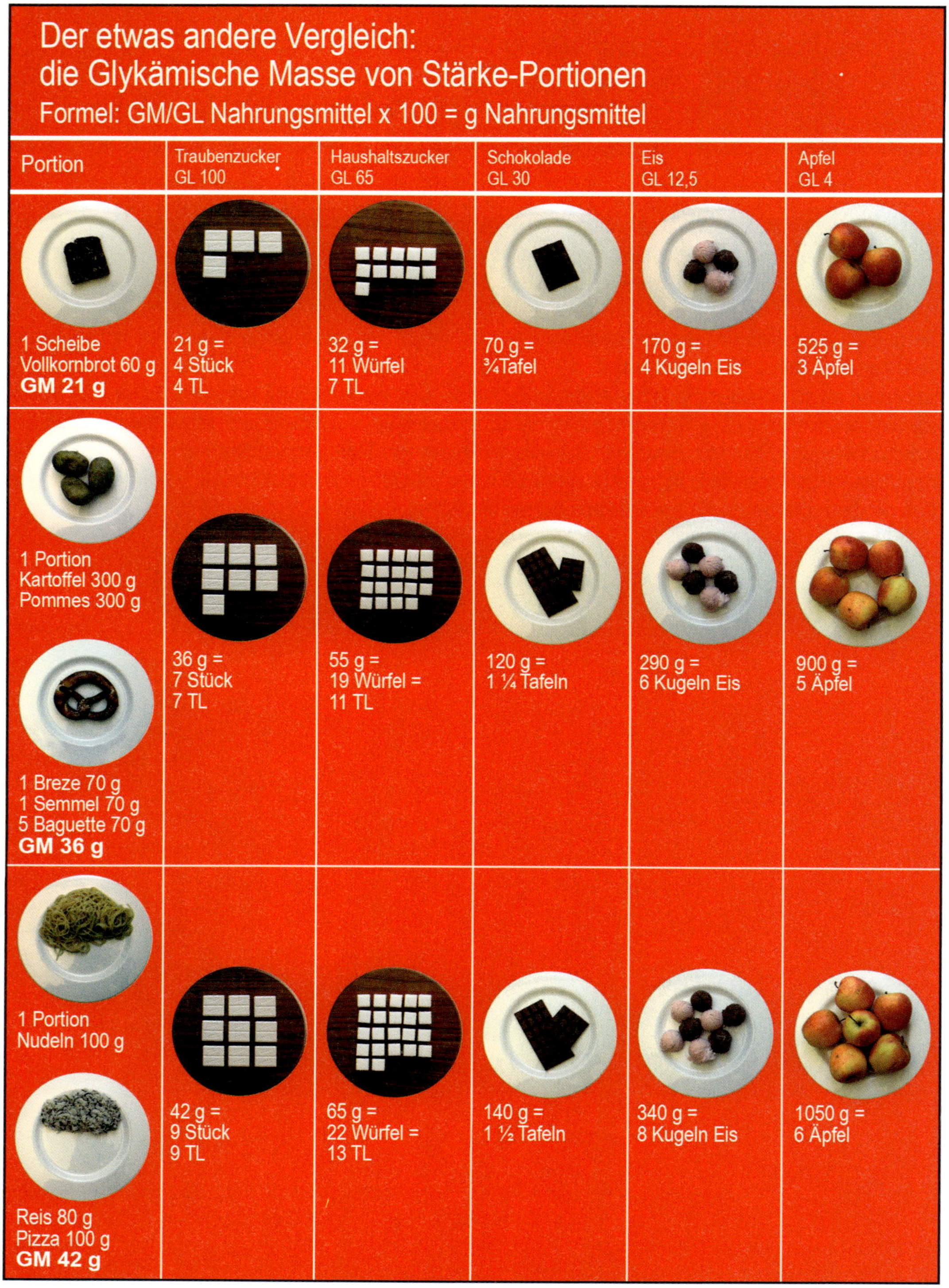

Portion	Traubenzucker GL 100	Haushaltszucker GL 65	Schokolade GL 30	Eis GL 12,5	Apfel GL 4
1 Scheibe Vollkornbrot 60 g **GM 21 g**	21 g = 4 Stück 4 TL	32 g = 11 Würfel 7 TL	70 g = ¾ Tafel	170 g = 4 Kugeln Eis	525 g = 3 Äpfel
1 Portion Kartoffel 300 g Pommes 300 g 1 Breze 70 g 1 Semmel 70 g 5 Baguette 70 g **GM 36 g**	36 g = 7 Stück 7 TL	55 g = 19 Würfel = 11 TL	120 g = 1 ¼ Tafeln	290 g = 6 Kugeln Eis	900 g = 5 Äpfel
1 Portion Nudeln 100 g Reis 80 g Pizza 100 g **GM 42 g**	42 g = 9 Stück 9 TL	65 g = 22 Würfel = 13 TL	140 g = 1 ½ Tafeln	340 g = 8 Kugeln Eis	1050 g = 6 Äpfel

Abb. 30: Darstellung der Glykämischen Masse von Getreide im Vergleich mit Süßigkeiten

Führt man sich diese Abbildungen 30 und 31 einmal vor Augen, so kann bestimmt niemand mehr vom „gesunden Vollkornbrot" sprechen.
Dieser Mythos ist als falsch entlarvt und hat gegen Logos verloren.

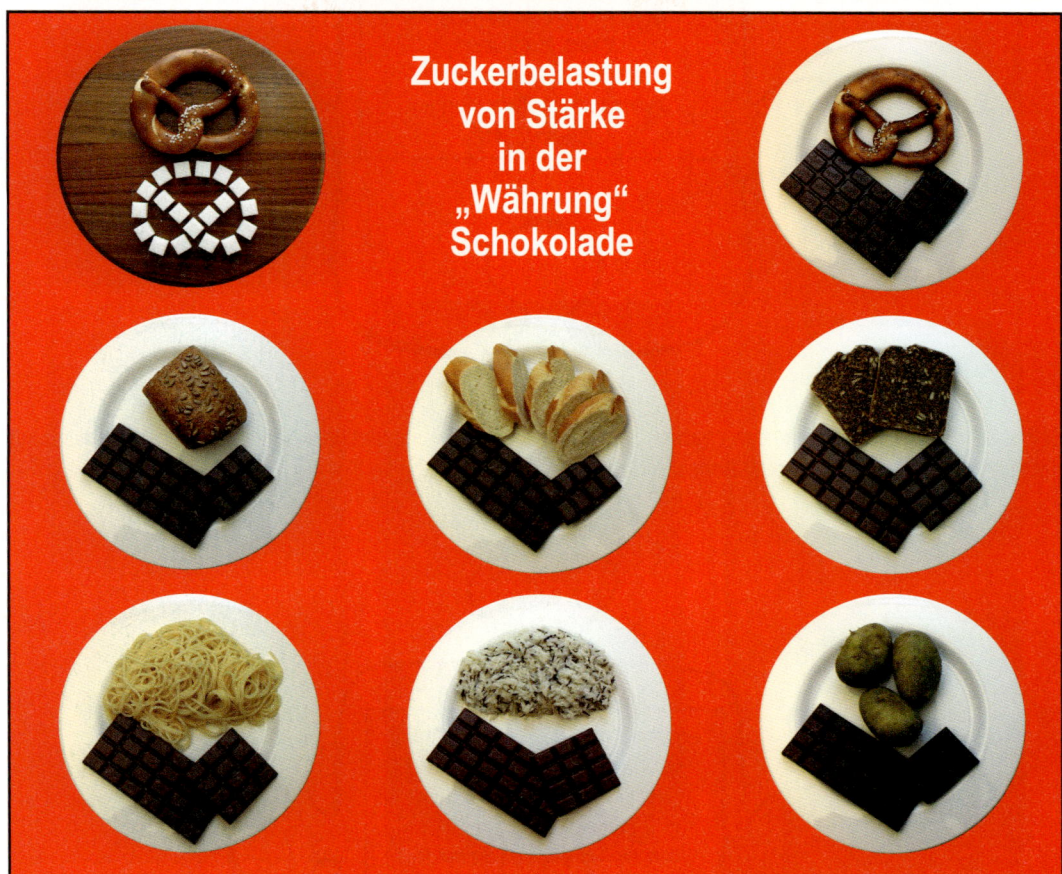

Abb. 31: Blutzuckerbelastung durch Stärke-Nahrungsmittel im Vergleich zu Schokolade

An die hohe Glykämische Masse von Getreide, Reis, Mais, Kartoffeln sind wir nicht angepasst. Sie bringen riesige, unvorstellbare Stärkemengen und dadurch Traubenzuckermengen mit sich.
Die großen Zuckerlieferanten sind also Stärke-Nahrungsmittel.

Entsprechende Zuckermengen in Form von Süßigkeiten zu essen, wäre eine Herausforderung. Mit den Stärke-Beilagen dagegen gelingt dies ganz mühelos.
Stärke ist sehr gemein, hinterhältig und unehrlich - in Bayern sagt man „hinterfotzig" - da wir nicht den Hauch einer Chance haben, den Zucker der Stärke zu schmecken - Stärke schmeckt nach nichts! Sie schmecken nicht einmal 1 TL Zucker von den 13 TL, die eine Portion Nudeln enthält. Deshalb erscheint es uns auch so unglaubwürdig, welche Zuckermengen in Form von Stärke-Nahrungsmitteln konsumiert werden.
Bitte tappen Sie nicht in diese Stärke-Falle!
Übrigens zeigen die Fotos nur die Zuckermenge einer Mahlzeit. Die Empfehlung der DGE (siehe 4.2) lautet unsinnigerweise: „insgesamt 3 dieser Kohlenhydratmahlzeiten pro Tag" – also unglaubliche 5 Tafeln Schokolade pro Tag. **WAHNSINN!**

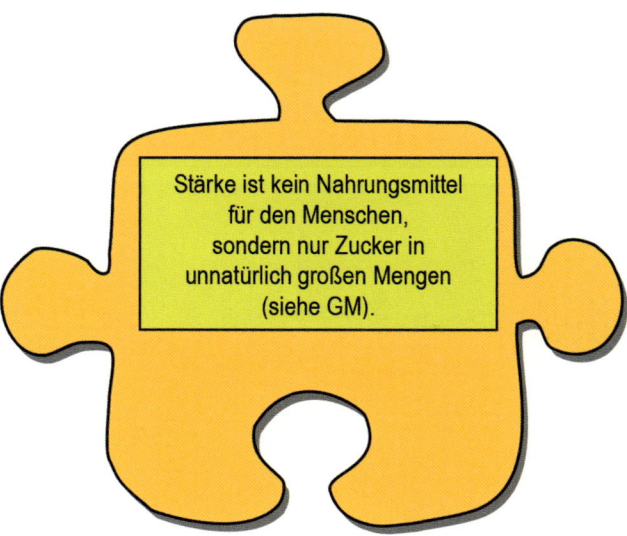

Selbst die „schlimmen" Süßigkeiten haben (in kleinen Portionen) eine viel geringere Glykämische Masse und bereichern als „Zuckerl" das gustatorische Nahrungsangebot.

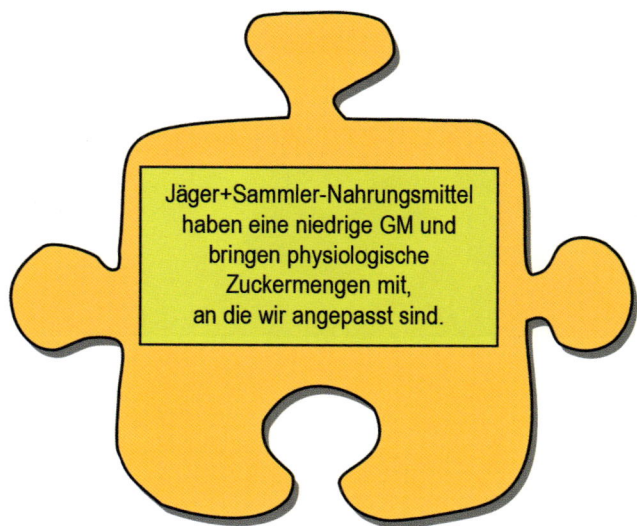

1.3 Zusammenfassung der naturwissenschaftlichen Betrachtung

So, jetzt ist es so weit: Puzzle-time. Die Puzzleteile für unser Gesamtbild liegen jetzt alle vor. Um den Überblick zu wahren, werde ich nun mit diesen **unstrittigen Fakten** aus Biologie, Evolutionsbiologie, Biochemie und Physik nochmals die lückenlose, logische und bio-logische Argumentationskette aufbauen und den roten Faden spinnen.

In der Zusammenfassung habe ich Ihnen alle naturwissenschaftlichen Fakten, die wir uns im 1. Teil erarbeitet haben, als Puzzle zusammengebaut (Abb. 32).

Sie haben aber auch die Möglichkeit den 1. Teil als Wiederholung der Fakten nochmals zu überfliegen. Sie brauchen dafür nur die Überschriften zu lesen – die Antwort auf die Frage erhalten Sie dann zusammengefasst im darauf folgenden Puzzleteil. So können Sie sich in einer Minute den gesamten 1. Teil mit seinen naturwissenschaftlichen Fakten wieder ins Gedächtnis rufen.

Zusammenfassung der naturwissenschaftlichen Fakten zur artgerechten Ernährung aus Teil 1

Es gibt gute und schlechte Studien. Allerdings sind nur Naturgesetze harte wissenschaftliche Fakten, durch die Logos falsche Mythen und Meinungen entlarvt.	Wir essen, weil wir die Nährstoffe für Gesundheit und Leistungsfähigkeit benötigen.	Eine optimale Ernährung soll verdaubar, nährstoffreich und artgerecht sein.
Eine optimale Ernährung muss in Einzelbausteine zerlegt werden können und dann dem Stoffwechsel zur Verfügung stehen.	Nährstoffdefizite führen zu Funktionseinschränkungen und Krankheit. Krankheit ist Mangel!	Eiweiße sind als wichtige Baustoffe essentiell für den Organismus.
Der Mensch benötigt mindestens 1 g Eiweiß/kg KG/Tag, was ohne tierisches Eiweiß nicht zu schaffen ist.	Tierische Fette sind essentiell und für ein gutes Omega6:Omega3-Verhältnis absolut nötig.	Artgerecht und gengerecht ergibt sich aus der Biologie des Menschen.
Die frühen Insektenfresser vor 200 Millionen Jahren waren die Vorfahren des Primaten Mensch.	Der Mensch ist seit 3 Millionen Jahren Jäger und Sammler mit erjagtem Fleisch und Fisch sowie gesammeltem Obst, Gemüse, Kräutern und Pilzen.	Brot gibt es erst seit 6.500 Jahren, d.h. seit 0,2 % der Menschheitsgeschichte.
Getreide, Reis und Mais sind Gräser.	Getreide, Reis, Mais haben 70 % Stärke.	Stärke ist zusammengeklebter Traubenzucker.
Weidetiere füttern mit der Stärke die Pansenbakterien und leben dann von diesen Bakterien. Ins Blut aufgenommen werden nur Fettsäuren und Aminosäuren, nicht aber der Zucker.	Der Mensch ist nicht an Gras angepasst. Eine genetische Anpassung würde 100.000 bis 200.000 Jahre dauern - ein Gärmagen wahrscheinlich noch länger.	Nach Stärke- und Zuckerkonsum kommt es beim Menschen durch die fehlende Anpassung zu massiven Blutzuckerschwankungen.
Diese Blutzuckerschwankungen schränken die Leistungsfähigkeit ein und lösen eine Stressreaktion aus.	Nur Stärke-Nahrungsmittel liefern große Zuckermengen.	Unterschiedliche Zuckerarten erhöhen den Blutzuckerspiegel unterschiedlich schnell und stark.
Stärke und blanker Haushaltszucker werden ähnlich schnell ins Blut aufgenommen (GI), d.h. Stärke ist nicht langsam.	Stärke ist kein Nahrungsmittel für den Menschen, sondern nur Zucker in unnatürlich großen Mengen (siehe GM).	Jäger+Sammler-Nahrungsmittel haben eine niedrige GM und bringen physiologische Zuckermengen mit, an die wir angepasst sind.

Abb. 32: Puzzle mit gesammelten, naturwissenschaftlichen Fakten

Ich möchte noch einmal ganz deutlich darauf hinweisen: Diese erwiesenen Fakten, mit denen ich argumentiere, sind so verständlich, sonnenklar, logisch und einleuchtend, dass selbst ein Laie sie versteht.
Sie sind auch so hieb- und stichfest und unbestreitbar, dass selbst ein Professor seine falsche Meinung ändern muss.
Falls irgendwelche Studien diesen unstrittigen Fakten und Naturgesetzen entgegenstehen, kann man davon ausgehen, dass im Studiendesign oder bei der Auswertung irgendwelche Fehler gemacht wurden.
Denn der Apfel fällt eben doch nicht auf den Baum hinauf!

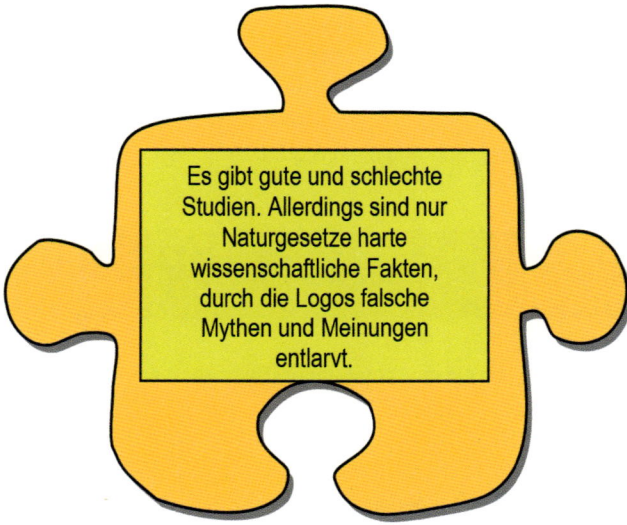

Wie sieht eine artgerechte und dadurch optimale Ernährung aus?

Bei Betrachtung dieser Faktenkette lässt sich nur eine einzige logische Schlussfolgerung ziehen: Große, unnatürlich hohe Zuckermengen gibt es nur mit Stärke.

Stärke ist kein Nahrungsmittel für den Menschen, sondern nur Zucker in unnatürlich großen Mengen.

LOGOS gewinnt gegen MYTHOS!!!

Große Zuckermengen und dadurch Stärke stellen für verschiedene Krankheitsprozesse ein grundlegendes Problem dar. Auf die biochemischen Reaktionen werde ich im Teil 4 genau eingehen.
Im folgenden Teil 2 zeige ich Ihnen, wie eine Jäger+Sammler-Ernährung, natürlich ohne Stärke, im Alltag aussieht.

Teil 2: Artgerechte, moderne und einfache Jäger+Sammler-Ernährung

In Teil 1 des Buches habe ich ganz ausführlich und hoffentlich auch verständlich, durch unwiderrufliche wissenschaftliche Fakten, die optimale Ernährung als Jäger+Sammler dargestellt.
Heutzutage wird allerdings niemand, wie in der Steinzeit, mit einem rohen Stück Fleisch glücklich sein und die Wenigsten werden auch selbst dafür auf die Jagd gehen.
Deshalb sollten wir mit aktuellen Nahrungsmitteln ein artgerechtes Ernährungskonzept aufbauen, das logisch, verständlich, schmackhaft und einfach umzusetzen ist.
Um Ihre Gesundheit und Fitness wieder herzustellen ist es nämlich wichtig, dass Ihre Körperzellen normal und leistungsfähig arbeiten und Entzündungsvorgänge abheilen. Grundlage dafür ist eine optimale, artgerechte Ernährung, d.h. eine nährstoffreiche Ernährung ohne Stärke.

2.1 Wie sieht eine moderne Jäger+Sammler–Ernährung aus?

Eine optimale, artgerechte Ernährung als moderner Jäger+Sammler lässt sich didaktisch unterteilen in einen Jäger-Anteil (2.1.1) und einen Sammler-Anteil (2.1.2).
Jeder kann das Verhältnis Jäger:Sammler, je nach individuellem Geschmack und Vorliebe, unterschiedlich gewichten. Die Portionen werden nicht nach Kalorien, sondern nach Appetit zusammengestellt, d.h. „essen nach Geschmack und Vorliebe" ist das Zauberwort.
Entscheidend ist allerdings, dass nur Nahrungsmittel aus diesen Jäger+Sammler-Bereichen genossen werden.

Als gustatorische Ergänzung zu den beiden Jäger+Sammler-Bereichen möchte ich die Rubrik des Jäger+Sammler-Zuckers (2.1.3) anfügen.

2.1.1 Der Jäger-Anteil

Alle tierischen Nahrungsmittel, die bekanntlich eiweißreich und fettreich sind, bezeichne ich als Jäger-Nahrungsmittel. Neben Fleisch und Fisch gehören Milch- und Milchprodukte und auch Eier dazu. (Ich weiß natürlich auch, dass Eier nicht gejagt werden müssen.)

Dieser Jäger-Anteil ist enorm wichtig, da er unsere einzige ergiebige Eiweißquelle darstellt. Wie schon im Kapitel 1.2.2.1 ausführlich besprochen, benötigen wir mindestens 1 g Eiweiß/kg KG/Tag. Diese Menge an Eiweiß ist ohne tierisches Eiweiß, sprich ohne Jäger-Anteil, nicht zu erreichen. Zu wenig Eiweiß führt zu einem Eiweißmangel, das heißt, einige Systeme müssen auf Sparmodus geschaltet werden, wodurch die Belastbarkeit sinkt.

Krankheit ist Mangel!

Aber auch für die Fette, v.a. die wichtigen mehrfach ungesättigten Omega6- und Omega3-Fettsäuren, wird dieser Jäger-Anteil, d.h. die tierischen Nahrungsmittel, benötigt. Um ein ausgewogenes Omega6:Omega3-Verhältnis zu erreichen, ist es absolut notwendig, essentielle, tierische Fette in ausreichender Form zu konsumieren und zu genießen (siehe Kapitel 1.2.2.2).

Nachdem diese tierischen Nahrungsmittel von der Nährstoffzusammensetzung her ähnlich sind, fasse ich sie unter dem Jäger-Anteil zusammen.
Dabei ist es unerheblich, welche **Fleisch**sorte Sie wählen. Alle stehen zur Verfügung, egal ob Rind, Geflügel, Lamm, Wild oder Schwein. Wechseln Sie einfach gut durch, da jede Fleischsorte seine Stärken im Geschmack und in der Zusammensetzung der Nährstoffe hat.
Versuchen Sie auch unbedingt Lamm oder Wild. Diese beiden Fleischsorten werden oft nicht gewählt, weil sie angeblich einen starken Eigengeruch aufweisen - früher war das auch so. Das Wild wurde damals 2 Wochen abgehängt, um das Fleisch durch den einsetzenden Fäulnisprozess milder zu bekommen. Dadurch kam der typische Wildgeruch zustande. Heutzutage wird das Wild gleich verarbeitet und eingefroren. Beim Einfrieren platzen die Muskelfasern durch ihren Wasseranteil - wie eine Wasserflasche in der Gefriertruhe - auf und dadurch wird das Fleisch auch sehr mild. Frisches Wild riecht nicht, genauso wenig wie frischer Fisch. Deshalb trauen Sie sich ruhig, Wild oder Lamm zu essen. Diese Fleischsorten sind ein echtes Highlight in der Jäger+Sammler-Ernährung.

Schinken, Salami und Wurst bringen durch die verschiedensten Gewürze sehr viel Abwechslung mit sich, da es hierbei ein riesiges Angebot mit sehr vielen unterschiedlichen **Wurstwaren** gibt - nutzen Sie diese Vielfalt.

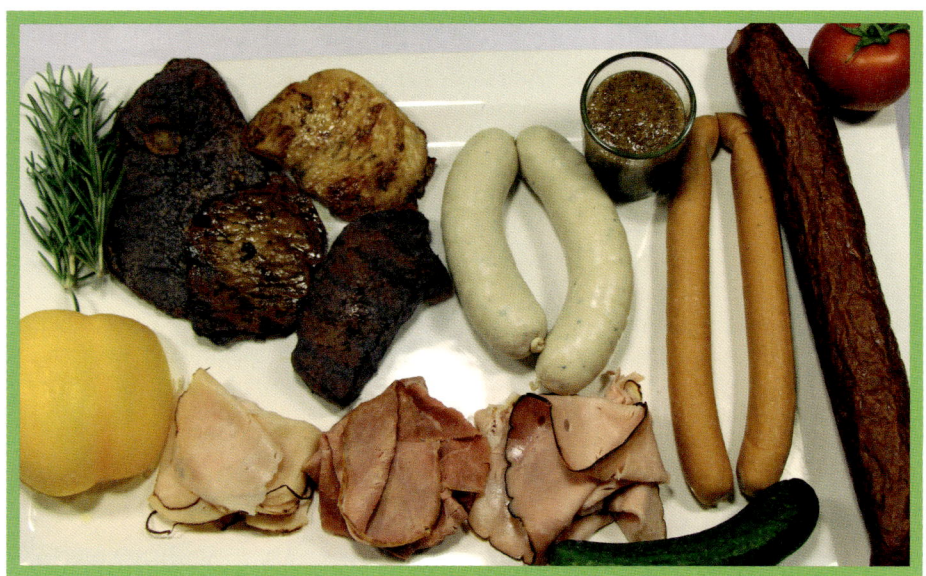

Abb. 33: Fleisch und Wurstwaren

Fisch und Meeresfrüchte sollten nicht zuletzt wegen ihres hohen Anteils an Omega3-Fettsäuren mindestens 2x/Wo auf dem Speiseplan stehen. Dabei ist es unerheblich, ob es Süßwasserfisch oder Meeresfisch ist, wechseln Sie einfach durch und nehmen Sie die Fische, die Ihnen schmecken.

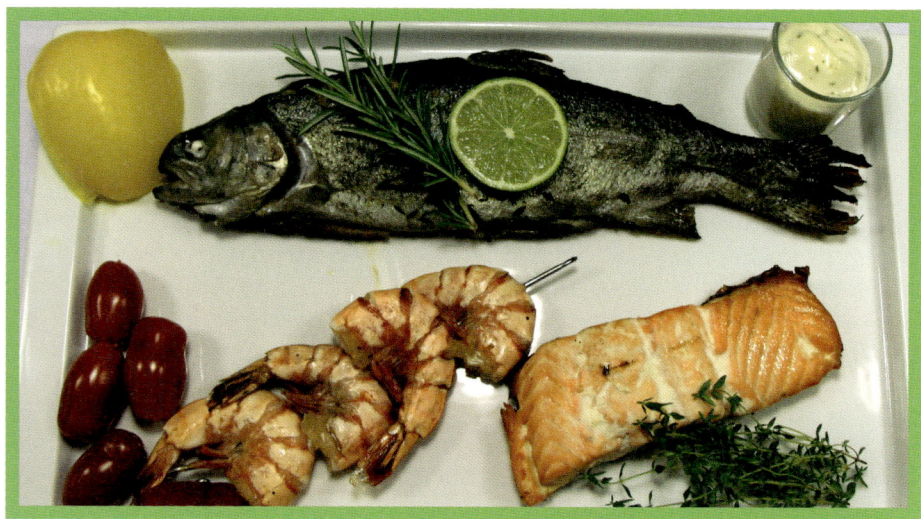

Abb. 34: Fisch und Meeresfrüchte

Milch und Milchprodukte sollten hier alleine wegen der geschmacklichen Vielfalt nicht fehlen. Genießen Sie Milch, Joghurt, Quark, Sahne, Butter oder die 1.001 Sorten Käse. Milch mit ihren 400 verschiedenen Fettsäuren ist immer eine Bereicherung für das Essen und eine hervorragende Quelle für Omega3-Fette und Eiweiße.

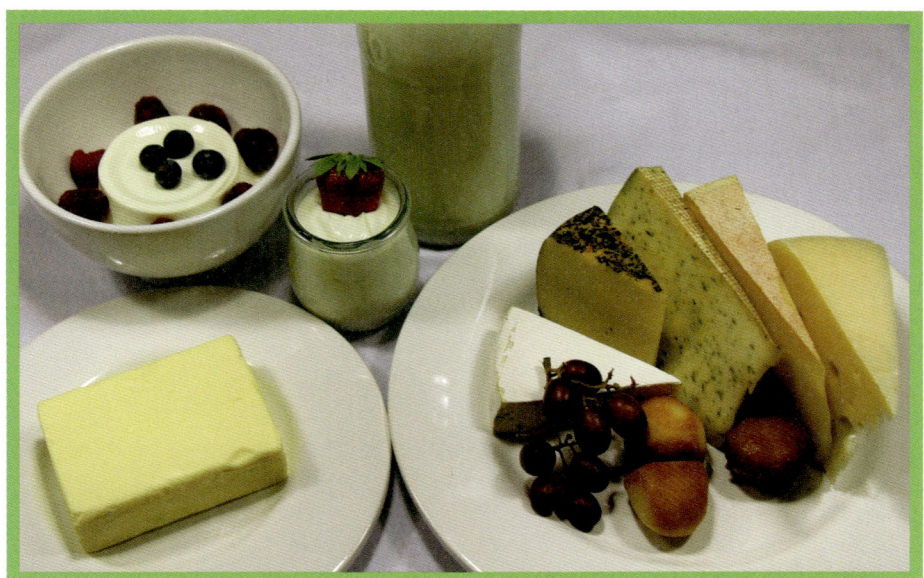

Abb. 35: Milch und Milchprodukte

Die viel zu Unrecht gescholtenen **Eier** runden den tierischen Jäger-Anteil mit ihren vielen Zubereitungsmöglichkeiten ab. Ob nur einfach als Frühstücksei oder Omelett, zum Backen oder Braten, mit Eiern lässt sich sehr kreativ kochen, dazu später mehr.

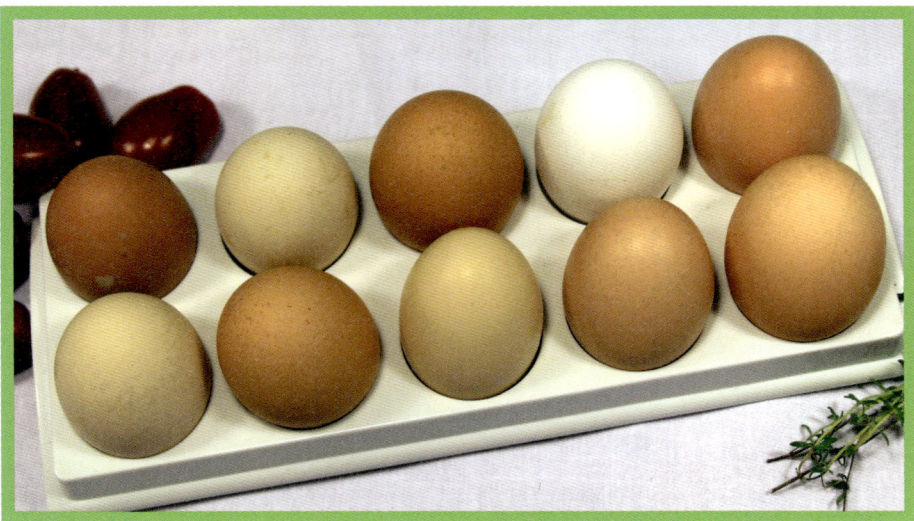

Abb. 36: Eier

<u>Jäger-Anteil:</u>
Fleisch und Wurstwaren
Fisch und Meeresfrüchte
Milch und Milchprodukte
Eier

2.1.2 Der Sammler-Anteil

Alle pflanzlichen Nahrungsmittel fasse ich unter dem Sammler-Anteil zusammen. Hierzu gehören Gemüse und Salate aller Art, Kräuter und Pilze.
Der pflanzliche Sammler-Anteil ist ein wichtiger, gesunder und schmackhafter Bestandteil unserer Ernährung. Darüber sind sich ausnahmsweise alle Ernährungsphilosophien einig, deshalb beschränke ich mich an dieser Stelle auf die Beschreibung der pflanzlichen Vielfalt.

Der Sammler-Anteil umfasst:

Alle **Gemüsearten und Salate:**
Fruchtgemüse: Aubergine, Gurken, Hülsenfrüchte, Kürbisse, Paprika, Tomaten, Zucchini
Wurzelgemüse: Möhre, Karotte, Pastinake, Rettich, Schwarzwurzel
Knollengemüse: Steckrübe, Radieschen, Kohlrabi
Zwiebelgemüse: Zwiebel, Knoblauch, Lauch, Fenchel, Spargel, Bambussprosse
Blattstielgemüse: Sellerie, Rhabarber
Blattgemüse und Salate: Weißkohl, Rotkohl, Wirsing, Rosenkohl, Chinakohl, Kresse, Kopfsalat, Schnittsalat, Römischer Salat, Spargelsalat, Winterendivie, Chicorée, Löwenzahn, Feldsalat, Spinat, Mangold
Blütenstände als Gemüse: Blumenkohl, Brokkoli, Romanesco, Artischocke

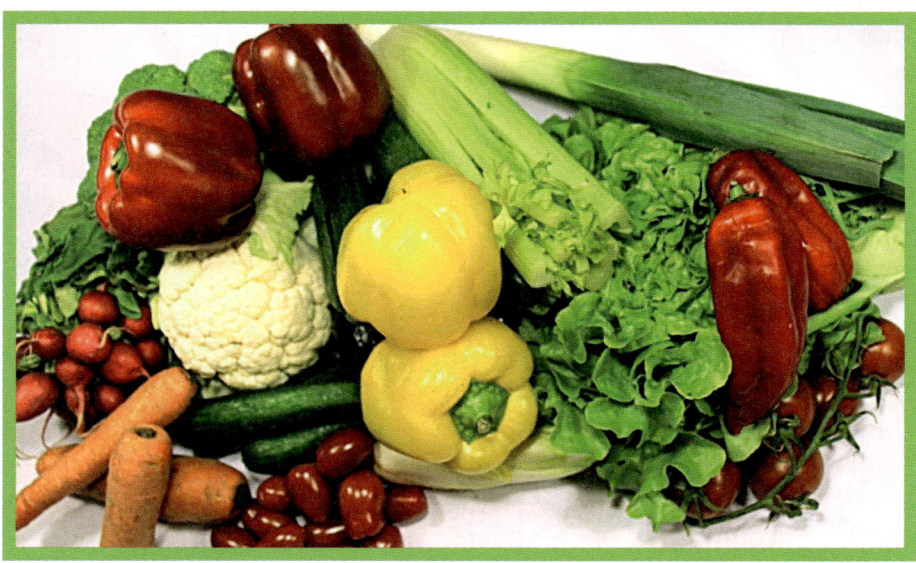

Abb. 37: Gemüse und Salate

Die vielen **Kräuter und Gewürzpflanzen:** Bärlauch, Basilikum, Beifuß, Brunnenkresse, Dill, Estragon, Fenchel, Kresse, Kerbel, Kümmel, Lavendel, Liebstöckl, Lorbeer, Löwenzahn, Majoran, Minze, Oregano, Petersilie, Pfefferminze, Rucola, Rosmarin, Salbei, Schnittlauch, Thymian, Zitronengras, Zitronen-Melisse, Senf, Meerrettich, Pfeffer, Chili

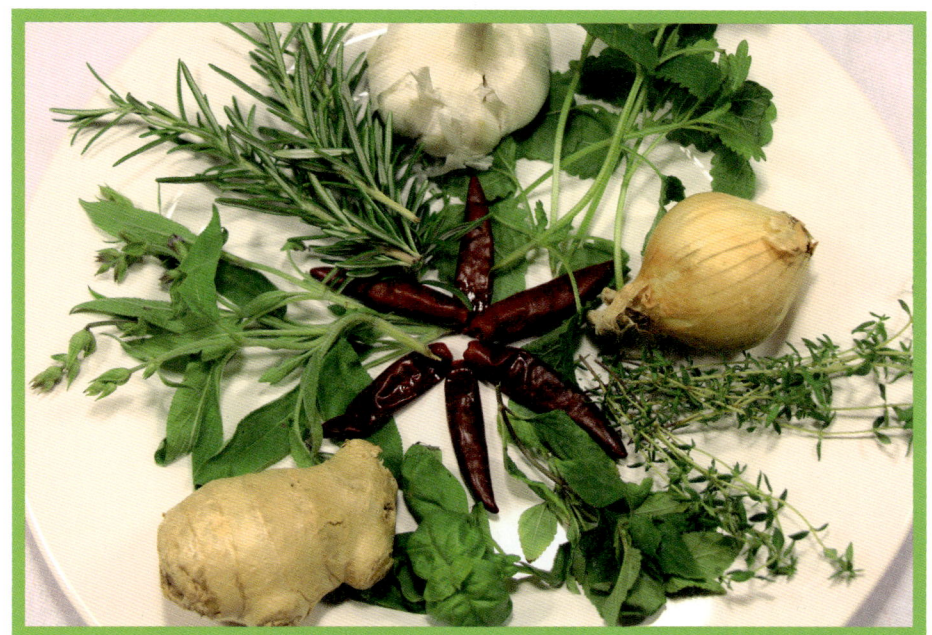

Abb. 38: Kräuter und Gewürzpflanzen

Alle essbaren, schmackhaften **Pilze:** Champignon, Steinpilz, Pfifferling, Shiitake, Austernseitling, Röhrling, Rotkappe,…

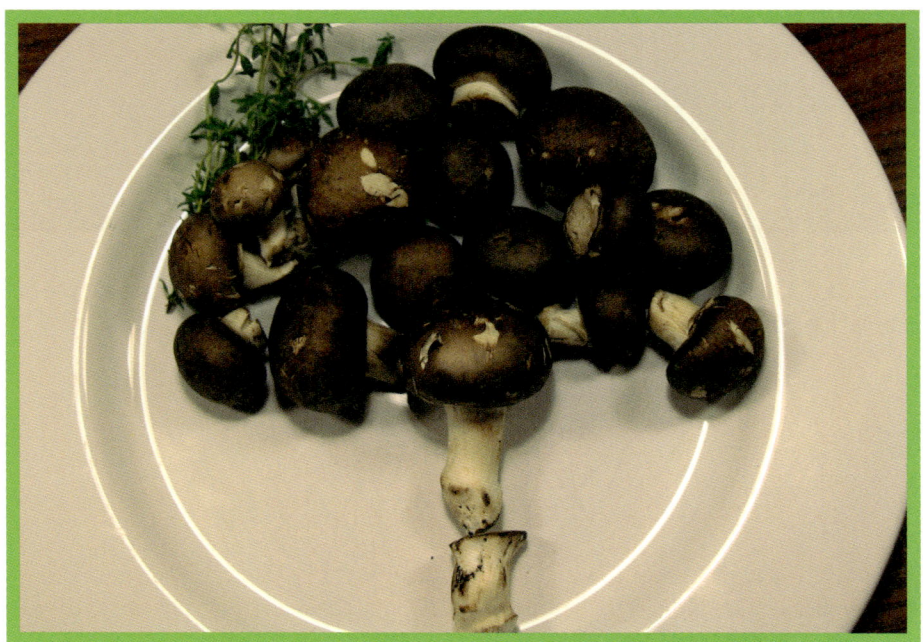

Abb. 39: Pilze

Und nicht zu vergessen, unser uraltes „Knabberzeugs": **Nüsse und Kerne,** mit ihrer geschmacklichen Vielfalt und einem hohen Vitaminanteil, sowie vielen pflanzlichen Fetten und Eiweißen.

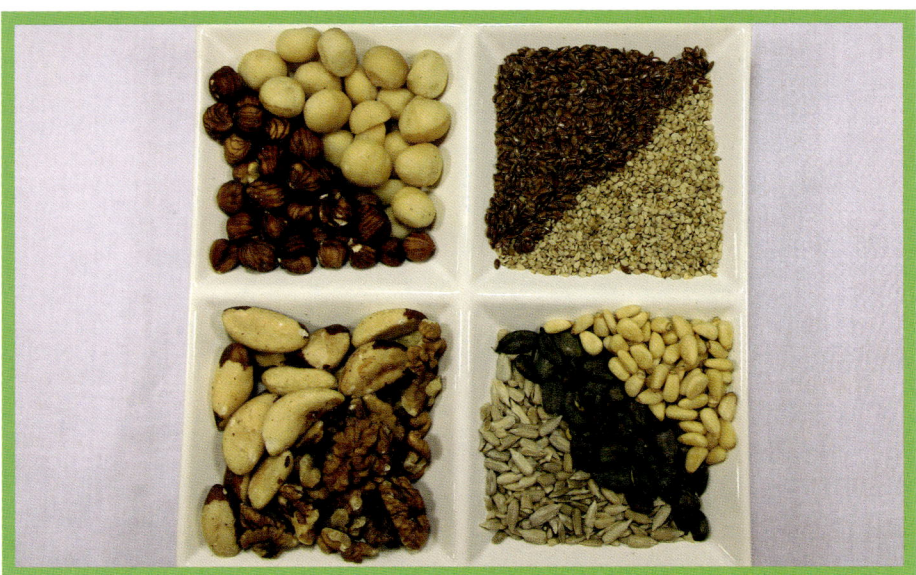

Abb. 40: Nüsse und Kerne

<u>Sammler-Anteil:</u>
Gemüse und Salate
Kräuter und Gewürzpflanzen
Pilze
Nüsse und Kerne

Dieser Sammler-Anteil ist durch den hohen Gehalt an Mineralstoffen und Vitaminen ebenso wichtig wie der Jäger-Anteil und bildet mit diesem die Grundlage der menschlichen Ernährung.

2.1.3 Jäger+Sammler-Zucker

Diese Rubrik ist als Ergänzung wichtig und richtig. Die Wichtigkeit von Obst und Beeren und deren Inhaltsstoffen wie Mineralstoffen, Vitaminen und anderen Pflanzenstoffen ist unbestritten. Allerdings hat das hochgezüchtete, moderne Obst einen relativ hohen Zuckeranteil an Fruchtzucker und Traubenzucker, deshalb sollte man hier nur normale Portionen genießen. Normale Portionen sind Obstmengen, die regelmäßig in den Bauch passen, ohne diesen „Magenrahmen" zu sprengen. Bis zu 200 g Obst oder Beeren sind Portionen, die dem Magen und der Zunge schmeicheln und eine Zuckermenge von bis zu 20 g (= GM 10 g) mit sich bringen.

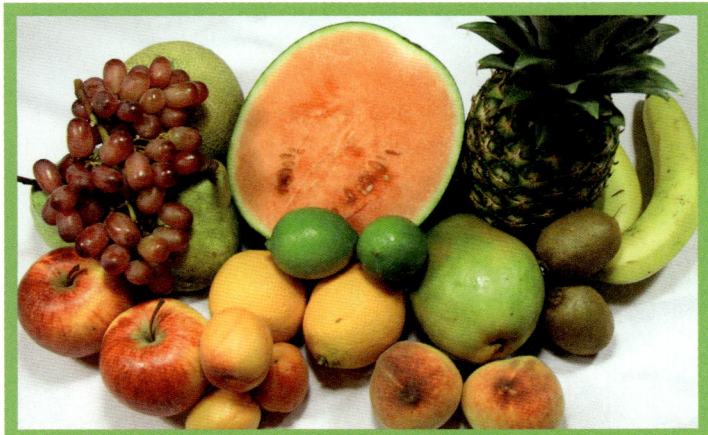

Abb. 41: Obst und Beeren

Obst ist ein Teil unserer Urnahrung, was aus zwei enzymatischen Phänomenen ersichtlich ist:
1. Für die Aufnahme des Fruchtzuckers vom Darm ins Blut haben wir ein eigenes enzymatisches Transportsystem das Enzym GLUT-5, das nur und ausschließlich für Fruchtzucker gebaut wird.
2. Vitamin C (Ascorbinsäure) ist ein essentielles, absolut notwendiges Vitamin für die Immunabwehr, den Zellstoffwechsel und den Bindegewebsstoffwechsel.
Alle Säugetiere bauen ihr Vitamin C aus Glucose und Galaktose selbst auf. Primaten allerdings können Vitamin C selbst nicht mehr aufbauen. Bei Primaten hat sich das Enzym L-Gulono-γ-lacton-Oxidase zurückgebildet.
Durch Vitamin-C-reiches Obst und Gemüse, das über Hunderttausende von Jahren in Afrika, der Wiege des Menschen, kontinuierlich zur Verfügung stand, wurde die körpereigene Produktion unnötig und das Vitamin-C-Enzym somit als überflüssig zurückgebildet.

Wir sind also an Fruchtzucker durch eigens dafür gebaute Enzyme angepasst. Die Adaptation an Obst geht sogar so weit, dass durch den kontinuierlichen Konsum von Obst und Gemüse in unserer Evolutionsgeschichte das Vitamin-C-Enzym als unnötig eingestuft wurde.
Die Zuckerarten, die das Obst so unwiderstehlich machen, sind Fruchtzucker und Traubenzucker. Sie liegen in Obst, je nach Art und Reifegrad, in unterschiedlichen Verhältnissen vor.

Um sämtlichen Missverständnissen vorzubeugen, die im nächsten Abschnitt entstehen könnten, muss ich einen wichtigen Punkt gleich vorab erwähnen:
NEIN, ich bin nicht verrückt geworden!

Haushaltszucker ist auch ein Jäger+Sammler-Zucker!

Ich kann die ganze Hysterie um den Zucker in keinster Weise nachvollziehen.

Im Fernsehen sind manchmal sehr „intelligente" Ernährungsberater zu sehen, die eine 500 ml-Flasche Ketchup in die Kamera halten und dem Zuschauer erklären, dass „sage und schreibe 40 Würfelzucker in dieser Flasche Ketchup stecken" – trinken Sie etwa eine Flasche Ketchup „auf ex"?

Ketchup hat ungefähr einen Zuckeranteil von 25 %, d.h. eine Portion Ketchup mit 20 g (1 EL) hat demnach eine Zuckermenge von 5 g, das ist 1 TL Zucker – „eine unvorstellbar große Menge an Zucker", oder?

Haushaltszucker ist kein Gift, sondern auch ein Jäger+Sammler-Zucker!

Die logische und bio-logische Begründung dafür lautet wie folgt:

Haushaltszucker (Saccharose) liegt direkt in dieser Form in Zuckerrübe und Zuckerrohr vor. Aus diesen beiden Zuckerpflanzen wird der Zucker durch verschiedene Verfahren herausgelöst und durch Einkochen in kristalline Form gebracht.

Deshalb wird der Haushaltszucker, je nach Herkunft auch Rübenzucker bzw. Rohrzucker genannt. Der Zweifachzucker Saccharose besteht aus Traubenzucker und Fruchtzucker (siehe Kapitel 1.2.3.8). Dadurch ist der Haushaltszucker aus den gleichen Zuckerarten aufgebaut wie unser gesundes, geliebtes Obst und Gemüse.

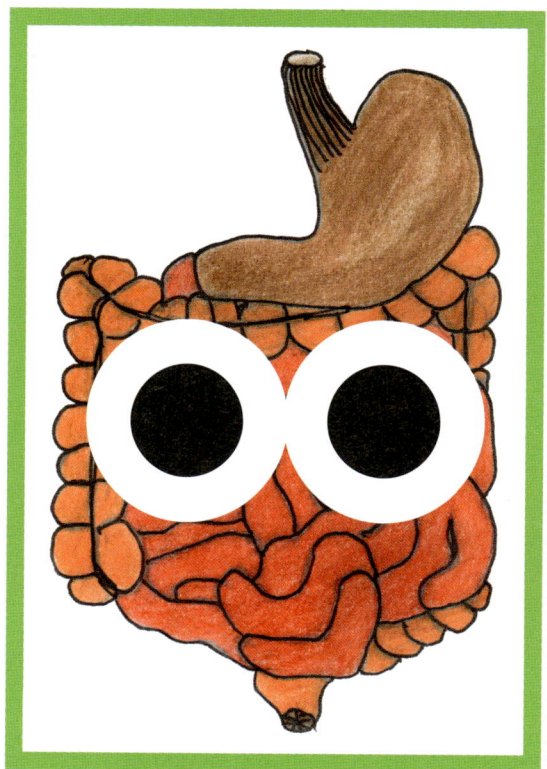

Abb. 42: „Verdauungsapparat mit Augen"

Da der Verdauungsapparat **keine** Augen besitzt, ist es für die Zuckerbelastung unerheblich, aus welchen Quellen Traubenzucker und Fruchtzucker stammen. Für die Zuckerbelastung ist es demzufolge egal, ob ich Obst oder Schokolade esse. Nur die Menge macht das Problem!

*„Dosis sola venenum facit.
Allein die Menge macht das Gift."*

Paracelsus (1493–1541)

Deshalb sollten die Zuckerportionen im Rahmen einer Obstportion, d.h. GM von 10 g/Mahlzeit, liegen. In diesen Mengen stellen auch moderne Nahrungsmittel wie Zucker, Schokolade, Eis, Ketchup und Grillsaucen kein Problem für eine gesunde, leistungsstarke Ernährung dar.

Ebenso macht es keinen Unterschied, ob Speisen mit Bio-Rohrohrzucker oder mit normalem, raffiniertem Haushaltszucker gesüßt werden. Der Rohrohrzucker bringt seine Nährstoffe zwar mit, aber diese geringe Menge an Nährstoffen spielt sicher keine Rolle für Ihre Nährstoffbilanz.

Ich breche hier auch deshalb eine Lanze für den arg gescholtenen Zucker, da kleine Portionen (max. GM 10 g = ca. 15 g Zucker) absolut ausreichen, um alle geschmacklichen Möglichkeiten auszuschöpfen und variantenreich zu kochen.

Die meisten gesundheitsbewussten Menschen kasteien sich mit Zucker und Süßigkeiten - 1 Kugel Eis gibt es einmal im Jahr zum Geburtstag. Stattdessen essen sie sehr „ernährungsbewusst" fast ausschließlich Vollkornprodukte, die ja riesige, unvorstellbare Zuckermengen mit einer hohen Glykämischen Masse mitbringen. Das ist schon etwas paradox, oder?

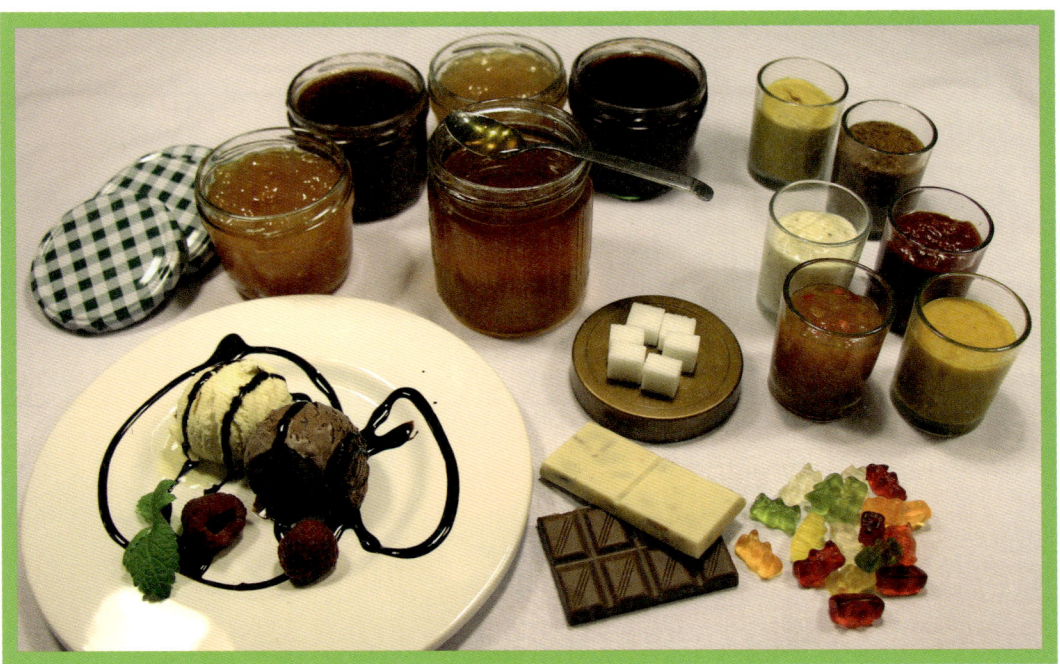

Abb. 43: kleine Portionen Süßigkeiten

Zusammenfassung:
1. Obst mit Fruchtzucker und Traubenzucker ist eine Urnahrung des Menschen.
2. Obstportionen von ca. 200 g haben eine Glykämische Masse von 10 g.
3. Der Verdauungsapparat hat keine Augen, für ihn ist Zucker = Zucker.
4. Haushaltszucker ist Rübenzucker bzw. Rohrzucker, also eine natürliche Zuckerart, die aus Fruchtzucker und Traubenzucker besteht.
5. Obst, Gemüse, Honig und Haushaltszucker bestehen aus den gleichen Zuckerarten.
6. Einzig und allein die Menge macht´s!
7. Dadurch ist Süßes mit einer Glykämischen Masse von bis zu 10 g (= 15 g Zucker) ein Jäger+Sammler-Zucker.
8. Kleine Portionen Süßes bereichern und ergänzen unsere gustatorische Vielfalt in der modernen Jäger+Sammler-Ernährung.
9. Zucker schmeckt süß, ein uns bekannter Geschmack, d.h. wir wissen durch die Geschmacksrückmeldung wie viel wir davon gegessen haben und empfinden dadurch auch ein Sättigungsgefühl.
10. Je geringer die Einschränkungen der Nahrungsquellen, desto einfacher und langfristiger kann eine optimale, artgerechte und gesundheitsfördernde Ernährung aufrechterhalten werden.

Aus all diesen Gründen gehören kleine Portionen Süßigkeiten und Zucker, neben dem wichtigen und gesunden Obst und Beeren, in die Rubrik der Jäger+Sammler-Zucker. Ich will damit nicht Süßigkeiten als essentielles Grundnahrungsmittel bezeichnen, das soll nur heißen, dass Süßigkeiten in kleinen Portionen nur kleine Mengen Traubenzucker und Fruchtzucker mitbringen, die nicht ins Gewicht fallen, wenn die Glykämische Masse pro Mahlzeit kleiner als 10 g ist (siehe Abb. 28 und 29).

Jäger+Sammler-Zucker (max. GM 10 g):
ca. 200 g Obst und Beeren
Kleine Portionen Süßigkeiten:
max. 3 TL Honig und Marmelade
max. 3 TL Haushaltszucker
max. 30 g, 2 Reihen Schokolade, max. 2 Kugeln Eis
max. 3 EL Ketchup, Senf und Grillsaucen

2.1.4 Bitte essen Sie kein Gras, Sie sind ja kein Rind!

Sie erinnern sich hoffentlich an die ausführliche, faktenreiche Argumentation in Teil 1 des Buches. Getreide, Reis und Mais sind Süßgräser mit einem Stärkegehalt von 70 %. Stärke ist nur zusammengeklebter Traubenzucker. Somit sind Getreide, Reis, Mais, aber auch die stärkereiche Kartoffel, überwiegend Zucker und keine artgerechten Nahrungsmittel. Durch die fehlende Anpassung bekommt der menschliche Organismus eine enorme Zuckerlast, die er aufgrund des fehlenden Geschmacks von Stärke nicht kontrollieren kann. Falls Sie nicht mehr genau wissen, wie groß die Blutzuckerbelastung einer Portion Stärke ist, dann halten Sie sich doch bitte diese Menge Zucker noch einmal vor Augen (siehe Abb. 30 und 31). Weshalb Stärke-Nahrungsmittel Krankheitsprozesse auslösen und wie große Zuckermengen im Körper zu Entzündungen führen, erfahren Sie in Teil 4 des Buches.

> **Bitte keine Stärke:**
> **Getreide:** Brot, Semmeln, Breze, Gebäck, Kuchen, Nudeln, Spätzle, Knödel, Mehl, Mehlspeisen,
> **Reis, Mais, Kartoffeln**

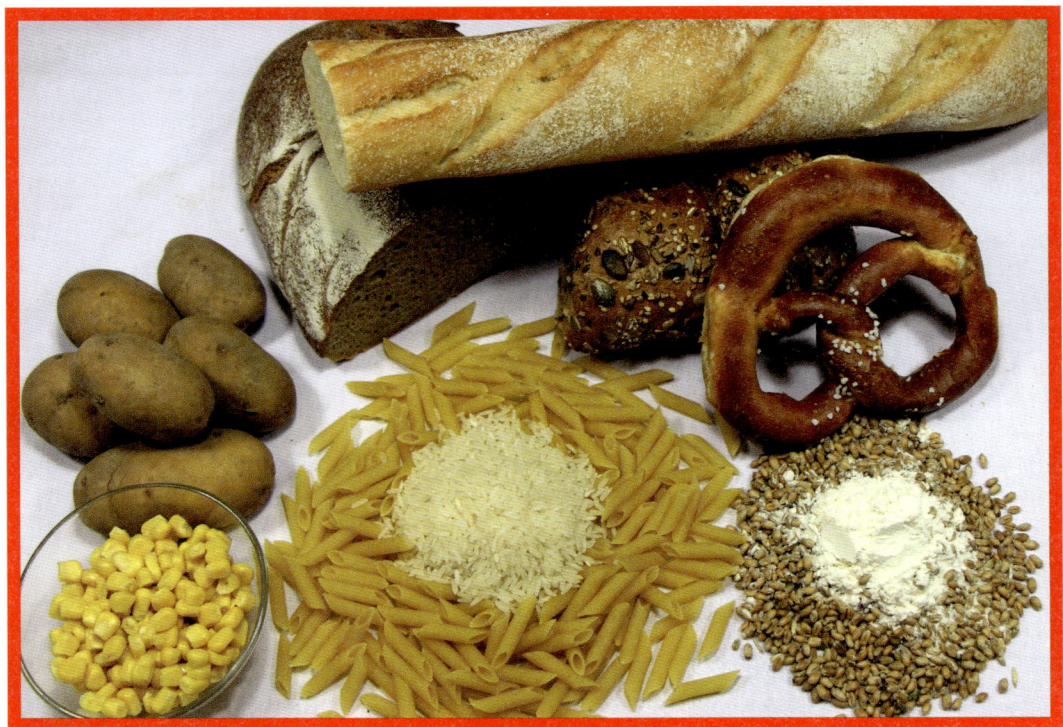

Abb. 44: Stärke-Nahrungsmittel

2.1.5 Jäger+Sammler-Getränke

Zu einer Artgerechten Ernährung gehören natürlich auch Getränke.
Das Jäger+Sammler-Getränk schlechthin ist Wasser. Wir benötigen für die Aufrechterhaltung unserer Körperfunktionen täglich 1,5 bis 2 Liter Wasser.
In welcher Art Sie das Wasser trinken, ist unerheblich. Wichtig ist, dass Sie es trinken.

Am besten und natürlichsten ist Quellwasser, Brunnenwasser, Leitungswasser oder Mineralwasser ohne Kohlensäure. Dieses reine, kohlensäurefreie Wasser ist auch der einzig wahre Durstlöscher, der sich schnell und in großen Mengen trinken lässt.

Wenn Sie das Wasser geschmacklich gerne etwas verändern wollen, stehen Ihnen Kohlensäure, Säfte, Sirup, Tee oder Kaffee zur Verfügung. Achten Sie bitte darauf, dass Sie nicht mehr an Zucker trinken, als Sie essen sollten. Hier lauert nämlich eine Gefahr, die oft unterschätzt wird.
Obst ist ein Nahrungsmittel, aber kein Getränk! 1 Liter Apfelsaftschorle hat 50 g Zucker, das ist immerhin schon die Zuckermenge von 1 Tafel Schokolade.
Auch bei Cola, Spezi und Limo ist Vorsicht geboten. 1 Liter davon und Sie haben die Zuckermenge (100 g) von 2 Tafeln Schokolade getrunken.
Bei den Getränken gilt auch die Glykämische Masse vom Jäger+Sammler-Zucker von 10 g/Portion, das sind ca. 20 g Zucker (Abb. 45).

Getränke	Zuckergehalt in g/100 ml	Portionsgröße mit GM von max. 10 g
Wasser, Tee	0 g	unbegrenzt
Saftschorle 1 Saft:5 Wasser	2 g	2000 ml
Saftschorle 1 Saft:1 Wasser	5 g	500 ml
Cola, Spezi, Limo	10 g	200 ml

Abb. 45: Getränkemenge im Rahmen einer Glykämischen Masse von 10g

Das bedeutet, genauso wie beim Jäger+Sammler-Zucker, kleine Portionen an Zuckergetränken sind im Rahmen der GM von 10 g als geschmackliches Zuckerl in Ordnung, aber sie sind keine Durstlöscher.
Als gustatorisches Highlight geht natürlich auch einmal ein Glas Wein oder Bier, wobei nicht einmal in Bayern das Bier weder als Durstlöscher noch als Nahrungsmittel zählen sollte.

Die erforderliche tägliche Wassermenge sollte natürlich in erster Linie über Wasser und Tees gedeckt werden. Dünne Saftschorlen (1:5) stehen als geschmackliche Alternative auch zur Verfügung.

2.1.6 Übersicht der Jäger+Sammler-Nahrungsmittel

Die folgende Übersicht finden Sie auch als Cover des Kochbuches zur schnellen Orientierung. Die Einteilung ist allerdings so einfach und einprägsam, dass Sie sie schnell verinnerlicht haben und dann intuitiv umsetzen können.

Jäger-Anteil:

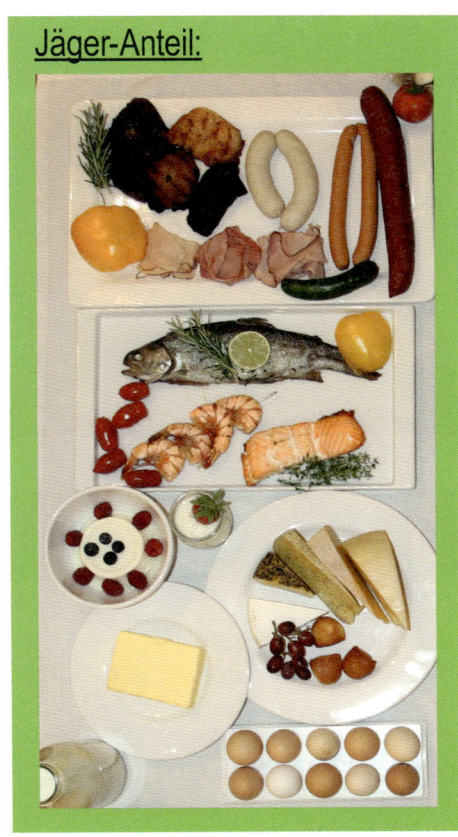

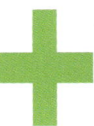

Sammler-Anteil:

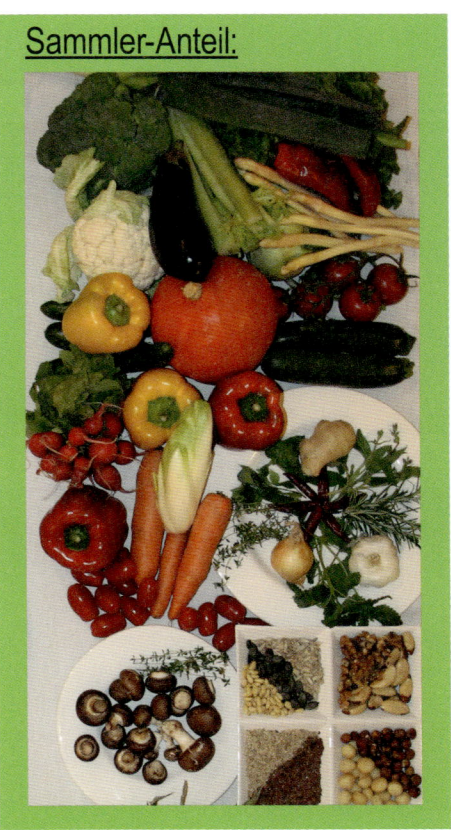

Jäger+Sammler-Zucker (max. GM 10 g):

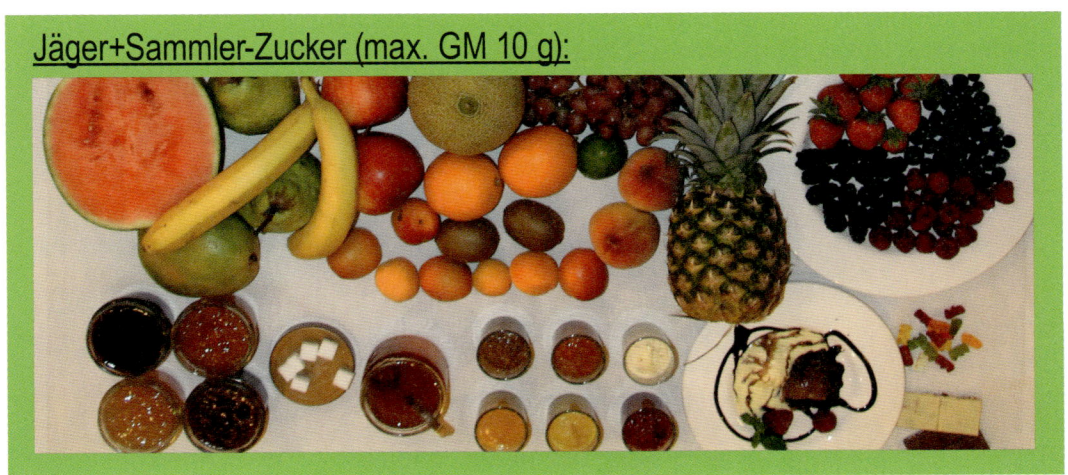

Jäger-Anteil:
Fleisch und Wurstwaren
Fisch und Meeresfrüchte
Milch und Milchprodukte
Eier

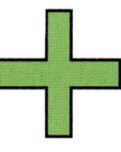

Sammler-Anteil:
Gemüse und Salate
Kräuter und Gewürzpflanzen
Pilze
Nüsse und Kerne

Jäger+Sammler-Zucker (max. GM 10 g):
ca. 200 g Obst und Beeren
Kleine Portionen Süßigkeiten:
max. 3 TL Honig und Marmelade
max. 3 TL Haushaltszucker
max. 30 g, 2 Reihen Schokolade, max. 2 Kugeln Eis
max. 3 EL Ketchup, Senf und Grillsaucen

2.2 Jäger+Sammler-Mahlzeiten

Nachdem wir alle Jäger+Sammler-Nahrungsmittel gesammelt und in Rubriken eingeteilt haben, können wir uns jetzt, wie in einem Baukastensystem, unsere Speisen und Mahlzeiten zusammenstellen. Aus didaktischen Gründen stelle ich die Mahlzeiten immer aus den Jäger+Sammler-Anteilen zusammen.
Meine Empfehlung lautet: Jäger+Sammler-Anteile je nach Geschmack, Vorliebe und Appetit auszusuchen. Sie haben dadurch märchenhafte 1.001 Möglichkeiten, Ihre Jäger+Sammler-Nahrungsmittel zu kombinieren und mit Jäger+Sammler-Zucker zu ergänzen.
Im Folgenden möchte ich Ihnen hierzu einige Möglichkeiten und Beispiele aufzeigen. Sie können natürlich die Mahlzeiten auch individuell, je nach Lebens- und Arbeitszeiten austauschen und variieren.
Wann Sie essen, ist egal, Sie sollten nur Zeit dafür haben.

2.2.1 Jäger+Sammler-Frühstück

Jäger-Anteil:

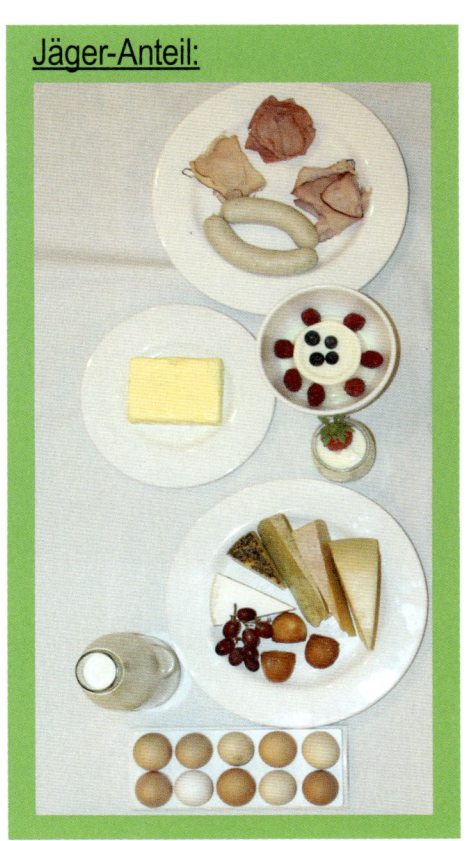

+

Sammler-Anteil:

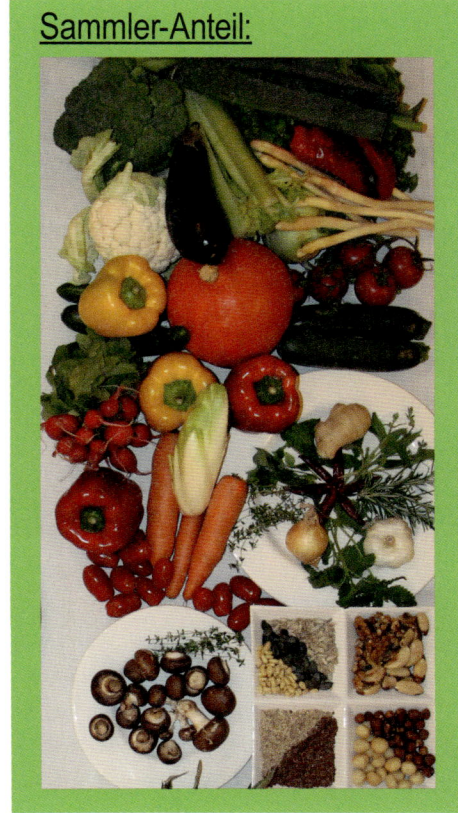

Jäger+Sammler-Zucker (max. GM 10 g):

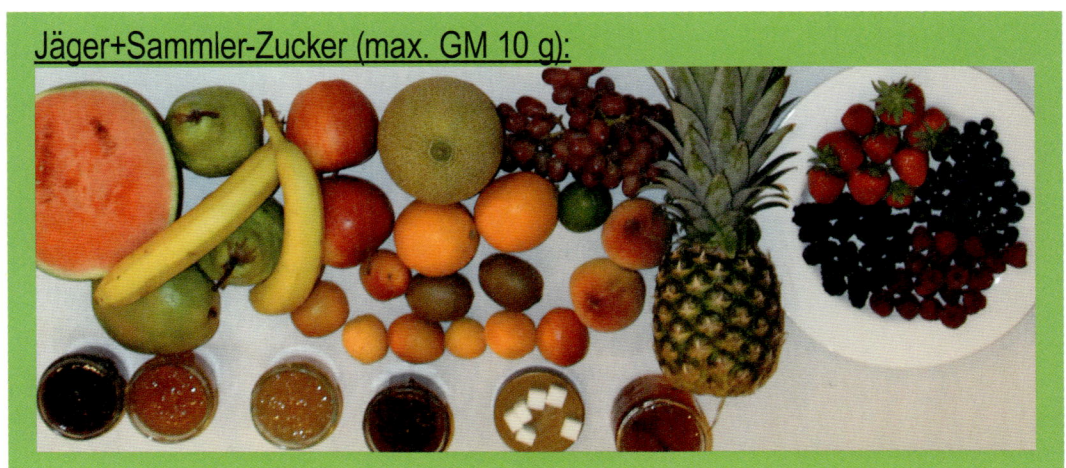

Jäger-Anteil:
Eier in allen Varianten
Joghurt, Quark,
Wurst, Käse

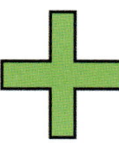

Sammler-Anteil:
Gemüse und Salate
Kräuter und Gewürzpflanzen
Pilze
Nüsse und Kerne

Jäger+Sammler-Zucker (max. GM 10 g):
ca. 200 g Obst und Beeren
Kleine Portionen Süßigkeiten:
max. 3 TL Honig und Marmelade
max. 3 TL Haushaltszucker

Aus diesen Jäger+Sammler-Nahrungsmitteln können Sie, je nach Vorliebe und Geschmack, Ihr Frühstück zusammenstellen. Im Folgenden stelle ich Ihnen einige Beispiele vor:
- Frühstückseier oder Rührei, Spiegelei mit Champignons oder Kräutern, Omelette mit unterschiedlichem Gemüse, Tomaten, Paprika, Lauch und Kräutern
- fetter Joghurt (10 % Fett) oder Quark mit Nüssen, Obst, Honig oder Marmelade
- Wurst und Käse mit Gemüse, z.B. Gurke, Tomate, Paprika, Oliven, …
- Obst und Nüsse
- Jäger+Sammler-Brot (siehe Rezeptteil S. 394) mit Butter und Honig, Marmelade, Frischkäse, …

2.2.2 Jäger+Sammler–Pause

Jäger-Anteil:

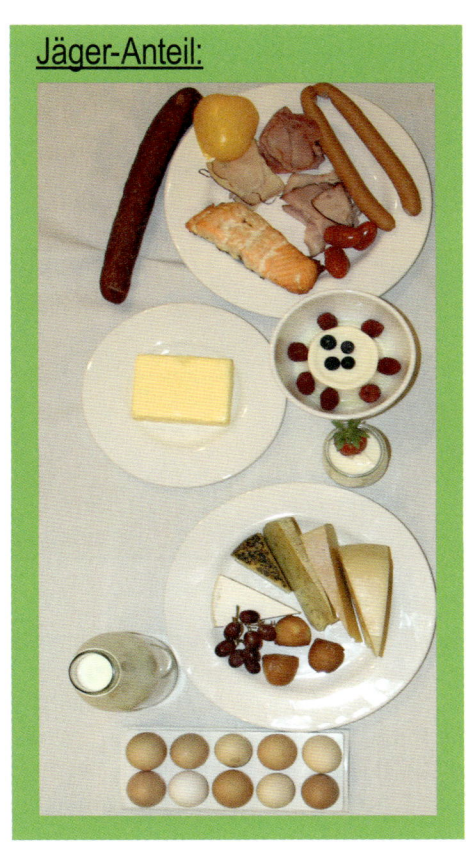

+

Sammler-Anteil:

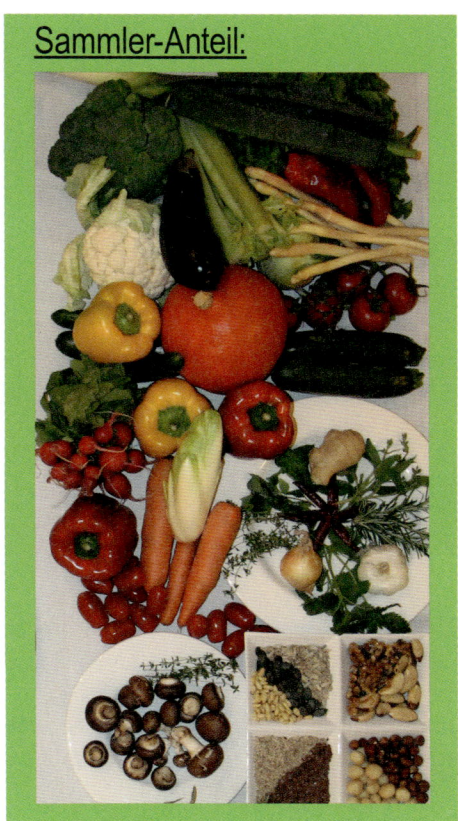

Jäger+Sammler-Zucker (max. GM 10 g):

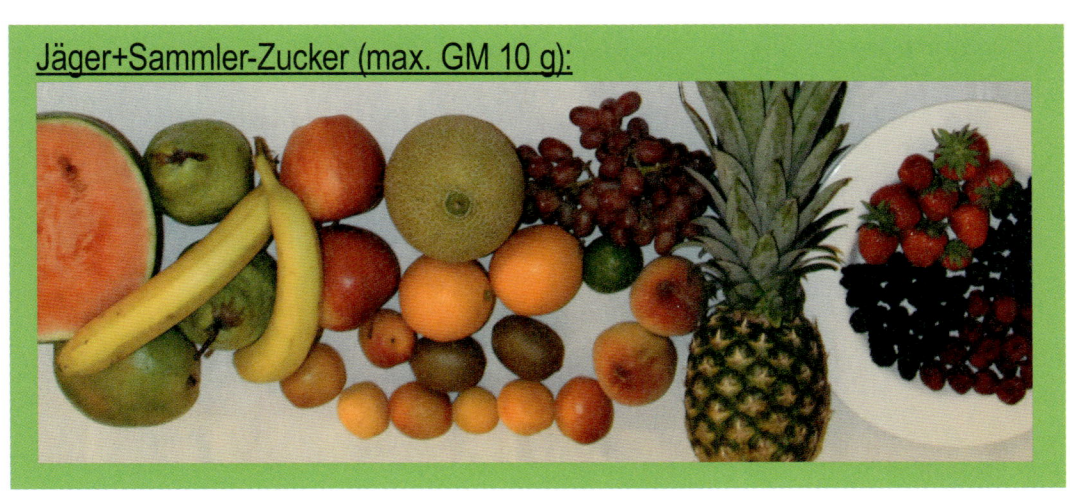

Jäger-Anteil:
Wurst
Fisch
Käse, Joghurt, Quark, Milch und Milchprodukte
Eier

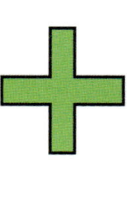

Sammler-Anteil:
Gemüse und Salate
Kräuter und Gewürzpflanzen
Pilze
Nüsse und Kerne

Jäger+Sammler-Zucker (max. GM 10 g):
ca. 200 g Obst und Beeren

Als „Pausenbrot" für Kinder, aber auch als „morgens halb 10 in Deutschland"-Snack, stehen viele Jäger+Sammler-Nahrungsmittel zur Verfügung. Die Auswahl ist sehr variantenreich und schmackhaft.
Die Pause kann leicht zu Hause vorbereitet und zur Schule bzw. Arbeit mitgenommen werden. Um sich eine Jäger+Sammler-Pause unterwegs zu besorgen, bekommen Sie in jedem Supermarkt Obst, Nüsse, Wurst, Käse, Joghurt, Quark, geräucherten Fisch oder Dosenfisch zu kaufen - verhungern müssen Sie also auch ohne Breze oder Wurstsemmel nicht.
Beispiele für Jäger+Sammler-Pausen sind:
- Wurst und Käse mit Paprika, Gurken, Cocktailtomaten oder Karotten
- hartgekochte Eier und Paprika
- Joghurt oder Quark
- geräucherter Fisch oder Dosenfisch
- Obst und Beeren
- Nüsse oder Kerne
- Jäger+Sammler-Muffin (siehe Rezeptteil S. 437)
- Jäger+Sammler-Brot (siehe Rezeptteil S. 394) mit Wurst oder Käse

2.2.3 Jäger+Sammler-Mittagessen

Jäger-Anteil:

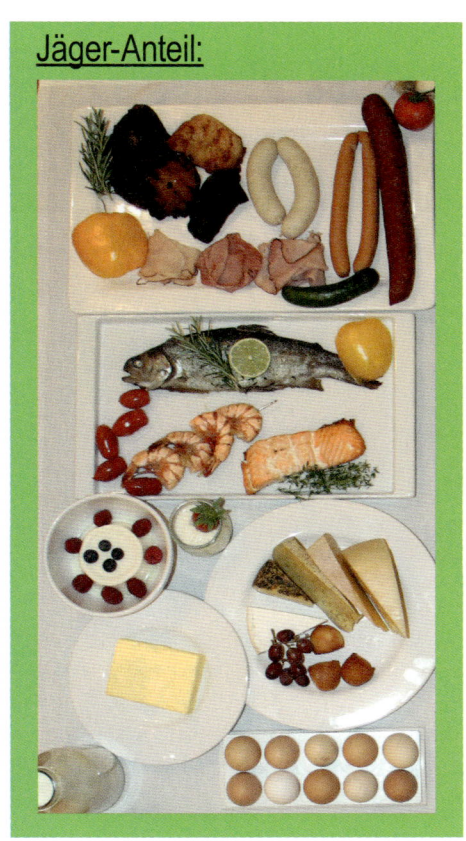

Sammler-Anteil:

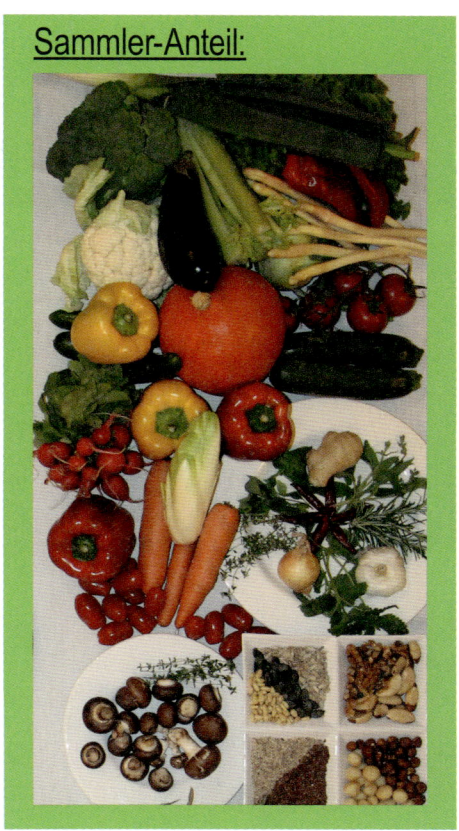

Jäger+Sammler-Zucker (max. GM 10 g):

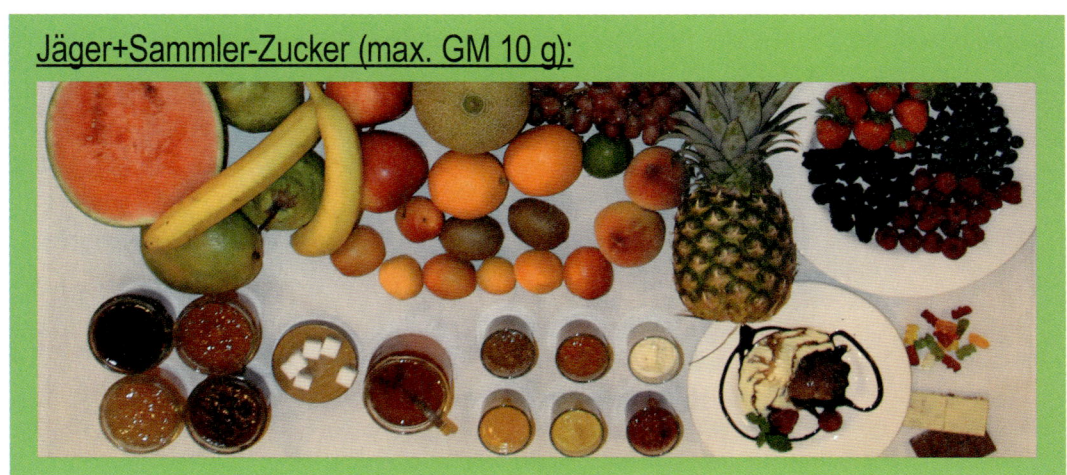

Jäger-Anteil:
Fleisch und Wurstwaren
Fisch und Meeresfrüchte
Milch und Milchprodukte
Eier

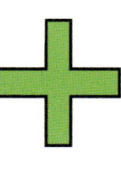

Sammler-Anteil:
Gemüse und Salate
Kräuter und Gewürzpflanzen
Pilze
Nüsse und Kerne

Jäger+Sammler-Zucker (max. GM 10 g):
ca. 200 g Obst und Beeren
Kleine Portionen Süßigkeiten:
max. 3 TL Honig und Marmelade
max. 3 TL Haushaltszucker
max. 30 g, 2 Reihen Schokolade, max. 2 Kugeln Eis
max. 3 EL Ketchup, Senf und Grillsaucen

Das Jäger+Sammler-Mittagessen kann natürlich auch ein Abendessen sein. Wichtig für die Hauptmahlzeit ist nicht die Tageszeit, sondern die Zeit und Ruhe für das Mahl. Je nach Tagesablauf und Arbeitszeiten wird dies sicher auch häufig erst am Abend der Fall sein.

Für die Hauptmahlzeit des Tages stehen uns alle Jäger+Sammler-Nahrungsmittel zur Verfügung. Dadurch ergeben sich nahezu unendlich viele Möglichkeiten, ein geschmacklich verführerisches und nährstoffreiches Mahl zuzubereiten. Der Fantasie sind keine Grenzen gesetzt.

Alles was Sie mit Stärke-Beilagen kochen können, können Sie auch ohne zubereiten.
Das Lieblingsessen meines großen Sohnes ist Schuta - das ist Pasta Schuta ohne Pasta.
Sie braten Hackfleisch in der Pfanne an, geben große Stücke Paprika, Karotten dazu und braten diese nur kurz an, Tomatensauce hinzufügen und süß, sauer und salzig abschmecken - fertig.
Wenn das Schuta dann im Teller ist, können Sie noch Parmesan oder Pizzakäse darüber streuen. Fertig ist ein perfektes Essen.
Wenn Sie jetzt noch Nudeln dazugeben - dann schmeckt das Schuta nicht mehr so intensiv. Etwa 30 - 50 % des Geschmacks geht verloren.

- Was dem Essen Geschmack stiehlt, ist … Nudeln, Reis, Kartoffeln.
- Was die Arbeit macht beim Kochen, ist … Nudeln, Reis, Kartoffeln.
- Was die Arbeit macht beim Abspülen, ist … Nudeln, Reis, Kartoffeln, man hat einen zusätzlichen Topf und ein Sieb abzuspülen, als Jäger+Sammler nur eine beschichtete Pfanne, die wäscht sich von selbst ab.
- Was die Zuckerbelastung für Darm, Blut, Stoffwechsel und Entzündungen macht, ist … Nudeln, Reis, Kartoffeln.
- Was einen vollgestopften Bauch macht, ist … Nudeln, Reis, Kartoffeln.
- Was die Gewichtsprobleme macht, ist … Nudeln, Reis, Kartoffeln.
- Was Nährstoffdefizite macht, ist … Nudeln, Reis, Kartoffeln, da Stärke-Nahrungsmittel nährstoffarm sind.

- Und was selbst nach gar nichts schmeckt, ist ... Nudeln, Reis, Kartoffeln.
  Stärke schmeckt nicht süß, nicht sauer, nicht salzig, nicht bitter, nicht umami und Nudeln, Reis, Kartoffeln riechen nach nichts, d.h. sie haben auch kein Aroma (im Kochkurs dazu mehr).
- Stärke ist nur Pappe, damit 50 g Fleisch für 6 Leute reichen oder damit man sich das Fleisch komplett sparen kann.
- Stärke ist zum Strecken des Essens.
- Stärke ist nur ein nährstoffarmes Arme-Leute-Nahrungsmittel um das Verhungern zu verhindern, aber hat mit einer gesunden, nährstoffreichen, leistungsstarken Ernährung gar nichts zu tun.

Wenn Sie die Stärke-Problematik richtig verstanden haben, dann ist es nicht so, dass Sie Stärke nicht mehr essen dürfen, sondern dann **brauchen Sie Stärke nicht mehr essen.**

Beispiele für ein Jäger+Sammler-Mittagessen sind:
- Schuta = Pasta Schuta ohne Pasta (siehe Rezeptteil S.423)
- Fleisch mit Gemüse und verschiedenen Soßen
- Fisch mit Sherry-Sahne-Soße und Cocktailtomaten
- Gemüse mit Käse überbacken
- Geschnetzeltes mit Gemüse und Curry-Sahne-Soße
- Jäger+Sammler-Raclette
- Salat mit Putenstreifen, Käse, Schinken, Ei oder Scampi
- Jäger+Sammler-Käsespätzle (siehe Rezeptteil S. 408)
- Jäger+Sammler-Mehlspeisen (siehe Rezeptteil S. 435)
- Jäger+Sammler-Pizza (siehe Rezeptteil S. 402)

Erfahrungsgemäß denken und kochen die Leute unterschiedlich: Die einen brauchen nur einen Kühlschrank mit Nahrungsmitteln, die anderen ein Rezept und die Dritten einen Ernährungsplan. Diesen unterschiedlichen Gewohnheiten wird im Jäger+Sammler-Kochkurs (siehe 5.1) Rechnung getragen, denn auch beim Kochen gilt wie im echten Leben: Hilfe zur Selbsthilfe.
Der Kochkurs ist deshalb so gestrickt, dass das Kochen auch verstanden werden kann.
Was verstanden wurde, wird nie wieder vergessen und kann mühelos im Alltag umgesetzt werden.

2.2.4 Jäger+Sammler-Nachspeise

Jäger-Anteil: +   Sammler-Anteil:

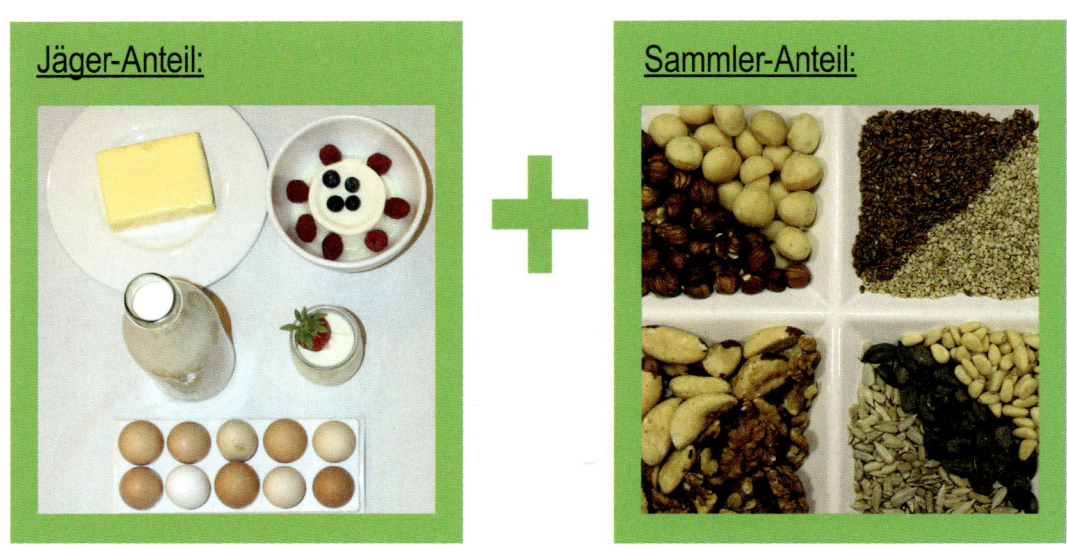

Jäger+Sammler-Zucker (max. GM 10 g):

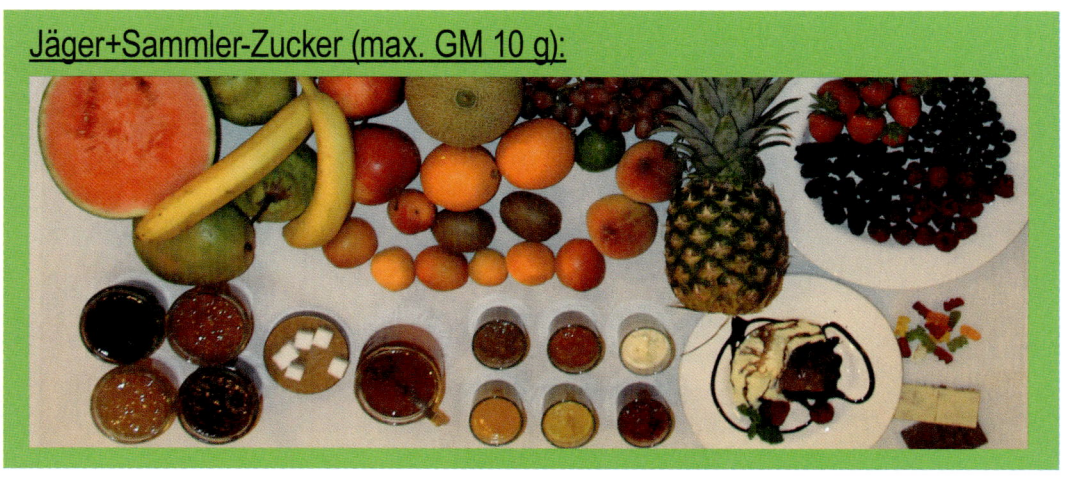

Jäger-Anteil:
Milch und Milchprodukte
Eier

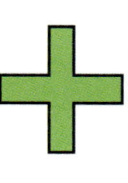

Sammler-Anteil:
Nüsse und Kerne

Jäger+Sammler-Zucker (max. GM 10 g):
ca. 200 g Obst und Beeren
Kleine Portionen Süßigkeiten:
max. 3 TL Honig und Marmelade
max. 3 TL Haushaltszucker
max. 30 g, 2 Reihen Schokolade, max. 2 Kugeln Eis

Als Jäger+Sammler-Nachspeise haben Sie ebenso viele Möglichkeiten wie bei den anderen Mahlzeiten. Wählen Sie als „Zuckerl" einfach aus unseren Rubriken aus.
- Joghurt mit Honig und Nüssen
- Quark mit Obst oder Beeren
- Obst oder Beeren
- Nüsse
- Latte Macchiato
- 1 - 2 Kugeln Eis
- eine Reihe Schokolade
- Mousse au Chocolat
- Bayerische Creme
- Crème brûlée
- Jäger+Sammler-Kuchen (siehe Rezeptteil S. 435)

Eine Nachspeise ist kein „Muss", aber ein „Kann" - ohne schlechtes Gewissen.

2.2.5 Jäger+Sammler-Kaffee und Kuchen

Jäger-Anteil:

Sammler-Anteil:

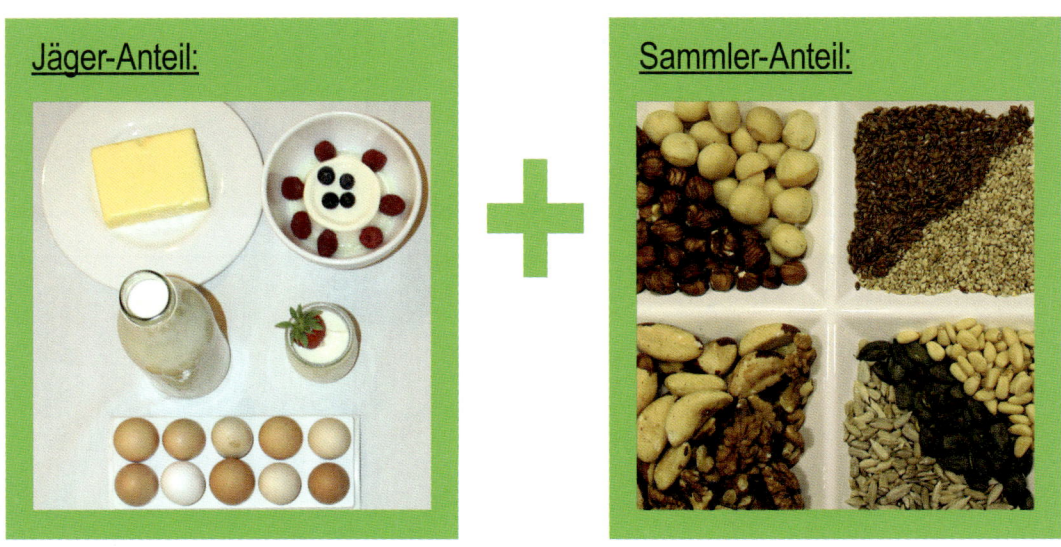

Jäger+Sammler-Zucker (max. GM 10 g):

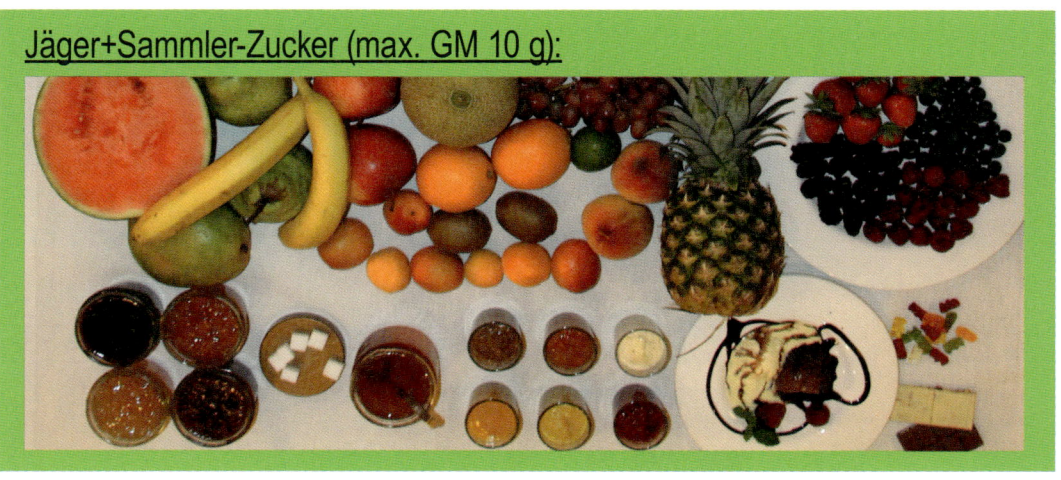

Jäger-Anteil:
Milch und Milchprodukte
Eier

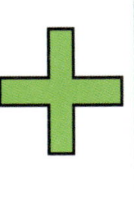

Sammler-Anteil:
Nüsse und Kerne

Jäger+Sammler-Zucker (max. GM 10 g):
ca. 200 g Obst und Beeren
Kleine Portionen Süßigkeiten:
max. 3 TL Honig und Marmelade
max. 3 TL Haushaltszucker
max. 30 g, 2 Reihen Schokolade, max. 2 Kugeln Eis

Kaffee oder Tee mit Kuchen oder Gebäck dürfen Sie als moderne Jäger+Sammler auch genießen. Viele Beispiele dafür finden Sie im Rezeptteil ab Seite 435.
Auch hierzu gibt es zahlreiche Möglichkeiten wie zum Beispiel:
- Jäger+Sammler-Kuchen
- Jäger+Sammler-Muffin
- Jäger+Sammler-Mandelhörnchen
- Jäger+Sammler-Plätzchen

Diese Kuchen und Gebäcke werden ohne Mehl, d.h. ohne Stärke und mit wenig Zucker hergestellt, so dass die Glykämische Masse bei 10 g oder weniger liegt.

2.2.6 Jäger+Sammler-Abendessen

Jäger-Anteil:

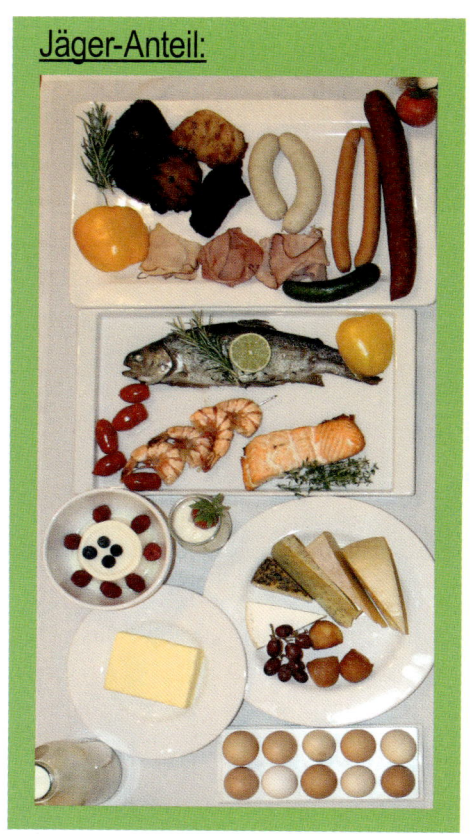

Sammler-Anteil:

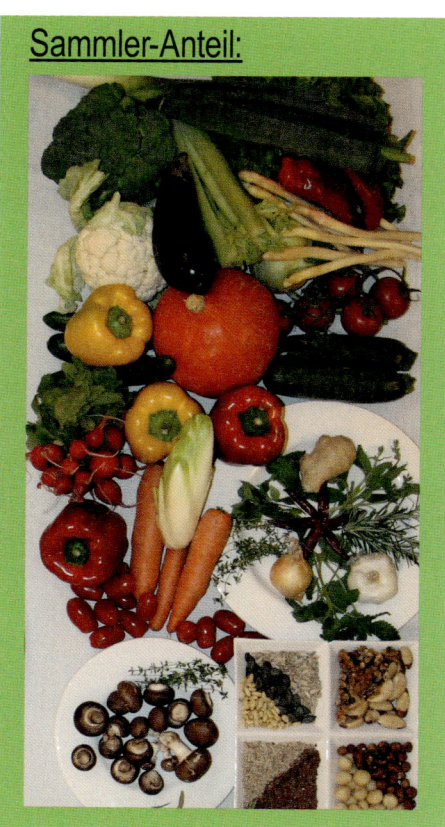

+

Jäger+Sammler-Zucker (max. GM 10 g):

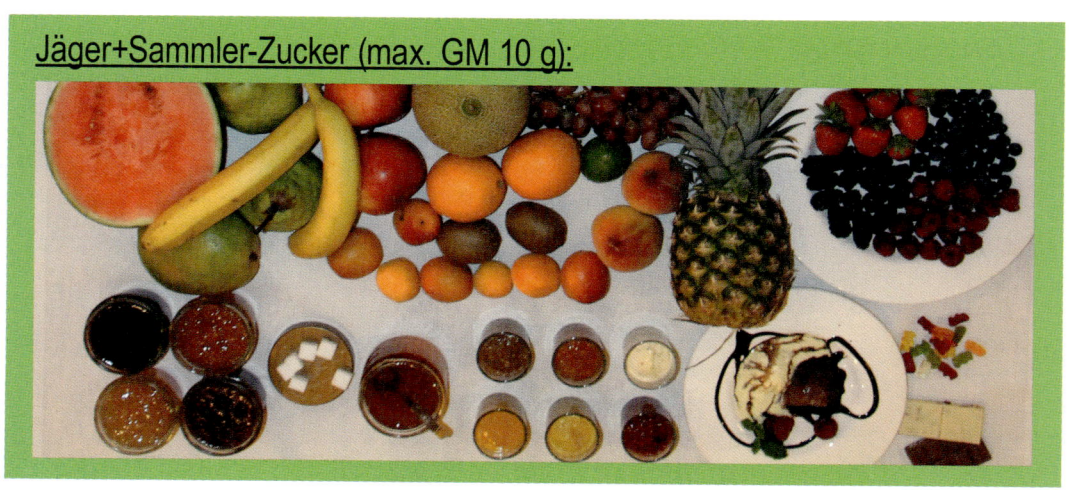

Jäger-Anteil:
Fleisch und Wurstwaren
Fisch und Meeresfrüchte
Milch und Milchprodukte
Eier

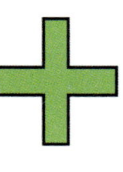

Sammler-Anteil:
Gemüse und Salate
Kräuter und Gewürzpflanzen
Pilze
Nüsse und Kerne

Jäger+Sammler-Zucker (max. GM 10 g):
ca. 200 g Obst und Beeren
Kleine Portionen Süßigkeiten:
max. 3 TL Honig und Marmelade
max. 3 TL Haushaltszucker
max. 30 g (2 Reihen) Schokolade, max. 2 Kugeln Eis
max. 3 EL Ketchup, Senf und Grillsaucen

Als Jäger+Sammler-Abendessen können wir uns aus unseren Rubriken wieder sehr vieles auswählen. Das einfachste Abendessen ist eine „Brotzeit ohne Brot".

Die meisten Kinder zwischen 2 und 5 Jahren machen es instinktiv richtig: Sie bereiten sich ein Wurstbrot wie Mama und Papa, essen dann Wurst, Käse, Gurken und lassen das Brot liegen. Die Kleinen hätten es ja kapiert - und dann wird ihnen täglich gelernt: „Iss dein Brot dazu!" …

Weitere Beispiele für Jäger+Sammler-Abendessen sind:
- „Brotzeit ohne Brot" als Jäger+Sammler-Platte: Wurst, Käse, Paprika, Gurken, Karotten, Tomate- Mozzarella, Antipasti, Oliven, Obst, Nüsse
- Würstl mit Sauerkraut und Senf
- Meeresfrüchtesalat
- Gemüse mit Frischkäse oder Kräuterquark
- verschiedene Dips mit Paprika, Gurken, Karotten
- Eieromelette
- Jäger+Sammler-Fladenbrot (siehe Rezeptteil S. 454)

Sie sehen, alle Mahlzeiten des Tages können ohne Probleme und Aufwand als moderne Jäger+Sammler gestaltet werden. Jäger+Sammler-Ernährung ist die einfachste Ernährung der Welt. Sie dürfen alle Nahrungsmittel essen, die schmecken. Sie sollen nur die Dinge weglassen, die nach nichts schmecken, d.h. Stärke-Nahrungsmittel.

Mir liegt es sehr am Herzen, dass Sie dieses Jäger+Sammler-Ernährungskonzept verstehen. Deshalb hat Didaktik Vorrang, auch wenn ich mich dabei wiederhole.
Denn wenn Sie einmal verstanden haben, was eine optimale, artgerechte und leistungsstarke Ernährung ausmacht, werden Sie es ewig behalten.
Somit können Sie die Jäger+Sammler-Ernährung leicht im Alltag umsetzen.
Selbst Falschaussagen und Halbwahrheiten, die ich im Folgenden genau unter die Lupe nehmen will, können Sie dann nicht mehr verunsichern.

2.3. Häufige Fragen und Kritikpunkte

Wir haben uns bisher, lückenlos und logisch, mit einer Vielzahl an Fakten erarbeitet, wie eine optimale Ernährung aussieht und welche Nahrungsmittel hierzu verwendet werden können.

Es kursieren aber sehr viele Unwahrheiten, Irrtümer und Fehlschlüsse, die der Jäger+Sammler-Ernährung entgegenstehen. Um eine Verunsicherung des Laien und Patienten zu verhindern, will ich im Folgenden diese möglichen Kritikpunkte, einen nach dem anderen, besprechen und entkräften.

Wie leicht richtige Fakten zu Fehlinterpretationen und Unwahrheiten führen, möchte ich kurz anhand eines einfachen Rechenbeispiels zeigen.

„Logik für geistig Arme":
Nachdem   2 + 2 = 4, genauso wie   2 x 2 = 4, folgt   2 + 2 = 2 x 2
und auch   1 + 2 + 3 = 6, genauso wie 1 x 2 x 3 = 6, folgt 1 + 2 + 3 = 1 x 2 x 3.
Dadurch folgt „logischerweise", dass   + = x!

Der grundlegende Fehler hierbei besteht darin, dass zur Beurteilung einer Frage nur einige wenige Fakten zu Rate gezogen werden. Viel zu wenige, um sich ein klares, sicheres und richtiges Bild zu erschließen. Dadurch ist, wie in meinem Rechenbeispiel, Fehlinterpretationen Tür und Tor geöffnet.
In der Ernährungsmedizin lassen sich Fehler allerdings nicht so einfach entlarven wie hier in der Mathematik. Deshalb sind sehr viele Fehler, Fehlinterpretationen und dadurch auch falsche Ernährungsempfehlungen im Umlauf.
Hierbei zahlt aber der leidgeplagte Patient mit einer Verschlechterung seiner Beschwerden die Zeche dieser Fehler.

Deshalb schalten Sie bitte Ihren gesunden Menschenverstand ein und beurteilen Sie nicht nur einen Fakt, sondern alle Fakten, die ich Ihnen aufzeige, dann wird die Schlussfolgerung richtig sein und Sie wissen bestimmt, dass **Plus nicht gleich Mal** ist!

2.3.1 Wie viel Jäger? Wie viel Sammler? Es gibt keine richtige Steinzeitkost

In der gesamten Evolutionsgeschichte, aber auch bei Jäger+Sammler-Völkern, die in der Neuzeit leben, gab und gibt es immer wieder notwendige Anpassungen und Veränderungen des Verhältnisses Jäger-Anteil:Sammler-Anteil. Je nach Lebensraum, klimatischen Bedingungen, aber auch Jahreszeiten variiert dieses Verhältnis sehr stark. Deshalb meinen Kritiker wie Ströhle und Hahn[27]: „Daher gibt es auch nicht die eine richtige Ernährungsform, die über Gesundheit oder Krankheit entscheidet."

Diese Kritik ist keine sachliche Auseinandersetzung, hier wird als erster Kritikpunkt nur angeführt, dass keine genauen Prozentangaben zur Zusammensetzung der Kost angegeben werden können! Das ist wirklich eine „aussagekräftige und wissenschaftlich fundierte Kritik", oder?

Der zweite Kritikpunkt ist noch „schlagkräftiger".

Ströhle und Hahn argumentieren: „Die Anpassung an eine wie auch immer geartete paläolithische Ernährung impliziert lediglich, dass diese Ernährung offenbar imstande war, das Überleben und den reproduktiven Erfolg unserer Ahnen zu ermöglichen. Sie impliziert jedoch nicht notwendigerweise, dass diese Ernährungsform a priori geeignet ist, chronisch-degenerativen Erkrankungen vorzubeugen. Das heißt: Eine Ernährungsform ist nicht deshalb gesund, weil der Organismus an diese im evolutionsbiologischen Sinne angepasst ist."

Mein Kommentar dazu: Das bedeutet, dass wir mittlerweile auch schon an Cola, Pommes und McDonald´s angepasst sind, da diese Ernährung offenbar imstande ist, das Überleben und den reproduktiven Erfolg unserer jetzigen Generation zu ermöglichen.

Ich denke, hierzu ist alles gesagt!

Die Fakten der Jäger+Sammler-Ernährung zeichnen ein anderes Bild (siehe Teil 1):

- Jäger+Sammler-Nahrungsmittel haben uns in unserer Evolutionsgeschichte begleitet und ein hoher Jäger-Anteil hat uns, mit viel Eiweiß und Fett, die Baustoffe für unser Gehirn und die explosionsartige Gehirnentwicklung geliefert.
- Das Verhältnis Jäger:Sammler kann jeder nach Bedarf, Gusto und Vorlieben gestalten und variieren. Es ist aber wichtig, dass nur Jäger+Sammler-Nahrungsmittel genossen werden. Das individuell richtige Verhältnis gibt der Geschmack, je nach Bedarf, vor.
- Der Mensch hat einen sehr anpassungsfähigen Stoffwechsel und dadurch die ganze Welt bevölkert, er kann sich sehr flexibel ernähren.
- Entscheidend ist nicht, welchen Belastungen ein junger Stoffwechsel standhalten kann, ohne dass der Reproduktionserfolg gefährdet ist. Vielmehr ist wichtig, wie sich der Einzelne durch optimale Nahrungsmittel gesund und fit hält und seine Beschwerden reduzieren kann.
- Stärke ist nur Zucker und kein Nahrungsmittel für den Menschen, da uns dafür der Gärmagen, wie bei angepassten Grasfressern fehlt. Durch die fehlende Anpassung gelangen riesige Zuckermengen in den Darm und ins Blut des Menschen.
- Stärke verursacht, als Zuckerlieferant von riesigen Zuckermengen, Entzündungen und Nährstoffdefizite (siehe Teil 3 und 4).

Es gibt Nahrungsmittel, an die wir enzymatisch und verdauungsphysiologisch angepasst sind. Diese Jäger+Sammler-Nahrungsmittel bilden die Basis unserer optimalen Ernährung. Das Verhältnis Jäger:Sammler kann jeder individuell, am besten nach Geschmack, abschätzen und bestimmen. Durch den messbaren Eiweißbedarf von mindestens 1 g Eiweiß/kg KG/Tag (siehe 1.2.2.1) sollten allerdings mehrmals täglich eiweißreiche Jäger-Nahrungsmittel genossen werden, um Nährstoffdefizite und daraus folgende Sparmaßnahmen des Körpers zu vermeiden.

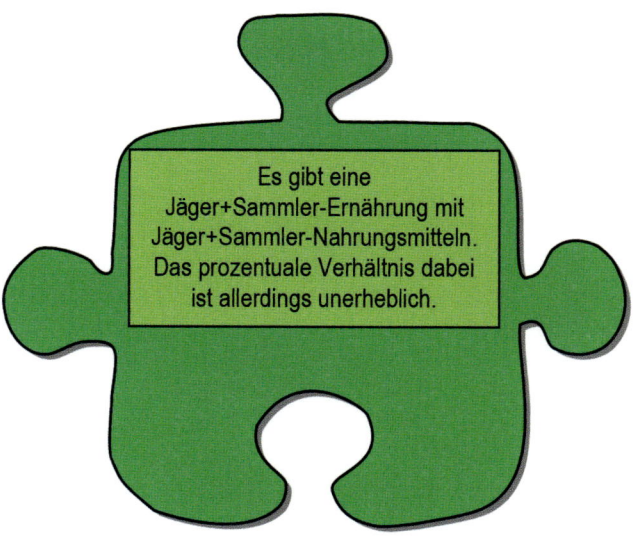

2.3.2 Stört tierisches Eiweiß den Säure-Basen-Haushalt?

„Tierisches Eiweiß stellt eine Belastung für den Säure-Basen-Haushalt und die Ausscheidung der Niere dar und verursacht dadurch sehr viele Beschwerden."
Dieses Argument ist ein häufig gehörter Kritikpunkt. Deshalb müssen wir uns mit dem Thema „Säure-Basen-Haushalt" sehr intensiv auseinandersetzen, um die Fehler dieser Argumentation aufzudecken.
Wie so oft stimmen die Grundlagen, aber durch eine fehlerhafte Interpretation und das Nichtbeachten von Verhältnismäßigkeiten wird aus einer Mücke ein Elefant.
Allein bei Amazon.de findet man aktuell 154 Bücher über den Säure-Basen-Haushalt. Eines vorweg: Ich habe sie nicht alle gelesen. Wenn seit fast 6 Jahrzehnten so viel über ein Thema geschrieben wird, muss es ja wichtig und richtig sein, oder doch nicht? Quintessenz dieser Literatur ist: „Fleisch, Fisch und Milchprodukte säuern und sollten deshalb nur selten und wenig gegessen werden, um dem Säure-Basen-Haushalt nicht zu schaden."

Was ist dann dran an der Säure-Basen-Ernährung?
Belasten Eiweiße den Säure-Basen-Haushalt wirklich?
Machen Eiweiße sauer und krank?
Ist eine eiweißreiche Ernährungsform, wie die artgerechte Jäger+Sammler-Ernährung, falsch?

Überprüfen wir diese Thesen der Säure-Basen-Ernährung einmal gründlich.

<u>Was ist der Säure-Basen-Haushalt?</u>

Der Säure-Basen-Haushalt ist ein Regelsystem zur Aufrechterhaltung des Säure-Basen-Gleichgewichts des Körpers im Allgemeinen und des Blutes im Speziellen. Der pH-Wert des Blutes wird dadurch in sehr engen Grenzen zwischen 7,35 und 7,45 stabil gehalten, da ein konstanter pH-Wert für die Zelle lebensnotwendig ist. Störungen des Säure-Basen-Gleichgewichts können sich lebensbedrohlich auswirken. Es entstehen im Stoffwechsel ständig Säuren und Basen, die durch verschiedene Puffersysteme in sehr engen Grenzen konstant gehalten werden.

Was sind Säuren? Was sind Basen?

Säuren geben Protonen ab, das heißt positiv geladene Teilchen, Wasserstoff-Ionen H+.
Basen nehmen Protonen (H+) auf.
Die Konzentration der abzugebenden Protonen wird durch den pH-Wert beschrieben. Wasser ist neutral bei einem pH-Wert von 7. Bei pH-Werten unter 7 spricht man von sauer, bei pH-Werten über 7 von basisch. In der folgenden Tabelle habe ich einige pH-Werte aus dem täglichen Leben zur besseren Vorstellung angegeben.

Substanz	pH-Wert	wie
Natronlauge	13,4 – 14,0	basisch
Seife	9,0 – 10,0	basisch
Bauchspeicheldrüsensaft, Gallensaft	8,3	basisch
Blut	7,35 – 7,45	basisch
Reines Wasser	7,0	neutral
Hautoberfläche	5,5	sauer
Apfelsaft, Orangensaft	3,5	sauer
Zitronensaft, Essig	2,5	sauer
Magensäure	1,0 – 1,5	sauer

Abb. 46: pH-Werte von Säuren und Basen des täglichen Lebens

Keine Angst, ich werde Ihnen jetzt nicht den Säure-Basen-Haushalt bis ins Detail erklären - könnte ich auch gar nicht - dafür gibt es aber genügend Literatur. Sondern ich will mit Ihnen rechnen und vergleichen, um die Säure-Basen-Diskussion ins richtige Verhältnis zu setzen. Denn, wie so oft, stimmen hier die Verhältnismäßigkeiten nicht und deshalb werden aus biochemischen Fakten falsche Schlüsse gezogen und damit falsche Ernährungsempfehlungen gegeben.

Im menschlichen Körper entstehen ständig riesige Mengen an Säuren und Basen. Ebenso werden über die Ernährung auch Säuren und Basen zugeführt. Diese Gesamtmenge an Säuren und Basen müssen im Blut gepuffert werden, um den pH-Wert des Blutes konstant zu halten. Als Puffer dienen Bicarbonat mit Kohlensäure, aber auch Bluteiweiße. In der Regel entsteht im Stoffwechsel ein Überschuss an Säuren. Diese müssen dann über Lunge, Leber und Niere ausgeschieden werden.

Säure-Basen-Gleichgewicht heißt also, Gleichgewicht der Säuren und Basen zwischen Aufnahme, Entstehung und Ausscheidung.

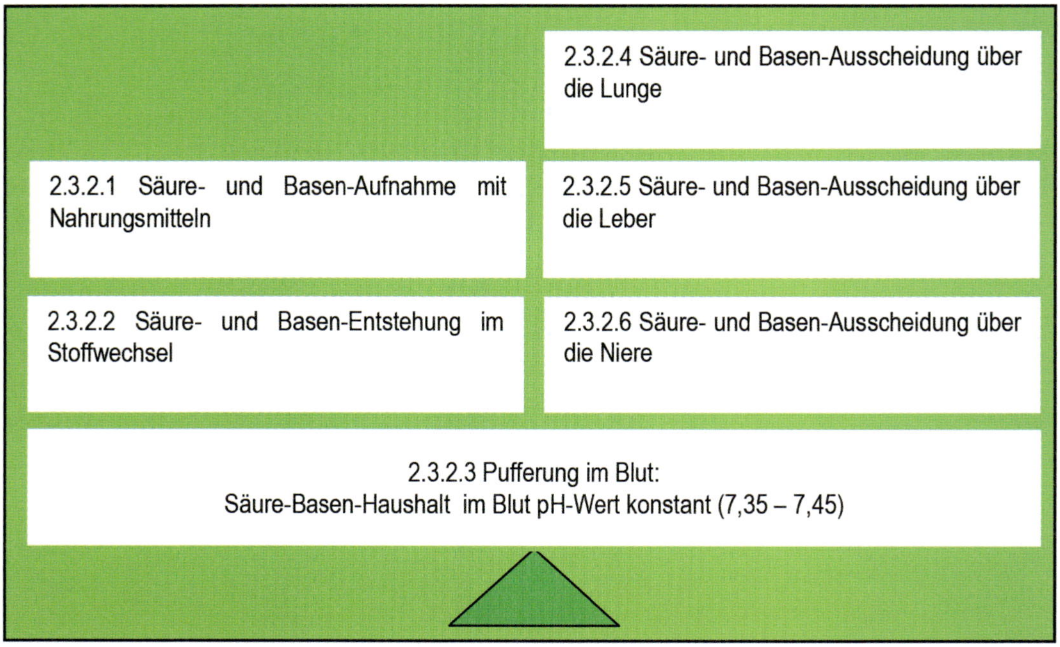

	2.3.2.4 Säure- und Basen-Ausscheidung über die Lunge
2.3.2.1 Säure- und Basen-Aufnahme mit Nahrungsmitteln	2.3.2.5 Säure- und Basen-Ausscheidung über die Leber
2.3.2.2 Säure- und Basen-Entstehung im Stoffwechsel	2.3.2.6 Säure- und Basen-Ausscheidung über die Niere
2.3.2.3 Pufferung im Blut: Säure-Basen-Haushalt im Blut pH-Wert konstant (7,35 – 7,45)	

Abb. 47: Gleichgewicht der Säure-Basen-Waage

So wie hier in Abbildung 47 wird in der Literatur das Gleichgewicht des Säure-Basen-Haushalts immer dargestellt. Beim Vergleich der Säuremengen ergibt sich ein ganz anderes Bild. Hierfür müssen wir uns die Mühe machen, einmal zu rechnen.

2.3.2.1 Säure- und Basen-Aufnahme mit Nahrungsmitteln

Nahrungsmittel werden, je nach Säurebelastung, in verschiedene Gruppen eingeteilt. Die aktuellste Berechnung ist von Remer und Manz[28]: Hierbei wurde die „potentiale Säurebelastung der Niere" (= PRAL) von verschiedenen Nahrungsmitteln nur mit Hilfe der Eiweißmenge und der Mineralstoffgehalte bestimmt. Alle anderen Nährstoffe wurden nicht berücksichtigt, ebensowenig wie die Stoffwechselreaktionen im Organismus. Aus diesem theoretischen Rechenwerk ergeben sich basische und saure Nahrungsmittel - als 2 Nahrungsmittelgruppen:

Basische Nahrungsmittel:
basisches Säureequivalent   -15 bis 0 mEq/100g oder -15 bis 0 mmol/100g:
wenig Eiweiß, viele Mineralstoffe

fast alle Getränke:
Wasser, Obstsäfte, Gemüsesäfte, Kaffee, Tee, Bier, Wein, Molke, Kefir
alle Gemüse und Salate
jedes Obst und Beeren
Kräuter
Essig und Öle
viele Süßigkeiten: Eis, Honig, Marmelade, Rohrzucker, Nussnougatcreme, Zucker

Abb. 48: Basische Nahrungsmittel

Saure Nahrungsmittel:
saueres Säureequivalent: 0 - 20 mEq/100 g oder 0 - 20 mmol/100 g:
viel Eiweiß und wenig Mineralstoffe:

Getreide und Reis (2 - 12 mEq/100 g = mmol/100 g), Mehl, Nudeln, Vollkornbrot, Weißbrot, Backwaren
Milch und Milchprodukte (0 - 10 mEq/100 g = mmol/100 g), Milch, Joghurt, Quark, Sahne, Frischkäse, Vollmilchschokolade
Hartkäse (15 - 25 mEq/100 g = mmol/100 g)
Nüsse, Eier
Fleisch und Fisch (5 - 10 mEq/100 g = mmol/100 g)

Abb. 49: Saure Nahrungsmittel

Aus diesen Berechnungen wurde eine „Säurelast der Eiweiße" erkannt und deshalb eine eiweißarme Ernährungsweise empfohlen.
Es ist richtig, dass beim Abbau von Aminosäuren Säuren freigesetzt werden, die gepuffert werden müssen.

Das bedeutet eine Säurebelastung von ca. 20 mmol/Eiweißmahlzeit.
Bei 3 säurereichen Mahlzeiten ergibt sich eine gesamte Säurebelastung von ca. 60 mmol/Eiweiß-Tag.

2.3.2.1 Säure-Aufnahme mit Nahrungsmitteln
20 mmol/Eiweißmahlzeit oder
60 mmol/Eiweiß-Tag

2.3.2.2 Säure- und Basen-Entstehung im Stoffwechsel

Der 2. Faktor der Säurebelastung sind die Säuren, die tagtäglich im Stoffwechsel entstehen. Hierbei gibt es eine Vielzahl an Säuren und Basen, wobei in der Regel viel mehr Säuren als Basen entstehen. Diese Säuren müssen nach ihrer Entstehung gepuffert und anschließend ausgeschieden werden. Es entstehen Ammonium, Kohlensäure, Schwefelsäure, Essigsäure, Milchsäure und noch viele mehr. Nachdem diese Säuren für das Verständnis des Säure-Basen-Haushalts unnötig sind, möchte ich Ihnen - und auch mir - diese vielen chemischen Bezeichnungen der Säuren ersparen.

Eine Säure betrachten wir aber trotzdem ganz genau, nämlich die Milchsäure (Laktat-Säure = lactat acid) - sie hat aber nichts mit der Milch zu tun.

Diese Säure entsteht bei intensiver sportlicher Belastung und muss natürlich vom Organismus gepuffert werden. Im Leistungssport wird die Milchsäure sehr oft zur Leistungskontrolle gemessen. Dadurch können wir anhand dieser einen Säure und den vielen Laktat-Messungen beispielhaft zeigen, wie hoch die Säurelast für Milchsäure ist und dadurch mit Nahrungsmittelsäuren vergleichen. Es ist zwar nur eine Säure von vielen, aber dafür stehen uns genaue Messungen zur Verfügung, die einen Vergleich ermöglichen.

Bei intensiver sportlicher Belastung im anaeroben Bereich wird bei der Energiegewinnung mehr Sauerstoff verbraucht, als zur Verfügung steht, d. h. der Körper geht für diese kurze Maximalbelastung eine Sauerstoffschuld ein. Hierbei entsteht Milchsäure, die aber im Blut sofort zu gleichen Teilen in Laktat (Base) und Wasserstoff (Säure) zerfällt.

> Milchsäure (Laktat-Säure) → 1 mmol Laktat und 1 mmol Wasserstoff (H^+)

Durch Wasserstoff als Säure entsteht die Laktat-Azidose, d.h. die Säurelast des Blutes. Der Wasserstoff muss als Säure sofort im Blut gepuffert werden.

Dadurch kann man die Säurebelastung weder durch die sofort zerfallende Milchsäure bestimmen, noch durch den Wasserstoff, der unmittelbar gepuffert wird.

Da aber die Milchsäure zu gleichen Teilen in Laktat und Wasserstoff zerfällt, kann man durch die gemessenen Laktat-Werte die Menge der Wasserstoffionen als Säurebelastung genau bestimmen.

Der Laktat-Wert im Blutserum ist in Ruhe konstant bei ca. 1,5 mmol/l Blut.

In Ruhe werden in Skelettmuskel, Haut, Darmschleimhaut, Blutzellen, Nieren und Gehirn zusammen etwa 0,7 - 1,3 mmol Laktat/kg KG pro Stunde gebildet, dies entspricht etwa 70 mmol/70 kg KG pro Stunde. Das sind ca. 1.600 mmol Laktat/Tag. Milchsäure und dadurch Laktat entsteht also ständig, mit Zunahme der körperlichen Belastung entsprechend mehr. Der Laktat-Wert im Blut ist das Ergebnis von Bildung und Abbau des Laktats im Körper. Da das Laktat nicht sofort und komplett im Blut erscheint, sondern langsam ansteigt und sofort wieder im Leberstoffwechsel abgebaut wird, lässt sich die Laktat-Menge nicht exakt bestimmen. Es wird nur der höchste Blutwert gemessen. Deshalb können wir nur die Mindestmenge an Laktat und dadurch auch nur die Mindestmenge an Säurelast bestimmen. Das sollte jedoch für unsere Vergleichszwecke ausreichend sein. Wie viel gemessenes Laktat und dadurch auch Wasserstoff als Säure bei verschiedenen Belastungen mindestens gebildet wird, zeigt folgende Tabelle:

Belastung	Laktat-Wert im Blut	Säurelast / 5 l Blut
400 m Sprint	20 mmol/l	100 mmol/5 l Blut

Durch diese indirekte Säuremessung sieht man, dass bei einem Sprint über 400 m eine Säurelast von mindestens 100 mmol/5 l Blut entsteht, die sehr plötzlich im Blut erscheint und gepuffert werden muss.

> 2.3.2.2 Säure-Entstehung im Stoffwechsel
> am Beispiel Milchsäure
> > 100 mmol bei 400 m Sprint

Im Gegensatz dazu enthält eine eiweißreiche Mahlzeit eine Säurelast von 20 mmol, wobei sich beim Essen die Säurelast sicher langsamer entwickelt und dadurch die Puffersysteme noch weniger belastet werden.

Das bedeutet, es entsteht bei einem 400 m Sprint mindestens 5-mal so viel Säure, wie bei einer Fleischmahlzeit. Somit entsteht wesentlich mehr Säure, wenn ich einem Säbelzahntiger davonlaufe, als wenn ich ihn essen würde.

Unser Vergleich mit der Milchsäure beinhaltet nur einen kleinen Teil der Säuren, die im Körper entstehen, und der zeigt schon so eindeutig, dass die Säurelast der Nahrungsmittel nur sehr gering ist.

Die Säurebelastung in Nahrungsmitteln kann demnach nicht so „gefährlich hoch" sein, denn bei einem 400 m Sprint kommt auch keiner in einen gesundheitsgefährdenden Bereich - es sei denn, der Säbelzahntiger ist schneller!

2.3.2.3 Pufferung im Blut

Die anfallenden Säuren über Ernährung und Stoffwechsel müssen sofort im Blut gepuffert werden, um den pH-Wert zwischen 7,35 - 7,45 konstant zu halten.
Als Puffer dienen Bluteiweiße, Hämoglobin und Bicarbonat. Wie die Pufferung der Säuren mit diesen Basen genau funktioniert, ist für uns ohne Belang. Um vergleichen zu können, benötigen wir die Blutpufferkapazität in mmol.
Diese Pufferkapazität des Blutes liegt bei 42 - 54 mmol/l Blut, also bei ca. 250 mmol/5 l Blut.

> 2.3.2.3 Pufferung im Blut:
> Säure-Basen-Haushalt im Blut pH-Wert konstant (7,35 – 7,45)
> Blutpufferkapazität 250 mmol/5l Blut

Eine Eiweißmahlzeit bringt ca. 20 mmol/Mahlzeit an Säurelast mit. Diese 20 mmol werden aber sicher nicht sofort und komplett im Blut erscheinen, da ja bekanntlich Verdauung und Eiweißstoffwechsel auch etwas Zeit benötigen.
Aber schütten wir mal - ganz hypothetisch - die „riesige Menge an Säure", die eine Jäger-Mahlzeit mit sich bringt, auf einmal ins Blut. Selbst dann würden die 20 mmol Säuren aus der Nahrung die Pufferkapazität des Blutes von 250 mmol nicht wesentlich beeinflussen.

Die gepufferte Säurelast des Blutes wird anschließend sofort über Lunge, Leber und Niere gepuffert und ausgeschieden.

2.3.2.4 Säure- und Basen-Ausscheidung über die Lunge

Saure Wasserstoffionen (H$^+$) werden durch die Base Bicarbonat (HCO3$^-$) gepuffert. Aus H$^+$ und HCO3$^-$ entsteht Wasser H$_2$O und Kohlendioxid CO$_2$. Das Wasser wird über die Niere ausgeschieden, das CO$_2$ über die Lunge abgeatmet.

In Ruhe eliminiert die Lunge 10 mmol CO$_2$/Minute, das sind 14.000 mmol/Tag. Die maximale Eliminationsrate der Lunge wird bei Löffler, Petrides[3] mit 24.000 mmol/Tag bei körperlicher Belastung angegeben.

> 2.3.2.4 Säure-Ausscheidung über die Lunge
> 10 mmol/Minute = 14.000 mmol/Tag
> Max: 24.000 mmol/Tag

2.3.2.5 Säure- und Basen-Ausscheidung über die Leber

Aus den Umwandlungsprozessen der Aminosäuren entstehen viele Säuren. Diese Säurelast entsteht in der Leber und wird hier auch wieder gepuffert. Die Leber eliminiert in Ruhe 40 mmol Säuren/Std, das sind 1.000 mmol Säuren/Tag. Die maximale Eliminationsrate der Leber beträgt sogar 400 mmol/Std, oder 10.000 mmol/Tag.

> 2.3.2.5 Säure-Ausscheidung über die Leber
> 40 mmol/Std = 1.000 mmol/Tag
> Max: 400 mmol/Std = 10.000 mmol/Tag

2.3.2.6 Säure- und Basen-Ausscheidung über die Niere

Die Niere ist in zweierlei Hinsicht für den Säure-Basen-Haushalt wichtig. Erstens scheidet sie in Ruhe 40 - 80 mmol Säure/Tag aus. Sie hat aber eine maximale Eliminationskapazität von 1.000 mmol Säure/Tag. Zweitens wird Bicarbonat als die wichtigste Base in der Niere praktisch vollständig zurückgehalten, das sind bis zu 4.500 mmol Bicarbonat/Tag. Diese Base steht dann zur Pufferung der Säuren zur Verfügung und wird immer wieder recycelt.

> 2.3.2.6 Säure-Ausscheidung über die Niere
> 40 - 80 mmol/Tag
> Max: 1.000 mmol/Tag

2.3.2.7 Säure- und Basen-Entstehung im Stoffwechsel

Wie in 2.3.2.2 schon erwähnt, können die Säuren, die im Stoffwechsel entstehen, nicht alle gemessen werden. Addiert man die Ruhe-Eliminationsraten von Lunge, Leber und Niere, errechnet sich eine Ruhe-Ausscheidung von ca. 15.000 mmol Säure/Tag.

> 2.3.2.7 Säure-Entstehung im Stoffwechsel
> Gesamt in Ruhe 15.000 mmol/Tag

Ich denke, da spielen unsere 60 mmol Nahrungssäure/Eiweiß-Tag wirklich keine nennenswerte Rolle.

2.3.2.8 Zusammenfassung:

Wenn wir nun unsere Übersicht des Säure-Basen-Haushalts mit den eingetragenen Säuremengen betrachten, wird Folgendes sonnenklar:
Die Säurelast von eiweißreichen Nahrungsmitteln mit 20 mmol/Mahlzeit und damit 60 mmol/Tag hat einen verschwindend kleinen Anteil am Säure-Basen-Haushalt und kann in keinster Weise das Säure-Basen-Gleichgewicht stören (siehe Abb. 50).

2.3.2.1 Säure-Aufnahme mit Nahrungsmitteln 20 mmol/Eiweißmahlzeit oder 60 mmol/Eiweiß-Tag	2.3.2.4 Säure-Ausscheidung über die Lunge 10 mmol/Minute = 14.000 mmol/Tag Max: 24.000 mmol/Tag
2.3.2.2 Säure-Entstehung im Stoffwechsel am Beispiel Milchsäure > 100 mmol bei 400 m Sprint	2.3.2.5 Säure-Ausscheidung über die Leber 40 mmol/Std = 1.000 mmol/Tag Max: 400 mmol/Std = 10.000 mmol/Tag
2.3.2.7 Säure-Entstehung im Stoffwechsel Gesamt in Ruhe 15.000 mmol/Tag	2.3.2.6 Säure-Ausscheidung über die Niere 40 - 80 mmol/Tag Max: 1.000 mmol/Tag

> 2.3.2.3 Pufferung im Blut:
> Säure-Basen-Haushalt im Blut pH-Wert konstant (7,35 – 7,45)
> Blutpufferkapazität 250 mmol/5l Blut

Abb. 50 Gleichgewicht der Säure-Basen-Waage mit eingetragenen Säure-Mengen

Sogar ein 400 m Sprint bringt schon mindestens die 5-fache Säurebelastung wie eine Eiweißmahlzeit.

Die Gesamtsäurelast in Ruhe liegt bei 15.000 mmol/Tag. Ein Eiweiß-Tag bringt mit seinen 60 mmol nur 0,4% der täglichen Säureproduktion.

Auch der Blutpufferkapazität mit maximal 250 mmol, die plötzliche Säurelasten puffert, kann eine langsam im Blut erscheinende Säurelast von 20 mmol/Mahlzeit nicht gefährlich werden.

Die 60 mmol Nahrungssäure/Tag werden primär in der Leber gepuffert, was bei einer maximalen Pufferleistung von 10.000 mmol/Tag nicht wirklich ins Gewicht fällt. Das ist als ob die Mücke dem Elefanten auf den Fuß steigt.

Um die Leber mit eiweißreicher Nahrung an ihre maximale Pufferkapazität zu bringen, müsste man 9.000 mmol/Tag an Nahrungssäure zuführen, das wären bei 10 mmol/100 g Fleisch insgesamt 90 kg Fleisch/Tag also 450 Schnitzel! … Mahlzeit!

Auch die sogenannte „Potentielle Säurelast der Niere" (= PRAL) pro Eiweißmahlzeit mit 20 mmol stellt bei einer maximalen Ausscheidungskapazität der Niere mit 1.000 mmol/Tag **nicht wirklich** eine „potentielle Säurelast" dar.

Betrachtet man abschließend noch die maximale Pufferkapazität der Ausscheidungsorgane Lunge, Leber und Niere von 35.000 mmol/Tag, ist alles zur „riesigen Säurelast der Nahrung" und der Belastung für die Puffersysteme des Blutes, der Lunge, der Leber und der Niere gesagt.
Eine Ernährungsempfehlung - wie in den 154 Säure-Basen-Büchern - die Eiweiße aufgrund der Säurebelastung des Säure-Basen-Haushalt als schädlich einstuft und eine eiweißarme Kost empfiehlt, ist grundsätzlich falsch, wertlos und gefährlich.

Störungen des Säure-Basen-Haushalts treten nur bei absolut schweren Nierenfunktionsstörungen, Leberfunktionsstörungen oder bei lebensbedrohlichen Zuständen mit massivem Sauerstoff-Mangel, wie z.B. bei Herzinfarkt, auf.

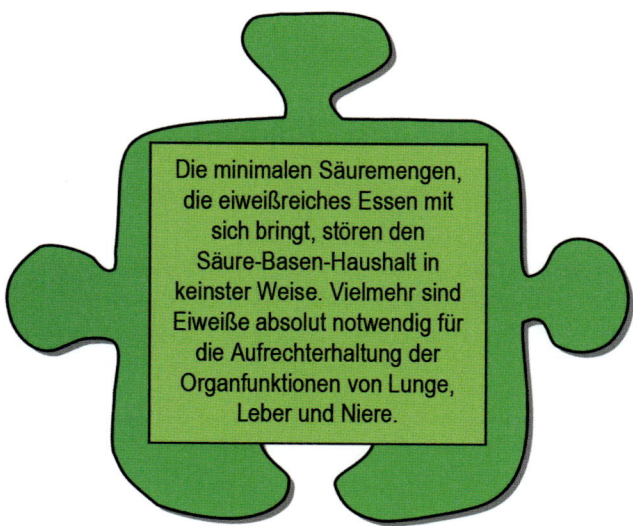

Die minimalen Säuremengen, die eiweißreiches Essen mit sich bringt, stören den Säure-Basen-Haushalt in keinster Weise. Vielmehr sind Eiweiße absolut notwendig für die Aufrechterhaltung der Organfunktionen von Lunge, Leber und Niere.

Eiweiße und die mitgelieferten Fettsäuren, Mineralstoffe und Vitamine sind unabdingbar für eine leistungsstarke Ernährung und man benötigt eine Mindestmenge von 1 g Eiweiß/kg KG/Tag (siehe 1.2.2.1). Nur durch eine nährstoffreiche Kost können die Organe langfristig gesund und leistungsfähig bleiben, was nicht nur für den Säure-Basen-Haushalt wichtig ist.

Eine wichtige Bemerkung am Rande:
Der erste Nierenabschnitt (proximaler Tubulus), in dem mehr als 70 % der Nierenarbeit anfällt, kann seine Energie nur durch β-Oxidation gewinnen, d.h. ausschließlich durch Fettverbrennung! Zucker können hier nicht in Energie umgewandelt werden. Für die Fettverbrennung braucht die Niere Sauerstoff und Fette. Deshalb ist eine, wie auch immer geartete, fettarme Kost für die Niere potentiell gefährlich, da die einzige Energiequelle der Niere reduziert wird. Genauso gefährlich für die Niere ist eine Einschränkung der Sauerstoffversorgung durch Nährstoffdefizite, wie z.B. Eiweiße, B-Vitamine und Eisen. Eiweißarm ist gleichzeitig fettarm und deshalb gefährlich für die Niere.

Genießen Sie deshalb bitte - wie in unserer Evolutionsgeschichte - eiweißreiche und fettreiche Jäger-Nahrungsmittel.

2.3.3 Macht Fleisch Gicht?

Diese Fragestellung ist nicht weniger kompliziert als der Säure-Basen-Haushalt, deshalb wird sie genauso oft missverstanden. Den Harnsäurestoffwechsel werde ich anschließend so einfach wie möglich erklären. Für das Verständnis ist es aber nötig, diesen Stoffwechselweg genau unter die Lupe zu nehmen.

Fleisch und Fisch wird diese Gichterkrankung angelastet. Deshalb will ich im Folgenden über das Fleisch zu Gericht sitzen.

Gerichtsstand: Königlich bayerisches Amtsgericht, Geisbach

Angeklagte: Tierische Nahrungsmittel wie Fleisch und Fisch

Tatbestand: Gichterkrankung mit Entzündungen und Nierenschäden

Anklageschrift: Fleisch und Fisch enthalten Purine. Purine werden zu Harnsäure abgebaut und ausgeschieden. Ein zu hoher Harnsäurespiegel im Blut führt zur Gichterkrankung. Fleisch und Fisch sind schuld an der Gicht. Deshalb soll man wenig Fleisch und Fisch essen.

Fleisch und Fisch → Purine → Harnsäure → Gicht

Das ist eine sehr ernsthafte Anschuldigung gegen Fleisch und Fisch, aber erst gilt die Unschuldsvermutung nach Art.11 Abs.1 der Allgemeinen Erklärung der Menschenrechte der Vereinten Nationen von 1948:
„Jeder Mensch, der einer strafbaren Handlung beschuldigt wird, ist solange als unschuldig anzusehen, bis seine Schuld in einem öffentlichen Verfahren, in dem alle für seine Verteidigung nötigen Voraussetzungen gewährleistet waren, gemäß dem Gesetz nachgewiesen ist."

Die Beweisaufnahme:

Was sind eigentlich die „bösen" Purine? Sind sie für irgendetwas zu gebrauchen?

Purine sind mit Pyrimidinen absolut wichtige und lebensnotwendige Baustoffe für den Organismus. Sie werden für den Aufbau unserer Erbsubstanz, der **DNA,** benötigt. Damit die DNA, die im Zellkern verbleibt, abgelesen werden kann, baut der Körper davon eine Kopie, die sogenannte **RNA**. Die RNA kann den Zellkern verlassen und dient als Bauplan für unsere Enzyme und Zellen. Die RNA besteht ebenfalls aus Purinen und Pyrimidinen. Auch viele **Enzyme und Co-Enzyme,** die Werkzeuge für den Stoffwechsel, enthalten die Purine. Und nicht zu vergessen, das **ATP** (Adenosin-Tri-Phosphat), die universelle Energiequelle des Organismus, wird auch aus Purinen hergestellt.

Wie kommt der Organismus zu diesen wichtigen Baustoffen, den Purinen?

Die Natur hat dafür 3 Möglichkeiten entwickelt:

1. Eigensynthese (De-novo-Synthese): Hierbei baut die Zelle die Purine auf einem energiezehrenden Weg neu auf.

2. Bergungsweg (Salvage-Pathway): Dieser Recyclingweg ist einfacher und weniger energieaufwendig als der Neuaufbau, deshalb wird dieser Weg von den Zellen bevorzugt. Beim Zellabbau werden natürlich auch die Zellkerne zerlegt und dabei fallen große Mengen an Purinen an, die schnell und einfach recycelt werden. Der Bergungsweg macht 90 % der Purinsynthese aus!

3. Nahrungsaufnahme der Purine: Diese Nahrungs-Purine werden genauso umgebaut wie die Purine aus Neuaufbau und Bergungsweg. Durch verschiedenste Enzyme werden all diese Purine anschließend als Baustoffe benutzt oder abgebaut.

Der Neuaufbau (De-novo) wird bei einer ausreichenden Menge an Purinen gehemmt. Das bedeutet, dass über die Eigensynthese nur die Menge an Purinen gebaut wird, die trotz Recycling (Salvage-Pathway) und Nahrungsaufnahme noch fehlt.

Wie viele Purine entstehen täglich im Organismus?

Purine sind, wie wir schon wissen, die Baustoffe der DNA, der Erbsubstanz im Zellkern. Zellen haben eine beschränkte Lebenszeit und werden danach abgebaut und mit Hilfe der recycelten Purine wieder aufgebaut. Die dabei anfallende Purin-Menge kann nur geschätzt werden, da die Lebenszeit der unterschiedlichen Zellen sehr stark variiert und auch die Purine der RNA, der Enzyme und Co-Enzyme und des ATPs genauso anfallen und recycelt werden.
Aber beschränken wir uns auf die Purin-Menge der Zellerneuerung, denn diese Menge kann zumindest einigermaßen eingeschätzt werden.
Der Organismus ist ständig mit dem Abbau und Neubau der Zellen beschäftigt. Immunzellen und Schleimhautzellen leben nur einige Tage. Bindegewebszellen, Hautzellen, rote Blutkörperchen und die meisten Organzellen leben Monate und Knochenzellen haben eine Lebenszeit von ca. 10 Jahren. Somit wird im Laufe eines Jahres der Körper zu 90 % renoviert. Dabei baut der Organismus täglich die Eiweißmenge von 400 g um. Das abgebaute Gewebe enthält neben den Eiweißen natürlich auch die im Zellkern vorhandenen Purine. 100 g Fleisch, mit einem mittleren Eiweißgehalt von 20 %, enthalten ca. 60 mg Purine. Rechnet man dieses Verhältnis hoch auf die Zellerneuerung und den Eiweißumsatz von 400 g/Tag, sind das nach Adam Riese ca. 2.400 mg Purine/Tag, die alleine aus der Zellerneuerung tagtäglich anfallen.

> **aus Zellerneuerung allein: ca. 2.400 mg Purine/Tag**

Wie viele Purine sind in Fleisch und Fisch enthalten?

Nachdem Nahrungsmittel Zellkerne beinhalten, bringen sie je nach Zellkerndichte entsprechende Purin-Mengen (siehe www.purintabelle.de) mit sich:

> **zellkernreiches Fleisch und Fisch:**
> 40 - 80 mg Purine/100 g = 200 mg Purine bei 300 g Fleisch oder Fisch/Tag

> **zellkernarmes Obst, Gemüse, Getreide, Milchprodukte:**
> 5 - 40 mg/100 g = 60 mg Purine bei 300 g Obst, Gemüse,.../Tag

Was passiert mit dem aktuellen Überschuss der Purine?

Was nicht über den Salvage-Weg recycelt wird, wird zu Harnsäure abgebaut - dazu später mehr.

Zusammenfassend kann man den Purin-Stoffwechsel folgendermaßen darstellen:

Was ist Harnsäure?

Harnsäure ist das Abbauprodukt der Purine. Überschüssige Purine werden mit Hilfe des Enzyms Xanthin-Oxidase zu Harnsäure abgebaut.

$$1 \text{ mg Purine} + O_2 + H_2O \xrightarrow{\text{Xanthin-Oxidase}} 2{,}4 \text{ mg Harnsäure} + O_2^- + 2H^+$$

Wie hoch ist der Harnsäure-Spiegel?

Der Harnsäurespiegel des Blutes liegt bei 3 - 7 mg/dl Serum, das sind bei einem Erwachsenen 100 - 200 mg/5l Blut. In diesem kleinen Bereich wird die Harnsäure durch Produktion und Ausscheidung über Darm und v.a. Niere konstant gehalten.

Was passiert mit der Harnsäure, die im Blut ist?

Bei Säugetieren entsteht aus der Harnsäure - durch das Enzym Uricase - Allantoin, das viel leichter über die Niere auszuscheiden ist als Harnsäure.

Bei allen Säugetieren (außer Hominiden, d.h. auch Menschen):
$$\text{Harnsäure} + O_2 + H_2O \xrightarrow{\text{Uricase}} \text{Allantoin} + H_2O_2$$

Beim Hominiden (großen Menschenaffen), also bei Schimpansen, Orang-Utans, Gorillas und Menschen, fehlt im Gegensatz zu allen anderen Säugetieren die Uricase. Dieses Enzym ist bei den Menschenaffen zurückgebildet worden. Sie können durch das fehlende Enzym die Harnsäure nicht mehr so leicht ausscheiden. Dadurch haben diese Hominiden einen 10-fach höheren Harnsäurespiegel als die anderen Säugetiere.

Warum wird ein Endprodukt des Stoffwechsels, das ausscheidungspflichtig ist, evolutionsbedingt bei einigen Spezies erhöht?
War das Abschalten des Uricase-Gens, vor 10 Millionen Jahren, ein Fehler der Evolution?
Dazu später mehr.

Unter bestimmten Krankheitsbedingungen kann der Harnsäurespiegel im Blut ansteigen. Bei einem Blutwert von über 6,5 mg/dl ist das Löslichkeitsprodukt der Harnsäure erreicht, d.h. die Harnsäure kann hier Harnsäurekristalle bilden und dadurch Gelenksentzündungen und Nierenschäden hervorrufen und so zur Gichterkrankung führen.
Deshalb muss der Überschuss der Harnsäure ständig und dauernd ausgeschieden werden.

Wie wird die Harnsäure ausgeschieden?

Die Ausscheidung der Harnsäure erfolgt über Darm, Schweiß und v.a. über die Niere. Die Hauptarbeit hierbei übernimmt mit 80 % der Harnsäureausscheidung die Niere.

Wie scheidet die Niere Harnsäure aus?

In der Niere werden ca. 20 % des Blutplasmas filtriert, d.h. aus dem Blutsystem eliminiert. Dabei entstehen jeden Tag 180 Liter Primärharn, das ist eine Badewanne voll Urin!
In den nachfolgenden Nierenabschnitten holt sich die Niere wieder alles zurück ins Blut, was noch benötigt wird. Hierbei wird sehr viel Energie verbraucht. Der erste Nierenabschnitt, der 70% der Nierenarbeit erledigt, kann nur durch Fettverbrennung Energie gewinnen. Zucker kann hier nicht in Energie umgewandelt werden. Das bedeutet, für den wichtigsten Nierenabschnitt ist die einzige Energiequelle Fett. Nicht zuletzt deshalb sollte man eine eiweißarme und dadurch auch gleichzeitig fettarme Nierendiät kritisch überdenken.

Der überflüssige Rest wird dann übrigens täglich mit insgesamt 1 - 2 Litern Urin ausgeschieden.

In der folgenden Abbildung 51 sind die Rückresorptionsraten der Niere angegeben:

Stoff	Pro Tag filtriert, d.h. aus dem Blut entfernt	Rückresorption bzw. Wiederaufnahme ins Blut als Prozent des Filtrats
Wasser H_2O	180 Liter	99,4 %
Harnsäure	8.000 mg	90 % !!!
Bicarbonat = Base wichtig für Säure-Basen-Haushalt	4,5 mol = 4.500 mmol	100 %
Aminosäuren	0,34 mol	100 %
Glucose	0,8 mol	100 %
Harnstoff	0,86 mol	52 %
Natrium Na+	26 mol	99,4 %
Chlorid Cl-	18 mol	99,2 %
Kalium K+	0,6 mol	85 %
Kreatinin	0,012 mol	0 %

Abb. 51: Rückresorptionsraten der Niere, modifiziert aus Löffler, Petrides[3]

Moment mal:
Hier wird ja auch das „böse Endprodukt" Harnsäure rückresorbiert und zwar zu 90 %, das heißt fast alles!
Warum bildet der Organismus verschiedene Enzyme, wie den URAT1, um die „böse Harnsäure" wieder zurück ins Blut zu transportieren? Selbstverstümmelung? Schon wieder ein Fehler der Natur? Oder wird die Harnsäure doch für irgendetwas benötigt?

Welche Funktionen hat die Harnsäure im Blut?

Wenn Sie Energie gewinnen, geschieht dies in der Regel über Verbrennungsprozesse, das heißt auf fachchinesisch „Oxidation". Auch bei der Immunabwehr und bei Aufbau- und Umbauvorgängen sind viele Oxidationsprozesse mit im Spiel.

Bei jeder Oxidation entstehen freie Radikale. Freie Radikale sind hochreaktive Moleküle, die sich sofort einen Bindungspartner suchen und dadurch auch Zellkern und Zellen schädigen können. Dabei können Erbgut-Veränderungen, Krebs und Entzündungsreaktionen aller Art entstehen. Diese freien Radikale müssen deshalb sofort nach ihrer Entstehung wieder eingefangen und unschädlich gemacht werden. Dies geschieht durch eine Gegenreaktion, die „Antioxidation" genannt wird.

Die bekanntesten Antioxidantien sind die Vitamine A, C und E. Aber auch Zink, Selen, Kupfer, Eisen und Bluteiweiße spielen eine bedeutende Rolle. Der kräftigste antioxidative Stoff im Blut ist allerdings mit einem Anteil von 58 % - Harnsäure!!!

Sie haben richtig gelesen, die „böse Harnsäure" ist unser wichtigster Schutz vor freien Radikalen.

Antioxidans (=Radikalenfänger)	Anteil an der Radikalenfängerkapazität (TRAP = total radical trapping antioxidant parameter)
Harnsäure	58 %
Bluteiweiße	21 %
Vitamin C	14 %
Vitamin E	7 %

Abb. 52: Antioxidative Kapazität der einzelnen Antioxidationen im Blut, nach Wayner DD[30], 1987

Um diese antioxidativen Eigenschaften von Harnsäure maximal auszunutzen, hat die Evolution bei Organismen, die einen sehr hohen Energieumsatz haben und damit viel oxidieren, den Harnsäurespiegel im Blut um ein 10-faches gegenüber anderen Säugetieren angehoben. Dies geschah zum einen durch den Verzicht auf das Enzym Uricase, das die Harnsäure ausscheidungsfähiger macht und zum anderen durch effektive Rückresorptionsmechanismen, wie den URAT1-Transporter der Niere, die 90 % der Harnsäure wieder zurück ins Blut transportiert.

Plötzlich macht der hohe Harnsäurespiegel der Hominiden Sinn:

Nur mit einem kräftigen, gut ausgebildeten antioxidativem System, kann ein Organismus auch richtig und im großen Stil oxidieren, d.h. viel Energie gewinnen.

Bei allen Hominiden, d.h. auch beim Menschen: Harnsäure als kräftigster Radikalenfänger:

Harnsäure + Freie Radikale ⟶ Allantoin, 6-aminouracil, Triuret

---

Das bedeutet, Harnsäure ist nicht schädlich, sondern absolut notwendig und nützlich - das sieht die Natur auch so.

Was ist dann eigentlich Gicht?

Die Gichterkrankung geht einher mit einem erhöhten Harnsäurespiegel im Blut. Bei Werten über 6,5 mg/dl ist das Löslichkeitsprodukt von Harnsäure überschritten und der ungelöste Teil der Harnsäure bildet kleine Harnsäurekristalle. Das Gleiche passiert, wenn Sie zu viel Zucker in eine Tasse Tee geben. Am Boden finden Sie dann kleine Zuckerkristalle.

Die Harnsäurekristalle können schmerzhafte Gelenksentzündungen und Nierenschäden auslösen.
Bei 30 % der Männer und 3 % der Frauen findet man erhöhte Harnsäurespiegel im Blut, aber nur 10 % davon entwickeln die Gichterkrankung mit Gelenksentzündungen. Zwar steigt das Risiko der Gichterkrankung mit der Höhe des Harnsäurespiegels, aber 90 % der Leute entwickeln trotz erhöhter Harnsäurewerte keine Gicht. Das bedeutet, dass nicht alleine die Harnsäure Schuld an der Gichterkrankung hat, es müssen noch andere Faktoren, die Entzündungen (siehe Entzündungen 4.3.2) auslösen, eine mitentscheidende Rolle spielen.

Wann steigt also der Harnsäurespiegel im Blut an?

Ein erhöhter Harnsäurespiegel (= Hyperurikämie) kann verschiedene Ursachen haben. In der Literatur wird zwischen **primärer** und **sekundärer Hyperurikämie** unterschieden. Zur besseren Übersicht und zum Verständnis der Ursachen habe ich Ihnen folgende Abbildung 53 erstellt.

Ursachen der Hyperurikämie			
90 % Primäre Hyperurikämie (ohne äußere Einwirkungen)		**10 % Sekundäre Hyperurikämie** (mit äußeren Einwirkungen)	
99% Ausscheidungsstörung der Niere	1 % Harnsäureüberproduktion	Ausscheidungsstörungen durch Nierenerkrankungen und Niereninsuffizienz	Harnsäureüberproduktion durch vermehrten Zellabbau oder Zellzerfall
durch Gendefekte	durch Gendefekte	Diabetes, Entzündungen, Medikamente, Alkohol	Tumorerkrankungen Chemotherapie

Abb. 53: Ursachen der Hyperurikämie

In mehr als 95 % der Fälle liegt bei einem erhöhten Harnsäurespiegel eine Funktionsstörung der Niere zugrunde, entweder durch Gendefekte oder durch Nierenerkrankungen.
Das heißt, die Harnsäure steigt, weil die Niere krank ist!
Wenn also ein erhöhter Harnsäurespiegel vorliegt, ist es in erster Linie interessant, die Nierenfunktion zu verbessern! Bei einem Gendefekt der Niere, der zu einem Enzymmangel führt, wird eine medikamentöse Therapie unumgänglich sein.
Ansonsten sollte die Therapie darauf ausgerichtet sein, die Niere zu entlasten (Medikamente, Alkohol) und in ihrer Funktion maximal zu unterstützen.
Zum besseren Verständnis habe ich im Folgenden den Harnsäurestoffwechsel der Niere in einer Skizze dargestellt.

Übersicht Purin- und Harnsäurestoffwechsel (siehe Abb. 54):

90 % der Purine werden im Salvage-Weg recycelt, da sie die Baustoffe unserer Erbsubstanz DNA, deren Kopie RNA, verschiedenster Enzyme und unseres Energiemoleküls ATP sind.
Nur 10 % der Purine werden zu Harnsäure abgebaut. Dabei entstehen aus 150 - 800 mg Purinen ca. 350 - 2.000 mg Harnsäure täglich.
Diese Harnsäure hat in unserem Blut mit 58 % der TRAP, als kräftigster Radikalenfänger, viele antioxidative Aufgaben.
Der aktuelle Überschuss an Harnsäure wird durch die Niere aus dem Blut entfernt und je nach Bedarf über den URAT1-Transporter wieder ins Blut rückresorbiert, so dass der Blutspiegel konstant bleibt und der Überschuss über den Urin entfernt wird.

Ich habe auf meiner Suche nach der maximalen Harnsäure- Ausscheidungskapazität eine Messreihe von Lathem und Rodnan[35] (1962) gefunden. Hierbei wurden bei 21 Personen über einen Zeitraum von 2 Std. jeweils 4.000 mg Harnsäure infundiert (= über die Vene verabreicht) und die jeweilige Harnsäure-Ausscheidung gemessen. 4.000 mg Harnsäure entsprechen ungefähr einer Fleischmahlzeit von 2.000 g, das sind 10 Schnitzel!!! Hierbei wurden bei nierengesunden Probanden eine Ausscheidungsrate der Harnsäure von bis zu 9,3 mg/min im Urin gemessen, das entspricht einer beachtlichen Ausscheidungskapazität von 13.000 mg/24 Std!!! Ich denke aber nicht, dass dieser Wert schon die maximale Ausscheidungskapazität der Niere ist. Im Normalfall werden davon lediglich 300 - 800 mg benötigt. Kleine Harnsäuremengen von ca. 100 mg (10 - 20 %) werden auch über Schweiß und Darm ausgeschieden.

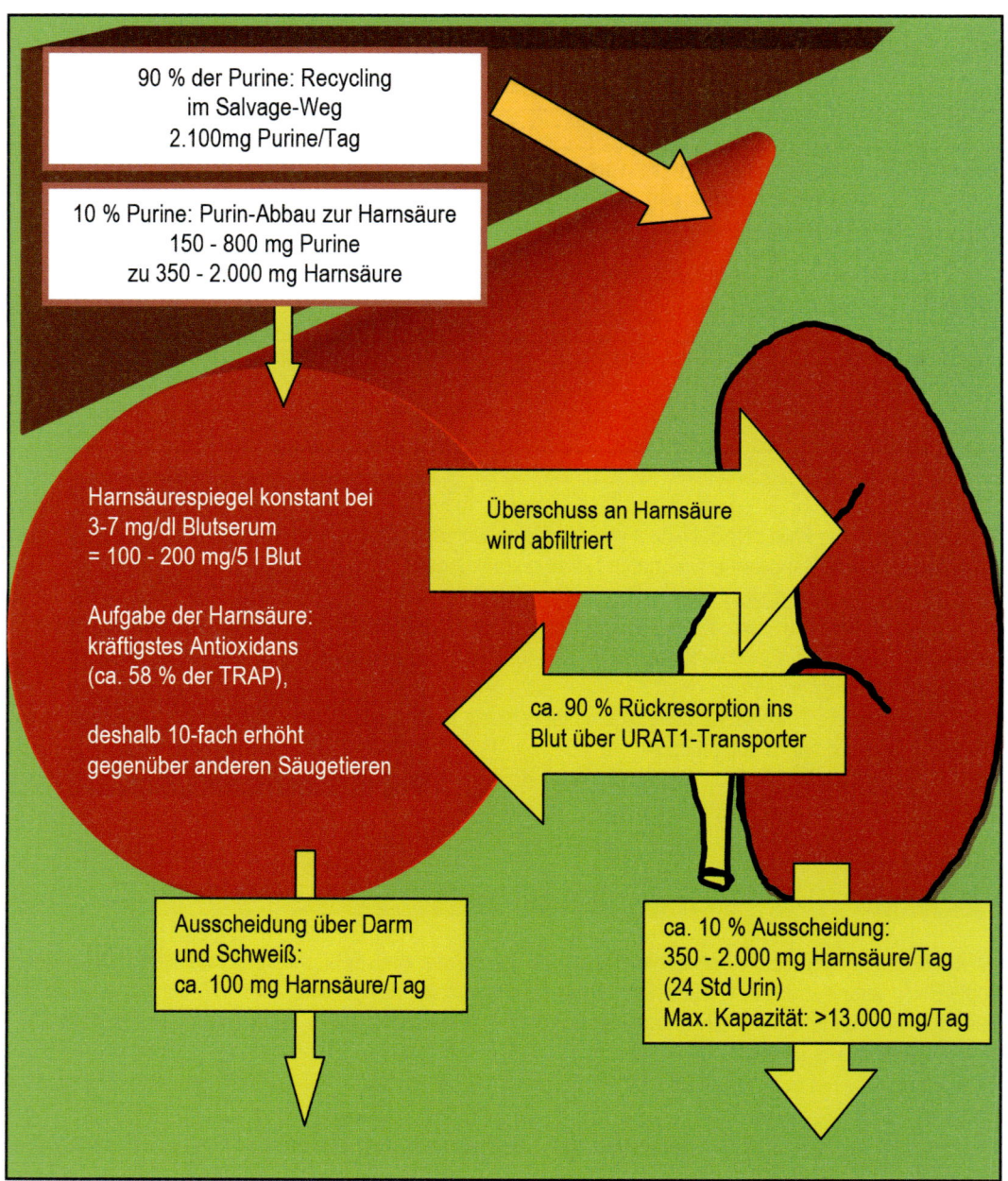

Abb. 54: Übersicht Purin- und Harnsäurestoffwechsel

Bei dieser maximalen Ausscheidungskapazität der Niere von mehr als 13.000 mg Harnsäure/Tag spielt die „Purin-Belastung" von 60 - 200 mg/Tag keine wesentliche Rolle, da die Purine als Zellbaustoffe benutzt werden und somit die Eigensynthese über den De-novo-Weg gehemmt wird.

Verteidigungsplädoyer:

Nachdem wir nun Beweise, Indizien, Fakten und Zahlen gesammelt haben, möchte ich die verschiedenen Punkte noch einmal kurz zusammenfassen:

Die Anschuldigung:

> Fleisch und Fisch → Purine → Harnsäure → Gicht

„Fleisch und Fisch machen Gicht" ist eine sehr eingeschränkte Sicht der Dinge und führt zu falschen Schlussfolgerungen.

Richtig dagegen ist:

1. Purine sind die Baustoffe für unsere Erbsubstanz die DNA, deren Kopie der RNA, verschiedenster Enzyme und nicht zuletzt des ATP, unserer universellen Energiequelle. Sie werden täglich in ausreichender Menge benötigt. Dafür werden sie recycelt (Salvage-Weg), neu aufgebaut (De-novo-Weg) und über die Nahrung aufgenommen (Fleisch und Fisch).

2. Nur ein kleiner Teil der Purine wird in Harnsäure abgebaut. Harnsäure ist aber auch kein „böses" Endprodukt, sondern unser effektivstes und wichtigstes Antioxidans. Die Evolution hat durch 2 Kniffe unseren Harnsäurespiegel im Blut auf das 10-fache der anderen Säugetiere erhöht. Denn nur wer viel antioxidieren kann, kann auch viel oxidieren, d.h. „Gas geben". Nachdem wir Primaten einen sehr hohen Energieaufwand betreiben, ist diese Erhöhung der Harnsäure und damit unserer antioxidativen Kapazität absolut notwendig gewesen!

3. Überhöhte Harnsäurewerte im Blut findet man fast ausschließlich bei Gendefekten und Erkrankungen der Niere, d.h. wenn die Ausscheidungskapazität reduziert ist. Die Hyperurikämie kommt also von der Niere und nicht vom Essen.

4. Nur 10 % der Personen mit zu hohen Harnsäurewerten entwickeln eine Gichterkrankung. Das bedeutet aber auch, dass für die Gichterkrankung, die mit massiven Entzündungen einhergeht, noch andere „Mittäter" gesucht werden. (siehe 4.3.2 Wie entstehen Entzündungen)

5. Da nur 10 % der Hyperurikämie-Patienten eine Gichterkrankung erleiden und die Hyperurikämie ein Nierenproblem darstellt, sollte die Nierenfunktion in der Therapie maximal unterstützt und gefördert werden. Die Niere benötigt eine ausreichende Sauerstoffversorgung und Fettsäuren zur Energiegewinnung. Einschränkungen der Nierenfunktion entstehen v.a. durch Energiemangel und Entzündungen oder durch Gendefekte.

6. Nachdem Purine und Harnsäure wichtige Stoffe für unseren Stoffwechsel sind, sollte man diese nicht verteufeln.
Man muss sogar überlegen, ob die tägliche Harnsäureausscheidung nicht Purin-Verluste darstellen, die über die Nahrungs-Purine ausgeglichen werden sollten!!! Die Nahrungs-Purine gibt es nämlich „für lau", also umsonst. Der Neuaufbau der Purine über die De-novo-Synthese ist dagegen sehr energieaufwendig.

Wie viele Purine müsste man bei einer mittleren Harnsäureausscheidung von 600 mg/Tag denn ersetzen?

600 mg Harnsäure = 250 mg Purine = ca. 400 g Fleisch o. Fisch

400 g Fleisch oder Fisch bringen demnach die Purine mit sich, die wir über die Harnsäure täglich verlieren.
400 g Fleisch oder Fisch bringen aber auch andere wichtige Nährstoffe wie B-Vitamine, Fettsäuren und - nicht zu vergessen - eine beträchtliche Eiweißmenge mit sich.

Rechnen wir mal quer:

400 g Fleisch oder Fisch/Tag = 80 g Eiweiß/Tag
Das sind 1 g Eiweiß/kg KG/Tag bei 80 kg Körpergewicht. Das ist „ganz zufällig" die Eiweißmenge, die wir tagtäglich benötigen (siehe 1.2.2.1)!

Richterspruch:

Vor dem königlich bayerischen Amtsgericht ergeht folgendes Urteil:

Eine eingeschränkte Nierenfunktion ist die Ursache für die Hyperurikämie, die in 10 % der Fälle zur Gichterkrankung führt.
Fleisch und Fisch ermöglichen aber mit ihren Nährstoffen eine gute Sauerstoffversorgung, die Fettverbrennung der Niere und eine Modulation der Entzündungsprozesse. Gleichzeitig liefern sie auch - energiesparend - die Purine als absolut wichtige Baustoffe.

Fleisch und Fisch sind von der Anklage freizusprechen!

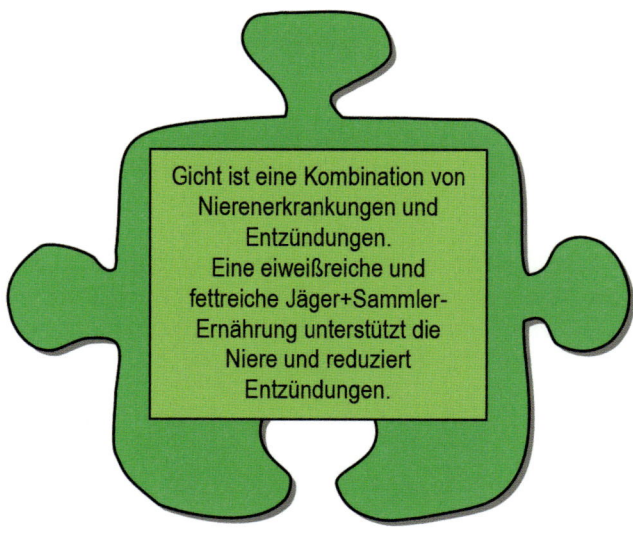

Gicht ist eine Kombination von Nierenerkrankungen und Entzündungen.
Eine eiweißreiche und fettreiche Jäger+Sammler-Ernährung unterstützt die Niere und reduziert Entzündungen.

2.3.4 Macht zu viel tierisches Eiweiß die Niere krank?

„Fleisch und Fisch mit ihren tierischen Eiweißen machen die Nieren krank."
Dieses „Argument" wird bei Kritik an eiweißreicher Ernährung auch sehr oft gegen Fleisch und Fisch angeführt.
Gleich vorne weg: Für diese Aussage gibt es absolut keine Beweise!

„Eine kranke Niere scheidet Eiweiß aus, deshalb macht Eiweiß die Niere krank."

Hier wird wieder einmal Ursache mit Wirkung vertauscht.
Ein kranker und verletzter Muskel kann auch nicht laufen, deshalb ist aber doch Laufen noch lange nicht die Ursache für die Muskelerkrankung!

Ein krankes Organ ist in seinen Funktionen eingeschränkt, dadurch kommt es natürlich auch bei Nierenerkrankungen zu verschiedenen Fehlfunktionen. Die Niere kann nicht mehr richtig entgiften und wird hierbei auch durchlässig für Eiweiße, die dann über den Urin ausgeschieden werden. Ursache ist aber die Nierenerkrankung - nicht das ausgeschiedene Eiweiß.
Bei einem Teil der Patienten mit Nierenerkrankungen kommt es auch zu einer erhöhten Wasserausscheidung über Niere und Blase. Hierbei ist aber sicher auch nicht das ausgeschiedene Wasser der Grund für die Nierenerkrankung.

Macht zu viel tierisches Eiweiß die **Niere krank?**

Was sind dann die Ursachen für Nierenerkrankungen?

Das Endstadium von Nierenerkrankungen ist das Nierenversagen. Beim Nierenversagen kommt es zu einem schnellen Verlust der Nierenfunktion. Wenn die Nierenfunktion auf weniger als 15 % der Normalleistung abgesunken ist, spricht man vom Nierenversagen. Hier wird dann entweder eine Dialysebehandlung oder eine Nierentransplantation nötig.

Beim Projekt QuaSi-Niere[36] (QualitätsSicherung in der Nierenersatztherapie) wurden von 1994 bis 2006 - also über Jahre hinweg - die Grunderkrankungen, die zum Nierenversagen führen, statistisch erfasst (siehe www.bundesverband-niere.de).

Grunderkrankungen, die zum Nierenversagen führen:	Schädigung durch:	Jahr 2006
Diabetes mellitus Typ 2 + Typ 1	Zucker	34 %
Nephritis	Entzündung, Infekte, Autoimmunprozesse	25 %
Nephrosklerose, vaskuläre Nephropathie	Bluthochdruck	24 %
unklare Ursache, verschiedene Ursachen	Medikamente, ?	11 %
Fehlbildungen, angeborene Krankheiten	Gendefekte	6 %

Abb. 55: Ursachen für Nierenversagen, mod. aus Jahresbericht 2006/2007 QuaSi-Niere[36]

Die Hauptursache der Niereninsuffizienz ist Diabetes mellitus, also direkt und unmittelbar Zucker!
Aber auch Entzündungsprozesse und Bluthochdruck als Ursache lassen sich über eine optimale Ernährung positiv beeinflussen. In Kapitel 3 werde ich noch genau auf diese Krankheitsprozesse und deren Auslöser eingehen. Auch hierbei spielt die Kohlenhydratmast mit Stärke und Zucker die entscheidende Rolle.
Dadurch sind über 80 % der Nierenerkrankungen durch eine optimale, artgerechte Ernährung, als Jäger+Sammler, positiv zu beeinflussen.

Macht zu viel **tierisches Eiweiß** die Niere krank?

Nachdem vor allem tierisches Eiweiß immer als böse angesehen wird, sollten wir den Unterschied zwischen tierischem und pflanzlichem Eiweiß klären.

Der wesentliche Unterschied zwischen tierischem und pflanzlichem Eiweiß ist … NICHTS.
Es gibt keinen Unterschied, die Baustoffe der Eiweiße sind die 21 verschiedenen Aminosäuren. Alle Eiweiße, egal ob tierisch oder pflanzlich, werden aus diesen Lego-Bausteinen hergestellt und unterscheiden sich nur in der prozentualen Zusammensetzung dieser Lego-Bausteine.
8 dieser Aminosäuren sind essentiell, d.h. der Organismus kann sie selbst nicht herstellen und muss sie in ausreichender Menge aufnehmen. Die anderen 13 Aminosäuren können im Körper selbst hergestellt werden.

Die unterschiedliche Verteilung der essentiellen Aminosäuren in den verschiedenen Eiweißquellen beeinflusst die Verfügbarkeit für den Menschen. Dieses wird durch 2 verschiedene Berechnungsmethoden dargestellt: die biologische Wertigkeit und seit 1993 auch den PDCAAS (Protein Digestibility-Corrected Amino Acid Score[37]).
Die biologische Verfügbarkeit ist bei tierischen Eiweißen prinzipiell höher als bei pflanzlichen – wir haben eben doch etwas mehr Ähnlichkeit mit einer Kuh als mit einer Bohne!
Das bedeutet, tierisches Eiweiß unterscheidet sich in seinen Einzelbaustoffen nicht von pflanzlichem Eiweiß, dadurch ist es weder schlechter noch böser - im Gegenteil: Es ist komplexer, passt besser zu unserem tierischen Aminosäure-Profil und kann deshalb auch effektiver als Baustoff verwertet werden.

Macht **zu viel** tierisches Eiweiß die Niere krank?

Um zu klären, wie viel Eiweiß zu viel ist, müssen wir uns erst nochmal den täglichen Mindestbedarf an Eiweiß ins Gedächtnis rufen (siehe 1.2.2.1). Er liegt nach Messungen durch 2 unterschiedliche Methoden bei ca. 1 g Eiweiß/kg KG/Tag.
Ist dann mehr schon zu viel? Nein, wenn wir mehr Eiweiß essen, als wir aktuell benötigen, wird das überschüssige Eiweiß in unseren Eiweißspeichern, Leber und Muskulatur, gespeichert oder aber abgebaut.
Eine im Jahr 2000 durchgeführte Studie von Poortmans und Dellalieux[38] konnte bei Bodybildern mit 2,8 g Eiweiß/kg KG/Tag auch keine negativen Auswirkungen auf die Nierenfunktion feststellen.
Sogar die DGE hält eine tägliche Eiweißmenge von 2,0 g Eiweiß/kg KG/Tag für unbedenklich. Dafür müsste ein 70 kg schwerer Mensch 140 g Eiweiß/Tag zu sich nehmen. Das sind, mit 600 g Fleisch oder Fisch, 700 g Käse oder 14 Eiern, so große Eiweißmengen, dass sie an einem Tag gar nicht so leicht zu schaffen sind.

Zusammenfassung:

Eine eiweißarme Ernährung ist für die Nieren biochemischer Unsinn, denn…

- eiweißarm bedeutet: weniger Baustoffe und Nährstoffe für Blutbildung, Hormonbildung und Energiegewinnung. Die Nieren benötigen eine sehr gute Durchblutung, um ihre optimale Funktion zu ermöglichen. Wie schon im Kapitel 2.3.2.8 erläutert, kann der erste Hauptabschnitt der Niere, welcher 70% der Nierenarbeit verrichtet, nur Fette mit Hilfe von Sauerstoff verbrennen und dadurch seinen Energiebedarf stillen.

- eiweißarm bedeutet auch gleichzeitig kohlenhydratreich! Irgendetwas muss man ja essen, damit der Bauch voll ist. Wie bereits in Teil 1 des Buches erläutert, sind Kohlenhydrate mit Stärke keine artgerechten Nahrungsquellen, sondern nur Zucker! Hauptursache für Nierenversagen ist - richtig - Zucker!
- eiweißarm bedeutet nährstoffarm mit viel Zucker (Stärke). Diese Kombination führt zu Entzündungen, Immunschwächen und Durchblutungsstörungen (siehe Teil 3 u. 4)
- es gibt auch nicht den kleinsten Beweis dafür, dass tierisches Eiweiß unsere Nieren schädigt. Aber dafür gibt es einige Studien, die eine sichere Eiweißmenge von mehr als 2 g Eiweiß/kg KG/Tag bestätigen.

Eine artgerechte und gengerechte Ernährung als Jäger+Sammler ist die Grundlage für Gesundheit und Leistungsfähigkeit des Menschen wie auch für seine einzelnen Organsysteme. Denn Nahrungsquellen, die uns seit Millionen von Jahren begleiten, haben durch Evolution und Anpassung zu einer optimalen Synthese von Nahrung und Organen geführt. Hier kann man der Natur und den Naturgesetzen der Evolution ruhig etwas Vertrauen entgegenbringen.

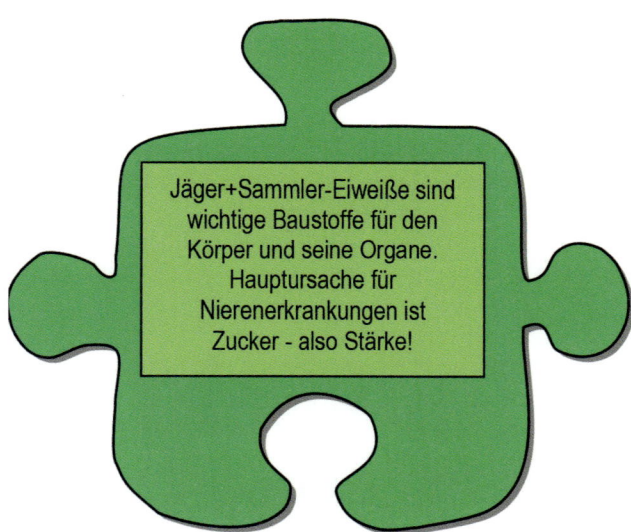

Jäger+Sammler-Eiweiße sind wichtige Baustoffe für den Körper und seine Organe. Hauptursache für Nierenerkrankungen ist Zucker - also Stärke!

2.3.5 Sind tierische Fette schlecht für den Menschen?

Ja, ja, die „bösen" tierischen Fette!
Auf ihnen wird in der Ernährungswissenschaft seit Jahrzehnten ständig herumgehackt. „Pflanzliche Fette sind gesund und tierische Fette sind schlecht!" kann man fast überall lesen und wird als Glaubensformel von den meisten Ernährungswissenschaftlern regelmäßig gebetet - gemeinsam mit „unser tägliches Brot gib uns heute".

Damit ich diese Frage eindeutig und überzeugend klären kann, will ich Ihnen ein Organ näherbringen, das unser Menschsein am besten charakterisiert - unser Gehirn, mit all seinen herausragenden, intellektuellen Fähigkeiten.

Was unser Gehirn alles zu leisten im Stande ist, kann ich weder begreifen noch erklären. Deshalb will ich mich auch mit den Baustoffen des Gehirns begnügen.
Wenn ich nun Ihr Gehirn aus Ihrem Schädel herausnehme und zum Trocknen in die Sonne lege, dann verdunstet das Wasser und übrig bleibt die Trockenmasse des Gehirns. Diese Trockenmasse besteht zu 60 % aus Fett und 40 % aus Eiweiß - übrigens zu 0 % aus Gras!
Die Hälfte der Fette sind ungesättigte Fettsäuren, die 2. Hälfte sind demnach gesättigte Fettsäuren - Sie haben richtig gelesen, die „bösen" gesättigten Fette sind ein riesiger Bestandteil unseres Gehirns! Es findet sich sogar auch 4 % Cholesterin in der Trockenmasse des Gehirns.
Die ungesättigten Fettsäuren bestehen zum größten Teil aus Arachidonsäure (ARA = Omega6-Fettsäure) und Docosahexaensäure (DHA = Omega3-Fettsäure), wobei im Gehirn ein durchschnittliches Omega6:Omega3-Verhältnis von 1,7:1 vorliegt.

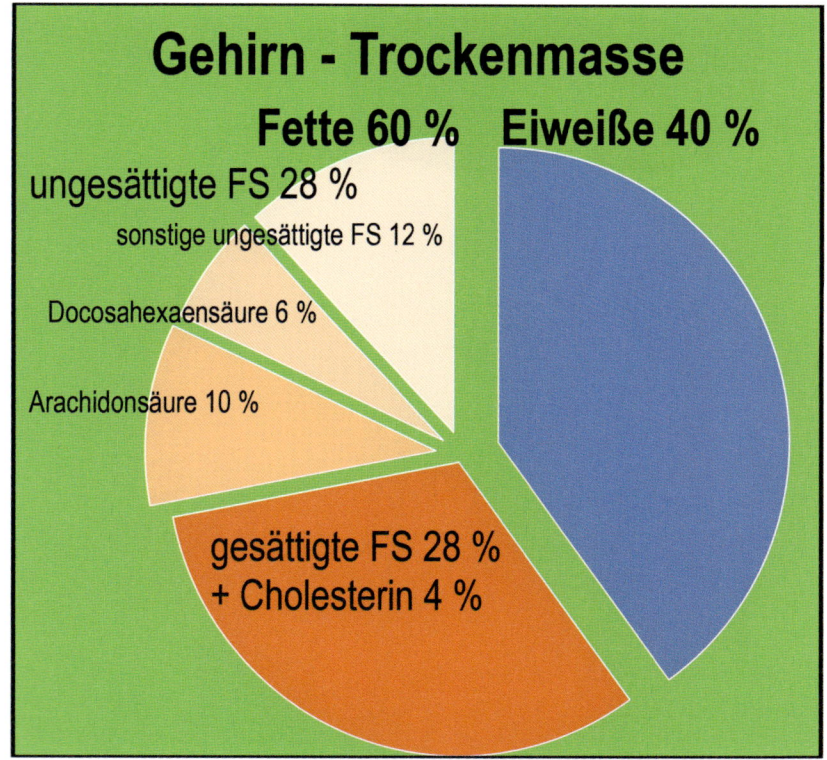

Abb. 56: Zusammensetzung des menschlichen Gehirns

In der Ernährung wird ein Omega6:Omega3-Verhältnis von maximal 5:1 empfohlen (siehe auch Kapitel 1.2.2.2). Um dieses Omega6:Omega3-Verhältnis und dadurch einen positiven Omega3-Index zu gewährleisten, ist es absolut notwendig, tierische Fette mit ihrem guten Omega6:Omega3-Verhältnis zu genießen. Der menschliche Organismus kann die kurzkettigen, ungesättigten, pflanzlichen Fettsäuren nur zu einem kleinen Teil verlängern - in die notwendigen langkettigen, ungesättigten, tierischen Fettsäuren (ARA, EPA, DHA). DHA zum Beispiel, das insgesamt ca. 10 % unserer Gehirnmasse ausmacht, kann bei keinem Menschen aus der pflanzlichen Vorläuferstufe alpha-Linolensäure aufgebaut werden.

Das bedeutet, langkettige, tierische Fettsäuren sind für den Menschen essentiell, d.h. lebenswichtige Baustoffe, die unbedingt über die Nahrung zugeführt werden müssen. Genauso wie es auch in unserer gesamten Evolutionsgeschichte als Insektenfresser (200 Millionen Jahre) und Jäger+Sammler (3 Millionen Jahre) der Fall war.

Zum Abschluss noch ein kleines Zahlenspiel:

Der Schimpanse, der uns intelligenzmäßig am nächsten steht, hat eine Gehirnmasse von 0,6 % des KG, die bei uns Menschen stolze 2 % des KG entspricht. In den letzten 3 Millionen Jahren ist das Schimpansengehirn - mit überwiegend Pflanzenkost und Insekten - von 350 cm^3 auf nur 400 cm^3 gewachsen. Im gleichen Zeitraum ist das menschliche Gehirn von 350 cm^3 auf 1.400 cm^3 gewachsen. Diese massive und rasante Gehirnentwicklung war Folge des hohen Eiweiß- und Fettgehalts unserer Jäger+Sammler-Ernährung, mit Großtieren, die unsere Vorfahren in der Steppe Afrikas als Nahrungsquelle vorfanden. Nur durch diese leistungsstarke, eiweiß- und fettreiche, d.h. baustoffreiche Ernährung hat sich unser Gehirn derart entwickeln können.

„Das war ein kleiner Schritt für einen Primaten, aber ein großer Schritt für die Menschheit." (siehe Kapitel 1.2.3.3)

Wollen Sie sich, nach diesen Ausführungen für die Gehirnentwicklung und deren Baustoffe, wirklich fettreiches Essen von irgendwelchen „betenden Ernährungsglaubenswissenschaftlern" verbieten lassen?

Genießen Sie tierische Fette, wie Butter, Sahne, Käse, Fisch, Fleisch oder Ei und holen Sie sich die wichtigsten Baustoffe für Ihr Gehirn und für die Gehirnentwicklung Ihrer Kinder. Tierische Fette haben uns in unserer gesamten Evolutionsgeschichte seit 200 Millionen Jahren begleitet und sind ein essentieller Bestandteil unserer artgerechten Ernährung. Sie sind neben Baustoffen unsere wichtigste Energiequelle und bei Entzündungen und Erkrankungen ein wichtiger Pfeiler, um gesund zu werden (siehe 4.3).

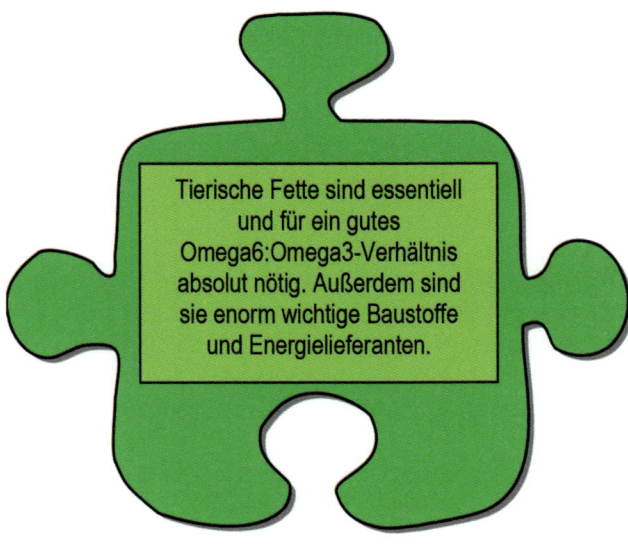

Tierische Fette sind essentiell und für ein gutes Omega6:Omega3-Verhältnis absolut nötig. Außerdem sind sie enorm wichtige Baustoffe und Energielieferanten.

2.3.6 Eier erhöhen doch die Cholesterin-Werte, oder?

Die Gebrüder Grimm wären neidisch auf unsere Ernährungsexperten, denn sie hatten zu Lebzeiten keinen solchen Welthit. Das Märchen von den „bösen Eiern mit dem bösen Cholesterin und den guten Ernährungsexperten, die vor Herzinfarkt schützen", ist ein echter Dauerbrenner.

Wo kommt dieses Märchen eigentlich her?

Es ist ein logisches Produkt der falschen These vom „gesunden Vollkornbrot". Wenn Stärke „gesund" ist und die Leute einen dicken Bauch mit vielen gespeicherten Fetten vor sich her tragen, dann werden diese Fette wohl schlecht sein? Logisch, oder?

Um diese falschen Thesen noch zu untermauern, macht man noch ein paar schlechte Studien, die so lange frisiert werden, bis das Ergebnis passt, und schon ist alles wissenschaftlich belegt. Ach so, dann muss man diese Glaubensformeln noch unters Volk bringen und so lange wiederholen, bis die Gehirnwäsche fertig ist und jeder es glaubt. Und schon lebt der Mythos von den „schlechten Fetten, dem bösen Cholesterin und dem gesunden Vollkornbrot mit seinen langsamen Kohlenhydraten."

Das Problem dieser Milchmädchenrechnung ist nur, es gibt keine „gesunden langkettigen Kohlenhydrate" - Stärke ist nur Zucker!!! Stärke bringt riesige Zuckermengen mit sich, die als Fett gespeichert werden. Stärkeprodukte liefern zusätzlich auch noch einen Überschuss an Omega6-Fettsäuren und nur sehr wenige Nährstoffe. Stärke ist für uns Menschen nicht artgerecht, uns fehlen der Gärmagen der Weidetiere und die 7 kg Pansenbakterien der Kuh! (siehe Kapitel 1.2.3.9). Auch tierische Fette mit ihrem riesigen Spektrum an unterschiedlichen essentiellen Fettsäuren sind für uns lebenswichtige Baustoffe und Energielieferanten.

Aber dieses Märchen über die „bösen" Fette hat auch das Cholesterin zum „lautlosen Killer" gemacht und das Ei, durch den hohen Cholesteringehalt, zur „Pistolenkugel".

Ich will Ihnen im Anschluss einige Fakten darstellen, dann können Sie selbst entscheiden, ob Sie weiter an dieses Märchen glauben wollen.

Was ist Cholesterin und wofür wird es gebraucht?

Cholesterin ist ein Steroid, das zu den Fetten gerechnet wird. Nur tierische Zellen produzieren Cholesterin. Cholesterin ist ein unerlässlicher Baustoff der Gallensäure, mit deren Hilfe die Verdauung und Aufnahme unserer lebenswichtigen Fette erst möglich wird.

Cholesterin ist ein wichtiger Baustoff der Zellmembran jeder Zelle. Diese Hülle der Zelle hat sowohl Schutzfunktion als auch Schleusenfunktion für alle Nährstoffe und Hormone. Ohne Cholesterin und Fett gibt es keine Zelle.

Cholesterin ist auch **der** Baustoff für alle unsere Fetthormone (Steroidhormone, siehe Abb. 5). Dazu gehören alle unsere Geschlechtshormone: Progesteron, Östrogen und alle Zwischenstufen. Auch alle unsere Hormone, die unseren Mineralstoffwechsel steuern, wie Aldosteron und auch das Vitamin D werden aus Cholesterin hergestellt. Nicht zuletzt ist auch unser Cortisol, das Stresshormon Nummer 1, ein Cholesterinhormon. Es bringt uns tagtäglich durch den Tag und bei Belastungen und Erkrankungen mobilisiert es unsere Reserven, um wieder gesund zu werden.

All diese absolut lebenswichtigen Eigenschaften und Funktionen bringt das „böse" Cholesterin mit. Genau aus diesem Grund hat das Küken das Cholesterin in seiner „Reisetasche".

Wie viel Cholesterin schwimmt denn eigentlich in unserem Blut herum?

Der normale Cholesterinspiegel liegt bei 150 - 200 mg/dl Blutserum. Sie haben sicher schon bemerkt, dass ich recht gerne rechne. Deshalb berechnen wir mal schnell den Cholesteringehalt eines 70 kg schweren Menschen: Dieser hat 5 Liter Blut und dadurch ca. 3 Liter Blutserum.
Ein Cholesterinspiegel von 200 mg/dl ist demnach 2.000 mg/l.
Das entspricht dann 6.000 mg/3l Blutserum eines durchschnittlich schweren Menschen.
Ein 60 g schweres Hühnerei hat einen Cholesteringehalt von 250 mg, d.h. in unserem Blut schwimmt ständig und dauernd das Cholesterin von 24 Eiern herum!
Ein paar Eier mehr oder weniger werden dabei keine entscheidende Rolle spielen. Rechnen wir mal rückwärts mit dem geliebten Dreisatz meines Mathelehrers, dann würde ein Ei mit seinen 250 mg Cholesterin den Blutspiegel um genau 8 mg/dl erhöhen. Dieser „riesige" Anstieg ist allerdings nur rein hypothetisch, da der Cholesterinspiegel über ein ausgeklügeltes Regelsystem immer konstant gehalten wird – wie übrigens alles in unserem unfassbar genialen Organismus.

Wie wird der Cholesterinspiegel reguliert?

Der Körper enthält insgesamt 150 g Cholesterin, das in jeder Körperzelle und auch in großen Mengen in der Leber aufgebaut wird. Es wird als Baustoff für verschiedene Zwecke benutzt und der Überschuss über die Galle in den Darm ausgeschieden. Allerdings wird das Cholesterin im Darm anschließend mit dem Nahrungs-Cholesterin wieder zu mehr als 90 % zurückgeholt und über die Leber recycelt.

Warum holt der Organismus fast das gesamte „böse" Cholesterin wieder zurück - wird er es wohl doch brauchen?

Was trotzdem über den Darm verloren geht, wird durch die streng geregelte Eigenproduktion des Organismus wieder aufgefüllt, so dass alle Zellen genügend von diesem wichtigen Baustoff zur Verfügung haben.
Sie sehen, Eigenproduktion, Aufnahme und Ausscheidung ist streng geregelt und kann durch die verhältnismäßig kleinen Mengen an Nahrungscholesterin nicht gestört werden (siehe Abb. 57). All das Cholesterin, das über die Nahrung aufgenommen wird, muss natürlich nicht vom Organismus selbst produziert werden und dadurch wird die energieaufwendige körpereigene Produktion über das Enzym (SRE-1) gehemmt.

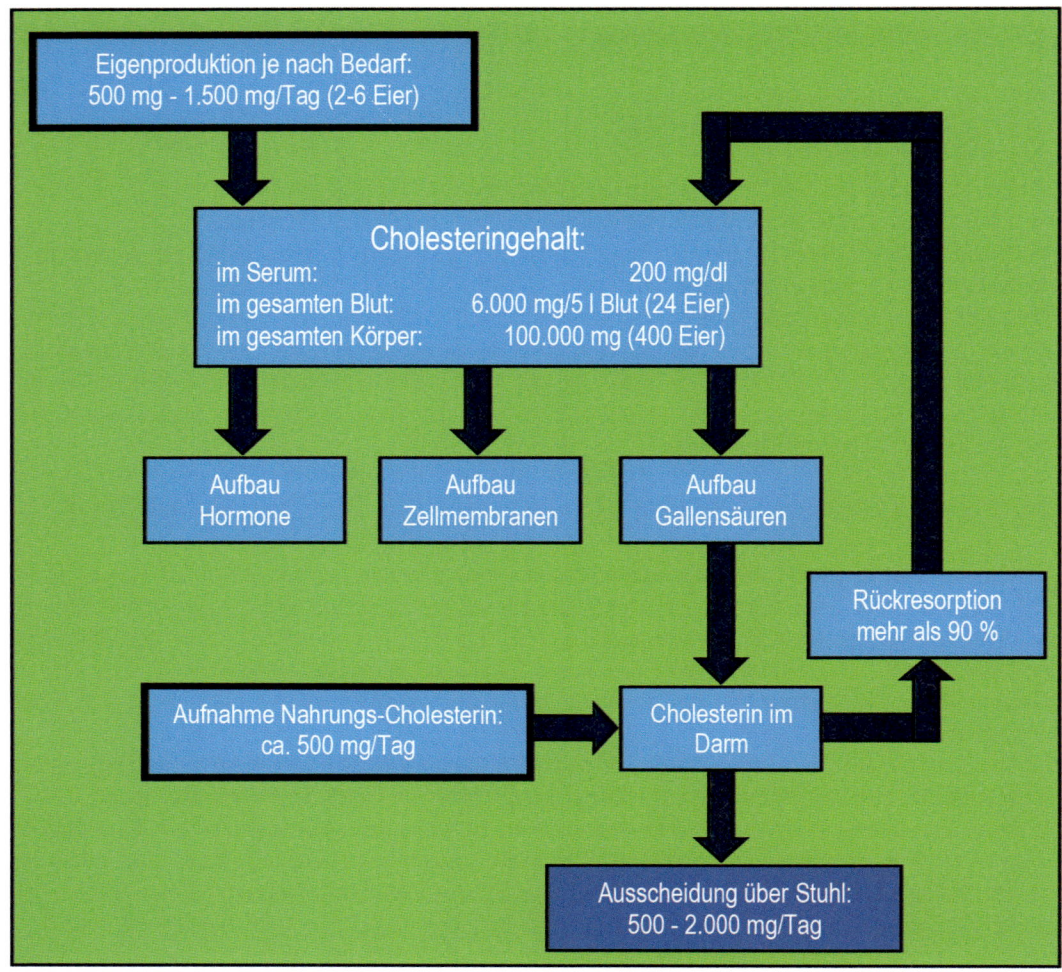

Abb. 57: Übersicht Cholesterinstoffwechsel; Zur besseren Anschaulichkeit habe ich mir erlaubt, die Cholesterinwerte in der Währung „Ei" mit anzugeben.

Um dieses Regelsystem ein bisschen auf die Probe zu stellen, habe ich ein kleines „Eixperiment", passend zu Ostern, durchgeführt. Ich habe in 2 Wochen so viele Eier gegessen, die man auf 2 Jahre nicht essen soll. Die DGE empfiehlt auf der Grundlage von Märchenstunden und absolut schlechten Studien: „Höchstens 3 Eier (inkl. verarbeitetes Ei) pro Woche."
Bei meinem „Eixperiment" habe ich also in 14 Tagen 312 Eier gegessen, das sind 22 Eier am Tag! Durch Laborkontrollen habe ich meine Cholesterin- und Triglyceridwerte mehrfach kontrolliert.
Und wie Sie sehen, sind mit 5.500 mg Cholesterin/Tag (DGE < 300 mg/Tag) meine Blutfettwerte „enorm" angestiegen, um sage und schreibe 7 %!.

Dieser minimale Anstieg ist sicher auf die unvorstellbare Eiermenge pro Mahlzeit zurückzuführen. Für alle Zweifler: 22 Eier/Tag bedeuteten 7 - 8 Eier/Mahlzeit, 4 Eier hätten leicht gereicht, um satt zu sein. Um 7 - 8 Eier zu essen, musste ich mich ständig vollstopfen. Einmal wäre es ja kein Problem gewesen, aber 42 Mahlzeiten hintereinander, und jedes „Mahl" zu viel, das war wirklich kaum zu schaffen - das dürfen Sie mir glauben. Dadurch war meine „Stopf-Leber" anscheinend etwas beleidigt!

Trotzdem sind alle Blutfettwerte absolut im Normalbereich geblieben (siehe Abb. 58). Und das mit 22 Eiern pro Tag!!! Sie dürfen gerne Eier essen so viel Sie wollen - 22 Eier werden es ja sowieso nicht sein.

	Cholesterin in mg/dl	HDL in mg/dl	LDL in mg/dl	Triglyceride in mg/dl
normal	< 200	> 40	< 160	< 150
grenzwertig	200 - 239			150 - 199
stark erhöht	> 240			> 200
vor dem „Eixperiment"	200	53	126	46
nach 5 Tagen und 110 Eiern	200	53	131	44
nach 10 Tagen und 220 Eiern	214	55	137	57
nach 14 Tagen und 312 Eiern	213	56	141	98

Abb. 58: Verlauf der Blutfettwerte beim „Eixperiment"

Ich weiß natürlich auch, dass mein „Eixperiment" keine wissenschaftliche Studie ersetzt, allerdings ist es schon bemerkenswert, dass mit solch großen Mengen an Nahrungscholesterin keine wesentliche Veränderung der Blutfette passiert. Wir scheinen an dieses tierische Cholesterin, auch in großen Mengen, durch unsere Regelsysteme, gut angepasst zu sein, was auch ein Indiz für tierische Nahrungsmittel als Begleiter in unserer Evolutionsgeschichte ist.

Bei reinen Pflanzenfressern (z.B. Kaninchen), die ihr benötigtes Cholesterin zu 100 % selbst herstellen und nicht an externes, da tierisches, Cholesterin angepasst sind, steigt übrigens beim Füttern von Cholesterin innerhalb von 4 Wochen der Cholesterinwert im Blut auf das 10-fache an (siehe Sevin[45]). Die armen Kaninchen müssen seit nunmehr einem Jahrhundert als Versuchstiere für unsinnige Cholesterinstudien herhalten, die zum „Märchen des bösen Cholesterin" geführt haben. Bei diesen Studien bekamen Kaninchen cholesterinangereichertes Futter - sehr sinnvoll!

Hasen sind strenge Veganer, reine Herbivore. Da Cholesterin nur von tierischen Zellen produziert wird, hat Pflanzenkost natürlich kein Cholesterin. Für den streng veganen Hasen ist tierisches Cholesterin also nicht artgerecht, er ist an Nahrungscholesterin, d.h. Cholesterin von außen, nicht angepasst. Hasen produzieren ihr benötigtes Cholesterin zu 100 % selbst. Die Studie beweist also, dass bei veganen Hasen durch von außen zugeführtes, nicht artgerechtes, tierisches Cholesterin, die Blutwerte ansteigen - tolle Studie. Deshalb verschenkt der Osterhase die Eier auch und frisst sie nicht selbst!

Noch ein kurzer, interessanter Nachtrag für „Bauchbewusste": Bei meinem „Eixperiment" habe ich am Tag 22 Eier gegessen, das waren 2.200 kcal/Tag. Diese Kalorienanzahl dürfte ungefähr meinem täglichen Bedarf entsprechen.

Nährstoffgehalt Eier	1 Ei = 60 g Ei	22 Eier / Tag
Energie	100 kcal	2.200 kcal
Eiweiß	8 g	176 g
Fett	7 g	154 g
Kohlenhydrate	0,4 g	9 g
Cholesterin	250 mg	5.500 mg

Abb. 59: tägliche Nährstoffzufuhr beim „Eixperiment"

Trotzdem habe ich bei meinem „Eixperiment" mit ausschließlich 22 Eiern und Wasser, also mit 176 g Eiweiß und 154 g Fett, abgenommen. Das waren ganze 4 kg Gewichtsverlust in 2 Wochen, da der Kohlenhydratanteil mit 9 g/Tag sehr niedrig war. Hier sieht man auch wieder, dass der Zucker das Gewichtsproblem macht und nicht die Kalorien oder das Fett (siehe Kapitel 4.3.3.5.1).

Wann steigt dann der Cholesterinwert an?

Der Cholesterinwert steigt durch Leberfunktionseinschränkung. Hierbei kann die Leber das Cholesterin, das im Blut herumschwimmt, nicht mehr vollständig entfernen und über Galle und Darm ausscheiden. Es kommt zu Cholesterinrückstau im Blut und dadurch erhöht sich der Serumspiegel des Cholesterins.
Die körpereigene Cholesterinbildung wird zusätzlich durch Fehlernährung mit Stärke und Zucker durch den erhöhten Insulinspiegel gefördert (siehe 4.1.3.5).
Lebererkrankungen, Nierenerkrankungen, Schilddrüsenunterfunktion, Nebennierenschwäche, Diabetes mellitus und andere Erkrankungen führen zu einer Einschränkung der Leberfunktion und dadurch sekundär zu einer Erhöhung der Cholesterinwerte. Es gibt auch die seltene Besonderheit einer primären Hypercholesterinämie, die durch genetisch bedingten Enzymmangel ausgelöst wird.
Diese Grunderkrankungen sind allerdings selten, der überwiegende Teil der erhöhten Cholesterinwerte ist ernährungsbedingt und dadurch mit optimaler, artgerechter Ernährung beeinflussbar.

Wie kann man seinen Cholesterinwert normalisieren?

Eiweiße und Fette senken den Cholesterinspiegel und normalisieren den Fettstoffwechsel. Die große Dauerbelastung der Leber und dadurch für den Fettstoffwechsel ist - der Zucker!(siehe 4.1.2.11).
Deshalb werden Sie feststellen, dass Ihr Cholesterinwert sinkt, wenn Sie aufhören, sich fettarm zu ernähren. Wichtig und richtig ist auch hier eine artgerechte Ernährung als Jäger+Sammler - mit tierischen Fetten und Eiweißen, aber ohne Stärke.

Die aktuelle Studienlage zeigt übrigens auch:
Je weniger Zucker und Stärke, desto niedriger die Blutfette!
Für Interessierte verweise ich gerne noch einmal auf Literatur von Ulrike Gonder und Dr. Nicolai Worm[12].
Es gibt übrigens keinen Beweis dafür, dass das Senken des Cholesterins mit Hilfe von Medikamenten irgendeinen positiven Aspekt auf die Sterblichkeit hat. Im Gegenteil, durch das Senken der, für unseren Stoffwechsel und unser Gehirn wichtigen Fette, gibt es Hinweise darauf, dass Demenzen, Parkinson, Depressionen, Muskelerkrankungen und Krebserkrankungen zunehmen.
Es gibt auch absolut keinen Beleg für die Behauptung, dass „Cholesterin Herzinfarkt und Schlaganfall auslöst". Für die durchgeführten Studien zum Cholesterin und eine ausführliche Interpretation der Studienergebnisse verweise ich auf Hr. Dr. Ravnskov[39] (Mythos Cholesterin, www.ravnskov.nu/cholesterol.htm).

Zusammenfassung:

- Cholesterin und Fett aus der Nahrung stören die jeweiligen Regelsysteme in keinster Weise und der Cholesterinspiegel bleibt unverändert niedrig.
- Die Höhe des Cholesterinspiegels hat keinen Einfluss auf Herz-Kreislauferkrankungen.
- Das medikamentöse Senken des Cholesterins hat auch keinen Einfluss auf Herz-Kreislauferkrankungen, erhöht aber das Risiko für andere schwerwiegende Erkrankungen.
- Durch Lebererkrankungen und -belastungen erfolgt ein Rückstau des Cholesterins und dadurch eine Erhöhung des Cholesterinwerts.
- Zucker und Stärke erhöhen den Cholesterinspiegel, Fette senken ihn, deshalb gilt auch hier: bitte artgerecht ernähren!

Das Ei ist ein perfektes, wohlschmeckendes Nahrungsmittel unserer Jäger+Sammler-Ernährung, das wir ganz vielseitig zum Kochen und Backen verwenden und auch ohne schlechtes Gewissen und Einschränkungen genießen dürfen. Es hat, neben vielen essentiellen Aminosäuren und Fettsäuren, einen hohen Gehalt an wichtigem Cholesterin und Vitamine und Mineralstoffe in großen Mengen.

Ei, Ei, Ei, verputzen!

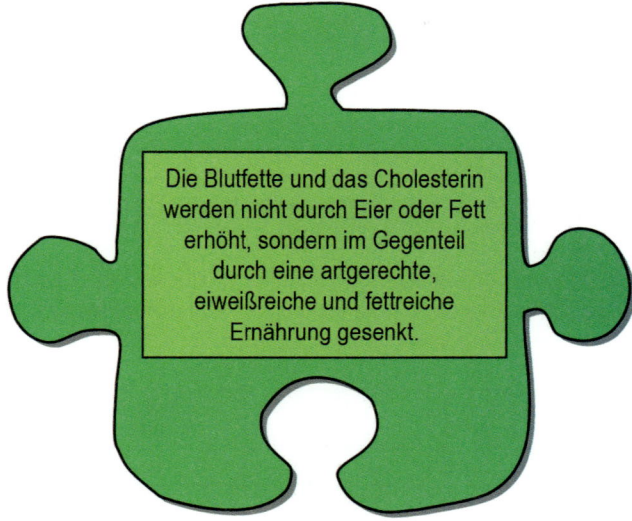

2.3.7 Milch oder nicht Milch, das ist hier die Frage

Tiermilch gibt es für den Menschen auch erst seit Domestikation der ersten Ziegen und Schafe vor 10.000 Jahren - Kuhmilch seit 8.500 Jahren. Deshalb wird sie sogar auch in einigen Varianten der Steinzeitdiät sehr kritisch betrachtet. Wir wollen die Kritikpunkte an der Milch einmal genauer betrachten.

Sind wir an Milch angepasst?

Tiermilch gibt es zwar erst seit 10.000 Jahren, aber als Säugetiere trinken wir unsere Muttermilch ja schon einige Millionen Jahre. Die erste Mamma (= Brust) gab es vor ca. 225 Millionen Jahren. Da sollte eine physiologische Anpassung möglich sein!

„Aber Kuhmilch ist doch nur für Kälbchen?"

Dieses philosophische, aber wenig durchdachte Argument hört oder liest man auch immer wieder. Stimmt es wirklich: Ist Kuhmilch wirklich so anders als die von meiner Mutter? Vergleichen wir mal die Zusammensetzung von Muttermilch, Kuhmilch, Ziegenmilch und Schafmilch.

Inhaltsstoffe pro 100 ml Milch	Muttermilch	Kuhmilch	Ziegenmilch	Schafmilch
Wasser	87 g	87 g	87 g	83 g
Eiweiß	1,1 g	3,3 g	3,6 g	5,2 g
Fett	4,0 g	3,8 g	3,9 g	6,3 g
Milchzucker	7,0 g	4,7 g	4,2 g	4,6 g
Mineralstoffe				
Natrium	13 mg	45 mg	42 mg	30 mg
Kalium	47 mg	141 mg	181 mg	182 mg
Magnesium	3 mg	12 mg	14 mg	12 mg
Calcium	32 mg	120 mg	127 mg	183 mg
Phosphor	15 mg	92 mg	109 mg	115 mg
Eisen	58 mg	59 mg	50 mg	100 mg
Kupfer	72 mg	7 mg	18 mg	88 mg
Jod	6 mg	6 mg	4 mg	10 mg
Vitamine				
Vitamin A	69 µg	28 µg	68 µg	50 µg
Thiamin B1	15 µg	37 µg	49 µg	48 µg
Riboflavin B2	38 µg	180 µg	150 µg	230 µg
Niacin B3	170 µg	90 µg	320 µg	450 µg
Pyridoxin B6	14 µg	36 µg	27 µg	80 µg
Biotin B7	1 µg	4 µg	4 µg	9 µg
Folsäure B9	9 µg	6 µg	1 µg	5 µg
Cobalamin B12	0,05 µg	0,41 µg	0,07 µg	0,51 µg
Vitamin C	4,4 mg	1,7 mg	2,0 mg	4,3 mg

Abb. 60: Vergleich der Inhaltsstoffe verschiedener Milcharten, mod. aus Souci, Fachmann, Kraut: Zusammensetzung der Lebensmittel[40]

Wenn wir uns die Zusammensetzung der jeweiligen Milcharten genau ansehen, dann ist zu erkennen, dass sich die Nährstoffe natürlich unterscheiden - je nach Bedarf der entsprechenden Babys (Abb. 60). Diese Differenzen sind aber, angesichts der Regelsysteme des Organismus, unbedeutend.
Allerdings ist der Unterschied nicht wesentlich, da es keine artfremden Substanzen gibt. Die Baustoffe der Milch sind absolut gleich, nur die Konzentration der Inhaltsstoffe variiert.
Diese Variationen der Nährstoffzusammensetzung gibt es natürlich in allen Nahrungsmitteln und durch Hunger und Sättigung, durch Aufnahme und Ausscheidung wird der Bedarf entsprechend geregelt.

„Ja, aber mit dem Abstillen ist die Milch doch nicht mehr artgerecht?"

Es stimmt natürlich, dass die Muttermilch der Säugetiere nur für die Kleinsten der Kleinen bestimmt ist. Das gilt für den Menschen, aber auch im Tierreich. Irgendwann ist Schluss mit „Zapfsäule Mama" und das Tierbaby wird sich seine artgerechte Nahrung suchen müssen.
Was spricht eigentlich dagegen, ein so perfektes Nahrungsmittel wie die Milch nach dem Abstillen noch weiter zu genießen? Mutiert unser Verdauungsapparat nach dem Abstillen?
Nein, nach der Mamma trifft der gleiche Verdauungsapparat auf die gleichen Nährstoffe, die von der Milch geliefert werden, es gibt keine fremden Nährstoffe oder Substanzen. Und nur das ist entscheidend!
Milch ist artgerecht, sie bringt, im Gegensatz zum Getreide, keine artfremden Stoffe mit. Getreide dagegen enthält riesige Mengen an artfremder Stärke, also enorme Zuckermengen, an die wir nicht angepasst sind.

Vergleichen wir also einmal die artgerechte Milch mit artgerechtem Fleisch oder Fisch:

Nährstoffe in 100 g	Milch und Milchprodukte	Fleisch	Geflügel	Fisch	Ei
Eiweiße	3 - 38 g	15 - 30 g	17 - 35 g	16 - 25 g	13 g
Fette	3 - 30 g	2 - 27 g	6 - 16 g	3 - 17 g	11 g
Kohlenhydrate	0 - 5 g	0 g	0 g	0 g	0 g

Abb. 61: Vergleich der Zusammensetzung der Jäger-Nahrungsmittel

Überprüfen wir doch die Zusammensetzung der Milch einmal kritisch. So sehen Sie, dass sich die Nährstoffzusammensetzung von Milch und Milchprodukten im gleichen Rahmen wie Fleisch und Fisch bewegt (siehe Abb. 61). Denn auch bei Fleisch und Fisch gibt es erhebliche Schwankungen in der Zusammensetzung. Einzig wirklicher Unterschied ist der Kohlenhydratgehalt, da die Milchprodukte Laktose (= Milchzucker) mitbringen. Allerdings sind es verhältnismäßig geringe Mengen an Milchzucker, die sich im Bereich der Zuckermenge von Obst und Gemüseportionen bewegen.

Ich würde Milch deshalb als „flüssiges Fleisch" betrachten. Milch und Milchprodukte sind hervorragende Eiweiß- und Fettquellen, deshalb habe ich sie dem Jäger-Anteil zugeordnet. Milchprodukte wie Käse stellen den optimalen Fleischersatz dar und jedes Gericht lässt sich mit Milchprodukten noch verfeinern. Außerdem ist Milchfett ein absolut tolles Omega3-Fett.

„Aber Kuhmilch enthält ja auch so viele Hormone, allen voran IGF-1?"

Den Kritikpunkt „Milch als Hormonbombe" müssen wir uns auch ganz genau ansehen, da sich die Konsumenten dadurch zusätzlich unnötig verunsichern lassen.
IGF-1 (= Insulin-like Growth Faktor 1) ist ein Hormon, das genauso wie Insulin auch, das Zellwachstum und die Zellteilungsraten erhöht. Dieses verstärke Teilungsverhalten der Zellen, das auch Tumorzellen aufweisen, bestimmt die Aggressivität von Tumorerkrankungen (siehe 4.1.3.7).

Nachdem auch in Milch **IGF-1** und **Progesteron** zu finden sind, wird der Milchkonsum durch diese „Hormonbelastung" in Verbindung mit Tumorerkrankungen gebracht.

Handelt es sich wirklich um eine Belastung? Am besten ist diese „Hormonbelastung" durch Milch und Milchprodukte abzuschätzen, wenn die Hormonmengen der Milch[41] einmal mit der täglichen Eigenproduktion des Körpers[42] verglichen werden:

Hormongehalt von Kuhmilch	IGF-1	Progesteron
tägliche Eigenproduktion	10.000 µg /Tag	200 µg/Tag (Kind) 20.000 µg/Tag (Frau)
mittlerer Hormongehalt von Kuhmilch	4 µg/l Milch	6 µg/l Milch
Hormonmenge im Verhältnis zur täglichen Eigenproduktion	0,04 %	3 % (Kind) 0,03 % (Frau)
Milchmenge für tägliche Hormonmenge	2.500 l Milch/Tag	33 l Milch/Tag (Kind) 3.000 l Milch/Tag (Frau)

Abb. 62: Vergleich der Hormonmenge von Kuhmilch mit täglicher Eigenproduktion

Sie sehen, die Hormonmengen, die in Kuhmilch enthalten sind, sind wirklich nur ein minimalster Teil von dem, was wir für unseren Stoffwechsel täglich selbst produzieren.
Zusätzlich gelangen von den Hormonen, die über den Magen-Darm-Trakt aufgenommen werden, nur 10% ins Blut. Diese niedrige Resorptionsrate habe ich bei meinem Rechenbeispiel noch gar nicht berücksichtigt.
Um die tägliche Hormonmenge an IGF-1 zu erhalten, müsste man 2.500 l Milch trinken - das wären 10 Badewannen voll.
Diese „Hormonmengen" sind so gering, dass sie für den Organismus, der täglich die 2.500-fache Menge selbst produziert, keine Belastung darstellen kann.
Und angesichts der niedrigen Resorptionsraten (10%) von Hormonen, die man während hoch dosierter medikamentöser Therapie gemessen hat, ist es ohnehin fraglich, ob es von den Spuren an Hormonen, die in der Milch zu finden sind, überhaupt ein Hormon bis ins Blut schafft.

Zusammenfassung:

- Milch ist für Babys artgerecht und von Mutter Natur als optimale Nährstoffquelle mit allen notwendigen Nährstoffen kreiert.
- Sie enthält keine artfremden Substanzen - auch nicht nach dem Abstillen.
- Die in Milch enthaltenen Hormonmengen sind so gering, dass sie das Hormonsystem in keinster Weise stören können.
- Die Baustoffe der Milch sind immer die gleichen, nur die Verhältnisse variieren.
- Milch ist auch nach dem Abstillen noch artgerecht, da die Nährstoffzusammensetzung im Rahmen von artgerechtem Fleisch und Fisch liegt.
- Milch und Milchprodukte sind als „flüssiges Fleisch" auch für den erwachsenen Menschen eine optimale, geschmacklich hervorragende Nährstoffquelle und gehören zum Jäger-Anteil der Artgerechten Ernährung.

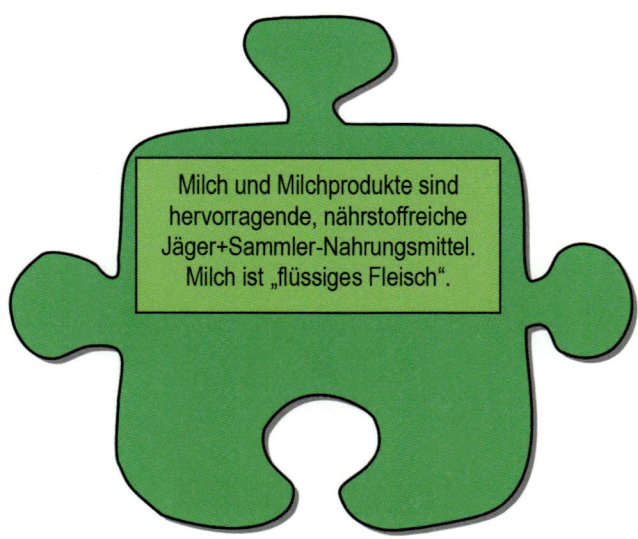

2.3.8 Grundlos Lactose-los

Das folgende Thema ist noch ein Nachtrag zum Milch-Thema, die Lactose-Intoleranz (= Milchzuckerunverträglichkeit).

Lactose-Intoleranz hat eine sehr starke Präsenz in den Medien, bei Amazon finden Sie aktuell 138 Bücher. Auch im Lebensmittelmarkt gibt es ein reichhaltiges Angebot an lactosefreien Milchprodukten aller Art, von lactosefreier Milch, lactosefreiem Joghurt und lactosefreiem Quark bis hin zu lactosefreiem Käse.

Dadurch entsteht der Eindruck, dass ein Großteil der Menschen an Lactose-Intoleranz leidet und Milchzucker nicht verträgt. In Fachliteratur (Thilo Schleip: Laktose-Intoleranz[43]) findet man sogar Aussagen wie „In Deutschland leiden 15 % der Bevölkerung an Milchzucker-Unverträglichkeit."

Was ist eine Lactose-Intoleranz?

Lactose (= Milchzucker) ist ein artgerechter Zucker mit einem Glykämischen Index von 40, der langsam, in kleinen Mengen ins Blut aufgenommen wird und dadurch nur eine geringe Belastung für den Blutzuckerspiegel darstellt.

Er ist natürlicher Bestandteil aller tierischen Milcharten. In 100 ml Kuhmilch, Ziegen- und Schafmilch befinden sich 4 - 5 g, in menschlicher Muttermilch sogar 7 g. Milchzucker ist ein Zweifachzucker und wird aus Glucose (= Traubenzucker) und Galaktose (= Schleimzucker) aufgebaut.

Damit er vom Darm ins Blut aufgenommen werden kann, muss er aber vorher durch das Enzym Lactase in Glucose und Galactose gespalten werden.

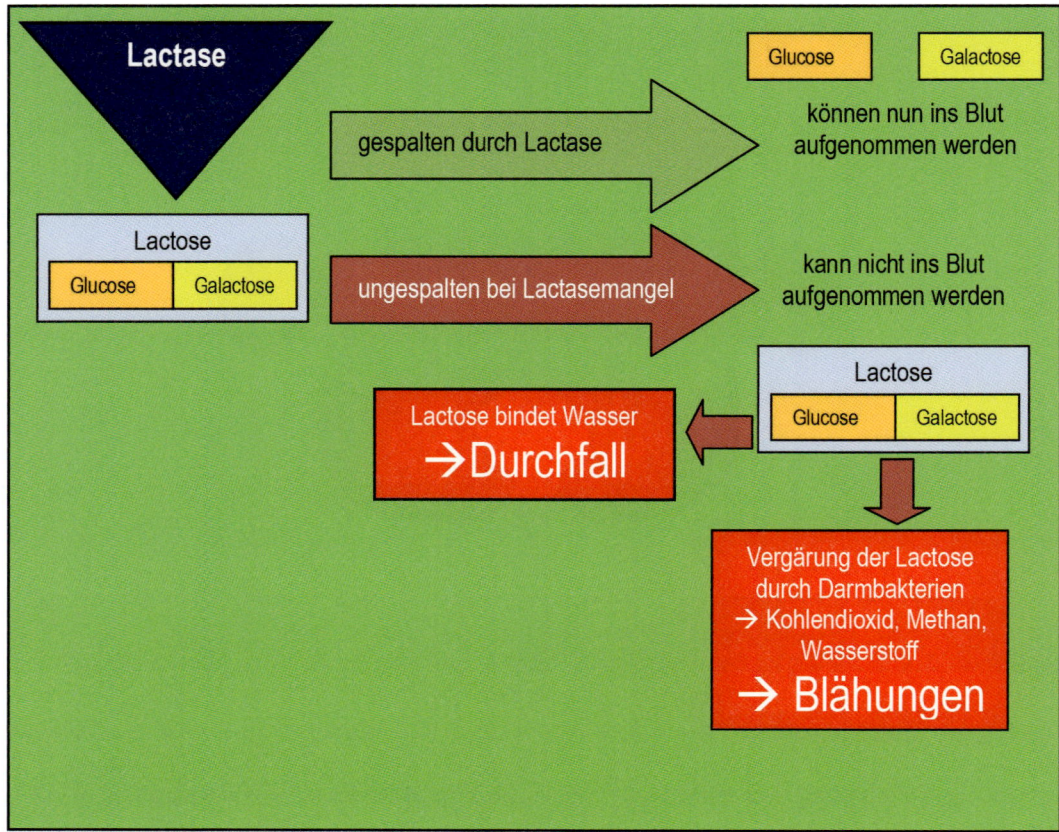

Abb. 63: Übersicht Laktose-Intoleranz

Bei einem Lactase-Mangel bleibt ein Teil des Milchzuckers ungespalten im Darm und kann deswegen nicht ins Blut aufgenommen werden.
Der Milchzucker im Darm bindet dort große Mengen an Wasser und es kommt dadurch zu Durchfällen.
Milchzucker wird im Darm auch von den Darmbakterien vergoren. Dabei entsteht Kohlendioxid, Methan und Wasserstoff, alles geruchlose Gase, Gott sei Dank. Diese Gase machen einen Blähbauch und werden über Blähungen entsorgt und abgeatmet.
Hauptsymptome sind demnach Durchfall (ohne Darmkrämpfe) und Blähungen (die nicht riechen).

Welche Ursachen führen zur Lactose-Intoleranz?

Ursache ist ein Mangel an Lactase, dem Lactose-spaltenden Enzym, das in der Dünndarmschleimhaut gebildet wird. Durch einen Lactase-Mangel kann die Lactose (Milchzucker) nicht in ihre Bestandteile Glucose und Galactose zerlegt und dadurch nicht mehr ins Blut aufgenommen werden.

Was führt zu einem Lactase-Mangel?

Lactase wird von allen Säugetier-Babys gebildet, um den Milchzucker in der Muttermilch zu verarbeiten. Nach dem Abstillen nimmt die Lactase-Produktion kontinuierlich ab - als logische Konsequenz des Bedarfs - auf 10% der Lactase-Menge des gestillten Babys.
Ein Baby ernährt sich mit 1 Liter Muttermilch (7 % Milchzucker), hierbei ist der Lactase-Bedarf natürlich höher als beim Erwachsenen, der nur viel kleinere Mengen an Milch und Milchprodukten genießt.

Es gibt verschiedene Ursachen für einen Lactase-Mangel. Grundsätzlich wird zwischen primärem, sekundärem und angeborenem Lactase-Mangel unterschieden:

Primärer Lactase-Mangel:	Natürlicher, kontinuierlicher Abfall der Lactase-Produktion nach dem Abstillen auf 10 % oder weniger
Sekundärer Lactase-Mangel:	Vorübergehende Einschränkung der Lactase-Produktion durch verschiedene Darmerkrankungen wie Entzündungen und Infekte
Angeborener Lactase-Mangel:	Erbkrankheit, die schon Säuglinge betrifft, extrem selten, in den letzten 35 Jahren wurden weltweit nur ca. 40 Fälle bekannt

Abb. 64: Ursachen für einen Lactase-Mangel

Wie wird die Lactose-Intoleranz diagnostiziert?

Hierfür gibt es einen sehr schönen, einfachen Test, der in jeder Praxis durchgeführt werden kann, der H_2-Atemtest. Für diesen Test werden 50 g Milchzucker in 300 ml Wasser aufgelöst und zügig getrunken. Anschließend wird in der Ausatemluft der Wasserstoff (H_2) gemessen. Wie schon oben erklärt, entstehen durch Vergärung von Milchzucker im Darm unterschiedliche Gase und eben auch Wasserstoff. Genau dieser Wasserstoff wird in der Ausatemluft in den folgenden 3 Stunden mehrmals gemessen.

Bleibt der Wasserstoffgehalt der Atemluft konstant, so ist der Milchzucker gespalten worden und Glucose und Galactose sind resorbiert worden.
Die Diagnose lautet: keine Lactose-Intoleranz.

Steigt aber der Wasserstoffgehalt der Atemluft an, so konnte der Milchzucker nicht gespalten werden, wird nun von Darmbakterien vergoren und dabei ist der ausgeatmete Wasserstoff entstanden.
Die Diagnose lautet: Lactose-Intoleranz.

Durch diese „Abgas-Sonderuntersuchung" erhalten viele Patienten die Diagnose: Lactose-Intoleranz!
Diese Patienten kaufen dann fleißig lactosefreie Produkte und achten auch ganz akribisch auf jedes Gramm Milchzucker. Sehr häufig ohne klinische Relevanz und ohne entscheidende Verbesserung ihrer Beschwerden, denn die Testmenge von 50 g Milchzucker ist fernab jeder Realität.
Die Lactose-Intoleranz ist nämlich ein Mengenproblem!
Normale Portionen wie 1 Glas Milch oder 200 g Joghurt beinhalten kleine Mengen Milchzucker von 10 g, alle anderen Milchprodukte haben sogar weniger. Diese geringen, aber in der Praxis relevanten Mengen, machen in den allermeisten Fällen kein Problem und werden - v.a. bei Artgerechter Ernährung ohne Stärke - problemlos vertragen.
Darüber ist sich sogar die Lactose-Literatur einig: „In der Regel treten Beschwerden nur über 10 g Lactose auf." (Thilo Schleip: Laktose-Intoleranz[43])

Je größer die Milchzuckermenge, umso eher kommt es zu Beschwerden wie Durchfall und Blähungen. Deshalb ist es auch Unsinn, 50 g Milchzucker als Testmenge zu verwenden. Für diese 50 g Lactose müssten Sie 1 Liter Milch oder 1,2 Liter Joghurt oder 1,2 Liter Sahne oder 1,4 kg Quark oder 10 kg Käse auf einmal „genießen".

Nach diesem H_2-Atemtest weiß man, dass 1 Liter Milch zu viel auf einmal ist - eine wahnsinnig tolle Erkenntnis.

Bei Magen-Darm-Beschwerden sollte das Essen erst einmal artgerecht sein!

Wenn die Stärke aus der Ernährung eliminiert wird, dann sind in der Regel die Beschwerden nach spätestens 2 Wochen weg. Für den Verdauungsapparat ist es nämlich schon ein riesiger Unterschied, ob Sie 3 x 70 g nicht artgerechte Stärke oder nur 3 x 10 g artgerechten Milchzucker pro Tag essen. Die große Belastung ist Stärke und nicht die kleine Menge an Milchzucker.

Durch diesen H_2-Atemtest mit der unsinnigen Menge von 50 g Milchzucker, und der Medienpräsenz werden sehr viele Leute verunsichert und leben als „Lactose-Patienten" grundlos - Lactose-los!

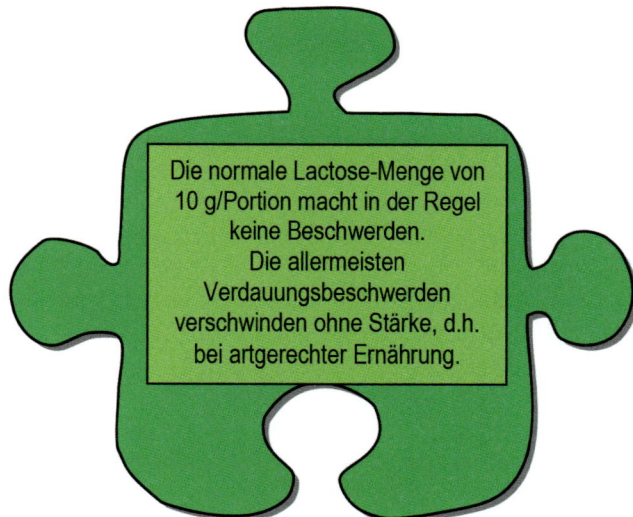

Die normale Lactose-Menge von 10 g/Portion macht in der Regel keine Beschwerden.
Die allermeisten Verdauungsbeschwerden verschwinden ohne Stärke, d.h. bei artgerechter Ernährung.

Es gibt natürlich schon einige, sehr wenige Patienten, die eine so geringe Lactase-Produktion haben, dass sie auch auf Milchzuckermengen von weniger als 10 g reagieren.

Falls also trotz artgerechter Ernährung noch Restbeschwerden vorhanden sind und der H_2-Atemtest auffällig ist, dann lohnt sich ein Eliminationsversuch:

Hierbei wird der Milchzucker 2 Wochen komplett ersetzt und weggelassen. Sind dann die Restbeschwerden weg, liegt eine klinisch relevante Lactose-Intoleranz vor.

Anschließend muss, durch Provokation mit milchzuckerhaltigen Milchprodukten, die individuelle Reaktionsschwelle herausgefunden werden, d.h. wie viele Gramm Milchzucker eine Portion beinhalten darf, ohne dass die Beschwerden erneut auftreten.

Um diese Lactose-Schwelle nicht zu überschreiten, gibt es ein üppiges Angebot in den Supermärkten und Lactase-Tabletten in den Apotheken, die man zum Essen einnehmen kann, um die eigene Lactase-Produktion zu unterstützen und dadurch die Lactose-Schwelle, z.B. für einen Restaurant-Besuch, anzuheben.

2.3.9 Grundlos Fructose-los

Die Fructose (= Fruchtzucker), auch eine artgerechte Zuckerform, die uns Primaten seit Millionen von Jahren begleitet, steht auch im Verdacht, für viele Verdauungsbeschwerden verantwortlich zu sein. Fructose ist in Obst und Gemüse, aber auch in Saccharose (Haushaltszucker und Honig) vorhanden.
Die Fructose-Intoleranz ist, bis auf ein paar kleine Unterschiede, identisch mit der Lactose-Intoleranz - sogar die Überschrift ist gleich.

Ähnlich wie beim Milchzucker entstehen die Fruchtzucker-Beschwerden auch durch Aufnahmestörungen der Fructose.
Da der Fruchtzucker - im Gegensatz zum Milchzucker - aber ein Einfachzucker ist, muss er im Darm nicht mehr gespalten werden. Er wird direkt ins Blut transportiert.

Was ist dann die Ursachen einer Fructose-Intoleranz?

Für die Aufnahme vom Darm ins Blut braucht der Fruchtzucker einen eigenen Transporter. Diese „Schubkarre" heißt GLUT5. Steht dieser Fructose-Transporter GLUT5 nicht in ausreichender Menge zur Verfügung, so verbleibt der Rest der Fructose im Darm. Fruchtzucker wird im Darm von den Darmbakterien vergoren. Dabei entsteht Kohlendioxid, Methan und Wasserstoff, auch hier wieder alles geruchlose Gase- kennen wir alles schon von der Lactose-Intoleranz.

Was führt zu einer Störung dieses Fructose-Transporters GLUT5?

Störungen der GLUT5-Produktion treten in der Regel nur in Folge von Darmerkrankungen auf.

Primärer GLUT5-Mangel:	Kein altersbedingter, natürlicher Abfall der GLUT5-Produktion
Sekundärer GLUT5-Mangel:	Vorübergehende Einschränkung der GLUT5-Produktion durch verschiedene Darmerkrankungen wie Entzündungen und Infekte
Angeborener GLUT5-Mangel:	Genetische Mutationen sind nicht bekannt

Abb. 65: Ursachen für einen GLUT5-Mangel

Wie wird die Fructose-Intoleranz diagnostiziert?

Hierfür wird auch wieder der H_2-Atemtest verwendet. Es werden 50 g Fruchtzucker in 300 ml Wasser aufgelöst und zügig getrunken. Der Wasserstoff (H_2), der durch Gärprozesse entsteht, wird - genauso wie beim Lactose-H_2-Atemtest - in der Ausatemluft gemessen.

Der Einfachheit halber wird dieser Test auch sehr häufig in der Praxis eingesetzt. Mit der Folge, dass viele Magen-Darm-Patienten mit der Diagnose: Fructose-Intoleranz und sehr vielen Einschränkungen der Ernährungsweise nach Hause gehen.

> Warum sind geschätzte 30% (laut Schleip, Thilo[44]) der Bevölkerung Fructose-intolerant?

Das Problem ist, wie beim Milchzucker-Test, die Menge von 50 g Fruchtzucker.
Auch die Fructose-Intoleranz ist ein Mengenproblem, d.h. jeder Mensch hat eine Schwelle, bei der die Aufnahmekapazität für Fruchtzucker durch seinen GLUT5-Transporter überschritten ist.
Aber diese Testmenge von 50 g Fruchtzucker ist genauso Unsinn und fernab jeder Realität wie beim Lactose-H_2-Atemtest.
Für 50 g Fruchtzucker müssten Sie 0,8 kg Kirschen oder 1 kg Äpfel oder 1,4 kg Bananen oder 2,5 kg Pflaumen auf einmal essen oder 1 Liter Apfelsaft auf „ex" trinken. Das sind doch die normalen Portionen, die Sie täglich essen, oder?
Was zu viel ist, ist einfach zu viel!

In diesem Zusammenhang fällt mir eine Geschichte ein, die ich als 3-Jähriger mit meinem Opa erlebt habe. Wir haben unseren Pflaumenbaum abgeerntet, Opa ins Körbchen und ich ins Bäuchlein.
Als wir wieder zu Hause waren, bekam ich einen riesigen Blähbauch, wie im 9. Monat schwanger. Allerdings wusste ich damals natürlich noch nicht, was „schwanger" bedeutete.
Ich zeigte meinen riesigen Bauch meinem Opa, aber der sagte nur: „Hast wohl zu viele Pflaumen gegessen, deshalb platzt dein Bauch jetzt gleich. Schau mal da, da hast du schon den ersten Sprung!" Ich bekam Panik, denn ich sah den Sprung auch und dachte jetzt platze ich wirklich - denn ich wusste auch noch nichts über den Bauchnabel.
Aber am nächsten Tag schmeckten die Pflaumen wieder hervorragend - ich genoss diesmal allerdings nur eine kleinere Menge, denn der Sprung war ja immer noch zu sehen. Der Sprung ist übrigens noch immer da, ich habe anscheinend einen „bleibenden Schaden" vom „gefährlichen" Fruchtzucker davon getragen.
Ich muss oft schmunzeln, wenn ich meinen Bauchnabel sehe, da mir dieses Erlebnis mit meinem Opa wieder einfällt.
Nach diesem Fructose-H_2-Atemtest wissen Sie, dass 1 kg Obst oder 1 Liter Saft zu viel auf einmal sind - eine wahnsinnig tolle Erkenntnis.
Häufig wird fälschlicherweise eine Kombination an Fructose- und Lactose-Intoleranz diagnostiziert und die Patienten haben erhebliche Einschränkungen der Ernährung, die gefährliche Defizite mit sich bringen kann und in der Regel kein zufriedenstellendes Ergebnis in puncto Darmgesundheit liefert. Die gemeinsame Ursache dieser beiden Intoleranzen sind Darmerkrankungen. Deshalb:

Bei Magen-Darm-Beschwerden sollte das Essen erst einmal artgerecht sein!

Wenn die Stärke aus der Ernährung eliminiert wird, dann sind in der Regel die Beschwerden nach spätestens 2 Wochen verschwunden. So einfach ist essen und Darmgesundheit: zuerst einmal artgerecht ernähren und beobachten, ob überhaupt noch Beschwerden übrig bleiben - logisch, sogar bio-logisch.
Für den Verdauungsapparat ist es wirklich ein riesiger Unterschied, ob Sie 3 x 70 g nicht artgerechte Stärke oder nur 3 x 10 g artgerechten Fruchtzucker oder Milchzucker pro Tag essen. Die große Belastung ist Stärke und nicht kleine Mengen an Fruchtzucker bzw. Milchzucker.
Durch diesen sehr häufig durchgeführten H_2-Atemtest mit der unsinnigen Menge von 50 g Zucker und der Medienpräsenz werden sehr viele Leute verunsichert und kasteien sich Fructose-los und Lactose-los - meist grundlos!
200 g Obst, d.h. eine Portion, enthalten bis zu 10 g Fructose. Der Glykämische Index von Fruchtzucker liegt bei 20, d.h. die Blutzuckerbelastung ist hier sehr gering - ein echter Jäger+Sammler-Zucker.

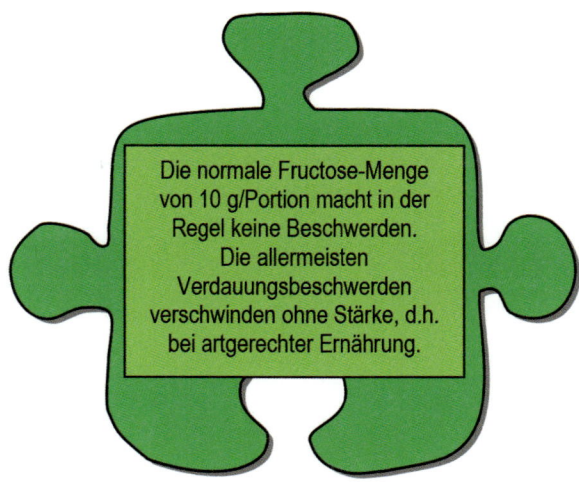

Die normale Fructose-Menge von 10 g/Portion macht in der Regel keine Beschwerden. Die allermeisten Verdauungsbeschwerden verschwinden ohne Stärke, d.h. bei artgerechter Ernährung.

2.3.10 Ist Fleisch eine Medikamenten-Bombe?

Ein weiterer Kritikpunkt, von dem Fleischgenießer verunsichert werden, ist die auch immer wieder in den Medien aufgebauschte Behauptung von den riesigen Mengen an Medikamenten-Rückständen in Fleisch und Fisch. Vor allem in der Pute vermutet man so viel Antibiotikum, dass vom Putenfleisch eine Gesundheitsgefahr ausgeht. Manche meinen sogar, dass Pute eine echte Alternative zur Antibiotikum-Tablette darstellt.

Passend zu diesen Behauptungen ist folgende Meldung, die im März 2013 durch die Presse ging:

Erhöhter Antibiotikawert

Belastetes Putenfleisch in Deutschland verzehrt

15. März 2013 22:54 Uhr, B.Z./dpa/Reuters | Aktualisiert 22:54 Mit Medikamenten belastetes Putenfleisch wurde aus Rumänien nach Deutschland geliefert. Akute Gefahr bestehe nicht.

Mit Medikamenten belastetes Putenfleisch ist aus Rumänien nach Deutschland geliefert worden.

In Deutschland sind in den vergangenen Monaten fast 20 Tonnen mit Medikamenten belastetes Putenfleisch aus Rumänien in den Handel gelangt. Die tiefgefrorene Ware sei bereits Mitte vergangenen Jahres nach Nordrhein-Westfalen geliefert und verarbeitet worden, berichtete das NRW-Verbraucherschutzministerium am Freitag.

In der verarbeiteten Pute waren die Antibiotika-Werte zum Teil 27-mal höher als erlaubt. „Es ist davon auszugehen, dass ein Großteil der Ware schon verzehrt wurde", hieß es. Akute Gesundheitsgefahr bestehe dadurch aber nicht...

Abb. 66: Zeitungsbericht über Antibiotikum-Puten

Das Antibiotikum, das hierbei gefunden wurde, war „Enrofloxacin", es gehört zur Gruppe der Chinolone (siehe Abbildung 67). Zwei Proben wiesen Antibiotikum-Mengen von 1832 und 2771 µg/kg Putenfleisch auf. Diese Werte sind bis zu 27-fach erhöht (Grenzwert: 100 µg/kg Fleisch) und seien laut deutschen Experten alarmierend.
27-fach erhöht - das ist eine massive Grenzwertüberschreitung, da bekommt man doch Angst und den Eindruck, dass angesichts dieser Medikamentenmengen auch die Gesundheit in Gefahr sei.

Ist diese Menge wirklich gesundheitsgefährdend?

Wie sieht die Faktenlage wirklich aus und wie groß sind die Antibiotika-Mengen wirklich? Um diese Frage zu klären, will ich den Jahresbericht zum Nationalen Rückstandskontrollplan[46] (NRKP) analysieren, der jährlich seit 1989 vom Bundesamt für Verbraucherschutz und Lebensmittelsicherheit (BVL) vorgelegt wird (www.bvl.bund.de).

Im Rahmen des NRKP werden lebende Nutztiere, Fleisch, Fisch, Milch, Eier und Honig auf Rückstände unerwünschter Stoffe untersucht. In Deutschland wird das Programm, nach Richtlinien der Europäischen Union, vom BVL durchgeführt und koordiniert.

Es werden hierbei jedes Jahr über 600.000 Untersuchungen an über 50.000 Proben tierischer Nahrungsmittel durchgeführt und auf Medikamentenrückstände überprüft. Die Jahresberichte 2009, 2010 und 2011 geben ein ziemlich einheitliches Bild. Es waren jedes Jahr nur ca. 0,5 % der Proben positiv, d.h. sie enthielten Medikamentenrückstände über der zulässigen Höchstgrenze oder unerlaubte, verbotene Stoffe. Insgesamt wurden 680 verschiedene Stoffe, d.h. Medikamente oder Futtermittelzusatzstoffe untersucht.

Der Übersicht wegen habe ich exemplarisch einige Medikamente herausgegriffen und in folgender Abbildung zusammengefasst. Diese Medikamente werden sowohl in der Tiermedizin als auch in der Humanmedizin eingesetzt. Um die Verhältnismäßigkeiten der Medikamentenrückstände darzustellen, habe ich sie in praktikable, praxisrelevante, vorstellbare Einheiten umgerechnet.
Ich habe die Medikamente jeweils mit der täglichen Medikamentenmenge, die auch Sie im Krankheitsfall verordnet bekommen, in Abbildung 67 verglichen.

Medikament Antibiotikum	Grenzwert	Tagesdosis bei Therapie am Menschen	Wie lange muss man grenzwertig belastetes Fleisch essen, bis eine Tagesdosis erreicht ist?
Tetracycline	100 µg/kg Fleisch	4 x 500 mg = 2.000 mg	100.000 Tage = **273 Jahre**
Penicilline	100 µg/kg Fleisch	3 x 1000 mg = 3.000 mg	150.000 Tage = **410 Jahre**
Chinolone	100 µg/kg Fleisch	2 x 750 mg = 1.500 mg	75.000 Tage = **205 Jahre**

Abb. 67: Vergleich Antibiotikum-Grenzwert von Fleisch mit Tagesdosis Antibiotikum-Medikament

Damit Sie meine Rechnung nachvollziehen können:
Der Grenzwert für Tetracycline liegt bei 100 µg/kg Fleisch, das entspricht 20 µg/200 g Fleisch - also pro Portion.
1 Tagesdosis Tetracyclin liegt bei 4 x 500 mg, diese Menge wird Ihnen Ihr Arzt bei Bedarf empfehlen. Das sind 2.000 mg/Tag, also 2.000.000 µg/Tag.

Umgerechnet ist die Tagesdosis 100.000-fach höher als der Grenzwert. Das bedeutet, Sie müssten 100.000 Portionen, also 100.000 Tage lang grenzwertig belastetes Fleisch essen, um auf die Belastung einer Tagesmenge Tetracyclin zu kommen.

Wenn Sie sich also artgerecht ernähren und dadurch Ihr Immunsystem fit halten, brauchen Sie natürlich kein Antibiotikum. Wenn Sie sich also die Woche Antibiotikum sparen können, haben Sie somit 1.365 Jahre grenzwertig belastetes Fleisch frei!

Um sich den absolut niedrigen Grenzwert noch besser vorstellen zu können, habe ich noch ein anderes Bild berechnet: Für eine Tagesdosis Tetracyclin müssten Sie das Fleisch von **8 afrikanischen Elefanten** essen!

Selbst bei unserer Pressemeldung mit der 27-fach belasteten Pute, bräuchte man trotzdem 3.000 Portionen, also 10 Jahre dieser „verseuchten" Pute, um die Tagesdosis Antibiotika (Chinolone) zu erreichen.

Sie sehen selbst, die Medikamenten-Rückstände im Fleisch sind selten und die Grenzwerte unvorstellbar niedrig, so dass eine Gesundheitsgefährdung absolut sicher auszuschließen ist.

Übrigens werden auch in Geflügel oder Pute nicht öfter und nicht mehr Medikamenten-Rückstände gefunden als in allen anderen Fleischsorten. Dies liegt zum einen an den kurzen Halbwertszeiten und Eliminationszeiten der Antibiotika von einigen wenigen Stunden. Und zum anderen an den gesetzlich vorgeschriebenen Wartezeiten nach Medikamentengabe. Wartezeit heißt: Das Tier darf nach Antibiotikum-Gabe im konventionellen Bereich erst frühestens 1 Woche nach der letzten Medikamentengabe geschlachtet werden, im Bio-Bereich gilt die doppelte Wartezeit.

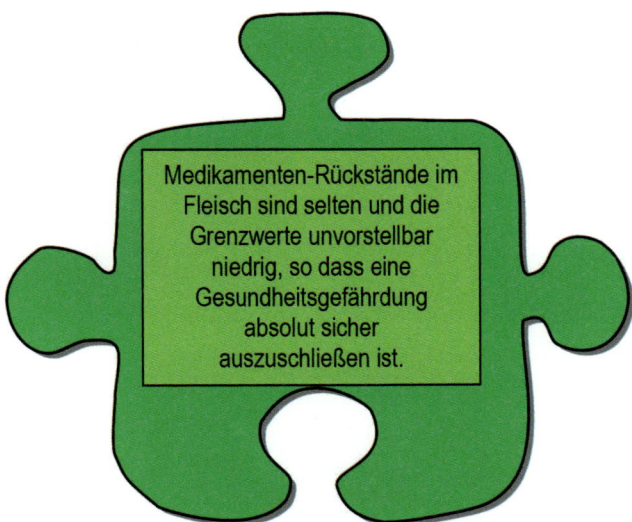

Noch eine wichtige Anmerkung:

Diese niedrigen Medikamentenrückstände sollen aber nicht über den massiven Medikamenten-Einsatz in der Massentierhaltung hinwegtäuschen!

Im Jahr 2011 wurden alleine in Deutschland 1.700 Tonnen an Antibiotika in der Tiermedizin eingesetzt[47]. Der massive Einsatz von Antibiotika zeigt natürlich die Mängel in der Massentierhaltung auf. Aber das ist nicht die Thematik meines Buches. Diese Mängel müssen natürlich beseitigt werden, so dass sich die Haltungsbedingungen auf ein ethisch verträgliches Maß verbessern. Alleine dadurch können sicher große Mengen Antibiotika eingespart werden.

Durch den massenhaften Antibiotika-Einsatz können sich resistente Bakterien entwickeln, die dann auch dem Menschen gefährlich werden können. Aber ist die große „Antibiotika-Schleuder" wirklich die Tiermedizin? Verstehen Sie mich bitte nicht falsch, Antibiotika sind wichtige und sinnvolle Medikamente, aber in der Humanmedizin werden in Deutschland pro Jahr über 7.000 Tonnen Antibiotika eingesetzt[48]!
Sind diese Antibiotikum-Gaben wirklich alle absolut nötig?

2.3.11 Gibt es vegetarische Jäger+Sammler?

Natürlich kann man sich auch als Vegetarier artgerecht ernähren. Vegetarier essen kein Fleisch und keinen Fisch. Das ist auch nicht zwingend nötig, denn im Jäger-Anteil stehen dem Vegetarier Milch, Milchprodukte und Ei als Eiweiß- und Fettquelle zur Verfügung. Die Nahrungsmittelauswahl ist aber durch das Weglassen von Fleisch und Fisch deutlich eingeschränkt. Dennoch ist es problemlos möglich, alle essentiellen Aminosäuren, Fettsäuren und Nährstoffe in ausreichender Menge zu erhalten.
Das vegetarische Jäger+Sammler-Profil, mit Milch und Ei, sieht demnach wie folgt aus:

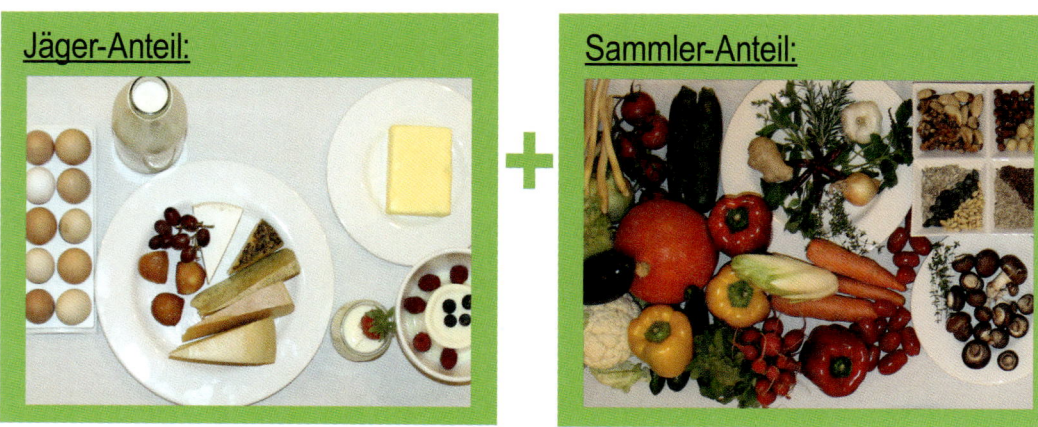

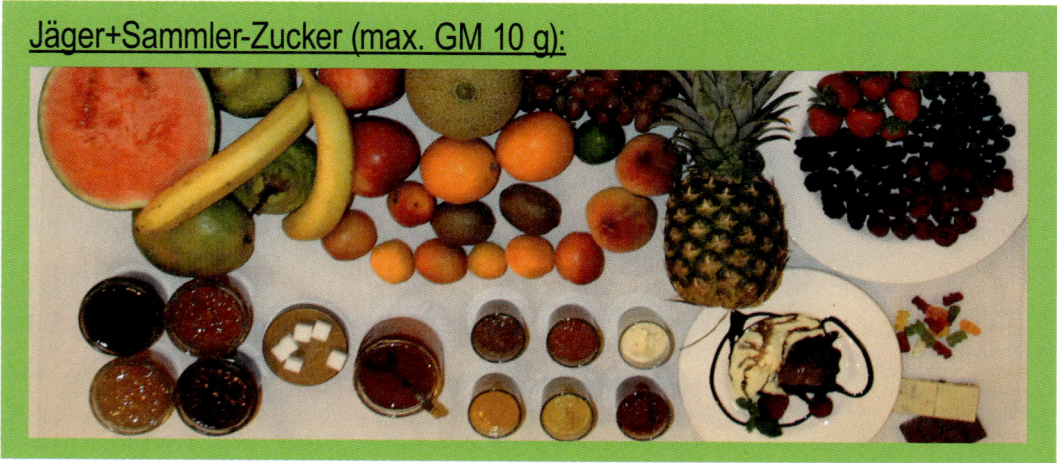

Jäger-Anteil:
Milch und Milchprodukte
Eier

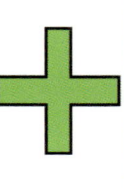

Sammler-Anteil:
Gemüse und Salate
Kräuter und Gewürzpflanzen
Pilze
Nüsse und Kerne

Jäger+Sammler-Zucker (max. GM 10 g):
ca. 200 g Obst und Beeren
Kleine Portionen Süßigkeiten:
max. 3 TL Honig und Marmelade
max. 3 TL Haushaltszucker
max. 30 g, 2 Reihen Schokolade, max. 4 Kugeln Eis
max. 3 EL Ketchup, Senf und Grillsaucen

Natürlich ist die Auswahl hierbei eingeschränkt, aber der Verzicht auf Fleisch und Fisch ist ja eine individuelle, ethische Entscheidung des überzeugten Vegetariers. Mit Milch, Käse, Quark, Joghurt und Ei stehen in Kombination mit Gemüse und Salaten trotzdem zahlreiche Jäger+Sammler-Nahrungsmittel für eine abwechslungsreiche Küche zur Verfügung. Es sollte aber auch in der vegetarischen Küche immer Jäger-Anteil und Sammler-Anteil miteinander kombiniert werden. Interessante Rezepte und Anregungen finden Sie im Rezeptteil. Eier, Quark und v.a. Käse sind so vielseitig zu verwenden, dass mit diesen Eiweißquellen auch eine gesunde ausreichende Eiweißmenge von 1 g Eiweiß/kg KG/Tag zu erreichen ist.

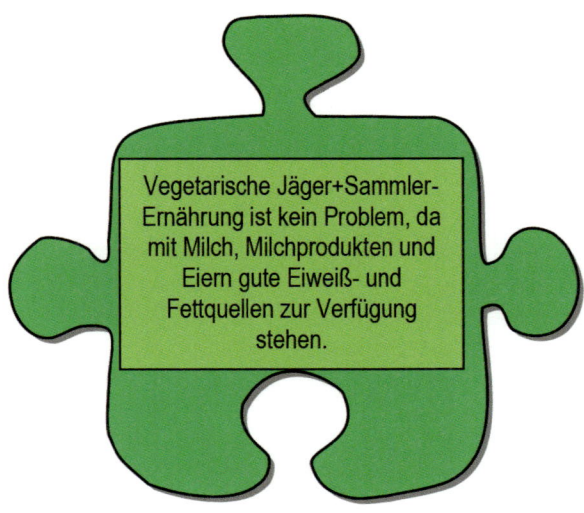

Vegetarische Jäger+Sammler-Ernährung ist kein Problem, da mit Milch, Milchprodukten und Eiern gute Eiweiß- und Fettquellen zur Verfügung stehen.

2.3.12 Ist es auch möglich, sich artgerecht als Veganer zu ernähren?

NEIN!!!
Vegan ist eine philosophische Lebenseinstellung, hat aber mit leistungsstarker, artgerechter Ernährung nichts zu tun. Der Verzicht auf alle tierischen Produkte, heißt gleichzeitig auch Verzicht auf alle Nährstoffe, die nur und ausschließlich in tierischen Nahrungsmitteln, also im Jäger-Anteil, vorkommen.

Tierische **essentielle Fettsäuren,** wie EPA und DHA:
Sie erinnern sich sicher, diese langkettigen, tierischen Omega3-Fettsäuren kann der menschliche Körper nur schwer und eingeschränkt (EPA), bzw. gar nicht herstellen (DHA). Diese Fettsäuren sind aber wichtige Baustoffe unseres Gehirns (siehe 2.3.5) und entscheidende Faktoren im Entzündungsstoffwechsel (siehe 4.3.2). Ein Mangel ist potentiell gesundheitsgefährdend!

Das enorm wichtige **Vitamin B12:**
Vitamin B12 wird zwar auch im menschlichen Darm durch Darmbakterien produziert, allerdings nur zu einem geringen Teil. Der überwiegende Teil des Vitamin B12 muss über die Nahrung gedeckt werden. Vitamin B12 ist ein rein tierisches Vitamin und kommt daher nur in tierischen Nahrungsmitteln vor. Nur Jäger-Nahrungsmittel enthalten Vitamin B12.
Das einzige pflanzliche Nahrungsmittel, in dem kleinste Spuren vom Vitamin B12 nachgewiesen werden können, ist Getreide. Aber hier sind die Vitamin B12-Quellen auch nur die Käfer.
Diese Eigenproduktion reicht aber nur für 20 % des Bedarfs und Veganer haben dadurch grenzwertig niedrige Vitamin B12-Werte im Blut, die für eine optimale Versorgung absolut nicht ausreichen (siehe 3.2.5.16).

Essentielle Aminosäuren:
Sie finden sich zwar auch in pflanzlichen Nahrungsmitteln, aber in viel geringeren Mengen und mit biologisch geringerer Wertigkeit, so dass auch hier zwangsläufig Defizite zu erwarten sind. Gleichzeitig sind die einzigen nennenswerten Eiweißlieferanten Getreide und Hülsenfrüchte, die aber mit 70% Stärke beim Getreide und 20% Stärke bei den Hülsenfrüchten einen sehr hohen Zuckeranteil mit artfremder Stärke mitbringen!!!

Eine vegane Ernährung ist ein echtes Problem, da essentielle tierische Nährstoffe in der rein pflanzlichen, veganen Ernährung nicht zu finden sind. Ein Mangel an essentiellen Nährstoffen bedeutet immer, dass der Organismus sparen und mit den vorhandenen Nährstoffen haushalten muss. Das reduziert natürlich die Belastbarkeit des Menschen und macht ihn anfällig für körperliche, geistige und seelische Krankheitsprozesse. Veganer können natürlich diese essentiellen Nährstoffe auch in Tablettenform ergänzen, aber was hat das noch mit optimaler Ernährung zu tun?

Bei einem kompletten Verzicht auf tierische Nahrungsmittel, bleiben nur noch Gemüse und Obst übrig. Der Sammler-Anteil alleine reicht aber nicht aus, um satt zu sein und seine Nährstoffe nur annähernd zu erhalten. Deshalb ist der absolute Hauptbestandteil in der veganen Ernährung Getreide, Reis, Mais und Hülsenfrüchte - alles Stärkelieferanten, die mit der Stärke Unmengen an Traubenzucker mitliefern! Was ist daran noch gesund und artgerecht?

Der gesundheitsfördernde Aspekt der veganen Ernährung wird zwar immer wieder betont und in dem Buch „The China Study", der Bibel der Veganer, „bewiesen".
Allerdings bekommt „The China Study" durch ihre methodischen Schwächen sehr viel Kritik, sogar aus den eigenen veganen Reihen.
Ich denke, hierzu ist alles gesagt!

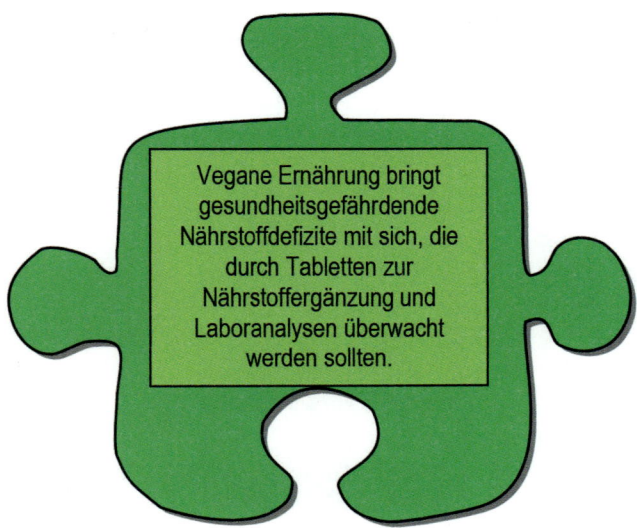

2.4 Zusammenfassung der häufigen Fragen und Kritikpunkte

Wenn Sie sich noch einmal die ganzen Kritikpunkte ins Gedächtnis rufen, dann sehen Sie, dass die Kritikpunkte nur Halbwahrheiten ohne Verhältnismäßigkeit sind. Hierbei wird aus einer Mücke ein Elefant gemacht - manchmal sogar 8 afrikanische Elefanten!
Aber auch Falschaussagen durch Fehlinterpretationen sind oft zu hören und zu lesen. Diese ganzen Kritikpunkte sind nicht haltbar und stellen in keiner Hinsicht Gegenargumente zur artgerechten Jäger+Sammler-Ernährung dar.

Zusammenfassung der Kritikpunkte aus Teil 2

Es gibt eine Jäger+Sammler-Ernährung mit Jäger+Sammler-Nahrungsmitteln. Das prozentuale Verhältnis dabei ist allerdings unerheblich.	Die minimalen Säuremengen, die eiweißreiches Essen mit sich bringt, stören den Säure-Basen-Haushalt in keinster Weise. Vielmehr sind Eiweiße absolut notwendig für die Aufrechterhaltung der Organfunktionen von Lunge, Leber und Niere.	Gicht ist eine Kombination von Nierenerkrankungen und Entzündungen. Eine eiweißreiche und fettreiche Jäger+Sammler-Ernährung unterstützt die Niere und reduziert Entzündungen.
Jäger+Sammler-Eiweiße sind wichtige Baustoffe für den Körper und seine Organe. Hauptursache für Nierenerkrankungen ist Zucker - also Stärke!	Tierische Fette sind essentiell und für ein gutes Omega6:Omega3-Verhältnis absolut nötig. Außerdem sind sie enorm wichtige Baustoffe und Energielieferanten.	Die Blutfette und das Cholesterin werden nicht durch Eier oder Fett erhöht, sondern im Gegenteil durch eine artgerechte, eiweißreiche und fettreiche Ernährung gesenkt.
Milch und Milchprodukte sind hervorragende, nährstoffreiche Jäger+Sammler-Nahrungsmittel. Milch ist „flüssiges Fleisch".	Die normale Lactose-Menge von 10 g/Portion macht in der Regel keine Beschwerden. Die allermeisten Verdauungsbeschwerden verschwinden ohne Stärke, d.h. bei artgerechter Ernährung.	Die normale Fructose-Menge von 10 g/Portion macht in der Regel keine Beschwerden. Die allermeisten Verdauungsbeschwerden verschwinden ohne Stärke, d.h. bei artgerechter Ernährung.
Medikamenten-Rückstände im Fleisch sind selten und die Grenzwerte unvorstellbar niedrig, so dass eine Gesundheitsgefährdung absolut sicher auszuschließen ist.	Vegetarische Jäger+Sammler-Ernährung ist kein Problem, da mit Milch, Milchprodukten und Eiern gute Eiweiß- und Fettquellen zur Verfügung stehen.	Vegane Ernährung bringt gesundheitsgefährdende Nährstoffdefizite mit sich, die durch Tabletten zur Nährstoffergänzung und Laboranalysen überwacht werden sollten.

Abb. 68: Puzzle mit Fakten zu Kritikpunkten

Deshalb lassen Sie sich bitte nicht verunsichern, wenn es heißt: „Vollkorn ist gesund und Fleisch ist schlecht". Lesen Sie einfach bei Bedarf meine umfangreichen, faktenreichen Ausführungen nach, dann können Sie sich mit gesundem Menschenverstand wieder ein klares Bild machen.

Nachdem wir jetzt die Grundlagen der artgerechten Jäger+Sammler-Ernährung gelegt und auch Fragen und Kritikpunkte geklärt haben, können wir uns dem eigentlichen Kern dieses Buches zuwenden:
Wie laufen Krankheitsprozesse eigentlich ab und wie kann man diese positiv mit artgerechter Ernährung beeinflussen?

Viel Spaß bei Teil 3 des Buches.

Teil 3: Krankheitsprozesse - Biochemie von Gesundheit und Krankheit

Auf den nächsten 250 Seiten möchte ich Ihnen das Herzstück meines Buches ausführlich darstellen. Ich werde Ihnen im 3. Teil übersichtlich und anschaulich den Ablauf von Krankheitsprozessen erläutern und im 4. Teil aufzeigen, wie diese positiv aber auch negativ durch Ernährung beeinflusst werden.

Um die komplexen biochemischen Prozesse zu verstehen, habe ich viele Tabellen und Übersichten erstellt. Lassen Sie sich bitte davon nicht abschrecken.
Dieses anfangs vielleicht etwas anspruchsvolle Vorgehen ist aber nötig, damit selbst der Laie Krankheitsprozesse und verschiedene Ernährungsformen richtig einordnen kann.
Der Fachmann wird durch diese grundlegend wichtigen Informationen in seiner richtigen Meinung bestätigt. Eine falsche Annahme kann er, auf der Grundlage dieser biochemischen Prozesse, verändern.

Falls Sie aber trotzdem meinen Erklärungen nicht folgen können, hole ich Sie spätestens in der Zusammenfassung (siehe 3.1.3 und 3.3) wieder ab und bringe das Erklärte abermals auf den Punkt. Jeder kann diese Krankheitsprozesse verstehen - zur Not einfach nochmal lesen.

> *„Alle Wahrheiten sind leicht zu verstehen,*
> *sobald sie einmal entdeckt sind;*
> *es geht darum, sie zu entdecken."*
>
> *Galileo Galilei*

Dieser Abschnitt ist nicht nur das Herzstück des Buches, sondern auch meine persönliche Herzensangelegenheit. Dieses Buch habe ich geschrieben, da mir der leidende Patient am Herzen liegt. Er soll eine Chance bekommen mit der optimalen, artgerechten, nährstoffreichen Ernährung seine Beschwerden zu lindern und im besten Fall natürlich wieder richtig gesund, fit, leistungsfähig und glücklich zu werden.
Dafür ist aber eine große Portion Selbstverantwortung nötig und natürlich das Verständnis der Wechselwirkung zwischen Krankheitsprozessen und Ernährung.

Was nützt eine noch so strikte Ernährungsumstellung, die auf der falschen Grundlage der DGE-Empfehlung (siehe 4.2), basiert? Sie wirkt entzündungsfördernd und dadurch leidensverstärkend. Genau diese Ernährungsempfehlung wird auch von der Rheumaliga propagiert – und das bei Rheuma-Patienten mit chronischen Schmerzen und Entzündungen!
Deshalb müssen **Sie selbst** verstehen, wie - vor allem bei Ihrer Krankheit (siehe Kapitel 4.3) - eine optimale Ernährung aussieht, damit **Sie selbst** Ihre Beschwerden und Schmerzen lindern können.

Ihr behandelnder Arzt wird sich sicher im Rahmen seiner Möglichkeiten um Sie kümmern und versuchen, Ihre Beschwerden zu lindern. Aber auch seine Diagnose und damit seine Therapie ist seine Meinung und Einschätzung, aufgrund Ihrer Beschwerden und Befunde. Diese Diagnose gibt den aktuellen Kenntnisstand Ihres Arztes wieder. Sie kann richtig oder aber auch falsch sein. Ebenso verhält es sich mit der Prognose Ihrer Erkrankung.
Eine chronische Erkrankung zu haben bedeutet nicht, „dass es so ist und so bleibt und nur noch schlechter wird", sondern es wurde bis dato einfach noch nicht der Grund für Ihre Beschwerden gefunden.

Sie können Ihre Gesundheit immer verbessern, aber nur, wenn **Sie** die Grundlagen für die Genesung schaffen. Grundlage der Gesundheit ist eine artgerechte Haltung, d.h. eine artgerechte, gengerechte Ernährung und artgerechte Bewegung. Dann ist, mit Hilfe der Biologie, vieles Unvorstellbare möglich. Deshalb denken Sie immer daran:

> *„A bisserl was geht immer,*
> *oft sogar mehr, wie man meint."*
>
> Monaco Franze

Dieser 3.Teil basiert auch - genauso wie Ihre Diagnose - auf Fakten, Meinungen und Schlussfolgerungen.
Ich habe, wie auch schon im 1. und 2. Teil, sehr viele Fakten und Betrachtungsweisen herangezogen, um mir meine eigene Meinung - teils gegensätzlich zur offiziellen Empfehlung - zu bilden.
Sie haben ja bereits bei den Kritikpunkten im 2. Teil gesehen, wie Fehlinterpretationen, Falschaussagen oder Halbwahrheiten entstehen, wenn nur ein oder zwei Fakten betrachtet werden („Plus = Mal"). Diese Fehlinterpretationen führen dann zu absolut falschen und gefährlichen Ernährungsempfehlungen (siehe DGE 4.2).

Eine kurze Anekdote zur Wissenschaft:
Es waren 5 Wissenschaftler, allesamt Spezialisten auf ihrem Gebiet. Sie sollten so ein „neues Ding" ganz genau untersuchen und nahmen es unter die Lupe.

Der Zoologe sagte: „Es handelt sich eindeutig um eine graue Schlange."

Der Biologe war sich sicher: „Nein, es ist ein seltsamer Regenwurm."

Der Bauingenieur aber fand heraus: „Aber nein, es ist ein kurzer Tunnel."

Der Geologe war der wissenschaftlichen Meinung: „Es ist ein kleiner Berg."

Der Botaniker war erstaunt: „Es ist der Stamm eines seltenen Baumes."

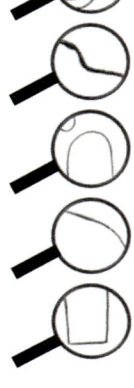

Es entbrannte natürlich ein Streit mit hochwissenschaftlichen Argumenten und Studien zu dieser neuen, interessanten Thematik. Und jeder der Wissenschaftler hatte seinen Standpunkt und natürlich auch „Recht".

Da kam ein kleines Kind des Weges, sah die in Streitgespräche und Diskussionen vertieften Gelehrten, trat einen Schritt zurück und sagte: „ Es ist doch ganz einfach. Kommt mal alle her zu mir. Seht Ihr, euer neues Ding ist …

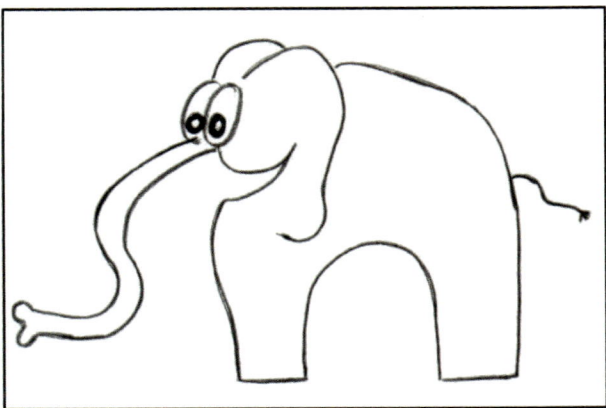

nur ein Elefant."

Wissenschaftler müssen nicht zwangsläufig Recht haben. Sie verrennen sich manchmal, hoch spezialisiert, in Details und verlieren dadurch den Überblick – so werden einfache Dinge oft sehr kompliziert und dadurch falsch interpretiert.

Machen Sie es wie das Kind, gehen Sie einfach einen Schritt zurück, erfassen Sie den Gesamteindruck mit möglichst vielen Fakten und Ansichten. Dann gelingt es Ihnen, die richtigen Schlüsse zu ziehen und die Wahrheit zu erkennen.

Genau deshalb bemühe ich mich darum, so viele Fakten und Informationen wie nur möglich zusammenzutragen. Denn je mehr Fakten und Daten zur Verfügung stehen, desto sicherer ist die Schlussfolgerung daraus. Die Richtigkeit bestätigt sich, wenn alle Puzzleteile schön harmonisch zusammenpassen - die Biochemie, aktuelle Labordiagnostik, Biologie und Evolutionsbiologie.

So erhalten wir ein klares, übersichtliches und sicheres Bild über eine artgerechte, gengerechte, nährstoffreiche, gesundheitsfördernde und leidenslindernde Ernährung. Diese sieht allerdings ganz anders aus als von offizieller Seite empfohlen (siehe 4.2).

Ich bin ein absoluter Querdenker und stelle immer alles in Frage - ich kann nie etwas machen, wie man es so macht - meine Frau kann ein Lied davon singen.

Also folgen Sie mir in den spannenden 3. Teil und vertrauen Sie auf Ihren gesunden Menschenverstand. Lesen Sie alles genau, bis Sie es verstanden haben. Dann können Sie die Wahrheit entdecken und erkennen. Somit brauchen Sie nicht unkritisch irgendwelchen Mythen zu folgen.

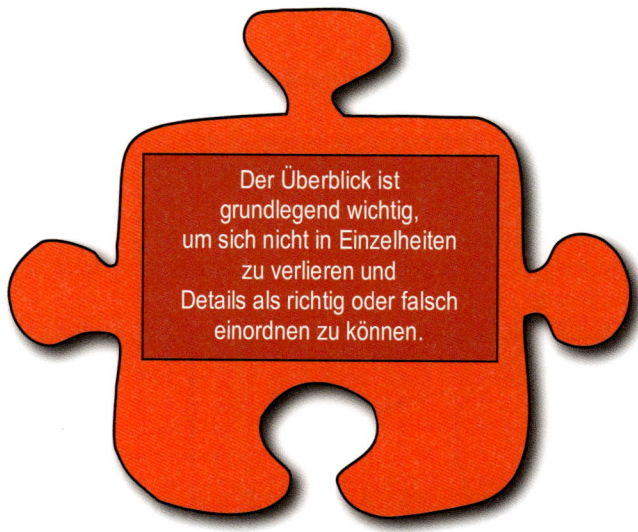

3.1 Wie laufen die grundlegenden Krankheitsprozesse ab?

Im Folgenden werde ich Ihnen die relevanten Krankheitsprozesse aufzeigen und diese so erklären, dass Sie die grundlegenden Abläufe, die zu den verschiedenen Krankheiten führen, verstehen können. Dieses Verständnis und die Erkenntnis sind wichtig, um die Wahrheit über die Ernährung erkennen zu können.

Das Wichtigste bei diesem schwierigen und ausführlichen Thema ist, den Überblick zu haben und auch immer zu wahren.
Deshalb habe ich den „Baum der Erkenntnis von Gut und Böse" aus der Bibel etwas umgestaltet.

3.1.1 Gibt es eine gemeinsame Ursache von Krankheit?

Um die verschiedenen Krankheiten richtig verstehen zu können, sollten wir uns erst einmal auf die Suche nach dem gemeinsamen Nenner aller Krankheiten machen – die Therapie dieser gemeinsamen Ursache wäre sozusagen der „Heilige Gral der Medizin".

Alle Überlieferungen beschreiben den „Heiligen Gral" als ein wundertätiges Gefäß in Form einer Schale oder eines Kelchs. Er soll Glückseligkeit, ewige Jugend und Speisen in unendlicher Fülle bieten. Die Ritter der Tafelrunde waren auf der lebenslangen Suche nach dem „Heiligen Gral", ohne ihn aber je zu finden.

Gibt es denn dann den „Heiligen Gral der Medizin", den gemeinsamen Faktor, der zwischen Gesundheit und Krankheit entscheidet?

Der „Heilige Gral der Medizin" muss etwas absolut Wichtiges, Unentbehrliches, Lebensnotwendiges für das menschliche Leben sein:
- **Handy** - für manche vielleicht
- **Unterkunft** - haben einige Obdachlose auch nicht, sind aber trotzdem am Leben
- **Familie** - ist schön sie zu haben - aber lebensnotwendig auch nicht
- **Bewegung** - wie einige besondere Exemplare der Spezies Mensch zeigen, geht's auch ohne Bewegung, z.B. war der schwerste lebende Mensch mit seinen 560 kg schon lange nicht mehr joggen
- **Nahrung und Nährstoffe** - jetzt kommen wir der Sache schon näher, aber ob Fleisch oder Brot, es reicht trotzdem zum Leben. Der menschliche Organismus kann alle Nahrungsmittel verstoffwechseln. Er kann sogar 30 - 100 Tage ohne Nahrung überleben.
- **Wasser** - es wird immer wärmer! Ohne Wasser kann der Mensch nicht länger als 10 Tage überleben.
- braucht man noch irgendwas? Ach ja - **Sauerstoff**, ohne ihn geht's nur ein paar Minuten!
- warum ist der Sauerstoff so wichtig, was machen wir mit Sauerstoff?
- **Energie,** biochemische Energie, die jede Zelle in jedem Augenblick antreibt.

Energie ist Leben

Der „Heilige Gral der Medizin" ist ohne Zweifel: **Energie** - Energie ist Leben!
Für die Energiegewinnungsprozesse benötigt der Organismus verschiedene Nährstoffe und genügend Sauerstoff in der Zelle. Jede erfolgreiche Therapie verbessert direkt oder indirekt die Durchblutung, dadurch die Sauerstoff- und Nährstoffversorgung und Sauerstoffverarbeitung der Zelle und somit das Energieniveau der Zelle.

Sauerstoffmangel = Energiemangel = Krankheit

Der „Heilige Gral der Medizin" ist die Verbesserung des Sauerstoffmangels und dessen Verarbeitung in der Zelle!
Nur durch den Sauerstoff ist eine ausreichende Energiegewinnung möglich.

Alle grundlegenden Stoffwechselprozesse sind darauf ausgelegt, genügend Sauerstoff und Nährstoffe in die Zelle zu transportieren und dort zu verarbeiten, um der Zelle eine optimale Energiegewinnung zu ermöglichen.

Ein Energiemangel in der Zelle ist die gemeinsame Ursache aller Krankheiten.
In der Zelle wird mit Hilfe von Sauerstoff in den Mitochondrien Energie gewonnen. Die Mitochondrien sind also die Kraftwerke der Zelle und somit der Reaktor für Gesundheit und Leben! (siehe 3.1.2.2.1)

Wenn Sie nun den

Baum der Erkenntnis von Gesundheit und Krankheit

auf Seite 149 (Abbildung 69) studieren, wird alles klar und verständlich.

Die gemeinsame Ursache, sozusagen der gemeinsame Stamm aller Krankheiten, ist also ein Energiemangel der Zelle.

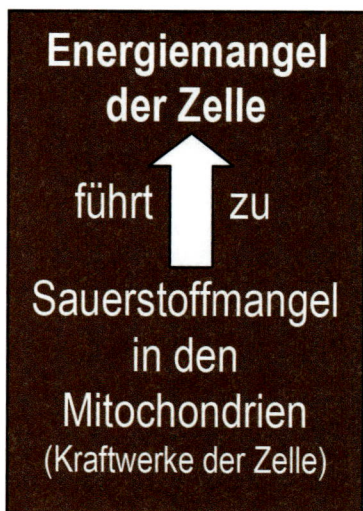

Jede Körperzelle leidet unter diesem Energiemangel, denn dadurch sind alle Stoffwechselprozesse der Zelle eingeschränkt. Der Mangel an Energie führt - je nach betroffener Zelle - zu

den unterschiedlichsten Erkrankungen, den „Früchten" des Baumes.

Die Sauerstoffwege, von der Aufnahme bis zur Verarbeitung, sind die Wurzeln des Baumes. Der Sauerstoffmangel kann absolut sein, d.h. es ist zu wenig Sauerstoff an der Zelle - oder aber relativ, d.h. es ist genügend Sauerstoff vorhanden, kann aber in den Mitochondrien - aus verschiedenen Gründen - nicht verarbeitet werden.

Der **absolute Sauerstoffmangel** wurzelt in

1. Störungen der Sauerstoff-Aufnahme in der Lunge
- durch Sauerstoffmangel in der Luft
- durch Atemstörungen, die nicht genügend Luft in die Lunge bringen
- durch Lungenerkrankungen, die die Sauerstoffaufnahme erschweren

2. Störungen des Sauerstoff-Transports im Blut
- durch einen Mangel an roten Blutkörperchen
- durch Fehlbildungen der roten Blutkörperchen

3. Störungen der Sauerstoff-Abgabe in die Zelle
- aufgrund von Kreislaufschwäche, Blutdruckabfall
- durch eine örtliche Durchblutungsstörung

Beim **relativen Sauerstoffmangel** liegen

4. Störungen der Sauerstoff-Verarbeitung in der Zelle zugrunde.
Die Sauerstoffverarbeitung geschieht in den Mitochondrien, in den Kraftwerken der Zelle, in denen unser Lebensfeuer brennt.
Diese Kraftwerke wollen wir deshalb anschließend genauer betrachten, denn hier entsteht Gesundheit oder Krankheit!

Störungen der Sauerstoffverarbeitung entwickeln sich auf dem Nährboden von verschiedensten, grundlegenden Faktoren. Wobei die Gretchenfrage der Therapie sein sollte:

Welche Faktoren kann ich nicht verändern, welche aber kann ich verändern?

> *„Lieber Gott gib mir*
> *die Geduld das hinzunehmen, was ich nicht ändern kann,*
> *die Kraft und den Mut zu ändern, was ich ändern kann und*
> *die Weisheit, das eine vom anderen zu unterscheiden."*
>
> *Unbekannt*

Deshalb wollen wir diese krankheitsfördernden Faktoren einmal genau analysieren.

Grundlage der Gesundheit ist die Ernährung - gleichzeitig gibt es keinen krankheitsfördernden Faktor, der so einfach und so schnell zu verändern ist wie die Ernährung - und zwar von Ihnen selbst! Denn was **Sie** essen oder nicht essen, was **Sie** sich also täglich in den Mund schieben, das liegt im wahrsten Sinne des Wortes **„in Ihrer eigenen Hand"**.

Genau aus diesem Grunde habe ich auch dieses Buch geschrieben. **Sie halten die Fäden Ihrer Gesundheit selbst in der Hand.** Deshalb wollen wir die veränderlichen Faktoren ihrer Krankheit anpacken – mit Hilfe von artgerechter Jäger+Sammler- Ernährung.

Der wichtigste Faktor für Krankheitsprozesse ist eine

> **Fehlernährung und dadurch Nährstoffmangel:**
> Aminosäuren, Fettsäuren, Zucker, Mineralstoffe, Spurenelemente, Vitamine

Diese Fehlernährung mit Nährstoffdefiziten reduziert natürlich die Belastbarkeit der Zelle und deshalb auch von Ihnen.

Wenn die Belastbarkeit geringer ist als die täglichen Belastungen, dann sind Krankheitsprozessen Tür und Tor geöffnet.

Deshalb ist es wichtig, die Belastbarkeit mit einer optimalen, nährstoffreichen Ernährung und mit dem Auffüllen von Nährstoffdefiziten zu erhöhen.
Gleichzeitig sollten Sie versuchen, die Belastungen zu reduzieren.
Hierbei sind natürlich sehr viele Belastungsfaktoren möglich:

> Stärke und Zucker, Bewegungsmangel, Allergien, Verletzungen, Infekte, Gendefekte, psychische und körperliche Belastungen, Medikamente, Genuss- u. Umweltgifte, uvm

Manche dieser Belastungsfaktoren können Sie verändern, andere wiederum nicht. Deshalb mein Rat an Sie: Verändern Sie alles, was Sie verändern können, beginnen Sie bei den einfachen Dingen, am besten beim Essen.
Verzichten Sie auf Stärke, dadurch sparen Sie riesige, unvorstellbare Zuckermengen, die Entzündungen und Krankheiten hervorrufen (siehe Teil 4).

Es gibt genügend Belastungsfaktoren, die Sie nicht verändern können, deshalb nutzen Sie die Gelegenheiten, die veränderbaren Belastungsfaktoren zu eliminieren.

Grundlage der Gesundheit ist die Ernährung!

Prophylaxe und Therapie
durch
ARTGERECHTE ERNÄHRUNG

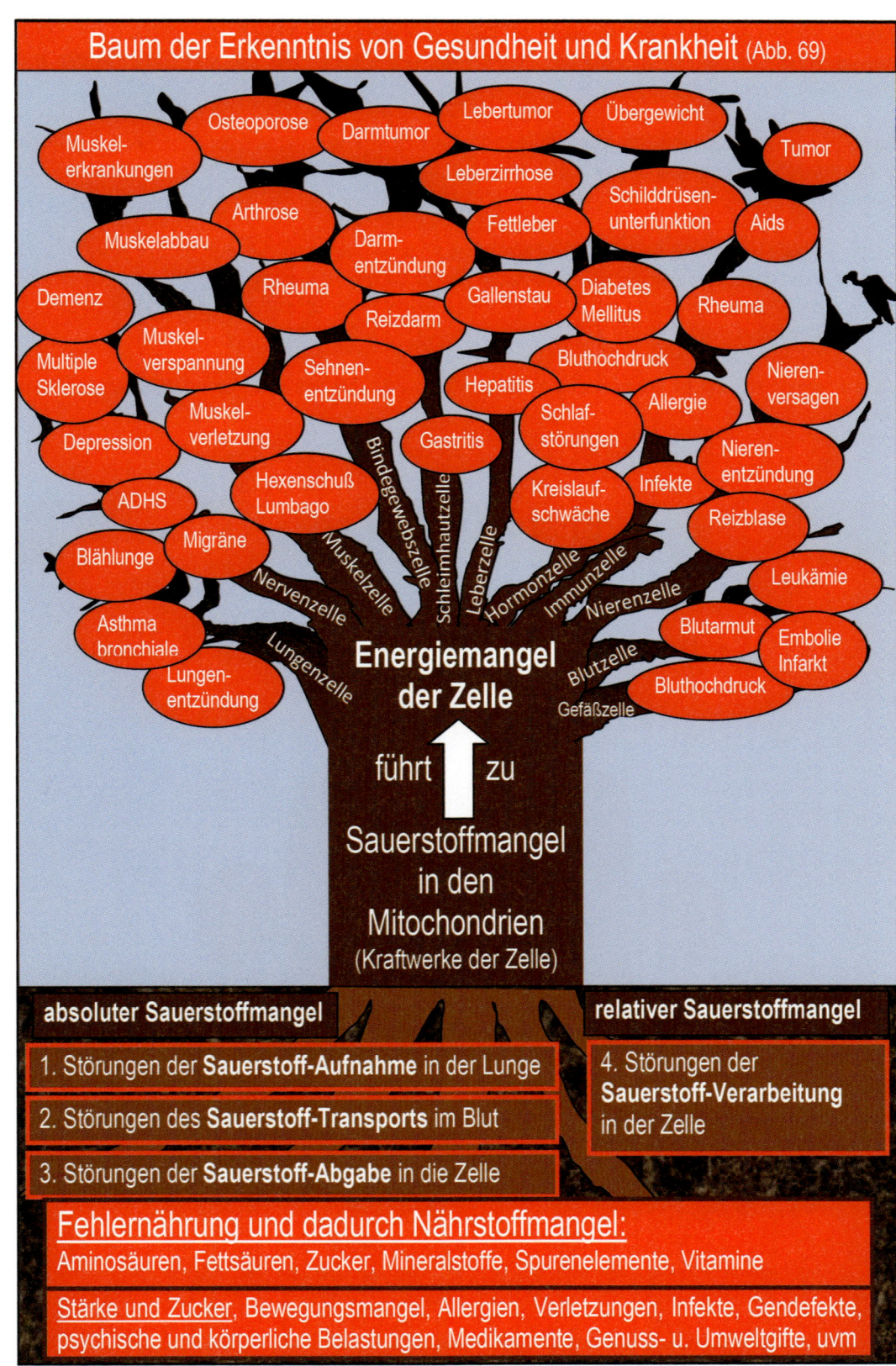

Behalten Sie bitte den „Baum der Erkenntnis von Gesundheit und Krankheit" im Gedächtnis.
Dadurch verstehen Sie die Wahrheit über Krankheiten und können aktiv und selbstverantwortlich Ihre Gesundheit selbst in Ihre Hand nehmen.

Dieser „Baum der Erkenntnis von Gesundheit und Krankheit" hat uns jetzt den nötigen Überblick über die Krankheitsprozesse ermöglicht – wir haben also das „unbekannte Ding Krankheit" als Elefanten erkannt (siehe S. 143).

Jetzt erst wollen wir uns mit den einzelnen Details beschäftigen. Als Erstes natürlich mit der Zelle, die - mit Hilfe von Sauerstoff - Energie gewinnt und dadurch höheres Leben erst ermöglicht.
Hier in den Mitochondrien - den Kraftwerken der Zelle - brennt unser Lebensfeuer, das uns unsere Energie für das Leben liefert.

Diese Energie der Zelle ist entscheidend für Gesundheit und Krankheit. Alle Körperfunktionen benötigen Energie.

Energie ist Leben

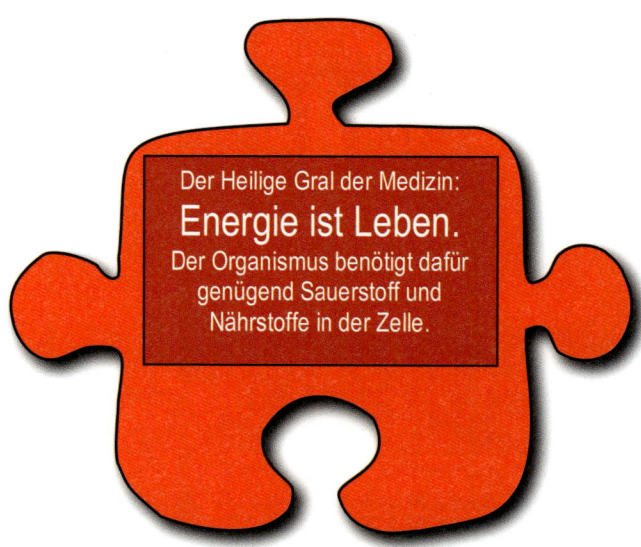

Der Heilige Gral der Medizin:
Energie ist Leben.
Der Organismus benötigt dafür genügend Sauerstoff und Nährstoffe in der Zelle.

3.1.2 Was ist das Zentrum von Gesundheit und Krankheit?

Die Zelle ist die kleinste lebende Einheit. Alles Leben auf unserem Planeten Erde ist aus einem Einzeller - über den Zeitraum von 4,5 Milliarden Jahren - entstanden. Einzeller haben sich dabei zu Mehrzellern entwickelt, wozu auch wir Menschen gehören.
Die menschliche Evolution vom Einzeller zum Mehrzeller wird in jeder Schwangerschaft nochmals durchlaufen. Ausgehend von der befruchteten Eizelle (übrigens auch ein Einzeller) bis hin zum fertigen Menschlein, das dann nach 9 Monaten das Licht der Welt - die Sonne - erblickt.

Unser Körper besteht aus 100 Billionen Körperzellen, aus mehreren 100 verschiedenen Zellarten mit unterschiedlichen Funktionen. Alle diese unvorstellbar vielen Körperzellen arbeiten - fein aufeinander abgestimmt - zusammen, um den Organismus gegen alle widrigen Einflüsse fit, gesund und fortpflanzungsfähig zu halten.

3.1.2.1 Wie wird die Zellfunktion stabilisiert?

Jede dieser Zellen im Organismus hat prinzipiell immer den gleichen Stoffwechsel, sie ist nur - je nach Zelltyp - speziell an besondere Anforderungen angepasst und trainiert.

Diesen gemeinsamen Stoffwechsel der Zellen will ich Ihnen nachfolgend näherbringen.
Hierfür ist es hilfreich, sich in die Zelle hineinzuversetzen.

Stellen Sie sich vor, Sie sind irgendeine Zelle, z.B. eine Muskelzelle. Die benachbarten Muskelzellen wären dann Ihre Arbeitskollegen. Er gibt auch noch Zellen im Polizeidienst (Immunzellen), in der chemischen Industrie (Leberzellen), in der Kläranlage (Nierenzellen), im Kanalbau (Gefäßzellen), in der Verwaltung und Kommunikation (Nervenzellen) und viele mehr. Alle Zellen arbeiten in spezialisierten Arbeitsgruppen (Geweben und Organen) zusammen und haben ihre eigenen Talente und Werkzeuge (Enzyme), um ihre Funktion zu erfüllen, damit der Staat (Organismus) funktioniert und gesund bleibt.

Sie benötigen als Muskelzelle auch Sauerstoff und natürlich etwas zu essen und zu trinken - also Nährstoffe. Um Sie herum ist Gewebswasser, in dem Sie alle diese Substanzen finden. Testen Sie doch einmal einen Schluck Wasser, Sie werden feststellen, dass es ganz salzig schmeckt - genau wie Meerwasser, in dem sich Ihr Urahne, der Einzeller entwickelt hat.
Wenn Sie lebenswichtige Substanzen aufnehmen, müssen Sie die Abfallstoffe auch wieder ins Gewebswasser abgeben - sonst platzen Sie.
Die ständige Nachlieferung von Sauerstoff und Nährstoffen und die Entsorgung der Abfallstoffe gewährleistet Ihre optimale Funktion und Arbeitskraft. Je nach Arbeitsleistung - die Ihnen von einer anderen Zelle, einer Nervenzelle, befohlen wird - benötigen Sie mehr oder weniger Energie und damit auch unterschiedlich viel Sauerstoff und Nährstoffe.

Die Weltbevölkerung umfasst aktuell 7 Milliarden Menschen. Können Sie sich vorstellen, dass es eine Einrichtung gibt, die den jeweiligen Nährstoffbedarf eines jeden Menschen in jeder Sekunde seines Daseins abhängig von Ruhe, Wachstum, Lebenszeit, Belastung, Krankheit, Arbeit und Sport bestimmen kann?
Der menschliche Körper umfasst hingegen 100 Billionen Körperzellen, die einen ständig wechselnden Bedarf an Sauerstoff und Nährstoffen haben - das kann und will nicht einmal unser absolut geniales Gehirn berechnen und bestimmen.

Wer bestimmt und regelt also Ihren jeweiligen Sauerstoff- und Nährstoffbedarf? Den Bedarf jeder einzelnen Zelle?
Sie selbst, Sie als Muskelzelle. Sie bekommen Ihren lebenswichtigen Sauerstoff und die nötigen Nährstoffe aus dem Gewebswasser. Wenn nicht genügend Nährstoffe zu holen sind, dann haben Sie 2 Möglichkeiten:

1. einfach verhungern und sterben - ist in der Natur nie die 1. Option
oder
2. Sie versuchen die Aufnahme aus dem Gewebswasser zu verbessern, weichen auf Reserven aus, sparen energiereiche Funktionen (Arbeit) ein und melden den Mangel mit Hilfe von Botenstoffen (Gewebshormone), um wieder genügend Nachschub für die Energiegewinnung - und damit für die Zellgesundheit - zu bekommen. Sie werden alles dafür tun, um Ihr Überleben zu sichern!

Wenn Sie Ihr Sauerstoff- und Nährstoffproblem melden, werden Ihre Nachbarn und Arbeitskollegen wahrscheinlich das gleiche Problem haben und auch Botenstoffe freisetzen. Diese Botenstoffe führen erst zu einer lokalen Mehrdurchblutung und wenn genügend Zellen nach Sauerstoff „schreien", auch zu einer vermehrten Herz-Kreislaufaktivität, um dem wachsenden Bedarf gerecht zu werden.

Ja, Sie haben richtig gelesen, der Gesamtstoffwechsel wird nicht vom Gehirn reguliert, sondern von jeder einzelnen Körperzelle, diese bestimmt und regelt den Bedarf!

Wie perfekt die Zellen dieses Regelsystem steuern, sieht man daran, dass Fr. Rosalie Bradford mit 544 kg Gewicht auch über 63 Jahre alt wurde, denn für 544 kg Zellen gibt es sicher kein Programm im Gehirn.
Erstaunlich ist auch die Geschichte des 32-jährigen Vietnamesen Nguyen Duy Hai. Ihm wurde am 5. Januar 2012 ein gutartiger Tumor, der ab dem 4. Lebensjahr an seinem Bein wuchs, entfernt - der Tumor wog 90 kg! Der Riesentumor war somit fast doppelt so schwer als Duy Hai selbst, der aber sonst vor und auch nach der schweren Operation keine Gesundheitsstörungen aufwies.

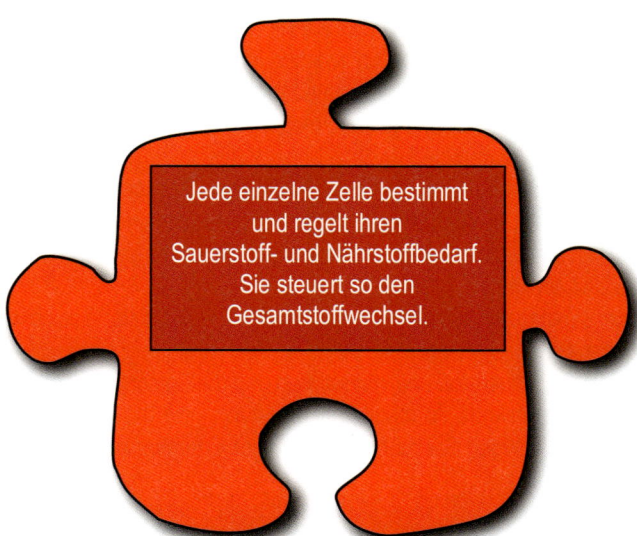

Jede einzelne Zelle bestimmt und regelt ihren Sauerstoff- und Nährstoffbedarf. Sie steuert so den Gesamtstoffwechsel.

Auch beim Embryo entwickelt sich das Herz-Kreislaufsystem nach Bauplan, aber angepasst und reguliert durch den jeweiligen Bedarf der einzelnen Zellen.
Hier steht die Zelle genauso im Mittelpunkt wie in der Regulation des Stoffwechsels - also bei der Gratwanderung zwischen Gesundheit und Krankheit.

Wie das die Zelle genau bewerkstelligt, will ich anhand der folgenden Übersicht (Abb.70) aufzeigen.

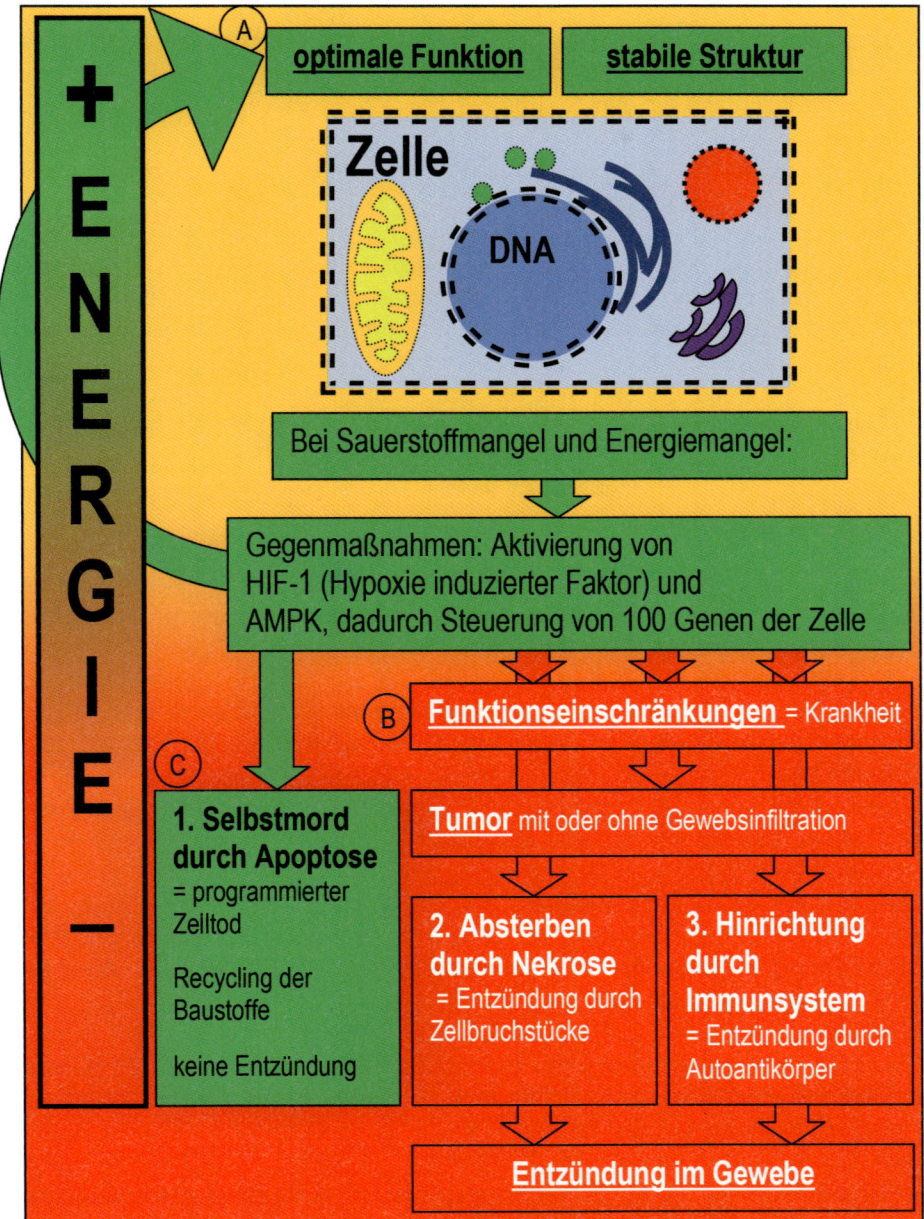

Abb. 70: Stoffwechselregulation der Zelle, Krankheitsprozesse in Abhängigkeit des Energieniveaus

Wenn Sie diese Übersicht einmal genau betrachten, dann sehen Sie auf der linken Seite den Energiebalken, der das Energieniveau anzeigt. Die Zelle benötigt ständig und dauernd genügend Energie für eine optimale Funktion und stabile Struktur. Sie versucht ein optimales Energieniveau aufrecht zu erhalten.

Sinkt der Sauerstoffgehalt und somit auch das Energieniveau ab, so schüttet die Zelle verschiedene Botenstoffe aus, um mit entsprechenden Gegenmaßnahmen genügend Energie für die Zellfunktion bereitzustellen.

Wenn diese Gegenmaßnamen greifen, ist die optimale Zellfunktion und eine stabile Zellstruktur wieder gewährleistet (A).

Reichen die Gegenmaßnahmen nicht aus, um eine optimale Funktion wiederherzustellen, so muss die Zelle durch den Energiemangel einige Zellfunktionen auf Sparflamme laufen lassen. Das führt zu **Funktionseinschränkungen** und damit zur Krankheit (B).

Ist das Energieniveau zu niedrig für das Überleben der Zelle (C), so kommt es zum Zelltod. Hierfür gibt es prinzipiell 3 Möglichkeiten:

1. Die Zelle begeht Selbstmord. Sie löst den programmierten Zelltod, die **Apoptose (1)**, aus. Hierbei wird über verschiedene Enzymschritte die Selbstzerlegung der Zelle eingeleitet. Die Zelle schrumpft, bis sie sich in alle Einzelbauteile zerlegt und somit vollständig aufgelöst hat. Die einzelnen Baustoffe werden hierbei vom Gewebswasser zum Recycling aufgenommen.
Die Apoptose ist beim Zelltod immer 1. Wahl und stellt den ganz normalen Ablauf des Zelltods dar, wie er ständig - milliardenfach - in jeder Sekunde abläuft. Das umliegende Gewebe wird hierbei in keinster Weise belastet oder geschädigt.
Schafft es die Zelle aber nicht, sich selbst zu eliminieren, müssen Ersatzstrategien dafür sorgen, dass die kranke Zelle aus dem Gewebsverband entfernt wird.

2. Durch den Energiemangel der Zelle kommt es zum Anschwellen und anschließend zum Platzen der Zelle - sie stirbt durch **Nekrose (2)** ab. Hierbei verteilen sich die großen Zelltrümmer im umliegenden Gewebe und es werden **Entzündung**sreaktionen ausgelöst, um das Gewebe wieder zu reinigen.

3. Die kranke Zelle wird durch ihre fehlerhafte Struktur vom **Immunsystem (3)** als körperfremd angesehen und es werden Abwehrstoffe (= Antikörper) gegen diese ehemals körpereigene Zelle - also Autoantikörper - gebildet, um die Zelle abzutöten.
Durch diese Immunreaktion mit Hilfe von Antikörpern werden im Gewebe mit Botenstoffen **Entzündung**sreaktionen ausgelöst. Diese Autoantikörperreaktion ist charakteristisch für alle rheumatischen Erkrankungen.

Kann die kranke Zelle trotz aller Maßnahmen nicht absterben (Apoptose), platzt sie auch nicht (Nekrose) und kann sie auch nicht abgetötet werden (Immunsystem), so lebt sie im Vergärungsstoffwechsel - wie ein untoter Zombie - auf einem sehr niedrigen Energieniveau mit massiv eingeschränkter Zellfunktion weiter - somit hat sich die Zelle zu einer **Tumor**zelle entwickelt.

Sie sehen, die Zelle ist Dreh- und Angelpunkt unseres Gesamtstoffwechsels und mit Hilfe der 100 Billionen Stimmen regulieren die Zellen im Kollektiv unseren Stoffwechsel und entscheiden somit über Gesundheit und Krankheit.

Wie gelingt das der Zelle im Einzelnen? Welche Stoffwechselschritte laufen hierbei ab und welche Nährstoffe sind dazu nötig?
Hierfür möchte ich Ihnen einen kurzen Überblick über die Zelle geben.

3.1.2.2 Wie ist die Zelle aufgebaut?

Der Körper besteht aus verschiedenen Organen – Herz, Lunge, Leber, Niere, Magen, Darm, Gehirn, Muskel, Knochen, Schilddrüse – die unterschiedliche Funktionen für den Organismus ausführen. Diese Organe sind aus verschiedenen Geweben aufgebaut und die Gewebe bestehen wiederum aus einzelnen Zellen.
Im menschlichen Körper arbeiten insgesamt 100 Billionen (10^{14}) Zellen zusammen, die unterschiedliche Lebenszeiten von wenigen Stunden bis lebenslang aufweisen.
Die Zellen vermehren sich durch Zellteilung – aus 1 Zelle werden 2 Zellen gebaut.

Die Zelle selbst – die kleinste Einheit des Lebens – hat auch verschiedene „Organe", d.h. Funktionseinheiten, die jeweils unterschiedliche Aufgaben für die Aufrechterhaltung der Zellfunktion erfüllen. Diese „Zell-Organe" heißen Zellorganellen. Auch sie arbeiten wie die großen Organe Hand in Hand, um Leben zu ermöglichen.

In Abbildung 71 habe ich die wichtigsten Zellorganellen und deren zentrale Funktion für die Zellfunktion aufgelistet, damit Sie sich ein Bild von den Abläufen in der Zelle machen können. Die Farben der Tabelle entsprechen den dargestellten Zellorganellen der skizzierten Zelle in Abbildung 70.

Zellorganellen der Zelle:	Funktion:
Zellkern = Bauplan der Zelle	Enthält die Erbsubstanz (= DNA), Bildung von RNA (= Kopie der DNA)
Ribosomen = Produktionsstätte der Zelle	Eiweißaufbau nach Bauplan der RNA, Hormonaufbau, Entgiftung
Endoplasmatisches Retikulum = Transportsystem, Speicher	Kanalsysteme innerhalb der Zelle um Transport der Eiweiße zu ermöglichen, Kohlenhydratspeicherung, Calciumspeicher (Signalübertragung)
Golgi-Apparat = Verpackungsort der Zelle	Verpackung der gebildeten Eiweiße für den Transport aus der Zelle heraus, Bildung der Lysosomen
Lysosomen = Abfallbeseitigung in der Zelle	Zerlegung von Fremdkörpern, Recycling der Baustoffe in der Zelle, Zerlegung der Zelle nach Zelltod
Mitochondrien = Kraftwerk der Zelle	Energiegewinnung, 95 % der Energie des Organismus! und vieles mehr (siehe Abb. 72)

Abb. 71:
Zellorganellen und ihre Funktion

Die Einzelbaustoffe der Zelle und ihrer Organellen sind **Wasser** (70 - 85%) und darin gelöste **Salze, Eiweiße** (10 - 20%), **Fette** (2%) und **Kohlenhydrate** (1%). Aus diesen Baustoffen ist die Zelle aufgebaut, wobei die Zusammensetzung - je nach Zelltyp - sehr stark variieren kann.

Alle Zellorganellen arbeiten über verschiedene Kommunikationswege - auf denen Signalmoleküle die Informationen übertragen und die Abläufe regeln - ganz eng zusammen. Trotzdem hat hier eine Organelle eine Sonderstellung: **die Mitochondrien.** Diese möchte ich kurz wegen ihrer Wichtigkeit herausgreifen.

3.1.2.2.1 Die Mitochondrien, der Ofen für unser Lebensfeuer

Die Mitochondrien ermöglichen als Kraftwerk der Zelle erst höheres Leben! In den Mitochondrien brennt – mit Hilfe von Sauerstoff – unser Lebensfeuer. 95% unserer Energie wird in den Mitochondrien gebildet und auf unseren „transportablen Akku" **ATP** (= **A**denosin**T**ri**P**hosphat) verpackt. Dadurch kann die Energie überall im Körper für alle energieabhängigen Prozesse zur Verfügung gestellt werden.
Die Mitochondrien bilden an einem Tag die unvorstellbare Menge von 140 kg ATP! Sie tragen deshalb nicht ohne Grund den Beinamen "Kraftwerke der Zelle".

Energie ist Leben

Je höher der Energiebedarf des Organs ist, desto mehr Mitochondrien braucht die Zelle.
Die Herzmuskelzelle hat etwa 2000 Mitochondrien, diese machen rund 36% des gesamten Zellgewichts aus. In einer Nervenzelle befinden sich bis zu 5000 Mitochondrien.

Mitochondrien sind in die Zelle eingewanderte Bakterien (Endosymbiontentheorie). Erst durch diese Symbiose, vor 4 Milliarden Jahren, war energiereiches, höheres Leben möglich.
Sie haben ihre eigene Erbsubstanz (mitochondrale DNA), die sich aber durch das sehr konstante Zellmilieu nur sehr, sehr langsam verändert.
Die Mitochondrien werden nur mütterlich vererbt, da die Eizelle natürlich ihre eigenen Mitochondrien hat. Bei der Befruchtung dringt nämlich nur der Kopf der Samenzelle, mit der Erbsubstanz, in die Eizelle ein. Der Schwanz samt Mitochondrien-Antrieb muss draußen bleiben. Dadurch wird zwar die Erbsubstanz (DNA) von Mutter und Vater gemixt, aber die Mitochondrien sind ausschließlich von der Mutter - verändern ihre mitochondrale Erbsubstanz (mDNA) bei der Befruchtung also nicht.
Durch diesen mütterlichen Erbgang der mitochondralen DNA, die sich dadurch über Jahrmillionen - sogar für evolutionäre Verhältnisse - nur minimal verändert hat, wurde von der Evolutionsbiologie unsere Herkunft entschlüsselt und die Wiege der Menschheit in Afrika gefunden.
Die Lebenszeit der Mitochondrien ist auf wenige Wochen beschränkt. Sie haben eine sehr hohe Erneuerungsrate und vermehren sich durch Wachstum und Sprossung, d.h. sie vergrößern sich, bilden Sprosse, die sich abspalten und eigenständig weiter wachsen und sich wiederum vermehren.
Die Zahl der Mitochondrien kann sich an die Belastung und den Energiebedarf der Zelle anpassen.
Mitochondrien können also durch Training und Belastung vermehrt werden!

Funktionen der Mitochondrien

Wie bereits erwähnt, ist nur durch die Mitochondrien höheres, energiereiches Leben möglich. Neben der Energiegewinnung haben die Mitochondrien aber auch noch sehr viele, absolut lebenswichtige Aufgaben für die Gesunderhaltung und Leistungsfähigkeit der Zelle und damit des Organismus übernommen.

Funktionen der Mitochondrien:

Citratzyklus (siehe Abb. 82) Atmungskette (siehe Abb. 83)	Energiegewinnung: Beladen des Akkus ATP
Bildung von Acetyl-CoA: (siehe Abb. 77 - 80)	Universaler Brennstoff Ausgangssubstanz für Neubildung von: Cholesterin, Fettsäuren, Aminosäuren, Häm, Glucose
Teilschritte für Glucoseneubildung	Energielieferant und Baustoff
Teilschritte für Neubildung und Verlängerung von gesättigten und ungesättigten Fettsäuren	Energiespeicherung, Aufbau der Fettsäuren als Baustoffe und Gewebshormone
Bildung von Cholesterin (siehe Abb. 84)	Baumaterial für Zellmembran, CoEnzym Q10, Vitamin D, Steroidhormone, Gallensäure
Bildung von Ketonkörpern	alternative Energiequelle im Hungerzustand
Bildung von Häm (= Proteinkomplex mit Eisen)	Hämoglobin, Myoglobin CoFaktor von verschiedenen Enzymen für Atmungskette, Citratzyklus, Antioxidation, Prostaglandinsynthese, Steroidhormonsynthese Apoptose
Bildung von Eisen-Schwefel-Komplexen	Enzyme für Atmungskette Enzyme zum Ablesen der Geninformation
Bildung von Steroidhormonen Pregnenolon, Aldosteron, Cortisol	Weiterverarbeitung zu den Steroidhormonen Progesteron, Testosteron, Östradiol, Östriol
Bildung von verschiedenen Proteinen und Enzymen	für Mitochondrien- und Zellfunktion
Calcium-Speicher	Erregungsübertragung von Nerv und Muskel, Hormonfreisetzung
Teilabschnitt des Harnstoffzyklus mit Neubildung Bicarbonat	Harnstoffzyklus: Entgiftung von Ammonium Produktion Arginin (NO)
Einleitung der Apoptose (programmierter Zelltod, s. Abb. 115))	Apoptose (= normaler Zelltod, Auflösen der Zelle - ohne Entzündungsreaktion!)

Abb. 72: Funktionen der Mitochondrien

Störungen der Mitochondrienfunktion

Für die vielen lebenswichtigen Funktionen der Mitochondrien benötigen diese eine Vielzahl von Enzymen, die entweder in der Zelle oder in den Mitochondrien selbst produziert werden.

Die Enzyme sind die einzelnen Werkzeuge, die Schritt für Schritt unsere Stoffwechselvorgänge ablaufen lassen. Fehlt das Enzym für den nächsten Schritt, so kann dieser nicht ausgeführt werden und dadurch kann auch das notwendige Endprodukt nicht hergestellt werden.

Der Enzymmangel, der zu Funktionseinschränkungen führt, kann angeboren oder erworben sein.

Angeborene Enzymdefizite führen zu tiefgreifenden Krankheitsprozessen, die alle Organsysteme betreffen. Am auffälligsten sind allerdings die massiven Muskel- und Nervenerkrankungen, da der Energieumsatz dieser Zellen enorm hoch ist.

Diese angeborenen Enzymdefekte entstehen durch Gen-Mutationen der mitochondralen DNA. Nachdem hierbei der Bauplan (DNA-Sequenz) für das Enzym fehlerhaft ist, kann dieses Enzym nicht mehr gebaut werden und es ergeben sich - je nach fehlendem Enzym - entsprechende Krankheiten (Mitochondriopathien). Es sind über 50 ererbte Mitochondriopathien beschrieben, die durch das Fehlen von einzelnen Enzymen sehr oft tragische Krankheitsverläufe zeigen.

Erworbene Enzymdefizite hingegen entstehen durch Mangelzustände und Schädigungen, die unterschiedliche Ursachen haben:

Die folgenden ernährungsbedingten Faktoren sind relativ leicht zu beeinflussen. Mit einer artgerechten, leistungsstarken, nährstoffreichen Jäger+Sammler-Ernährung stellen Sie Ihren Genen - und dadurch Ihren Enzymen - eine leistungsstarke, gengerechte Nährstoffzusammensetzung zur Verfügung. Diese Nährstoffe beeinflussen auf allen Ebenen des Stoffwechsels Krankheitsprozesse und dadurch Ihre Leistungsfähigkeit. Zu Enzymeinschränkungen der Mitochondrien führen:
- Nährstoffdefizite der Baustoffe für die Enzyme (Aminosäuren - Eiweißbausteine)
- Nährstoffdefizite der Baustoffe für CoEnzyme wie z.B. Q10 oder CoA (Fettsäuren, Cholesterin, B-Vitamine, Eisen, Kupfer)
- Nährstoffdefizite der CoFaktoren (Eisen, Zink, Kupfer, B-Vitamine, Vitamin C))
- Sauerstoffmangel (Störungen des Sauerstoffwegs durch Nährstoffdefizite oder Durchflusshindernisse)
- Laktatazidose, durch übermäßige Laktatproduktion nach Einschränkung der Energiegewinnung der Zelle (siehe 3.1.2.3)
- Zuckerüberschuss hemmt Mitochondrienfunktion über verschiedene Wege (siehe 4.1.2.2)
- Freie Radikale hemmen und zerstören Enzyme und alle Zellbestandteile (Mangel an Antioxidantien - O_2, Vitamin A, C, E, Glutathion, Zink, Kupfer, Selen, Harnsäure,...)
- Infektionen, bakteriell und viral (bei Immunschwäche - durch Nährstoffdefizite - belasten die Infekte sehr tiefgreifend den Stoffwechsel und die Energiegewinnung)

Die umweltbedingten Faktoren können wir im Gegensatz zu den ernährungsbedingten Faktoren nur teilweise beeinflussen, da wir in einer Welt mit unüberschaubaren Mengen an Chemikalien leben, die uns tagtäglich begegnen.

Die Faktoren, die zu beeinflussen sind, sollten natürlich reduziert oder eliminiert werden. Für die Faktoren, die nicht zu beeinflussen sind, braucht man ein stabiles Immunsystem und gute Entgiftungsmöglichkeiten - also eine optimale Nährstoffausstattung, so dass die abwehrenden Systeme voll leistungsfähig sind.

Umweltbedingte Einschränkungen der Mitochondrienfunktion sind beispielsweise:
- Vergiftungen (Schwermetalle, Lösungsmittel, Umwelttoxine)
- DNA-Schädigungen durch Strahlenschäden (radioaktive Strahlung)
- Medikamente, die Mitochondrien schädigen oder wichtige Enzymschritte blockieren
  (z.B. β-Blocker - verursacht Sauerstoffmangel im Gewebe, oder Cholesterinsenker - hemmen über die Blockierung der HMG-CoA Reduktase die Produktion von CoEnzym Q10, ohne Q10 keine Energiegewinnung in der Zelle!)

Krankheitsprozesse durch Störungen der Mitochondrienfunktion

Wenn die Enzymfunktion eingeschränkt ist, können die einzelnen Stoffwechselschritte nicht mehr optimal ablaufen oder kommen sogar komplett zum Erliegen. Je nach Einschränkung der Zellfunktion ergeben sich verschiedene Krankheitsprozesse.

Wenn Sie diese vielen lebenswichtigen Funktionen der Mitochondrien betrachten, wird Ihnen schnell klar, dass Störungen der Mitochondrienfunktion mit einer massiven Einschränkung der Zellfunktion bis hin zum Zelltod einhergehen.
Alle Krankheitsprozesse sind auf eine Einschränkung der Energiegewinnung zurückzuführen.
Alles ist dabei möglich, da in jeder Zelle bis zu 5.000 Mitochondrien mit jeweils 1.000 Atemfermenten vorliegen. Die Atemfermente sind Enzymkomplexe der Atmungskette (siehe Abb. 83), hier werden 95 % der Energie der Zelle produziert. Wenn nur einige Mitochondrien nicht funktionieren, fällt dies nicht ins Gewicht. Erhöht sich der Anteil der eingeschränkten Mitochondrien, so ergeben sich meist Allgemeinsymptome wie Konzentrationsprobleme, Müdigkeit, Lustlosigkeit. Je mehr Mitochondrien der Zelle aber Leistungseinschränkungen aufweisen, umso ausgeprägter werden die Funktionseinschränkungen der Zelle und die nötigen Gegenmaßnahmen bis hin zum Zelltod (siehe Abb. 70).
Ziel einer sinnvollen, grundlegenden Prophylaxe und Therapie muss es also sein, die Energiegewinnung der Zelle - also die Mitochondrienfunktion - zu erhalten und zu verbessern.
Aus dieser Grundüberlegung hat sich in den letzten Jahren die **Mitochondrale Medizin**[51,52,53] entwickelt. Hierbei werden mit gezielten Laboranalysen Störungen der Enzymfunktionen der Mitochondrien diagnostiziert und durch gezielte Nährstoffsubstitution verbessert. Leider fristet die Mitochondrale Medizin - nicht zuletzt durch die biochemische Unkenntnis von vielen praktischen Medizinern - ein Schattendasein. Und dadurch wird sehr vielen leidenden Patienten eine sinnvolle heilbringende Ernährungs- und Nährstofftherapie vorenthalten.

Welche Nährstoffe für die Mitochondrienfunktion und dadurch die Energiegewinnung notwendig sind, erfahren Sie in Kapitel 3.1.2.3.
Welche Krankheitsprozesse sich ergeben, wenn die Zelle - durch einen Energiemangel - nicht mehr in der Lage ist, eine optimale Funktion und Struktur aufrechtzuerhalten, hängt vom jeweiligen Zelltyp ab. Die Krankheiten können Sie sich im Überblick noch einmal am Baum der Erkenntnis von Gesundheit und Krankheit (Abb. 69) ansehen. Im Kapitel 4.3 werden dann exemplarisch einige wichtige und häufige Krankheiten besprochen.

3.1.2.2.2 Die Zellmembran, die Hülle der Zelle

Neben den ganzen „Innereien" der Zelle besitzt sie auch eine Haut, die Zellmembran. Diese doppelschichtige Zellmembran grenzt - ähnlich wie unsere Haut und Schleimhäute - die Zelle gegen die Umgebung ab. Außerdem ermöglicht diese Zellmembran den Austausch der Stoffwechselprodukte der Zelle mit ihrer Umgebung (siehe Abbildung 73).

> **Bestandteile und Aufbau der Zellmembran:**
>
> | Eiweiße | 55 % | Proteine |
> |---|---|---|
> | Fette | 25 % | Phospholipide |
> | | 13 % | Cholesterin |
> | | 4 % | andere Fette |
> | Zucker | 3 % | Kohlenhydrate |
>
> Die Zellmembran ist aus einer Lipid-Doppelschicht aufgebaut, die die Abgrenzung des Zellwassers (innen) zum Gewebswasser (außen) bewerkstelligt. Wasser und darin gelöste Stoffe können nicht hindurch, wobei Sauerstoff, Kohlendioxid und Alkohole leicht passieren können.
> Außerdem trägt sie verschiedene Eiweiß- und Zuckermoleküle, die selektive Kanäle für bestimmte Nährstoffe und Hormone bilden.
> Die Zellmembran bildet mit Glykoproteinen auch die sogenannte Glykokalyx, das sind Zucker-Eiweiß-Antennen für die Kommunikation zwischen den Zellen, die auch die Information - den Fingerabdruck - für „körpereigen" beinhalten. Dadurch bekommen die Immunzellen die Information von „körpereigen" (= in Ruhe lassen), oder „körperfremd" (= abtöten). Dies wird bei Rheumaerkrankungen im Kapitel 4.3.3.6.1 interessant.
> Die Zellmembran ist durch ihre Fettschicht nicht starr, sondern sehr flexibel und kann so der Zelle - wie dem Fettauge der Hühnersuppe - das Wandern im Organismus ermöglichen, wie es bestimmte Immunzellen und auch die roten Blutkörperchen für ihre Funktion benötigen.

Abb. 73: Aufbau der Zellmembran

Nachdem wir uns einen kurzen Überblick über den Aufbau der Zelle verschafft haben, können wir uns nun dem zuwenden, was über Gesundheit und Krankheit entscheidet, nämlich der **Energiegewinnung.**

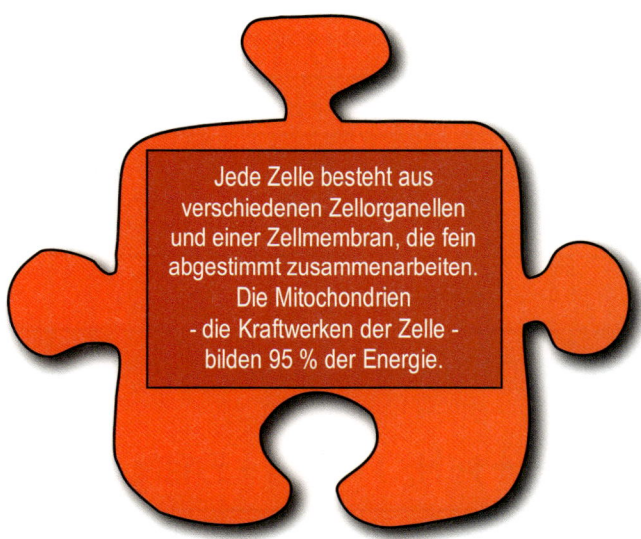

3.1.2.3 Wie wird Energie gewonnen?

Unter Energie verstehe ich nicht ein Magnetarmband oder einen Heilstein, der „Energie" gibt, oder sonstige esoterische Maßnahmen.
Ich spreche hier von lebendiger, biochemischer Energie. Energie, die der Organismus in jeder Sekunde bildet, damit die nächste Sekunde Leben möglich ist.
Unser universeller und ständig überall verfügbarer Energieträger, sozusagen unser transportabler Akku, ist **A**denosin-**T**ri-**P**hosphat (= **ATP**). Dieser Akku wird bei Energiebedarf entladen und bei der Energiegewinnung wieder aufgeladen.
Der Mensch produziert die unvorstellbare Menge von 140 kg ATP - jeden Tag!

3.1.2.3.1 Wie funktioniert der Energie-Kreislauf der Natur?

Die Sonne ist in unserem Sonnensystem unsere Energiequelle. Die Lichtenergie wird seit 3 Milliarden Jahren von Photorezeptoren (Chlorophyll) der Pflanzen aufgenommen und mit Hilfe von Kohlendioxid (CO_2) und Wasser (H_2O) in chemische Energie umgewandelt. Dabei entstehen Sauerstoff (O_2) und Kohlenstoffverbindungen, wie Glucose. Dieser Prozess heißt **Photosynthese:**

Energiegewinnung der Pflanzen (Photosynthese):

Energie (Sonnenlicht) + CO_2 + H_2O ⟶ O_2 + Glucose

Die **Energiegewinnung der Tiere und auch der Menschen** läuft genau umgekehrt ab:

Energiegewinnung der Pflanzen (Photosynthese):

Energie (Sonnenlicht) + CO_2 + H_2O ⟶ O_2 + Glucose

Besser zu lesen ist allerdings diese Darstellung:

Energiegewinnung der Tiere (Oxidation):

Glucose + O_2 ⟶ H_2O + CO_2 + Energie

Die oxidative (= sauerstoffabhängige) Energiegewinnung der Tiere entspricht genau der umgekehrten Photosynthese. Hierbei wird in den Mitochondrien der Zelle Glucose mit Hilfe von Sauerstoff in Energie verbrannt. Dabei wird Wasser und Kohlendioxid frei, das entsorgt bzw. abgeatmet wird.

Somit schließt sich der Energie-Kreislauf der Natur:

Sonnenenergie wird von den Pflanzen mit Wasser und Kohlendioxid genutzt, dabei werden Glucose und Sauerstoff frei.
Diese beiden Abfallstoffe der Photosynthese - Glucose und Sauerstoff - sind die elementaren Grundstoffe der Energiegewinnung der Tiere durch Oxidation.
Die Abfallstoffe der tierischen Oxidation - Wasser und Kohlendioxid - sind wiederum die Grundstoffe der Photosynthese, aus denen die Pflanze mit Sonnenlicht ihre Energie bezieht (siehe Abbildung 74).

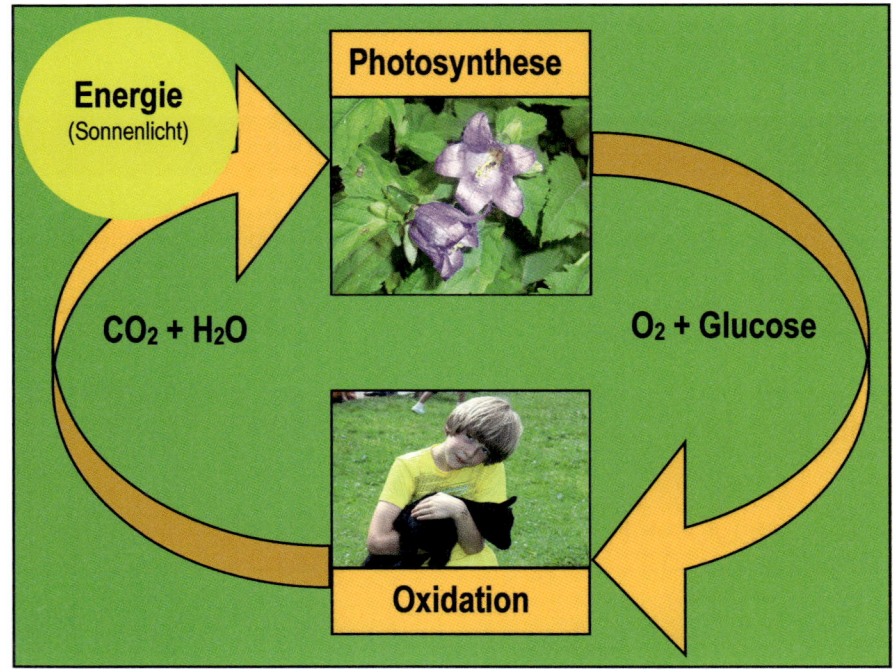

Abb. 74: Der Energie-Kreislauf der Natur

3.1.2.3.2 Wie wird Energie durch Oxidation gewonnen?

Wie der tierische und entsprechend auch der menschliche Organismus Energie gewinnt, will ich Ihnen erst einmal vereinfacht darlegen.
Glucose (=Traubenzucker) ist die Energie, die wir aus der Pflanze bekommen – in Form von Glucose, Fructose oder der Speicherform Stärke.
Tiere speichern ihre Energie in Form von Fett. Als Jäger+Sammler stehen uns alle Speicherformen der Glucose, also auch Fette, für die Energiegewinnung zur Verfügung.

Für die Energiegewinnung aus Glucose und Fett hat der Organismus verschiedene Möglichkeiten:

1. Anaerobe Glycolyse (Zuckervergärung ohne Sauerstoff):

Die Energiebilanz der Brennstoffe Glucose und Fett sieht wie folgt aus:

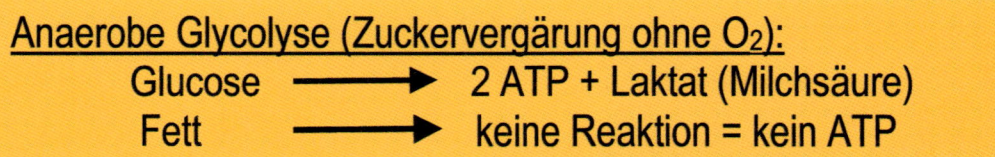

Bei der Energiegewinnung ohne Sauerstoff kann der Organismus nur magere 2 ATP durch Vergärung aus Zucker gewinnen.
Fette können ohne Sauerstoff nicht in Energie umgesetzt werden.
Diese geringe Energieausbeute würde nie für einen komplexen, Energie fordernden Organismus ausreichen. Sie reicht aber kurzfristig für einige wenige Zelltypen aus:
- rote Blutkörperchen, sie haben keinen Zellkern und keine Mitochondrien
- schnelle, kurzfristige Energiebereitstellung für die Muskelzelle
- Spermien nach dem Eindringen in die Eizelle, sie lassen die Mitochondrien draußen
- befruchtete Eizelle (Embryoblast) bis zum 4.Tag[54]
- jede Zelle während der Zellteilung (Mitose) - Schutzschaltung
- Tumorzelle (später im Kapitel 3.1.2.7)

Dieser Stoffwechselweg ist aber auch deshalb von Bedeutung, da er die Oxidation, die bei vorhandenem Sauerstoff abläuft, einleitet.

2. Oxidation von Zucker und Fett (mit Sauerstoff)

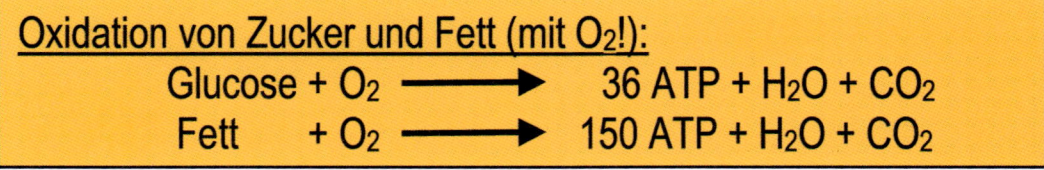

Vergleichen wir jetzt einmal die Energieausbeute aus der oxidativen Energiegewinnung, d.h. Energiegewinnung durch Verbrennung der Zucker und Fette mit Hilfe von Sauerstoff:
Bei der Oxidation von Glukose entsteht die 18-fache Menge an ATP wie bei der anaeroben Glykolyse.
Der Organismus kann auch Fette in Energie umwandeln. Fette sind größer als Traubenzucker, brennen dadurch auch länger und liefern somit auch größere Mengen ATP (Energie).

Was benötigt die Zelle aber, um Fette verbrennen zu können?
Sauerstoff!
Fette können nur mit Hilfe von Sauerstoff oxidiert und dadurch in Energie umgewandelt werden.
Nur bei der Oxidation entstehen so große Energiemengen, die höheres, leistungsfähiges Leben ermöglichen. 95 % der Energie gewinnt der Körper durch sauerstoffabhängige Oxidation - dies geschieht ausschließlich in den Mitochondrien (siehe 3.1.2.2.1)

Unser Zuckerspeicher reicht übrigens für maximal 4 Stunden, unser Fettspeicher reicht für 3 - 6 Wochen, für 30 - 40 Marathonläufe - Fette sind eine nahezu unerschöpfliche Energiequelle, die locker für einen Tag reicht - aber der Organismus muss die Fette verbrennen können.
Und das geht nur mit Hilfe von **Sauerstoff!**

3.1.2.3.3 Was benötigt der Organismus für die Oxidation von Zucker und Fett?

Für Verbrennungsvorgänge in Ihrem Kachelofen und auch in Ihrem Organismus werden folgende Dinge bzw. Schritte benötigt:
Zerkleinertes Brennmaterial, Arbeit und Werkzeuge, ein Brenneinsatz und Sauerstoff!
In Abbildung 75 habe ich zum besseren Verständnis die Einzelschritte der Verbrennung (= Oxidation) im Ofen und die Oxidation in der Zelle nebeneinander gestellt.

	Ablauf der Verbrennung	Verbrennung im Ofen	Oxidation in der Zelle
1.	Brennmaterial sammeln und anliefern	Holz Kohle Öl	Nahrungsaufnahme: Zucker Fett Eiweiß
2.	Brennmaterial vorbereiten und zerkleinern	Holzhacken per Hand und mit einer Axt	Zerkleinern mit Enzymen und CoFaktoren
3.	zerkleinertes Brennmaterial in Feuerraum geben	Kleinholz mit der Hand oder Öl mit Ölkanne in die Brennkammer geben	Acetyl-CoA mit Enzymen und CoFaktoren in die Mitochondrien geben
4.	Sauerstoff für die Verbrennung zuführen	Zuluft für Ofen	Sauerstofftransport zur Zelle und Übertragung in den Mitochondrien
5.	Energie wird bei der Verbrennung frei	Brennkammer strahlt Energie ab und erwärmt das Haus	Mitochondrien laden in der Atmungskette unseren Akku ATP wieder mit Energie auf
6.	Entfernen der Verbrennungsrückstände	Abluft für Kamin Aschefach leeren	Entfernen von CO_2 und H_2O Antioxidation

Abb. 75: Vergleich von Kachelofenfeuer und Lebensfeuer

Sie sehen, die Arbeitsschritte, die Sie für Ihr Kachelofenfeuer benötigen, sind vergleichbar mit den Schritten für Ihr Lebensfeuer in der Zelle - genauer gesagt in den Mitochondrien der Zelle. Hier in den Mitochondrien, den Kraftwerken der Zelle, brennt das Lebensfeuer und hier wird durch die Verbrennung - mit Hilfe von Sauerstoff - 95 % der Energie des Organismus gewonnen.

3.1.2.3.4 Welches Werkzeug benötigt die Zelle für die Energiegewinnung?

Die Werkzeuge für Reaktionen im Organismus sind Enzyme. Der Mensch besitzt ca. 20.000 verschiedene Enzyme.
Alle Enzyme sind Eiweißverbindungen, d.h. sie werden aus Aminosäuren - den Lego-Bausteinen - streng nach Bauplan in der Zelle produziert. Der Bauplan, der im Zellkern in der DNA (= Erbsubstanz) vorliegt, wird mit Hilfe der RNA ausgelesen, kopiert und aus dem Zellkern herausgeschleust.
Anhand der RNA (der Kopie der DNA-Abschnitte) werden dann in kleinen Organen der Zelle - den Zellorganellen - die einzelnen Enzyme hergestellt, verpackt und verschickt (siehe Abbildung 71). Die fertigen Enzyme - die biochemischen Werkzeuge des Organismus - können dann ihre Arbeit verrichten und Stoffwechselvorgänge ermöglichen. Denn immer wenn der Organismus etwas aufbaut, umbaut oder abbaut, benötigt er seine Werkzeuge, die Enzyme.

Enzyme bestehen aus bis zu tausend Aminosäuren, die von unseren Genen abgelesen und nach diesem Bauplan gebaut werden. Sie ermöglichen oder beschleunigen spezifische biochemische Reaktionen in der Zelle und im Organismus.
Viele Enzyme benötigen Helfer, das sind die **CoEnzyme** bzw. **CoFaktoren,** Verbindungen aus Metallen (Eisen, Kupfer, Zink, Magnesium, Mangan, Molybdän) oder Vitaminen (Vitamine der B-Gruppe, Vitamin C).

Das bedeutet:
Unser biochemisches Werkzeug wird nach unserem **genetischen Bauplan** aus
- **Aminosäuren,**
- **Vitaminen,**
- **Mineralstoffen und Spurenelemente hergestellt**

Fehlt einer dieser Faktoren, so können die Enzyme nicht in ausreichender Zahl hergestellt werden und die biochemische Funktion läuft nicht mehr oder zumindest nicht mehr so schnell ab. Das bedeutet eine eingeschränkte Leistungsfähigkeit bis hin zu verschiedenen Krankheiten.

Krankheit ist Mangel!

Deshalb wird es in der Diagnostik von Krankheiten wichtig sein, zu erkennen, an welchen Faktoren es mangelt und diese fehlenden, limitierenden Faktoren in der Therapie langfristig zu verbessern. Eine Ernährungs- und Nährstofftherapie muss also die Nährstoffe für diese wichtigen Reaktionen bereitstellen.

3.1.2.3.5 Welche Nährstoffe beeinflussen die Energiegewinnung?

Viele Enzyme brauchen für die Entfaltung ihrer Funktion sogenannte CoFaktoren. Diese CoFaktoren sind Mikronährstoffe, d.h. Vitamine, Mineralstoffe und Spurenelemente. Sie werden genauso für die einzelnen Stoffwechselschritte benötigt, wie die Makronährstoffe - Aminosäuren, Fettsäuren und Zucker.
Welche Nährstoffe für welche biochemischen Prozesse nötig sind, habe ich Ihnen in den folgenden Abbildungen in Tabellenform dargestellt. Der Übersicht wegen habe ich Enzyme, die nur aus Aminosäuren bestehen, die also ohne CoFaktoren (Mikronährstoffe) arbeiten, nicht aufgeführt, da uns in erster Linie die Mikronährstoffe interessieren.

Für Sie als **Fachmann und Arzt** sind die Enzyme (orange hinterlegt), die ich angegeben habe, vielleicht interessant, da Ihnen diese aus Ihrem Studium bekannt sind. Wenn Sie einen Blick auf die nötigen CoFaktoren (Mikronährstoffe, gelb hinterlegt) werfen, dann können Sie die Theorie mit der Praxis verknüpfen: Sie können eine nährstoffreiche, artgerechte Jäger+Sammler-Ernährung empfehlen und durch gezielte, ergänzende Nährstoffbestimmungen im Labor Nährstoffdefizite, die zu Funktionseinschränkungen der Enzyme führen, aufdecken und gezielt substituieren. Somit erhält der Patient von Ihnen eine einfache, grundlegende und kausale Therapie.

Für Sie als **Laie und Patient** sind diese Enzyme sicher nicht interessant, aber die Nährstoffe, die für die einzelnen Reaktionen nötig sind, dafür umso mehr.
Blenden Sie beim Lesen also die Enzyme - die kaum auszusprechen sind - einfach aus und richten Sie Ihr Augenmerk bitte auf die wichtigen Mikronährstoffe (gelb hinterlegt), denn diese können Sie über die nährstoffreiche, artgerechte Jäger+Sammler Ernährung verbessern. Falls nötig können Sie diese Nährstoffe auch von Ihrem Arzt im Blut messen lassen und bei Defiziten gezielt ergänzen - dazu aber später mehr im Kapitel 3.2. Hier finden Sie Hinweise zur Labordiagnostik und Nährstoffsteckbriefe.
Seien Sie beruhigt: Es folgt immer eine kurze Zusammenfassung der wichtigsten Fakten, so dass auch Sie, als medizinischer Laie, den roten Faden behalten und „des Pudels Kern" verstehen können.

In der folgenden Abbildung 76 habe ich die Abläufe, die für die Energiegewinnung in der Zelle wichtig sind, detailliert dargestellt. Wenn Sie Ihren Kachelofen im Hinterkopf behalten, können Sie die einzelnen Schritte besser einordnen, deshalb stehen die Einzelschritte des Kachelofenfeuers am rechten Rand.

Wie in Abbildung 70 dargestellt, ist eine ausreichende Energiegewinnung das A und O der Zellfunktion und Zellstruktur - d.h. für das Überleben der Zelle. Deshalb will ich Ihnen die Energiegewinnung im Detail erläutern. So können Sie erkennen, wie wichtig nicht nur die Makronährstoffe sind, sondern dass der Stoffwechsel nur mit Hilfe von tausenden Enzymen und deren CoFaktoren ablaufen kann.

In der Zelle werden Zucker, Fettsäuren und einige Aminosäuren umgewandelt in **Acetyl-CoA** (Acetyl-CoEnzymA = aktivierter Essigsäure) - unseren Universalbrennstoff.

Acetyl-CoA ist aber auch ein sehr wichtiger Universalbaustoff:
Aus Acetyl-CoA wird z.B. **Cholesterin** gebildet (siehe Kapitel 2.3.6) und daraus neben Zellmembranen und Gallensäure auch alle Fetthormone.
Ebenso wird der Neurotransmitter (Botenstoff) **Acetylcholin** aus Acetyl-CoA aufgebaut. Er überträgt die Nervenimpulse auf die Muskulatur und ist ein enorm wichtiger Botenstoff im Gehirn sowie im gesamten Nervensystem.

Auch für den Bau von **Aminozucker** wird Acetyl-CoA benötigt. Die Aminozucker sind Baustoffe für die DNA (= Erbsubstanz) und für Glykosaminoglykane (= GAGs). Diese wiederum sind die Faserstoffe, die im Bindegewebe zwischen den Zellen verschiedenste Funktionen von Wasserspeicherung bis zur Informationsübertragung übernehmen. An der Zellmembran (Glykokalyx) sind sie als Antennen für Informationsaustausch der Zellen wichtig - u.a. für die Information körpereigen und körperfremd.

Ebenso werden beim Fasten **Ketonkörper**, die den Zuckerersatz für das Gehirn darstellen, aus Acetyl-CoA aufgebaut.

Dieser Universalbrennstoff Acetyl-CoA wird zudem in **Fette** umgewandelt, um Energie zu speichern, aber auch um Fette als Baustoffe zu gewinnen.

Nun aber wieder zurück zum <u>**Universalbrennstoff Acetyl-CoA.**</u>

Aus unseren „großen Brennmaterialien" **Zucker, Fettsäuren** und **Aminosäuren,** welche die Zelle aus dem umliegenden Gewebswasser „aufgesammelt" hat, wird über verschiedene Wege „Kleinholz" gewonnen und in die „Brennkammer" - die Mitochondrien - eingeschleust. Hier liegt das „Kleinholz" als universeller Brennstoff **Acetyl-CoA** vor und wird über den **Citratzyklus** weiterverarbeitet. Die Energie wird hier in Form von Elektronen auf Vitamin B3 **(NADH/H⁺)** und Vitamin B2 **(FADH$_2$)** geladen und in die **Atmungskette** weitergegeben, um dort den entleerten Akku **ADP** mit Hilfe von Sauerstoff O_2 wieder zu **ATP** - unseren universellen Energieträger aufzuladen.

Somit ist also die Energie der großen, energiereichen Brennmaterialen (Zucker, Fette und Eiweiße) auf unseren universellen Energieträger ATP übertragen worden. ATP kann durch die geringe Größe seine Energie überall im Organismus wieder freisetzen.

Bei der Oxidation werden auch **reaktive Sauerstoffradikale** freigesetzt, die wichtige Funktionen bei der Kreislaufregulation und der Immunabwehr haben. Gleichzeitig können sie aber auch die Zellmembranen, das Erbgut und alle Zellorganellen schädigen. Sie wirken auch bremsend auf die Funktion der Mitochondrien.

Diese Abfallstoffe der Verbrennung („Asche") müssen deshalb ständig durch **Antioxidation** entfernt werden, um die Funktion der Mitochondrien und damit die Oxidationsprozesse der Zelle aufrecht zu halten - genauso wie Sie regelmäßig die Asche Ihres Kachelofens entfernen müssen.

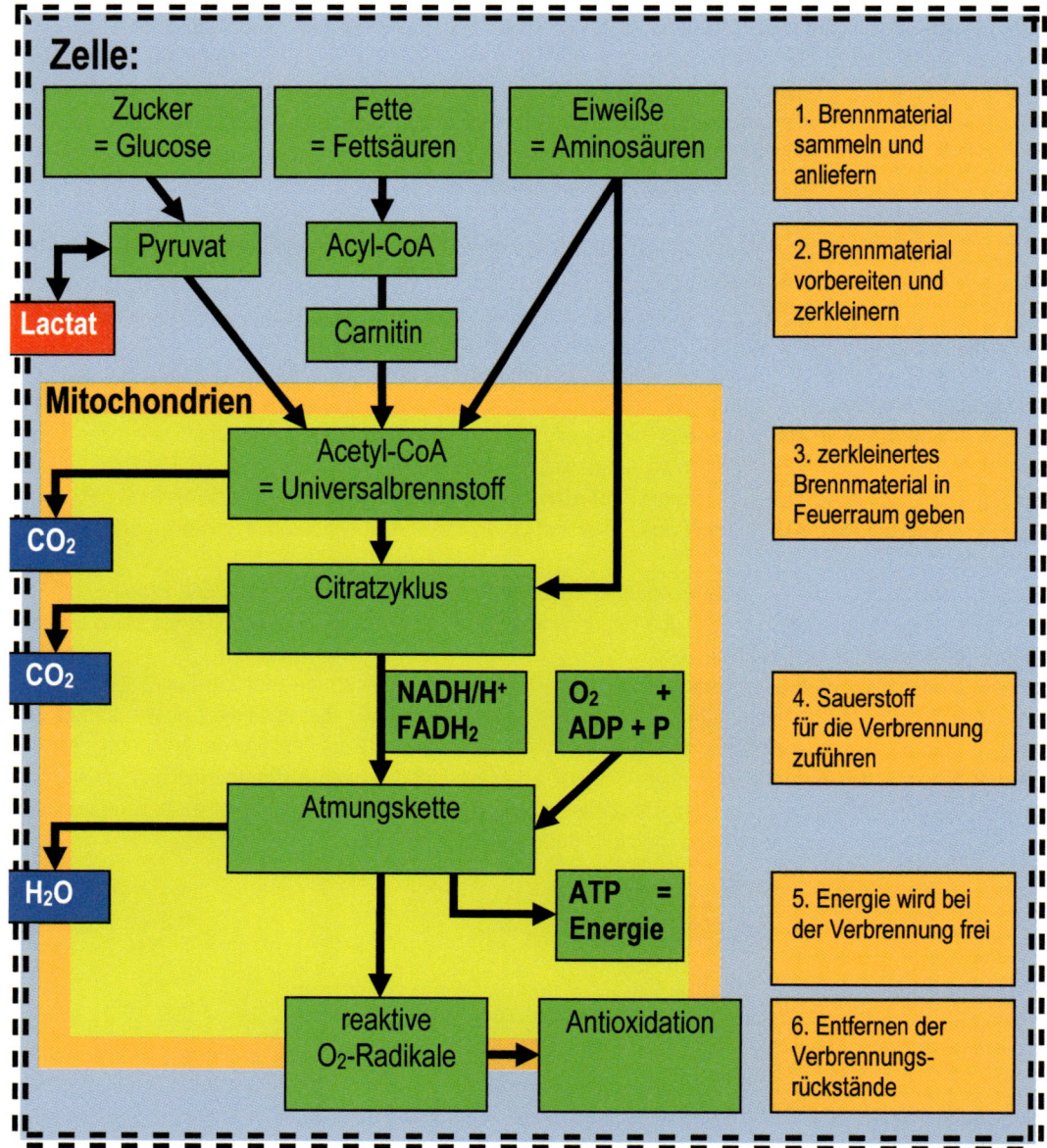

Abb. 76: Übersicht Oxidation in der Zelle in Anlehnung an Verbrennung im Ofen (siehe Abbildung 75)

Wie die Energiegewinnung im Einzelnen abläuft- wie also der Organismus aus großen Brennmaterialien unser lebenswichtiges ATP macht - und welche Enzyme und CoFaktoren er dazu benötigt, werden wir uns nun erschließen.

In den folgenden Abbildungen 77 - 80 sehen Sie, wie der Organismus Zucker, Fette und auch Eiweiße zu Acetyl-CoA, unserem Universalbrennstoff, abbaut bzw. umwandelt.
Den **Abbau von Glucose** (= Traubenzucker) bezeichnet man als **Glycolyse** (siehe Abb. 77). Hierbei wird Glucose mit Hilfe verschiedener Enzyme und Nährstoffe zu **Pyruvat** abgebaut. Bei Sauerstoffmangel - wie z.B. bei kurzer intensiver Muskelarbeit - wird Pyruvat zu **Laktat** (= Milchsäure) abgebaut. Dieses ist der einzige Weg, wie trotz Sauerstoffmangel weiter Energie - wenn auch nur auf einem sehr niedrigen Niveau - gewonnen werden kann. Hierbei werden nämlich nur **2 ATP** gewonnen, bei der vollständigen Oxidation von Glucose mit

Sauerstoff hingegen 36 ATP (siehe 3.1.2.3.2). Laktat wird anschließend ins Blut abgegeben und in der Leber wieder zu Glucose aufgebaut.

Ist genügend Sauerstoff in der Atmungskette vorhanden, läuft die Energiegewinnung bis zum Optimum ab, d.h. es werden **36 ATP** gewonnen. Hierfür wird Acetyl-CoA ständig nachgeliefert und somit erneut Acetyl-CoA aus Pyruvat gebaut - dabei entsteht jedoch kein Laktat.

Glycolyse = Spaltung von Glucose (ohne O_2)	Enzyme Reaktion	Nährstoffe
Glucose		
	Hexokinase	
Glucose-6-Phosphat		
	Glucose-6-Phosphat-Isomerase	
	Phosphofructokinase	
Fructose 1;6-Bisphosphat	Fructose-Bisphosphat-Aldolase	Zink
	Glycerinaldehyd-3-Phosphat-Dehydrogenase	Vitamin B3
	Enolase	Magnesium
	Pyruvat-Kinase	Magnesium, Kalium
Pyruvat + **2 ATP + 2 NADH/H⁺**		
	Lactat-Dehydrogenase	Vitamin B3
Lactat (bei O_2-Mangel)		
CO_2	Pyruvat-Dehydrogenase-Komplex	Vitamin B1, B2, B3
	CoEnzym-A (Co-A)	Vitamin B5, B2, Cystein (AS)
Acetyl-CoA (bei genügend O_2)		

Abb. 77: Glycolyse bis Acetyl-CoA als Vorbereitung für Citratzyklus

Die zweite Möglichkeit an Acetyl-CoA zu kommen, besteht im **Abbau der Fettsäuren** in der sogenannten **β-Oxidation** (Abb. 78). Hierbei werden die Fette mit Hilfe von CoEnzym-A (= CoA) aktiviert. Es entstehen energiereiche, aktivierte Fettsäuren (= **Acyl-CoA**), die aber selbst nicht in die Mitochondrien gelangen können. Dafür benötigen die Fettsäuren einen Transporter. Mit Hilfe des Transporters **Carnitin** (Synthese siehe Abb. 79) wird die aktivierte Fettsäure durch die Mitochondrienmembran in die Brennkammer transportiert.

Dabei verbindet sich Acyl-CoA mit Carnitin zu **Acyl-Carnitin,** das mit CoA durch die Mitochondrienmembran in die Brennkammer der Zelle - in die Mitochondrien - wandern kann. Nach dem Transport wird **Acyl-CoA** wieder abgeladen und kann nun in den Mitochondrien - mit Hilfe von verschiedenen Nährstoffen - zu **Acetyl-CoA** umgebaut und dadurch anschließend vollständig oxidiert werden.

Die vollständige Oxidation der Fettsäuren, die nur mit Hilfe von Sauerstoff möglich ist, bringt dem Organismus die riesige Energiequelle von **150 ATP!**

Der Abbau der Fette liefert somit seine Energie in 2 Teilschritten:

Bei der **β-Oxidation** der Fette - also dem Abbau der Fettsäuren zum Acetyl-CoA - wird die Energie für 50 ATP gewonnen, die direkt in die Atmungskette eingeschleust werden. Acetyl-CoA wird anschließend im **Citratzyklus** weiter oxidiert, wobei nochmals die Energie für 100 ATP entsteht. Diese Energie wird in Form von Elektronen jeweils auf Vitamin B3 (NADH/H⁺) und Vitamin B2 ($FADH_2$) übertragen, so in die Atmungskette eingeschleust und dort - mit Hilfe von Sauerstoff - auf unseren Akku ATP übertragen.

β-Oxidation (Fettsäureabbau)	Enzyme Reaktion	Nährstoffe
Fettsäuren		
	Acyl-CoA-Synthase	ATP
	CoEnzym-A (CoA)	Vitamin B5, B2, Cystein (AS)
Acyl-CoA		
+ **Carnitin** (siehe Abb. 79)	Carnitin-Acyltransferase	Fettsäuretransporter
Acyl-Carnitin		
Acyl-CoA		
	Acyl-CoA-Dehydrogenase Acyl-CoA-Oxidase	Vitamin B2
L-3-Hydroxyacyl-CoA		
	3-Hydroxyacyl-CoA-Dehydrogenase	Vitamin B3
3-Ketoacyl-CoA		
	Acetyl-CoA-C-Acyltransferase CoEnzym-A	Vitamin B5, B2, Cystein (AS)
Acetyl-CoA + NADH/H$^+$ + FADH$_2$		

Abb. 78: β-Oxidation, Zerlegung der Fettsäuren bis Acetyl-CoA

Die Bindung der aktivierten Fettsäuren (Acyl-CoA) an Carnitin, und somit der Transport der Energiequelle Fett in die Brennkammer, ist also der entscheidende und geschwindigkeitsbestimmende Faktor für die Fettverbrennung.
Deshalb stellt sich die Frage: Woher kommt der **Transporter Carnitin?**
Er wird vom Organismus selbst aufgebaut und zwar aus der Aminosäure Lysin. Dafür benötigt die Zelle allerdings wiederum einige Enzyme und die notwendigen Nährstoffe als CoFaktoren für diese Enzyme (siehe Abb. 79). Neben verschiedenen B-Vitaminen benötigt die Zelle hier auch unbedingt Eisen, Vitamin C und auch Sauerstoff.

Bildung von Carnitin (=Fettsäuretransporter)	Enzyme Reaktion	Nährstoffe
Lysin		Lysin (AS)
	Protein-Lysin-N-Methyltransferase	Methionin (AS), Serin (AS) Vitamin B12, B3, B6, Folsäure, Zink,
N6, N6,N6-Trimethyl-L-Lysin		
	γ-Trimethyllysin-Dioxygenase	Eisen, Vitamin C, O$_2$
3-Hydroxy-N6,N6,N6-Trimethyl-L-Lysin		
	Glycin-Hydroxymethyltransferase	Vitamin B6
4-Trimethylammonio-butanal		
	Aldehyd-Dehydrogenase 4-Trimethylammonio-butyraldehyd-Dehydrogenase	Vitamin B3
4-Trimethylammonio-butanoat		
	γ-Butyrobetain-Dioxygenase	Eisen, Vitamin C, O$_2$
Carnitin		

Abb. 79: Bildung von Carnitin, Transporter für die Fettsäuren in die Mitochondrien

Das Enzym Carnitin-Acyltransferase, das die Reaktion der Fettsäuren mit Carnitin zum Acyl-Carnitin ermöglicht (siehe Abb. 78), wird durch Malonyl-CoA gehemmt.
Malonyl-CoA entsteht aus Acetyl-CoA, wenn bei zu hohem Blutzuckerspiegel - durch Insulin - der Zucker in Fett umgebaut und gespeichert wird.
Wenn Fette gespeichert werden, können sie nicht gleichzeitig abgebaut werden.
Sie können mit Ihrem Auto auch nicht gleichzeitig vorwärts und rückwärts fahren.
Zucker und Insulin verhindern somit den Abbau der Fette zu Energie!
Zucker und Insulin blockieren also unsere größte Energiequelle - die Fettspeicher. Unsere Fette reichen für 30 - 40 Marathonläufe hintereinander oder für 3 - 6 Wochen! Das sollte locker für einen Tag genügen.

Aminosäuren werden in erster Linie als wichtige Baumaterialien benötigt. Wenn der Organismus körpereigene Proteine (Eiweiße) aufbaut, werden verschiedene Lego-Bausteine gebraucht. Jedes Nahrungsmittel hat sein eigenes Aminosäureprofil, d.h. ein unterschiedliches Verhältnis der 21 Lego-Bausteine zueinander. Jedes körpereigene Protein besteht auch aus verschiedenen Aminosäuren. Der Organismus kann nur so viele Proteine aufbauen, wie ihm Bausteine zur Verfügung stehen.
Er benötigt eine unterschiedliche Anzahl an roten, blauen, gelben und grünen Lego-Bausteinen. Wenn er ein Protein aufbaut und es fehlt ihm ein gelber Lego-Baustein, dann kann er nicht mehr weiterbauen, selbst wenn er noch viele rote und grüne hat - er bräuchte ja ein gelbes. Er muss somit die Produktion stoppen. Die überschüssigen roten, grünen und blauen Aminosäuren werden entweder in der Leber oder Muskulatur gespeichert oder aber abgebaut (= oxidiert). Diese Oxidationsrate ist bei einer unzureichenden Aminosäureversorgung sehr hoch und wird bei den Messungen der IAAO (= indicator amino acid oxidation, siehe 1.2.2.1) zur Bestimmung des täglichen Eiweißbedarfs herangezogen.

Aminosäuren werden also bei einem Überhang von einzelnen Aminosäuren abgebaut und als Notprogramm für die Energiegewinnung zur Zuckerneubildung (= Gluconeogenese) verwendet.
Hierfür gibt es prinzipiell 2 Möglichkeiten, die je nach Art der Aminosäuren genutzt werden:
1. Abbau der Aminosäuren zu Acetyl-CoA:
Die in Abbildung 80 dargestellten **Aminosäuren** werden über unterschiedliche Enzyme zu **Acetyl-CoA** abgebaut, unserem universalen Brenn- und Baustoff. Diese Enzyme benötigen die angegebenen Nährstoffe, um aktiv zu werden. Acetyl-CoA kann dann - genauso wie das Acetyl-CoA aus Zucker und Fett - in den Citratzyklus eingeschleust werden und weiter oxidiert und in Energie überführt werden.

Aminosäure-Abbau zu Acetyl-CoA	Enzyme, je nach Aminosäure Reaktion	Nährstoffe
Threonin, Lysin, Phenylalanin, Tyrosin, Tryptophan, Leucin, Isoleucin		Threonin, Lysin, Phenylalanin, Tyrosin, Tryptophan, Leucin, Isoleucin (AS)
	Transaminasen Aldolasen Decarboxylasen Kynureninasen	Vitamin B6
	Dehydrogenasen Monoaminooxidasen Monooxygenasen	Vitamin B1, B2, B3
	Acetyl-CoA-Transferasen CoEnzym-A	Vitamin B5, B2, Cystein (AS)
	Carboxylasen	Vitamin B7 (Biotin)
	Hydroxylasen Dioxygenasen	Eisen
	Diamino-Oxidasen	Kupfer
Acetyl-CoA + NADH/H$^+$ + FADH$_2$		

Abb. 80: Aminosäure-Abbau bis zum Acetyl-CoA

2. Abbau der Aminosäuren zu Stoffwechselprodukten des Citratzyklus

Die in Abbildung 81 dargestellten **Aminosäuren** werden nicht in Acetyl-CoA, sondern in **Oxalacetat, α-Ketoglutarat, Succinyl-CoA, Fumarat** abgebaut und somit direkt als Zwischenprodukte in den Citratzyklus eingebaut. Dort werden sie weiter verstoffwechselt und oxidiert.

Aminosäure-Abbau für Citratzyklus	Enzyme, je nach Aminosäure Reaktion	Nährstoffe
Aspartat, Asparagin Histidin, Glutamat, Glutamin Prolin, Arginin Threonin, Methionin, Valin, Isoleucin Phenylalanin, Thyrosin		Aspartat, Asparagin Histidin, Glutamat, Glutamin Prolin, Arginin Threonin, Methionin, Valin, Isoleucin Phenylalanin, Thyrosin (AS)
	Transaminasen Aminotransferasen Ammoniak-Lyasen Cystathionin-β-Synthasen Cystathionin-γ-Lyasen Decarboxylasen	Vitamin B6
	Dehydrogenasen Hydratasen Carboxylat-Reduktasen Adenosylhomocysteinasen Monoaminooxidasen Monooxygenasen	Vitamin B1, B2, B3
	Carboxylasen	Vitamin B7 (Biotin)
	Methylmalonyl-CoA-Mutasen	Vitamin B12, Folsäure
	Acetyl-CoA-Transferasen CoEnzym-A	Vitamin B5, B2, Cystein (AS)
	Hydroxylasen Dioxygenasen	Eisen
	Diamino-Oxidasen	Kupfer
Oxalacetat α-Ketoglutarat Succinyl-CoA Fumarat NADH/H$^+$ + FADH$_2$		

Abb. 81: Aminosäureabbau für Citratzyklus

Der Energiegewinn aus einer Aminosäure liegt hierbei, je nach Art der Aminosäure, bei 6 - 44 ATP. Das ist wirklich keine gute Bilanz, deshalb werden Aminosäuren auch nicht primär zur Energiegewinnung herangezogen, sondern als wichtige Baustoffe genutzt.
Bei einigen Krankheitsprozessen, z.B. bei Tumorerkrankungen, ist die Stoffwechselleistung so eingeschränkt und die Ernährungssituation so schlecht, dass der Körper große Mengen an wertvollen Eiweißen für die Energiegewinnung verschwendet, dadurch verlieren die Patienten sehr schnell große Mengen an wichtiger Muskelmasse (= Eiweißspeicher). Somit verschärft sich die ohnehin schon schlechte Nährstoffsituation für Immunsystem und Stoffwechsel noch weiter (mehr dazu im Kapitel 4.3.3.11).

Nun haben wir Zucker, Fettsäuren und Aminosäuren in unseren Universalbrennstoff Acetyl-CoA zerlegt und in die Mitochondrien transportiert. In unseren Kraftwerken der Zelle wird anschließend im Citratzyklus (siehe Abb. 82) Acetyl-CoA Schritt für Schritt weiter oxidiert. Die dabei frei werdende Energie wird in Form von Elektronen wieder auf Vitamin B3 (NADH/H$^+$) und Vitamin B2 (FADH$_2$) übertragen und in die Atmungskette transportiert.

Abbau von Acetyl-CoA im Citratzyklus	Enzyme Reaktion	Nährstoffe
Acetyl-CoA + Oxalacetat		aus Zucker, Fett, Eiweiß (s.o.) Biotin, Mangan, Zink, Vitamin B6, Aspartat, Aspargin, Glutamat (AS)
	Citrat-Synthase	
Citrat		
	Aconitase	Eisen
Aconitat		
	Aconitase	Eisen
Isocitrat		
CO_2	Isocitrat-Dehydrogenase	Vitamin B3, Mangan, Magnesium
α-Ketoglutarat		
CO_2	α-Ketoglutarat-Dehydrogenasen CoEnzym-A	Vitamin B1, B2, B3 Vitamin B5, B2, Cystein (AS)
Succinyl-CoA		
	Succinyl-CoA-Synthetase	GDP
Succinat		
	Succinat-Dehydrogenase	Vitamin B2, Eisen
Fumarat		
	Fumarase 2	
Malat		
	Malat-Dehydrogenase	Vitamin B3
Oxalacetat + NADH/H$^+$ + FADH$_2$		

Abb. 82: Abbau Acetyl-CoA - der Citratzyklus

Die **Atmungskette** (siehe Abb. 83) ist das Herzstück der Energiegewinnung. Jede unserer Zellen hat durchschnittlich 1.000 Mitochondrien, sehr energiebedürftige Nervenzellen haben gar bis zu 5.000 Mitochondrien. Und jede dieser Mitochondrien weist ca. 1.000 Atmungsfermente auf, in denen der Akku des Lebens ATP geladen wird. Dies geschieht, indem die Elektronen von Vitamin B3 (**NADH/H$^+$**) und Vitamin B2 (**FADH$_2$**) aus dem Citratzyklus auf die Atemkettenenzyme übertragen werden. Mit Hilfe dieser Enzyme und deren CoFaktoren wird eine kontrollierte Knallgasexplosion in der Zelle ausgeführt und ein sehr hohes Energiepotential aufgebaut. Dieses Protonengefälle treibt die **ATPase** (= ATP-Synthase) an, die ADP und P zum energiereichen ATP aufbaut. Somit ist unser Akku wieder aufgeladen. Die Elektronen werden hierbei mit Wasserstoffprotonen von Sauerstoff aufgenommen, dabei entsteht H_2O - also Wasser.

Atmungskette	Enzyme Reaktion	Nährstoffe
NADH/H⁺ (mit Elektronen beladenes Vitamin B3)		Vitamin B3
	Komplex I: NADH-Dehydrogenase CoEnzym Q10 (Ubichinon)	Vitamin B2, Eisen Q10 (siehe Abb. 84)
FADH₂ (mit Elektronen beladenes Vitamin B2)		Vitamin B2
	Komplex II: Succinat-Dehydrogenase CoEnzym Q10 (Ubichinon)	Vitamin B2, Eisen, Häm Q10 (siehe Abb. 84)
	Komplex III: Cytochrom-c-Reduktase CoEnzym Q10 (Ubichinon) Cytochrom-c	Eisen, Häm (siehe Abb. 85) Q10 (siehe Abb. 84) Eisen, Häm (siehe Abb. 85)
	Komplex IV: Cytochrom-c-Oxidase Cytochrom-c **O₂ = Sauerstoff**	Kupfer, Eisen, Häm (siehe Abb. 85) O₂ (siehe 3.2.1.3.6)
H₂O		
	Komplex V: ATPase (= ATP-Synthase)	ADP + P Magnesium
ATP (mit Elektronen beladenes ADP) = Energie beladener Akku		

Abb. 83: Atmungskette, Energiebeladung des ATP durch sauerstoffabhängige Oxidation

Dieser Prozess der ATP-Bildung passiert bei einem durchschnittlichen Kalorienverbrauch von 2.000 kcal unvorstellbare 1 Millionen Mal/Tag, das entspricht 10 Mal/Sekunde in jedem unserer 10^{20} Atmungskettenkomplexe. Hierbei wird eine unvorstellbare Gesamtmenge von ca. 140 kg ATP/Tag produziert.

Wie oben erwähnt, wird das Energiegefälle, das die ATPase antreibt, durch Elektronen aufgebaut. Diese wurden in den vorgeschalteten Stoffwechselwegen - Glycolyse, β-Oxidation, Aminosäureabbau und im Citratzyklus - gesammelt, durch Vitamin B3 und Vitamin B2 übertragen und in die Atmungskette eingeschleust. In den feststehenden Enzymkomplexen I-IV wird mit Hilfe dieser Elektronen ein Energiegefälle aufgebaut. Hierfür werden die Elektronen durch **2 mobile Transporter** von einem Enzymkomplex auf den nächsten übertragen, die mit Hilfe der Elektronen Wasserstoffprotonen (H⁺) in den Intermembranraum pumpen. Der erste mobile Transporter **CoEnzym Q10** (Ubichinon) überträgt die Elektronen von Komplex I zu Komplex II und weiter zu Komplex III. Der zweite mobile Transporter ist **Cytochrom-c,** er übernimmt die Elektronen am Komplex III und transportiert sie zu Komplex IV. Die Elektronen müssen nach getaner Arbeit schnell wieder eingefangen werden, das geschieht primär durch den Sauerstoff (O_2), der mit Elektronen (e^-) und Wasserstoffprotonen (H⁺) zu Wasser (H_2O) reagiert.

Die Elektronen werden in der Atmungskette von Vitamin B3 (NADH/H⁺) und Vitamin B2 ($FADH_2$) langsam von Enzym zu Enzym zum Sauerstoff übertragen. Hierbei wird Schritt für Schritt Energie frei, die das Energiegefälle aufbaut, mit dem wiederum ATP aufgeladen wird. Wie bei jeder Kette, bestimmt auch in der Atmungskette das schwächste Glied die Leistungsfähigkeit. Kann also die Zelle die einzelnen Enzymkomplexe oder die beiden mobilen Transportenzyme Q10 und Cytochrom-c nicht in ausreichender Menge herstellen, leidet die Energiegewinnung und damit die Funktion der Zelle.

Deshalb will ich an dieser Stelle kurz auf die beiden Elektronentransporter und deren Synthese (körpereigener Aufbau) eingehen.

Diese Biosynthese des lebensnotwendigen Elektronentransporters Q10 läuft wie folgt ab:

Bildung von Q10 (Ubichinon) und Cholesterin		Enzyme Reaktion	Nährstoffe
Acetyl-CoA			
Cholesterin-Senker STATINE: HMG-CoA-Reduktase-Hemmer!		HMG-CoA-Reduktase	Vitamin B3
3-Isopentenyl-Pyrophosphat			
		3-Isopentenyl-Pyrophosphat-Isomerase	Vitamin B2 Calcium, Magnesium, Mangan
Dimethylallyl-Pyrophosphat			
		Dimethylallyl-Transferase Farnesyl-Pyrophosphat-Synthase	
Farnesylpyrophosphat			
Magnesium Mangan Vitamin B3 Vitamin B2 Eisen (Häm)		Farnesyltransferase	
	Polyprenyl-pyrophosphat		
		Methyltransferasen	Methionin (AS), Serin (AS) Vitamin B12, B3, B6, Folsäure,
	Polyprenyl-methyl-methoxy-benzochinon		
		Monooxygenase	Vitamin B3
Cholesterin (siehe 2.3.6)	Q10 (Ubichinon)		

Abb. 84: Bildung von Q10 und Cholesterin, Gefahr der Cholesterinsenker

Q10 wird auch aus unserem Univerbrennstoff Acetyl-CoA durch Umwandlung mit verschiedenen Enzymen und Nährstoffen hergestellt (siehe Abb. 84). Interessanterweise ist der erste Schritt der Q10-Bildung identisch mit dem ersten Schritt der Cholesterinbildung. Dieser Schritt wird durch das Enzym HMG-CoA-Reduktase katalysiert. Deshalb ist Vorsicht bei der Verwendung von Cholesterinsenkern der Gruppe Statine (Atorvastatin, Cerivastatin, Fluvastatin, Lovastatin, Pitavastatin, Pravastatin, Rosuvastatin, Simvastatin) geboten, denn sie sind HMG-CoA-Reduktase-Hemmer. Sie hemmen nicht nur die notwendige Cholesterinproduktion (siehe 2.3.6), sondern gleichzeitig auch die Bildung von Q10! Dadurch wird die Energiegewinnung der Zelle empfindlich gestört - so erklären sich die teils massiven Nebenwirkungen von Statinen, die sich v.a. in Erkrankungen der Muskulatur und des Nervensystems zeigen.

Der zweite mobile Transporter in der Atmungskette ist **Cytochrom-c.** Es überträgt die Elektronen auf den Komplex IV. Cytochrom-c besteht aus 104 Aminosäuren und Häm. Häme sind Komplexverbindungen, die in sehr vielen Enzymen auftauchen (Cytochrome, Katalasen, Cyclooxygenasen) und auch in Globinen (Hämoglobin = roter Blutfarbstoff, Myoglobin = Muskeleiweiß) die funktionelle Gruppe für den Sauerstofftransport bilden.

Für die Bildung von Cytochrom-c werden also ein Häm, viele Aminosäuren und die dazugehörigen Nährstoffe benötigt.

Bildung von Cytochrom-c	Enzyme Reaktionen	Nährstoffe
Häm-Synthese:		
Glucose		Glucose, Zink, B3, Magnesium
Pyruvat		B5, Cystein (AS), B1, B2, B3
Oxalacetat		Eisen, Mangan, Magnesium, Vitamin B1, B2, B3
Propionyl-CoA		Biotin (= Vitamin B7), B12
Succinyl-CoA		
	Delta-Aminolävulinat-Synthase	Glycin (AS), Vitamin B6
	Porphobilinogen-Synthase	Zink
	Protoporphyrinogen-Oxidase	Vitamin B2
	Ferrochelatase	Eisen
Häm (enthält Eisen)		
Cytochrom-c-Synthese		
104 Aminosäuren + Häm		104 Aminosäuren
	Zusammenfügen von Aminosäuren und Häm	
Cytochrom-c		

Abb. 85: Bildung von Cytochrom-c mit Häm (enthält Eisen)

Cytochrom-c ist übrigens auch das Signalmolekül, das bei Schädigungen der Mitochondrien freigesetzt wird und die wichtige Apoptose (= programmierten Selbsttod) der Zelle einleitet (dazu aber mehr unter 3.1.2.6.1).

Die Elektronen, die wir für die Energiegewinnung benötigen und die auch bei anderen oxidativen Stoffwechselvorgängen freiwerden, suchen sich sofort wieder einen Bindungspartner. Wenn sie sich mit Wasserstoffprotonen und Sauerstoff verbinden, entsteht Wasser und alles ist in Ordnung.
Wenn sie aber nur unvollständig mit Sauerstoff, Wasserstoff oder Stickstoff reagieren, entstehen hoch reaktive Verbindungen (siehe Abb. 86), die mit allem reagieren, was sie erwischen. Deshalb heißen sie **freie oder reaktive Radikale.** Durch ihr sehr aggressives Reaktionsverhalten können sie erhebliche Schäden in und an der Zelle anrichten. Sie schädigen die Zellmembranen, einzelne Zellorganellen, auch die Mitochondrien und sogar die DNA, unsere Erbsubstanz.
Deshalb müssen diese freien, reaktiven Radikale, die bei der Oxidation entstehen, wieder neutralisiert und abgebaut werden. Dies geschieht durch enzymatische und nichtenzymatische Prozesse der **Antioxidation.** Diese antioxidativen Prozesse sind auch für die optimale Funktion der oxidativen Prozesse in den Mitochondrien wichtig, denn sie werden durch die freien Radikale gehemmt - genauso wie die Verbrennungsprozesse des Ofens durch die Asche.

Über die Enzyme Superoxid-Dismutase, Katalase, Glutathion-Peroxidase werden die freien Radikale zu neutralen Substanzen, wie Wasser, abgebaut. Diese Enzyme können natürlich ihre maximale Aktivität auch nur entfalten, wenn die notwendigen Nährstoffe in ausreichender Menge zur Verfügung stehen.
Neben den Enzymen, haben im Organismus viele Substanzen und Nährstoffe antioxidative Funktionen. Diese Antioxidationen sind im Organismus verteilt und entfalten ihren antioxidativen Schutz an unterschiedlichen Stellen. Vitamin E schützt v.a. die fettreiche Zellmembran - wird aber über Vitamin C wieder recycelt. Vitamin C dagegen schützt vor allem im wässrigen Milieu, also im Blutplasma und im Zellwasser der Zelle. Im Blut

ist dagegen auch die Harnsäure als kräftiges Antioxidants aktiv (siehe 2.3.3). Glutathion ist ein wesentlicher Schutzfaktor der roten Blutkörperchen aber auch aller anderen Zellen.

Antioxidation reaktiver Radikale	Enzyme Reaktion	Nährstoffe
Stickoxid NO Superoxid-Radikal O_2^- Wasserstoffperoxid H_2O_2 Hydroxyl-Radikal OH^- Peroxinitrit-Radikal $ONOO^-$ und andere	aus Atmungskette und anderen oxidativen Prozessen Immunabwehr Durchblutungsregulation durch Röntgen- o. γ-Strahlung	
	Superoxid-Dismutase (SOD)	Eisen, Mangan, Zink, Kupfer
	Katalase	Häm, Eisen, Mangan
	Glutathion-Peroxidase	Selen, Vitamin B3, B2
	Glutathion	Methionin (AS), Cystein, Glutamat, Glycin (AS) Vitamin B6, B3, B12, Folsäure
	Vitamin A, β-Carotin Vitamin B2, B3, Vitamin C, Vitamin E Harnsäure, Cystein, Selenocystein	Vitamin A, β-Carotin Vitamin B2, B3, Vitamin C, Vitamin E Harnsäure, Cystein (AS), Selen
$CO_2 + H_2O$		

Abb. 86: Mechanismen der Antioxidation

So hat der oxidativ sehr aktive Organismus überall Mechanismen der Antioxidation entwickelt, die die lebenswichtige Oxidation auf einem leistungsstarken Niveau ermöglicht.
Der Organismus hat sich diese hochreaktiven Radikale sogar nutzbar gemacht, für Immunabwehr (siehe 3.1.2.6.3) und Stoffwechselregulation (3.1.2.4). Sie haben hierbei ganz entscheidende Aufgaben. Dazu aber später mehr.

Um die Prozesse der Energiegewinnung und die dafür notwendigen Nährstoffe beurteilen zu können, müssen wir uns noch dem Sauerstoff zuwenden. Nur durch den Sauerstoff, der in der Atmungskette die Elektronen aufnimmt, wird die vollständige Oxidation der Energielieferanten Zucker, Fette und Eiweiße ermöglicht. Deshalb will ich Ihnen den Weg und die Rolle des Sauerstoffs für die Energiegewinnung darstellen.

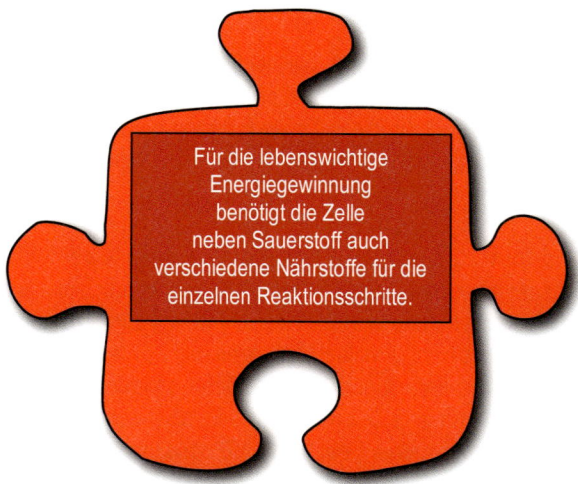

3.1.2.3.6 Welche Rolle spielt der Sauerstoff bei der Energiegewinnung?

Der Sauerstoff nimmt am Ende von Komplex IV der Atmungskette (siehe Abb. 83) die Elektronen und Protonen auf und reagiert zu Wasser. Ohne Sauerstoff entsteht ein Elektronenrückstau und dadurch kommt der Protonenfluss, der die ATPase antreibt, zum Erliegen und es kann unser Akku ATP nicht mehr aufgeladen werden. Energie kann dann nur noch durch anaerobe Glycolyse (siehe Abb. 77) gewonnen werden. Hierbei werden aber nur mickrige 2 ATP aus Zucker gewonnen und Fette können gar nicht oxidiert werden. Bei der anaeroben Glycolyse - bei der Zuckervergärung ohne Sauerstoff - entstehen zusätzlich große Mengen Milchsäure und Laktat.

Nachdem **95% der Energie** mit Hilfe von Sauerstoff in der Zelle - genauer gesagt in den Mitochondrien der Zelle - gewonnen wird, ist es natürlich logisch, dass wir uns den Weg des Sauerstoffs einmal ganz genau ansehen und überlegen, an welche Bedingungen und Nährstoffe der O_2-Transport und die O_2-Verarbeitung geknüpft ist.
Nur mit Hilfe von Sauerstoff kann die Zelle genügend Energie für eine optimale Funktion und ihr Überleben gewinnen. Durch diese wichtige, lebensnotwendige Funktion des Sauerstoffs bei der Energiegewinnung misst der Organismus den Sauerstoffgehalt der Zelle auch ständig und nutzt Sauerstoff als Signalmolekül für die Stoffwechsel- und Kreislaufregulation (siehe. 3.1.2.4).

Der Weg des Sauerstoffs:

Durch diese entscheidende Rolle im Organismus wollen wir anhand der Abbildung 87 den Weg des Sauerstoffs Schritt für Schritt „nachgehen".

Dieses Vorgehen ist wichtig, da wir uns dann anschließend Gedanken machen werden, wo die Sauerstoffversorgung eingeschränkt sein kann. Ein Sauerstoffmangel - egal ob absolut oder relativ - führt zu Störungen der Energiegewinnung und öffnet dadurch Krankheitsprozessen jeglicher Art Tür und Tor.
Deshalb muss Ziel jeder sinnvollen Therapie sein, die Sauerstoffversorgung der Zelle zu verbessern.
Welchen Weg hat also der Sauerstoff zurückzulegen, damit er in die Mitochondrien gelangt und dort die Energiegewinnung ermöglichen kann?

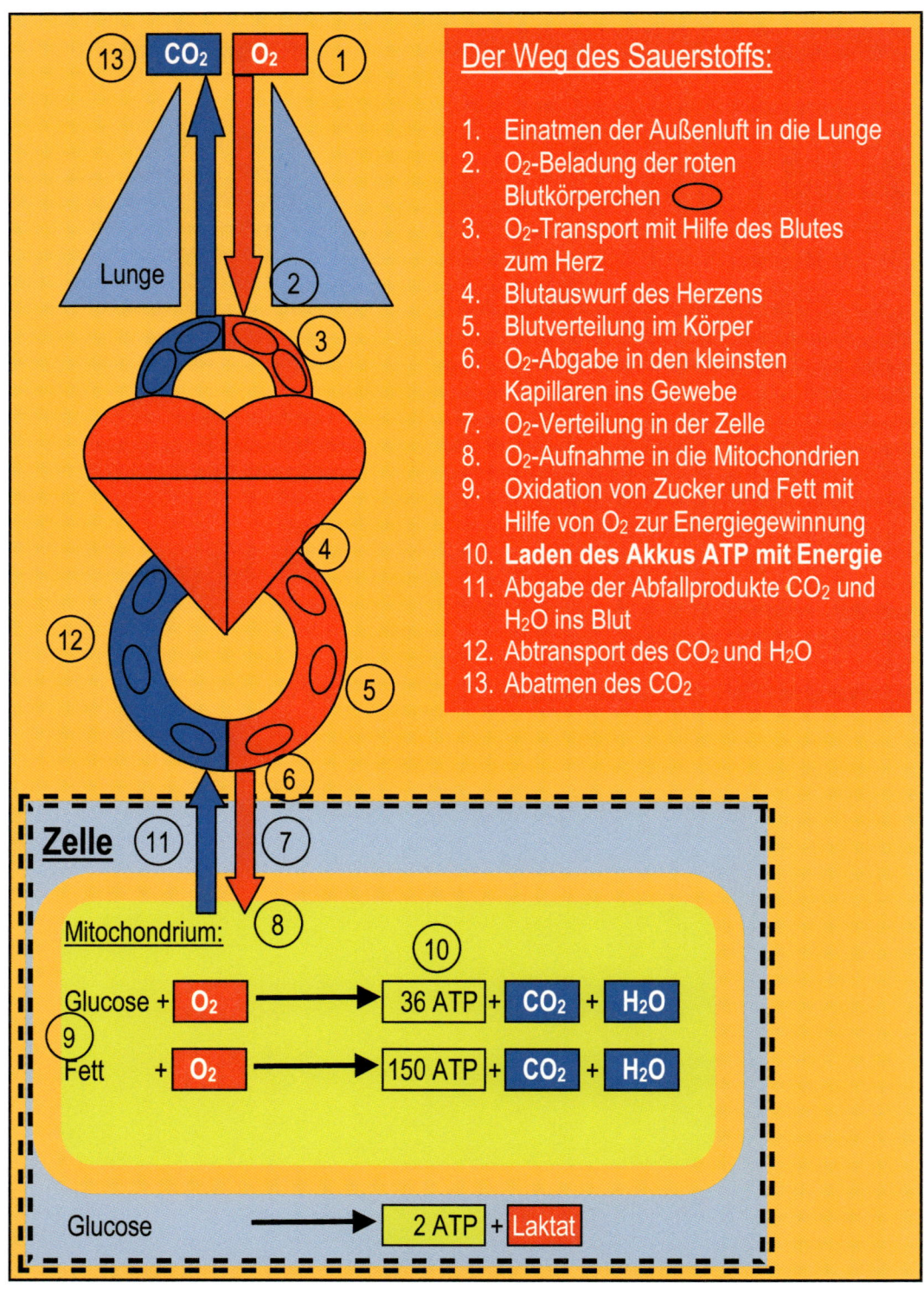

Abb. 87: Sauerstoffweg im Organismus von der Außenluft bis in die Mitochondrien

1. Einatmen der Außenluft in die Lunge

Bei jedem Atemzug werden, je nach Belastungssituation und Bedarf, 0,5 - 5 Liter Luft eingeatmet. Das sind 7 Liter/min in Ruhe und bis zu 140 Liter/min in Belastung.
Die Außenluft - mit einem Sauerstoffanteil von ca. 21 % - wird durch das Zusammenspiel von Atemmuskeln und Brustkorbmechanik tief in die Lunge bis zu den Lungenbläschen (= Alveolen) transportiert. Die Lungenbläschen Ihrer Lunge haben zusammen eine Fläche von ca. 100 m² - das entspricht ungefähr der Grundfläche Ihres Hauses. Hier, in den Alveolen, werden die Atemgase ausgetauscht, also der Sauerstoff an die roten Blutkörperchen übertragen.

Die Atemfrequenz und Atemtiefe wird - je nach Sauerstoffbedarf der Zellen - durch Steuerungsvorgänge im Atemzentrum des Hirnstamms angepasst. Hierzu wird das Atemzentrum, durch Sinneszellen in den großen Arterien (Halsschlagader und Hauptschlagader) und im Gehirn, ständig über die Zusammensetzung der Atemgase im Blut informiert. Fällt die Konzentration des O_2 ab oder steigt die Konzentration von CO_2 oder der Säuren H^+ an, kommt es zu einer Vertiefung der Atmung und einer Frequenzerhöhung, so dass bis zu 20mal mehr Luft in der Lunge ausgetauscht wird. Das Atemzentrum ist eng mit dem Herz-Kreislauf-Zentrum verknüpft. Beide stehen im Dienste des Sauerstofftransports zur Zelle und werden je nach Sauerstoffbedarf gemeinsam reguliert.

2. O_2-Beladung der roten Blutkörperchen

Hier in den Lungenbläschen verteilt sich der Sauerstoff gleichmäßig im Lungengewebe und wandert somit in die Blutgefäße, die in großer Zahl die Lungenbläschen umhüllen. In den Blutgefäßen warten schon die roten Blutkörperchen (= die Erythrozyten) - die Taxis für den Sauerstoff (O_2). Diese roten Blutkörperchen, die 99 % der Blutzellen darstellen, transportieren O_2 im Blut mit Hilfe von Hämoglobin, welches 30 % der Masse eines Erythrozyten ausmacht.
Die roten Blutkörperchen sind flach wie ein Teller (Durchmesser 7,5 µm), so haben sie eine große Oberfläche und können schnell O_2 aufnehmen und wieder abgeben. Sie sind auch sehr biegsam und können dadurch auch in den Kapillaren - den allerkleinsten Blutgefäßen (Durchmesser 5 - 10 µm) - den Sauerstoff transportieren und abgeben. Hierbei haben sie einen ganz innigen Kontakt mit der Gefäßwand, so dass die O_2-Abgabe ins Gewebe erleichtert wird.
In einem Bluttropfen sind 5 Millionen roter Blutkörperchen - in unseren gesamten 5 Litern Blut haben wir somit 30 Billionen also 30×10^{12} Erythrozyten, die eine gemeinsame, unvorstellbare Gesamtoberfläche von 4000 m² bilden.
Erythrozyten haben eine Lebensdauer von bis zu 120 Tagen und werden ständig - je nach Bedarf - erneuert. Der Bedarf der roten Blutkörperchen wird über den Sauerstoffbedarf der Körperzellen geregelt. Jede Zelle, die einen Sauerstoffmangel (= Hypoxie) hat, schüttet bei Bedarf den Hypoxie induzierten Faktor (= HIF, siehe 3.1.2.4) aus, um Maßnahmen gegen den Sauerstoffmangel einzuleiten. Eine davon ist die Produktion des Erythropoetin, das die Bildung der roten Blutkörperchen und des Hämoglobins verstärkt.
Chemorezeptoren in der Niere, die den O_2-Gehalt messen, erhöhen bei O_2-Bedarf die Erythropoetin-Produktion zusätzlich.

Für die Blutbildung benötigt der Organismus einige Enzyme, die nach Bauplan der DNA in der Zelle gebildet werden. Es werden aber auch verschiedene Nährstoffe verbraucht. Diesen gilt unsere große Aufmerksamkeit. Die Produktion von Erythrozyten geschieht im roten Knochenmark und läuft in folgenden Schritten - mit entsprechendem Nährstoffverbrauch - ab:

Bildung der roten Blutkörperchen	Enzyme Reaktion	Nährstoffe
Zellvermehrung im Knochenmark		
Stammzelle im Knochenmark		Aminosäuren, Fettsäuren, Cholesterin, Glucose
O_2-Mangel in der Zelle O_2-Mangel im Gewebe O_2-Mangel im Blut	HIF-1 Freisetzung (siehe 3.1.2.4) Erythropoetin-Freisetzung aus Niere (85-90%), Leber (10-15%) Gehirn, Gebärmutter, Hoden, Milz	Aminosäuren, Glucose
Schritt 1: Zellteilung mit DNA-Verdoppelung aus Ribose, Purine, Pyrimidine	siehe Abb. 89	siehe Abb. 89
Schritt 2: Hämoglobin-Synthese aus Häm und Globin	siehe Abb. 90	siehe Abb. 90
Erythrozyten = rote Blutkörperchen		

Abb. 88: Bildung der roten Blutkörperchen (= Erythrozyten)

Schritt 1: Zellbildung durch Zellteilung (= Mitose): Hierfür muss die DNA (= Erbsubstanz) verdoppelt werden. Dafür benötigt die Zelle die Bausteine der DNA: Ribose, Purine und Pyrimidin (siehe Abb. 89).
Aber wie werden die Bausteine aufgebaut? Welche biochemischen Reaktionen und Nährstoffe sind nötig, damit die Erbsubstanz (DNA) und die Kopie (RNA) - als Grundlage der Zellneubildung - gebaut werden kann?

1. Verdoppelung der DNA	Enzyme Reaktionen	Nährstoffe
Riboseaufbau		
D-Glucose-6-phosphat		Glucose
	G6P-Dehydrogenase	Vitamin B3
	6PG-Dehydrogenase	Vitamin B3
Ribose		
Ribulose-5-Phosphat		
Purinaufbau		
Ribose-5-Phosphat		Glucose
	Amidophosphribosyl-Transferase	Glutamin (AS)
	Phosphoribosylamin-Glycin-Ligase	Glycin (AS),
	Phosphoribosylglycinamid-Formyltransferase	Folsäure (= Vitamin B9), Vitamin B12
	Phosphoribosylformyl-Glycinamidin-Synthase	Glutamin (AS),
	Phosphoribosylaminoimidazol-Succinocarbocamid-Synthase	Aspartat (AS), Vitamin B6
	Phosphoribosylaminoimidazol-Carboxamid-Formyltransferase	Folsäure (= Vitamin B9), Vitamin B12
	Adenylosuccinat-Synthase	Aspartat (AS), Vitamin B6
	IPM-Dehydrogenase	Vitamin B3
	GMP-Synthase	Glutamin (AS)
Purine: Adenin, Guanin auch ADP und ATP		
Pyrimidinaufbau		
HCO_3^-		Hydrgencarbonat (Base)
	Carbamoylphosphat-Synthase	Glutamin (AS)
	Aspartat-Carbamoyltransferase	Aspartat (AS), Vitamin B6
	Dihydroorotase	Zink
	Dihydroorotat-Dehydrgenase	Vitamin B2
	ATP-Hydrolase	Calcium
	Ribonukleosid-Diphosphat-Reduktase, Thioredoxin	Eisen, Vitamin B2, B3
	Thymidylat-Synthase	Folsäure (= Vitamin B9)
Pyrimidine: Thymin, Cytosin, Uracil		

Abb. 89: Bildung der Bausteine (Ribose, Purine, Pyrimidine) für Verdoppelung der DNA und RNA

Schritt 2: Hämoglobin-Produktion: Für das Hämoglobin - das den Sauerstoff im roten Blutkörperchen bindet - benötigt die Zelle die Baustoffe Häm und Globin.
Die Häm-Synthese findet in der Zelle mit Hilfe der Mitochondrien statt und benötigt folgende Bau- und Hilfsstoffe (siehe Abb. 90).

2. Hämoglobin-Synthese	Enzyme Reaktionen	Nährstoffe
Globin		574 Aminosäuren
+ Häm	Häm-Synthese (siehe Abb. 85)	Glucose Cystein (AS), Glycin (AS), Vitamin B1, B2, B3, B5, B6, B12 Biotin (= Vitamin B7) Zink, Magnesium, Mangan, Eisen,
	Zusammenfügen von Globin und Häm im Proerythroblasten	
Hämoglobin		

Abb. 90: Bildung der roten Blutkörperchen

Durch Defizite dieser Baustoffe kommt es zu Blutbildungsstörungen, die mit einem verringerten O_2-Transport einhergehen.

3. O_2-Transport mit Hilfe des Blutes zum Herz

Der Sauerstoff, der jetzt an das Hämoglobin des Erythrozyten gebunden ist, wird nun im Blut transportiert. Als Erstes wandert er von der Lunge über die Lungenvenen zum Herzen.
Der Blutfluss von Lunge zum Herzen wird durch den Herzschlag, d.h. durch die Herz-Kreislauf-Regulation gewährleistet.

4. Blutauswurf des Herzens

Im Herzen gelangt das sauerstoffreiche Blut aus der Lunge erst in den linken Vorhof und dann in die linke Herzkammer. Von dort wird das Blut durch eine kräftige Anspannung der Herzmuskulatur aus dem Herzen herausgepumpt.
Die Menge des Blutes, das vom Herzen in einer Minute ausgeworfen wird, heißt Herzzeitvolumen (HZV oder Herzminutenvolumen). Das Herzzeitvolumen ist die Herzfrequenz (Schläge/min) mal Schlagvolumen (Schlagvolumen/Schlag) und liegt in Ruhe bei 5 Litern, d.h. das Herz befördert bei einem Ruhepuls von 70 Schlägen/min stolze 5 Liter Blut in den Körperkreislauf.

Je nach Sauerstoffbedarf (siehe 3.1.2.4) wird am Herzen - über Herzfrequenz und Schlagvolumen - das Herzzeitvolumen reguliert und steigt bei Belastung auf bis zu 25 Liter/min an.

5. Blutverteilung im Körper

Nach Blutauswurf aus dem Herzen schwimmen die roten Blutkörperchen, mit dem Sauerstoff im Gepäck, erst durch die Aorta (Hauptschlagader) und gelangen durch die verschiedensten Arterien, die sich immer weiter aufzweigen, in die kleinsten Arterien. Diese kleinsten Arterien heißen Arteriolen und haben nur noch einen Durchmesser von 40 - 80 µm, so dünn wie ein Haar. Die Arteriolen sind die kleinsten Arterien, die noch den typischen dreischichtigen Wandaufbau der Arterien mit einer kräftigen Muskelschicht aufweisen.
An dieser Gefäßwandmuskulatur greifen die regulierenden Kreislauf- und Gewebshormone an, um die Durchblutung des nachgeschalteten Gewebes zu steuern.

Bei Belastungen - Sport, körperliche Arbeit, geistige Arbeit, Immunabwehr, Verdauung, aber auch einfach nur beim Wechsel der Körperposition - sind immer unterschiedliche Organsysteme und Regionen mit jeweils unterschiedlichem Nährstoff- und Sauerstoffbedarf gefordert. Um diesem Sauerstoffbedarf gerecht zu werden, versucht der Organismus das Blut und dadurch den Sauerstoff je nach Bedarf zu verteilen. Signalmoleküle für diese Bedarfsmeldung ist der Sauerstoff (O_2) und das Abfallprodukt des Stoffwechsels Kohlendioxid (CO_2). Die Gaskonzentration dieser beiden Gase wird auf unterschiedlichen Ebenen (Zelle, Gefäße, Halsschlagader) gemessen und dadurch Herzfrequenz und auch die jeweilige Durchblutung der einzelnen Organsysteme angepasst.

Diese Anpassung an den Bedarf nennt man Kreislaufregulation. Hierbei werden unsere 5 Liter Blut (bei 70 kg Körpergewicht) so geschickt verteilt, dass die Organsysteme - je nach Bedarf - ausreichend versorgt werden. Wie stark diese Schwankungen sind, können Sie sehr schön in Abbildung 91 erkennen.

Die Durchblutung der Skelettmuskulatur wird in Belastung um das 19-fache erhöht und kann im Bedarfsfall auf das 0,2-fache der Ruhedurchblutung gedrosselt werden.

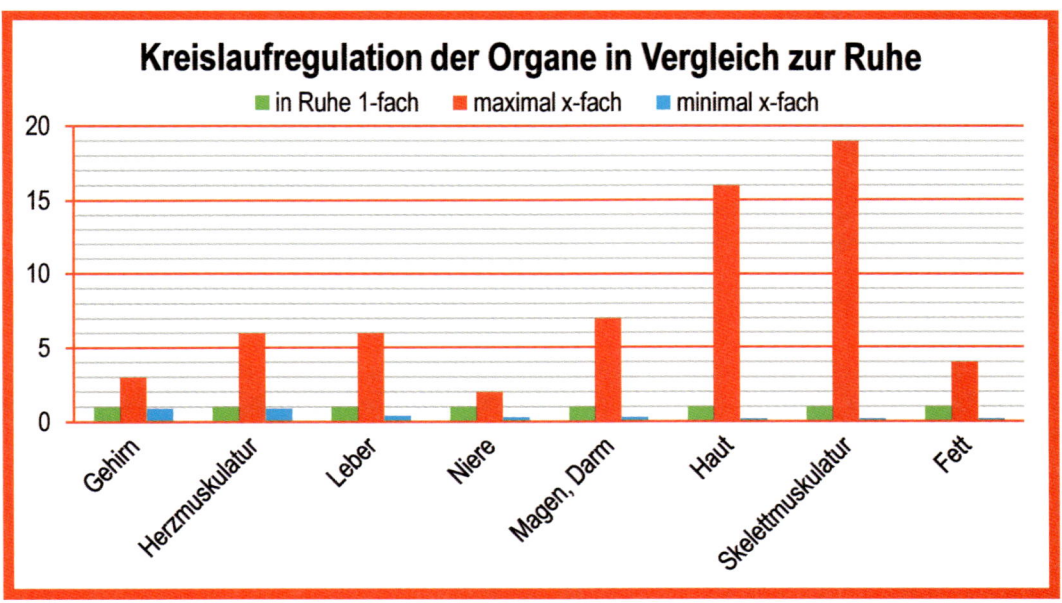

Abb. 91: Verteilung des Blutes im Rahmen der Kreislaufregulation

Diese Blutverteilung wird über verschiedene Systeme geregelt und ist auch dringend notwendig, denn eine gleichzeitige, maximale Blutversorgung aller Organsysteme wäre nur bei einem unerreichbaren Herzminutenvolumen von mehr als 40 Liter/min möglich. Durch die Kreislaufregulation hat der Organismus die Möglichkeit, mit einer relativ kleinen Blutmenge alle Organsysteme dem Bedarf entsprechend zu durchbluten. Er muss dafür aber die Durchblutung anderer - aktuell unwichtigerer - Organsysteme reduzieren.

Jeder Organismus hat dafür seine eigene Strategie entwickelt und bestimmt sozusagen selbst über wichtiger und unwichtiger - er regelt so Angebot und Nachfrage.

Somit wird - durch das Signalmolekül Sauerstoff - die Durchblutung und dadurch die Sauerstoff- und Nährstoffversorgung des Gewebes gesteuert. Wie dies genau funktioniert, will ich erst in Kapitel 3.1.2.4 erläutern.

Nach den regulierenden Arteriolen gelangt das Blut - je nach Bedarf - in die noch feineren Kapillaren.

6. O₂-Abgabe in den kleinsten Kapillaren ins Gewebe

Hier in den Kapillaren wird der Stoffaustausch der Blutgefäße mit dem Gewebe vollzogen und der Sauerstoff gemeinsam mit den Nährstoffen ins Gewebe abgegeben.

Das Kapillarbett ist ein dichtes Netz von Kapillaren an den jeweiligen Zellen des Gewebes. Die gesamte Austauschfläche der Kapillaren misst in Ruhe 300 m² - bei maximaler Durchblutung sogar 1.000 m². Wie rege der Stoffaustausch funktioniert, kann man vielleicht an der ausgetauschten Wassermenge von 55 l/min also 80.000 l/Tag erahnen.

Die Kapillaren haben keine Muskelschicht mehr, sondern nur noch eine Endothelschicht, die aus einer einzelligen Lage Endothelzellen (= Gefäßzellen) besteht.

Diese spezialisierten Gefäßzellen (Endothelzellen) ermöglichen nicht nur den Stoffaustausch, sondern haben auch verschiedene Aufgaben in der Kreislaufregulation (siehe 3.2.1.4.3), in der Gerinnungsregulation, in der Regulation von Entzündungsprozessen und in der Steuerung der Neubildung von Blutgefäßen.

Durch oder zwischen den Endothelzellen wird nun der Sauerstoff- und Nährstoffaustausch der Gefäße mit dem Gewebe vollzogen. Die treibende Kraft hierfür ist der Filtrationsdruck, d.h. in der Kapillare herrscht ein höherer Druck als im Gewebe, dadurch werden Wasser und die darin gelösten Nährstoffe ins Gewebe gepresst.
Der Sauerstoff wird sich hier gleichmäßig verteilen (Diffusion) und wandert vom sauerstoffreichen Hämoglobin ins sauerstoffarme Gewebe, bis ein Konzentrationsgleichgewicht entstanden ist.

7. O₂-Verteilung in der Zelle

Über den gleichen Mechanismus der Diffusion wird der Sauerstoff, der sich überall einfach und schnell verteilt, im Gewebe und in den Zellen die gleiche Konzentration annehmen. Die Nährstoffe werden teils passiv, teils unter Energieaufwand in die Zelle transportiert.

8. O₂-Aufnahme in die Mitochondrien

Durch die gleichmäßige Verteilung des Sauerstoffs in der Zelle liegt er auch in den Mitochondrien vor, in denen er seine wichtigste Aufgabe - die Energiegewinnung - erfüllt.

9. Oxidation von Zucker und Fett mit Hilfe von O₂ zur Energiegewinnung

Wie die einzelnen Stoffwechselschritte für die Energiegewinnung ablaufen, haben wir bereits ganz ausführlich im Kapitel 3.1.2.3 gesehen.
Die Aufgabe des Sauerstoffs besteht hierbei darin, die Elektronen am Komplex IV aufzufangen, um den Elektronenfluss am Laufen zu halten, damit das Protonengefälle für die ATP-Produktion stabil bleibt.

10. Laden des Akkus ATP mit Energie

Nur mit Hilfe von Sauerstoff können die Oxidationsprozesse der einzelnen Energielieferanten Zucker und Fette bis zum Schluss ablaufen und genügend ATP für die Zellfunktion gebildet werden.
Aus einem Molekül Glucose macht die Zelle 36 ATP, aus einer Fettsäure 150 ATP - aber nur mit Hilfe von Sauerstoff. Hierbei entstehen als Abfallprodukte Kohlendioxid (CO_2) und Wasser (H_2O).
Zur Erinnerung: Ohne Sauerstoff würden durch die anaerobe Glycolyse (siehe Abb. 77) nur „magere" 2 ATP und außerdem Laktat entstehen.

11. Abgabe der Abfallprodukte CO_2 und H_2O ins Blut

Bei den Energiegewinnungsprozessen entstehen Abfallstoffe, die entsorgt werden müssen. Kohlendioxid (CO_2) entsteht überwiegend im Citratzyklus (Abb. 82). Es wird im Kapillarbett durch Diffusion aus der kohlendioxidreichen Zelle ins kohlendioxidarme Blut strömen und muss über das Blut abtransportiert werden.

Wasser (H_2O) entsteht dagegen in der Atmungskette (Abb. 83) und ist natürlich kein richtiges Abfallprodukt, da es wichtige Aufgaben im Organismus als Lösungsmittel, Transportmedium und Reaktionspartner erfüllt. Wasser muss zwar aus der Zelle entfernt werden, um das Zellgleichgewicht aufrecht zu erhalten, allerdings trägt das Oxidationswasser zur Wasserbilanz des Körpers bei. Der Organismus verliert über Urin, Stuhl und Schweiß täglich 2,6 Liter Wasser, die er über das Oxidationswasser (0,3 Liter), Nahrung (0,9 Liter) und über die Trinkmenge (1,4 Liter) wieder ausgleichen muss.
Ein 70 kg Mensch besteht aus 42 kg Wasser - 60 % des Körpergewichts ist Wasser, wobei 2/3 des Wassers in den Zellen liegen und 1/3 außerhalb der Zellen im Gewebe und Blut.

12. Abtransport des CO_2 und H_2O

Nur ein kleiner Anteil CO_2 bleibt frei im Blutplasma gelöst, der überwiegende Anteil wird schnell in die Erythrozyten (roten Blutkörperchen) aufgenommen. Durch das Enzym Carboanhydrase (CoFaktor: Zink) entstehen aus Kohlendioxid und Wasser die Base Bicarbonat (HCO_3^-) und Wasserstoffprotonen (H^+). Die sauren Wasserstoffprotonen werden über Hämoglobin gepuffert und abtransportiert. Bicarbonat dagegen wird ins Blut abgegeben und erfüllt im Blut wichtige Aufgaben im Säure-Basen-Haushalt (siehe 2.3.2).

13. Abatmen des CO_2

Eine wichtige Aufgabe von Bicarbonat ist die Säureausscheidung in Niere und Lunge. Damit die Säuren (Wasserstoffprotonen H^+) ausgeschieden werden können, müssen sie erst wieder mit Hilfe des Enzyms Carboanhydrase (CoFaktor: Zink) in Wasser H_2O und Kohlendioxid CO_2 umgewandelt werden. Das Wasser kann bei Bedarf über die Niere ausgeschieden werden. Das Kohlendioxid CO_2 wird in der Lunge von den roten Blutkörperchen durch Diffusion in die Lungenbläschen abgegeben und abgeatmet.
In den Lungenbläschen, findet der Gasaustausch mit der Umwelt statt. Hier wird CO_2 vom Blut abgegeben und die roten Blutkörperchen werden wieder mit Sauerstoff beladen.
Somit schließt sich der Kreis und der Weg des Sauerstoffs beginnt aufs Neue.

3.1.2.3.7 Sauerstoffmangel = Energiemangel

Sauerstoff ist für die Energiegewinnung der wichtigste Faktor, das lässt sich gut an den ganzen Regelsystemen, die für die Energiegewinnung notwendig sind, erkennen. Sauerstoff ist nicht nur der entscheidende Faktor für die vollständige Oxidation von Zucker und Fetten, sondern auch **das Signalmolekül** für die Regulation der Durchblutung des Gewebes (siehe 3.1.2.4).
Deshalb sind die Wurzeln des Baumes der Erkenntnis von Gesundheit und Krankheit (siehe Abb. 69, Seite 149), ein absoluter und relativer Sauerstoffmangel.

Der Sauerstoffweg, von der Aufnahme bis zur Verarbeitung in der Zelle, kann auf verschiedenen Ebenen und durch verschiedene Ursachen gestört sein. Der Sauerstoffmangel kann absolut sein, d.h. es ist zu wenig Sauerstoff an der Zelle - oder aber relativ, d.h. es ist genügend Sauerstoff vorhanden, kann aber in den Mitochondrien nicht verarbeitet werden.

Der **absolute Sauerstoffmangel** wurzelt in

1. Störungen der Sauerstoff-Aufnahme in der Lunge
- durch Sauerstoffmangel in der Luft
- durch Atemstörungen, die nicht genügend Luft in die Lunge bringen
- durch Lungenerkrankungen, die die Sauerstoffaufnahme erschweren

2. Störungen des Sauerstoff-Transports im Blut
- durch einen Mangel an roten Blutkörperchen
- durch Fehlbildungen der roten Blutkörperchen

3. Störungen der Sauerstoff-Abgabe in die Zelle
- aufgrund von Kreislaufschwäche, Blutdruckabfall
- durch eine örtliche Durchblutungsstörung

Beim **relativen Sauerstoffmangel** liegen

4. Störungen der Sauerstoff-Verarbeitung in der Zelle zugrunde.

Diese Sauerstoff-Verarbeitung geschieht in den Mitochondrien, in den Kraftwerken der Zelle, in denen unser Lebensfeuer brennt.
Die Verarbeitungsstörung kann durch einen Nährstoffmangel von dem einen oder anderen Nährstoff bedingt sein, der für die Energiegewinnungsprozesse der Zelle nötig ist (siehe Abb. 92).
Bei einem Nährstoffmangel ist zwar genügend Sauerstoff in der Zelle, aber der Elektronenfluss, der für die Energiegewinnung nötig ist, kann durch den vorhandenen Sauerstoff trotzdem nicht aufrechterhalten werden. Herrscht z.B. ein Eisenmangel in der Zelle, können die Enzymkomplexe I-IV nur eingeschränkt arbeiten und dadurch entstehen nicht genügend Elektronen für das Energiegefälle der ATP-Produktion.

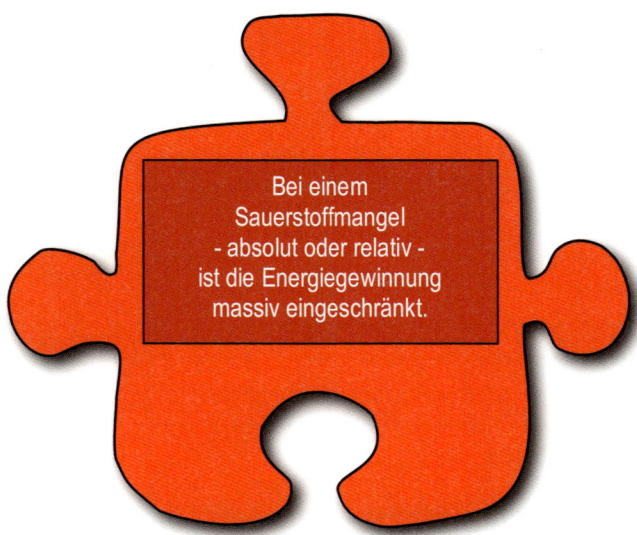

Bei einem Sauerstoffmangel
- absolut oder relativ -
ist die Energiegewinnung massiv eingeschränkt.

Diese Störungen der Sauerstoffverarbeitung entwickeln sich auf dem Nährboden von verschiedensten, grundlegenden Faktoren (siehe Abb. 69). Wobei die Gretchenfrage der Therapie immer sein sollte:

Welche Faktoren kann ich nicht verändern?
Welche Faktoren kann ich aber verändern?

3.1.2.3.8 Zusammenfassung: Energiegewinnung

Wir haben uns jetzt ganz ausführlich mit der Energiegewinnung in der Zelle auseinander gesetzt - dem Heiligen Gral von Gesundheit und Krankheit. Der Organismus baut hierfür die Energielieferanten Zucker, Fette und Eiweiße Schritt für Schritt ab und gewinnt dabei Energie in Form von Elektronen. Diese Elektronen bauen ein Energiegefälle in der Zelle auf, mit dem unser Akku ATP geladen wird. Durch ATP steht diese Energie dem Organismus für alle energieabhängigen Funktionen zur Verfügung.

Die Einzelschritte der Energiegewinnung laufen nur durch die Aktivität von unterschiedlichen Enzymen ab. All diese Enzyme sind aus Hunderten von **Aminosäuren** - streng nach Bauplan unserer DNA (= Erbsubstanz) - aufgebaut.

Diese Enzyme benötigen für ihre Funktion CoFaktoren - also Nährstoffe - ohne die die Enzymfunktion nicht möglich ist. Diese **Nährstoffe** sind in Abbildung 92 zur Übersicht noch einmal zusammengestellt und im Kapitel 3.2 in einzelnen Nährstoffsteckbriefen detailliert beschrieben.

Nährstoffe für Energiegewinnung und Sauerstoffverarbeitung		
Glucose	Calcium	Vitamin B1 (Thiamin)
Fettsäuren	Magnesium	Vitamin B2 (Riboflavin)
Aminosäuren	Zink	Vitamin B3 (Niacin)
	Kupfer	Vitamin B5 (Pantothensäure)
	Selen	Vitamin B6 (Pyridoxal)
	Mangan	Vitamin B7 (Biotin)
	Eisen	Vitamin B9 (Folsäure)
		Vitamin B12 (Cobalamin)
		Vitamin A (Retinol), β-Carotin
		Vitamin C (Ascorbinsäure)
		Vitamin E (Tocopherol)

Abb. 92: Nährstoffe für Energiegewinnung

Der Stoffwechsel ist nur so leistungsfähig wie das schwächste Glied der Kette. Stehen die Nährstoffe nicht in ausreichender Menge zur Verfügung, so werden logischerweise die Enzymfunktion und auch die Energiegewinnung darunter leiden. Dadurch sind Krankheiten Tür und Tor geöffnet.

Krankheit ist Mangel!

Ganz entscheidend für die optimale Energiegewinnung ist natürlich auch die **Sauerstoffversorgung** der Zelle. Denn nur mit Sauerstoff kann der Elektronenfluss in der Atmungskette aufrechterhalten bleiben und somit das Lebensfeuer brennen. Der Sauerstoff ist auch das Signalmolekül für die Durchblutungsregulation und dadurch für die Energiegewinnung. Sauerstoff ist von ganz entscheidender Bedeutung bei den Gegenmaßnahmen, die die Zelle bei einem Energiemangel ergreift.

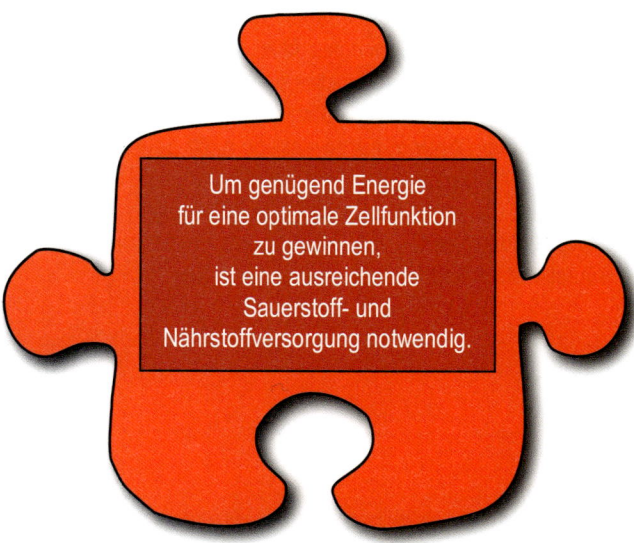

3.1.2.4 Welche Gegenmaßnahmen erfolgen bei Sauerstoff- und Energiemangel?

Nachdem wir uns ganz intensiv mit der Energiegewinnung auseinander gesetzt haben, stellt sich die Frage: Was passiert mit der Zelle, wenn nicht genügend Sauerstoff für eine ausreichende Energiegewinnung zur Verfügung steht?

Der Energiebedarf und dadurch der Sauerstoff- und Nährstoffbedarf schwankt in jeder Sekunde, je nachdem ob Sie gerade arbeiten, gehen, stehen, sitzen, sich drehen, denken, verdauen oder relaxen.

Steuert hierbei das Gehirn die Sauerstoff- und Nährstoffversorgung aller 100 Billionen Zellen?

Nein, die erste und wichtigste Reaktion kommt von jeder Zelle selbst. Die Zelle wird sicher nicht sagen: „Ich habe jetzt nicht mehr genügend Energie. Na ja, dann sterbe ich einfach", sondern sie wird **alles** dafür tun zu überleben.

3.1.2.4.1 Was passiert bei Sauerstoffmangel der Zelle?

Der entscheidende Regelmechanismus, der bei Sauerstoffmangel (= Hypoxie) von der Zelle eingeleitet wird, ist die Produktion des HIF-1 (= Hypoxie induzierter Faktor)[59]. Der HIF-1 ist ein Transkriptionsfaktor, d.h. er beeinflusst das Ablesen von über 100 Genen und führt dadurch zu einer vermehrten Produktion der entsprechenden Enzyme, um während der Hypoxie (= Sauerstoffmangel) das Überleben der Zelle zu sichern und die Sauerstoffversorgung wieder zu verbessern (siehe Abb. 93).

Nachdem 95% der Energie mit Hilfe von Sauerstoff gewonnen wird, ist es auch logisch, dass der Körper für die Durchblutungsregulation des Gewebes und der Zelle genau diesen Sauerstoff auch als Signalmolekül für die Durchblutung und dadurch für den Transport der Nährstoffe zur Zelle benutzt.

Interessanterweise wird der HIF-1 ständig in jeder Zelle produziert und wenn genügend Sauerstoff vorhanden ist, mit den Enzymen PHDs (Prolylhydroxylasen, Eisen, Vitamin C) abgebaut.

Bei Sauerstoffmangel wird der Abbau gestoppt und der HIF-1 kann im Zellkern an der DNA die Produktion von mehr als 100 überlebenswichtigen Enzymen auslösen.

Die HIF-1-Freisetzung wird auch noch durch andere Faktoren, wie Energiemangel, Lactat, reaktive Radikale, Immunabwehr und DNA-Schäden, erhöht.

HIF-1 erfüllt über die von ihm hochregulierten Enzyme unterschiedliche Aufgaben, um das Überleben der Zelle zu sichern (siehe Abb. 93):

1. HIF-1 **reduziert den Sauerstoffverbrauch,** um Sauerstoff zu sparen und hemmt dafür den Citratzyklus und die Atmungskette. Außerdem fördert HIF-1 die Energiegewinnung ohne Sauerstoff (anaerobe Glykolyse). Dies hat aber eine deutliche Einschränkung der Energieausbeute und damit der Leistungsfähigkeit der Zelle zur Folge. Mit diesem Notprogramm kann die Zelle aber zumindest kurzfristig ihr Überleben sichern.

Die Zelle benötigt hierfür mehr Glucose und verschiedene Enzyme für die anaerobe Glykolyse. Das dabei entstandene Lactat muss anschließend schnell aus der Zelle entsorgt werden.

Alle nötigen Enzyme für diesen Sparkurs werden durch HIF-1 vermehrt von der Zelle bereitgestellt.

2. HIF-1 **erhöht die Sauerstoffversorgung** der Zelle durch Entspannung der kleinsten Arterien. Dies geschieht durch die Freisetzung von **NO-Gas** (= Stickstoffmonooxid). Dieses NO-Gas wird von der Zelle selbst produziert und ist der wichtigste Faktor für die Durchblutungsregulation. Über die NO-Produktion und die

Reaktionen an der Gefäßmuskulatur steuert die Zelle selbst die Durchblutung ihrer unmittelbaren Umgebung und regelt somit ihre Sauerstoff- und Nährstoffversorgung (siehe Abb. 94).
Die Sauerstoffversorgung der Zelle wird aber auch durch die Neubildung der roten Blutkörperchen (EPO) und durch Gefäßneubildung (VEGF) gefördert.

3. HIF-1 **sichert auch direkt das Überleben** der Zelle durch die Erhöhung der Entzündungsneigung, um Reparaturvorgänge zu ermöglichen, und durch die Hemmung der Apoptose (programmierter Zelltod).

Zelluläre Antwort auf Sauerstoffmangel	Enzyme Reaktionen	Nährstoffe
	reduziert Sauerstoffverbrauch	
O$_2$-Mangel in der Zelle	hemmt Citratzyklus und Atmungskette durch Pyruvatdehydrogenase Kinase	Magnesium, Kalium
Energiemangel der Zelle durch Calciumeinstrom	erhöht Zuckereinstrom in die Zelle über Glut 1-Transporter	Glucose
Lactat-Entstehung Lactat, H$^+$	erhöht alle Enzyme der Glykolyse (siehe Abb. 77)	Vitamin B3 Zink, Magnesium, Kalium
reaktive Radikale NO, ROS	Umwandlung Pyruvat in Laktat durch Lactat-Dehydrogenase	Vitamin B3
Immunabwehr IL-6, Toll-like-Rezeptoren, NF-KappaB, TNFα, IFN-γ, mTOR, PI3K-Akt	**erhöht Sauerstoffversorgung**	
	Mehrdurchblutung durch Entspannung der Arteriolen mit **NO**-Synthase u. Adrenomedullin	Vitamin C, B2, B3, B12, Folsäure, Calcium, Eisen, Zink, O$_2$, Tetrahydrobiopterin
DNA-Schaden p53,	Verbesserung des Eisenstoffwechsels durch Transferrin und Transferrinrezeptoren	Eisen
HIF-1 (Hypoxie induzierter Faktor)	Neubildung der roten Blutkörperchen durch Erythropoetin (EPO)	(siehe Abb. 88 - 90)
	Gefäßneubildung durch Vascular Endothelial Growth Factor (VEGF) und Epidermal Growth Factor (EGF)	
	sichert das Überleben	
	erhöht Entzündungsneigung über Lymphotoxin beta Rezeptor (LTBR) für TNF	
	durch Hemmung der Apoptose mit BCL-2	

Abb. 93: Gegenmaßnahmen bei O$_2$-Mangel durch HIF-1

Die Zelle selbst reagiert also auf einen Sauerstoff- und Energiemangel und leitet über HIF-1 notwendige Gegenmaßnahmen ein, die eine ausreichende Nährstoffversorgung und dadurch Energiegewinnung wiederherstellen. Dadurch kann die Zelle - wie auch der Einzeller im Meerwasser - auf Veränderungen von innen und außen reagieren und überleben.

Wie bereits erwähnt, ist die Freisetzung von **NO-Gas** die wichtigste und auch schnellste Möglichkeit der Zelle auf eine Mangeldurchblutung zu reagieren.
Deshalb will ich kurz auf diesen entscheidenden Faktor eingehen (Abb. 94).

NO-Gas, oder kurz NO, wird durch verschiedene Einflüsse in der Zelle vermehrt gebildet und freigesetzt. Hierbei spielen HIF-1, also Sauerstoffmangel, aber auch Energiemangel (AMPK, siehe Abb. 95) eine entscheidende Rolle.

NO-Gas ist nicht nur für Regulation und Schutz der Blutgefäße entscheidend, sondern für die Zelle die erste und wichtigste Waffe gegen Eindringlinge und Krankheitserreger (Bakterien, Viren, Pilze). Über dieses NO hat sich auch der Einzeller im Meerwasser seit 2 Mrd. Jahren gegen Eindringlinge gewehrt. Da das NO-Gas ein sehr starkes reaktives Radikal darstellt, reagiert es sehr schnell mit den Strukturen der Bakterien, Viren und Pilze und tötet sie dadurch.

Einfachste und schnellste Immunabwehr heißt: „Die Zelle lässt einfach Einen fahren und der Krankheitserreger ist abgewehrt."

Die umliegenden Zellen müssen das freigesetzte Radikal NO nach Gefäßreaktion bzw. Immunreaktion über verschiedene Antioxidationen abbauen (siehe Abb. 86), um selbst nicht geschädigt zu werden.

NO-Gas Stickstoffmonooxid	Enzyme Reaktionen	Nährstoffe
Hypoxie (HIF-1)		
Energiemangel (AMPK)		
Immunabwehr		
Arginin		Arginin (AS)
	Stickoxid-Synthase (NO-Synthase)	Vitamin C, B2, B3, B12, Folsäure, Calcium, Eisen, Zink, O_2, Tetrahydrobiopterin
NO + Citrullin		
	erhöht Durchblutung	
	Entspannung der Blutgefäße: verbessert dadurch O_2- und Nährstoffversorgung	
	Immunabwehr	
	Abwehr von Viren, Bakterien, Pilzen durch freies Radikal NO	
	schützt Blutgefäße	
	schützt vor Thrombose, Infarkt und Arteriosklerose	
Abbau von NO (reaktives Radikal)		
	über Mechanismen der Antioxidation (siehe Abb. 86)	siehe Abb. 86

Abb. 94: Produktion und Abbau von NO-Gas

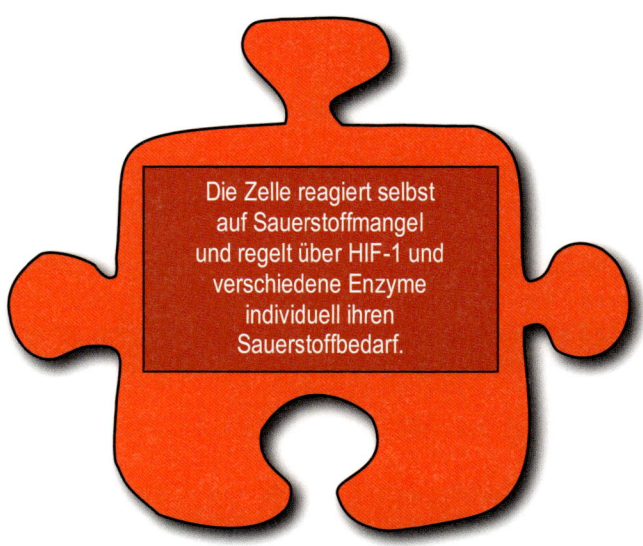

Die Zelle reagiert selbst auf Sauerstoffmangel und regelt über HIF-1 und verschiedene Enzyme individuell ihren Sauerstoffbedarf.

3.1.2.4.2 Was passiert bei Energiemangel der Zelle?

Auch für den Fall eines Energiemangels hat die Zelle Regelsysteme entwickelt, um das Energieniveau - in Kooperation mit anderen Botenstoffen (z.B. HIF-1) - für den normalen Zellstoffwechsel mit optimaler Funktion und Struktur wiederherzustellen.

Bei Energiebedarf der Zelle wird **ATP** (**A**denosin**T**ri**P**hosphat) gespalten, dabei entsteht **ADP** (**A**denosin **D**i**P**hosphat) + **P** (**P**hosphat) und **Energie** wird frei.

$$ATP = ADP + P + Energie$$

Wird bei einem **ATP-Mangel** nicht mehr genügend ATP nachgeliefert, wird ADP + ADP in ATP und AMP umgewandelt. Somit entsteht zwar nochmal ATP, aber auch das energiearme **AMP** (**A**denosin**M**ono**P**hosphat).

$$ADP + ADP = ATP + AMP$$

Dieses **AMP** ist das Signalmolekül, das die AMP-aktivierte Kinase (= **AMPK**)[60,61] einschaltet. Durch diese - im Energiemangel entstandene AMPK - werden in der Zelle verschiedene Maßnahmen gegen den Energiemangel eingeleitet (siehe Abb. 95).

1. AMPK **reduziert den Energieverbrauch** und setzt die Zelle sozusagen wieder auf Sparflamme. Somit werden energieaufwendige Speichervorgänge wie Glukogenaufbau, Fettsäureaufbau und Cholesterinaufbau unterbunden.

2. AMPK **erhöht die Blutversorgung** über eine vermehrte Freisetzung von - ja richtig - NO-Gas. Dadurch wird die Gefäßmuskulatur der Arteriolen entspannt und es gelangen mehr Sauerstoff und Nährstoffe für eine verbesserte Energiegewinnung zur Zelle.

3. AMPK **erhöht die Energiegewinnung,** indem es die Verbrennungsprozesse von Zucker und Fetten im Citratzyklus und der β-Oxidation fördert. AMPK erhöht nicht nur die Mitochondrienfunktion, sondern fördert auch die Neubildung von Mitochondrien.

Zelluläre Antwort auf Energiemangel	Enzyme Reaktionen	Nährstoffe
	reduziert Energieverbrauch	
ATP-Mangel in der Zelle	hemmt Glycogen-Synthese durch Hemmung der Glucogen-Synthase	
Nährstoffmangel der Zelle über LKB-1	hemmt Fettsäure-Synthese durch Hemmung der Acetyl-CoA Carboxylase	
Energiemangel der Zellmembran über Calcium-Einstrom und Calmodulin	hemmt Cholesterin-Synthese durch Hemmung der HMG-CoA Reduktase	(siehe Abb. 84)
Energieverbrauch Zelluläre Arbeit O_2-Mangel (Hypoxie) ATP-Mangel	**erhöht Blutversorgung**	
	Mehrdurchblutung durch Entspannung der Arteriolen mit **NO**-Synthase	Vitamin C, B2, B3, B12, Folsäure, Calcium, Eisen, Zink, O_2, Tetrahydrobiopterin
	erhöht Energiegewinnung	
AMPK (= AMP-aktivierte Kinase)	erhöht Zuckereinstrom in die Zelle über Glut 4-Transporter	
	fördert Glycolyse über Phosphofructokinase	Magnesium, Phosphat
	fördert Citratzyklus über MalonylCoA -Decarboxylase	
	fördert Fettverbrennung (ß-Oxidation) durch Carnitin-Acyltransferase	(siehe Abb. 78)
	fördert Mitochondriensynthese über PGC-1α, NRF-1	

Abb. 95: Gegenmaßnahmen bei Energiemangel durch AMPK

Der erste und wichtigste Impuls für die Kreislauf- und Stoffwechselregulation und damit für die Energiegewinnung der einzelnen Zellen geschieht in der Zelle selbst - wie früher als Einzeller im Meerwasser. Jede Zelle regelt also ihren Sauerstoff- und Nährstoffbedarf selbst und beeinflusst über ihre direkte Umgebung die Nährstoffsituation des Gewebswassers, das sie umgibt.

Ziel der Zelle - mit all ihren Regelmechanismen - ist es zu überleben!

Durch diese Regelmechanismen wird die Energiegewinnung der Zelle gegen alle Einflüsse von außen (Krankheitserreger, Sauerstoffmangel, Nährstoffmangel) und alle Einflüsse von innen (vermehrter Energiebedarf durch Arbeitsleistung, DNA-Schäden) aufrecht erhalten. Dadurch wird eine optimale Funktion und stabile Struktur gesichert bzw. kurzfristig wiederhergestellt.

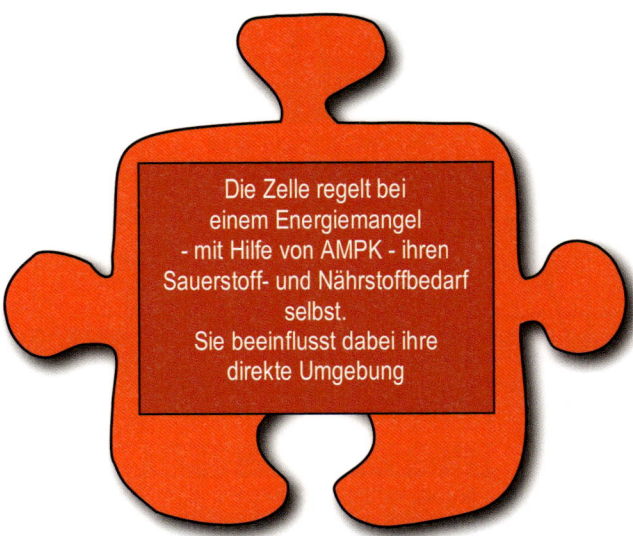

Die Zellen kommunizieren über verschiedene Botenstoffe mit ihren Nachbarzellen und ergänzen sich somit in ihrer Funktion im Gewebsverband und Organsystem - und somit im Gesamtorganismus.

Von diesen Kommunikationswegen in der Zelle und zwischen den Zellen sind viele schon bekannt und gut untersucht, wahrscheinlich aber auch ebenso viele noch nicht entdeckt.
Dadurch versteht sich von selbst, dass meine Aufstellung nicht vollständig sein kann. Ich habe jedoch die zentralen Regelsysteme dargestellt, damit Sie eine Vorstellung davon bekommen, wie der Stoffwechsel mit seinen Regelsystemen abläuft. Somit können Sie erkennen, weshalb Nährstoffe und Ernährung für den Zellstoffwechsel wichtig sind. Nährstoffdefizite führen zu Krankheitsprozessen, die sich aus diesem gestörten Zellstoffwechsel entwickeln.

3.1.2.4.3 Was passiert bei Sauerstoffmangel in der Umgebung der Zelle?

Durch die Gegenmaßnahmen der Zelle bei Sauerstoffmangel (HIF-1) und Energiemangel (AMPK) entsteht sowohl in unmittelbarer Umgebung der Zelle als auch im Gefäßsystem ein Sauerstoffmangel, da dieser in der Zelle nun vermehrt verbraucht wird. Je mehr Zellen gegen einen Sauerstoffmangel arbeiten, umso ausgeprägter wird logischerweise die Reaktion in der Umgebung und im Gefäßsystem sein.

Die Blutgefäße in der Umgebung der Zelle werden also bei Sauerstoffmangel der Zelle direkt durch NO aus der Zelle entspannt und somit geweitet. Aber die Endothelzellen (Gefäßzellen) reagieren auch selbst auf Sauerstoffmangel und schütten verschiedene Botenstoffe aus, welche die durchblutungsfördernden Impulse der Zellen noch verstärken.
In Abbildung 96 finden Sie die Botenstoffe und ihre Wirkungen auf die Blutgefäße.
Alle erhöhen die Durchblutung und dadurch die Sauerstoff- und Nährstoffversorgung der Zellen und fördern über Entzündungsstoffe die Wundheilung der Zelle - falls nötig.

Die Endothelzellen bilden die innerste Schicht aller Blutgefäße und haben somit eine Kontaktfläche mit dem Blut von 5000 m². Sie reagieren - genau wie jede Zelle - auch auf Sauerstoffmangel und leiten entsprechende Gegenmaßnahmen ein:

1. Die Endothelzellen setzen **NO-Gas** frei. NO entspannt die Blutgefäße und führt dadurch zu einer Mehrdurchblutung. Somit sinkt der zentrale Blutdruck, da die entspannten Gefäße keinen so großen Widerstand mehr für das Herz darstellen.
Die positiven Einflüsse von NO auf Thrombose und Arteriose haben wir schon mit Abbildung 94 besprochen.

2. Endothelzellen schütten **Prostazyklin** (= Prostaglandin I2, PGI2) aus, das ebenso zu einer Mehrdurchblutung führt. Prostazyklin leitet aber auch Entzündungsprozesse ein, um Wundheilungsprozesse zu ermöglichen.

3. Endothelzellen produzieren ferner **Adrenomedullin,** was ebenfalls zu einer Mehrdurchblutung im Gewebe führt.

4. Endothelzellen produzieren **Angiopoetine,** die gemeinsam mit den VEGF der Zellen zu einer Gefäßneubildung führen, um langfristig die Sauerstoff- und Nährstoffversorgung zu verbessern.

Lokale Antwort auf Sauerstoffmangel	Enzyme Reaktionen	Nährstoffe
O₂-Mangel in den Gefäßzellen (=Endothelzellen)	NO (Stickstoffmonooxid)	siehe Abb. 94
	Mehrdurchblutung durch Entspannung der Arteriolen	
Energiemangel der Zelle durch Calciumeinstrom	hemmt Thrombozytenaggregation	
Lactat-Entstehung Lactat, H⁺	**Prostazyklin** (= Prostaglandin I₂, PGI₂)	Arachidonsäure (Omega6-FS) Häm, Eisen, O₂
Endothelzellen	Mehrdurchblutung durch Entspannung der Arteriolen	
	fördert Entzündungen und dadurch Wundheilung	(siehe Entzündung 4.3.2)
	hemmt Trombozytenaggregation	
	Adrenomedullin (ADM)	
	Mehrdurchblutung durch Entspannung der Arteriolen	
	Angiopoetine	
	fördert Gefäßneubildung	

Abb. 96: Gegenmaßnahmen bei O₂-Mangel in den Gefäßzellen (Endothelzellen) durch NO

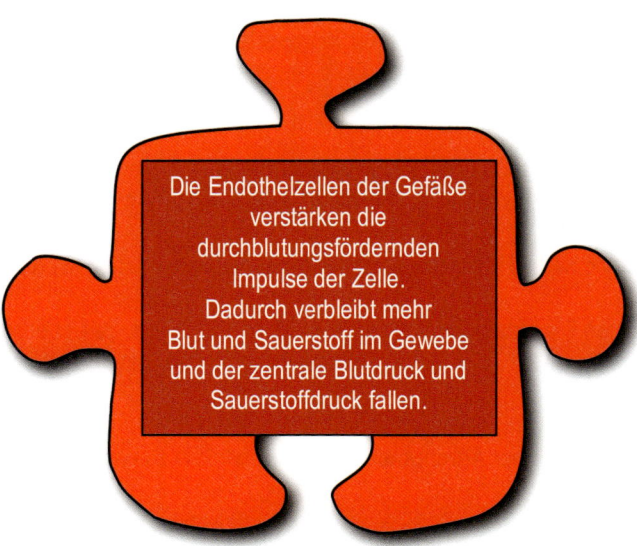

3.1.2.4.4 Was passiert bei zentralem Blutdruckabfall und Sauerstoffmangel?

Alle Zellen regulieren ihren Bedarf selbst über Botenstoffe (NO, Prostazyklin, Adrenomedullin,...), die eine Entspannung der Blutgefäße und dadurch eine Mehrdurchblutung auslösen. Dadurch kommt es zu einer Blut- und Sauerstoffverschiebung ins Gewebe, die zu einem Abfall des zentralen Blut- und Sauerstoffdrucks führt. Durch geeignete zentrale Gegenmaßnahmen müssen diese Veränderungen ausgeglichen werden (Abb. 97):

Hierfür wird der Blutdruckabfall von **Barorezeptoren** (Druckrezeptoren) der Hauptschlagadern gemessen und über Dopamin an das Kreislaufzentrum gemeldet, das über eine Freisetzung von Adrenalin und Noradrenalin den Blutdruck - je nach Blutbedarf im Gewebe - reguliert. Hierbei kann es zu einem massiven Anstieg von Puls und Blutdruck kommen, um dem Bedarf der Zellen gerecht zu werden. Die Auswurfleistung des Herzen pro Minute bezeichnet man als Herzzeitvolumen (HZV), es errechnet sich aus Schlagvolumen und Schlagzahl/Minute (Puls). Liegt das Herzzeitvolumen in Ruhe bei 5 Litern, so kann es bei Belastung und Bedarf bis auf 25 Liter ansteigen.

Bei einem zentralen Sauerstoffmangel, der durch einen vermehrten Verbrauch der Zellen und den entsprechenden Gegenmaßnahmen (HIF-1, AMPK) verursacht wurde, kommt es zu einer Aktivierung von **Chemorezeptoren** der Hauptschlagadern. Durch die Meldung der Chemorezeptoren an das Kreislaufzentrum im Hirnstamm wird die Herzleistung erhöht und durch das Atemzentrum die Atmung verstärkt. Dadurch werden in der Lunge bis zu 140 Liter Luft/Minute ausgetauscht, 20mal mehr als in Ruhe.

Zentrale Antwort auf Sauerstoffmangel	Enzyme Reaktionen	Nährstoffe
Blutdruckabfall in den Hauptschlagadern	Kreislaufzentrum im Hirnstamm verstärkt die Herzleistung über Adrenalin und Noradrenalin	Dopamin (siehe Abb. 98) Adrenalin (siehe Abb. 98) Noradrenalin (siehe Abb. 98)
Barorezeptoren (=Druck-, Pressorezeptoren) (Sinus Carotica und Aortica)	Pulserhöhung und Blutdruckerhöhung	
	Herzzeitvolumen in Ruhe: 5 Liter Blut/min Herzzeitvolumen in Belastung: 20 - 25 Liter Blut/min	
O_2-Mangel CO_2-Erhöhung, H^+-Erhöhung in den Hauptschlagadern	Atemzentrum im Hirnstamm verstärkt die Atmung, Nervenimpulse erhöhen die Atemtiefe und Atemfrequenz	Dopamin (siehe Abb. 98) Noradrenalin (siehe Abb. 98) Adrenalin (siehe Abb. 98)
Chemorezeptoren Messung von O_2, CO_2 und H^+ (Glomera Carotica und Aortica)	erhöht O_2-Aufnahme und CO_2-Abgabe	
	Atemvolumen in Ruhe: 7 Liter Luft/min Atemvolumen in Belastung: bis zu 140 Liter Luft/min	

Abb. 97: zentrale Gegenmaßnahmen bei Blutdruckabfall und O_2-Mangel

Diese zentrale Anpassung an den vermehrten Bedarf der einzelnen Zelle geschieht durch die Hormone Adrenalin und Noradrenalin. Die Synthese dieser Hormone ist in Abbildung 98 dargestellt.

Bildung von Dopamin Noradrenalin Adrenalin	Enzyme Reaktionen	Nährstoffe
Phenylalanin Tyrosin	Phenylalanin-Hydroxylase	Phenylalanin (AS), Eisen Tyrosin (AS), Tetrahydrobiopterin
	Tyrosin-Hydroxylase	Eisen, Vitamin B3, Magnesium Tetrahydrobiopterin, O_2
L-Dopa		
	Dopa-Decarboxylase oder Tyrosinase	Vitamin B6 Vitamin B3, B6, Kupfer,
Dopamin		
	Dopamin-β-Hydroxylase	Kupfer, Vitamin C, O_2
Noradrenalin		
	Noradrenalin-Methyltransferase	Methionin (AS), Zink, Vitamin B12, Folsäure
Adrenalin		

Abb. 98: Biosynthese von Dopamin, Noradrenalin, Adrenalin

Diese Hormone beeinflussen sehr viele Stoffwechselprozesse. **Adrenalin** fördert die Kampf- und Fluchtbereitschaft bei Gefahr und erhöht somit die Durchblutung der Herz- und Skelettmuskulatur. Es drosselt auch die Durchblutung im Verdauungsapparat und in der Blase (die Suche nach einem stillen Örtchen wäre auf der Flucht etwas hinderlich). **Noradrenalin** dagegen hält in den Blutgefäßen eine Grundspannung aufrecht, damit das Blut nicht in den Beinen versackt.

Dopamin ist ein enorm wichtiger Botenstoff im Gehirn, der unter anderem für die Koordination der Muskulatur entscheidend ist, aber darauf werde ich im Kapitel Morbus Parkinson (4.3.3.9.7) noch genauer eingehen.

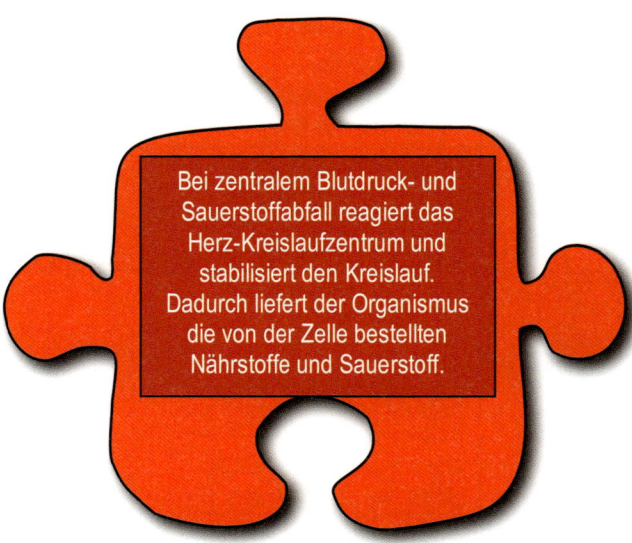

3.1.2.4.5 Zusammenfassung der Gegenmaßnahmen

Bei Sauerstoff- und Energiemangel wird **in erster Linie die Zelle** reagieren. Melden genügend Zellen den Sauerstoffbedarf und erhöhen ihren Verbrauch, wird sich die veränderte Situation der Zellen auf das umliegende Gewebe und die Endothelzellen auswirken. Die Endothelzellen werden die durchblutungsfördernden Maßnahmen der Zelle unterstützen. Dadurch kommt es zu einem vermehrten Einströmen von Sauerstoff und Nährstoffen durch die Mehrdurchblutung des Gewebes. Die lokal chemischen Einflüsse der einzelnen Zellen und der unterstützenden Endothelzellen übertreffen mit ihrem Einfluss auf die Gefäßmuskulatur die zentralen Einflüsse von Adrenalin und Noradrenalin. Die Hormone stabilisieren den Kreislauf und liefern über das Blut die benötigte Menge an Sauerstoff und Nährstoffen, aber reguliert wird der individuelle Bedarf von jeder Zelle selbst.

Eine Puls- und Blutdruckerhöhung ist der Versuch des Organismus einen erhöhten Sauerstoff- und Nährstoffbedarf auszugleichen. Dies ist bei jeder Arbeitsleistung zu sehen und zu spüren.
Reicht die Sauerstoff- und Nährstoffsituation schon in Ruhe nicht mehr aus, kommt es auch hier zu notwendigen Gegenmaßnahmen gegen Sauerstoff- und Energiemangel der Zellen. Puls und Blutdruck werden an den erhöhten Sauerstoffbedarf der Zellen angepasst. Dadurch kommt es zu einer Puls- und Blutdruckerhöhung - schon während der Ruhephasen. (siehe Bluthochdruck 4.3.3.4.1)

Die Kreislaufregulation steht im Dienste des Zellstoffwechsels unserer 100 Billionen Zellen. Sie regulieren ihren eigenen Bedarf und das Kreislaufzentrum reagiert darauf.

3.1.2.5 Welche Funktionseinschränkungen entstehen durch Energiemangel?

Alle Zellfunktionen benötigen Energie in Form von ATP. Diese mobile Energie - in Form von ATP - muss die Zelle selbst produzieren. Durch die Zerlegung von Zucker, Fett und Eiweiß gewinnt die Zelle Elektronen, die für die Beladung des Akkus ATP nötig sind (siehe 3.1.2.3).
Das mobile ATP gelangt überall hin und wird in jedem Abschnitt des Organismus als Energiequelle genutzt. Die Zellen nutzen die freiwerdende Energie, die bei der Zerlegung von ATP in ADP und Phosphat entsteht, um alle Funktionen anzutreiben.

Genauso wie Sie selbst, benötigt die Zelle Energie für Wachstum, Verdauung, Ausscheidung, Fortpflanzung, Immunabwehr und für spezifische Aufgaben, welche die Zelle im Dienste des Gewebes für den gesamten Organismus erfüllt. Der menschliche Körper besteht aus über 200 unterschiedlichen Zelltypen, die sich optimal an ganz spezielle Aufgaben angepasst haben. Durch diese Anpassung haben sich in der Zelle unterschiedliche Zellorganellen verändert und auch die Lebenszeit variiert von einigen Stunden (Schleimhautzellen) bis hin zu lebenslang (Nervenzellen).

Neben der Aufrechterhaltung des eigenen Lebens und der Fortpflanzung haben die Zellen in Zusammenarbeit mit ihren Nachbarzellen unterschiedliche Aufgaben im Gewebsverband zu erfüllen. Die verschiedenen Zelltypen bilden die zelluläre Grundlage in den 4 Grundgeweben, aus denen der Körper aufgebaut ist:

1. **Epithelzellen** im Epithelgewebe, Oberflächengewebe (3.1.2.5.1)
2. **Bindegewebszellen** im Binde- und Stützgewebe (3.1.2.5.2)
3. **Nervenzellen** im Nervengewebe (3.1.2.5.3)
4. **Muskelzellen** im Muskelgewebe (3.1.2.5.4)

Im Folgenden will ich die Grundzellen und einige spezielle Funktionen kurz darstellen, die wir für das Verständnis von Krankheiten und Krankheitsprozessen im Kapitel 4.3 benötigen.

3.1.2.5.1 Epithelzellen im Epithelgewebe (Oberflächengewebe)

Epithelzellen haben im Organismus vielfältige, energieaufwendige Aufgaben. Sie bilden die inneren und äußeren Körperoberflächen. Deshalb werden diese unterschiedlichen Gewebe auch als Deckgewebe bezeichnet. Neben Deckzellen werden auch Drüsenzellen und Sinneszellen zu den Epithelzellen gerechnet. Eine Auswahl der spezifischen Aufgaben der einzelnen Zellgruppen ist in Abbildung 99 dargestellt.

Epithelzellen	Beispiele	Funktionen
Deckepithelien	Epidermis der Haut, Samenleiter Trachea und Kehlkopf	mechanischer Schutz
	Magen-Darm-Kanal Nieren, Harnleiter, Harnblase Blut-Hirn-Schranke	Abdichtung des Gewebes Transport
	Darmschleimhaut Alveolen Nierentubuli	Resorption, Sekretion Stoffaustausch
	Schleimhaut der Nase, Bronchien, Vagina	Sekretion von Schleim
	Herzbeutel, Brustfell, Bauchfell	bildet Verschiebeschichten
	Endothelzellen der Blutgefäße (siehe Abb. 96)	reguliert Gewebsdurchblutung und Gefäßneubildung
Drüsenepithelien	Darmschleimhaut Schweißdrüsen der Haut	Bildung von Sekreten, Schleim und Schweiß
	Leberzellen	Bildung von Gallensäuren, Fettsäuren, Aminosäuren
	Speicheldrüsen im Mund Bauchspeicheldrüse	Bildung von Enzymen
	Hormondrüsen	Bildung von Hormonen
Sinnesepithelien	Netzhaut, Riechschleimhaut Geschmackszellen der Zunge Haarzellen des Innenohrs	Umwandlung physikalischer und chemischer Reize in Nervenimpulse

Abb. 99: Epithelzellen im Epithelgewebe

Als Beispiel für Epithelzellen möchte ich als Erstes die Schilddrüse darstellen. Die Schilddrüse produziert 2 Schilddrüsenhormone, das Trijodthyronin (T3) und das Tetrajodthyronin (T4 = Thyroxin). Das biologisch aktive T3 stimuliert Stoffwechsel, Wachstum, Fortpflanzung, indem es im Zellkern jeder Zelle an Schilddrüsenhormon-Rezeptoren **zink**abhängig bindet und die Transkription verschiedener Gene beeinflusst. Das passive T4 wird in der Leber durch die **selen**abhängige Thyroxin-Dejodase aktiviert, indem ein **Jod**-Atom entfernt wird. Wie die Produktion vom aktiven T3 abläuft, sehen Sie in folgender Abbildung 100.

Schilddrüsenhormone Thyroxin (T4) und Trijodthyronin (T3)	Enzyme Reaktionen	Nährstoffe
Phenylalanin Tyrosin	Phenylalanin-Hydroxylase	Phenylalanin (AS), Eisen Tyrosin (AS)
	Thyreoperoxidase (TPO)	Eisen, Jodid, H_2O_2
Monojodthyrosin, Dijodthyrosin		
	Koppelung	
Thyroxin (T4)		
	Thyroxin-Dejodase (Leber)	Selen
Trijodthyronin (T3) (aktives Schilddrüsenhormon)		

Abb. 100: Produktion Schilddrüsenhormone T3 und T4

Durch die Schilddrüsenhormone kommt es zu einer breitgefächerten Aktivierung der Sauerstoffversorgung, des Sauerstoffverbrauchs, der Mitochondrienfunktion, des Energiestoffwechsels, der Herzleistung, des Eiweißstoffwechsels und des Wachstums. Deshalb ist eine optimale Schilddrüsenfunktion - falls notwendig durch gezielte Substitution von Schilddrüsenhormonen - ein wichtiger Pfeiler in der Therapie von chronischen Krankheiten.

Weitere wichtige Hormone, die den Gesamtstoffwechsel beeinflussen, sind die Steroidhormone. Das wichtigste Hormon hierbei wird unser Stresshormon Nr. 1 sein - das Cortisol. In Abbildung 101 sehen Sie, wie aus dem Grundbaustein Cholesterin über Zwischenstufen die anderen Cholesterinhormone hergestellt werden. Bemerkenswert ist, dass auch hier Eisen und Vitamin B2, B3 als CoFaktoren für die Hormonproduktion nötig sind. Bei einem Eisenmangel (siehe 3.2.5.8) kann also auch die Produktion der Steroidhormone eingeschränkt sein. Die Produktion der Geschlechtshormone (Progesteron, Testosteron und Östradiol) findet überwiegend in Eierstöcken und Hoden statt, allerdings zu einem kleinen Teil auch, genauso wie die der anderen Steroidhormone, in der Nebenniere.

Steroidhormone: Progesteron und Co	Enzyme Reaktionen	Nährstoffe
Cholesterin (= Cholesterol)		(siehe Abb. 84)
	Cholesterol-Monooxygenase	Häm, Eisen
Pregnenolon		
	3β-Steroid-Dehydrogenase	Vitamin B3
Progesteron		
	Monooxygenasen	Häm, Eisen, Vitamin B3
	unspez. Monooxygenase	Häm, Eisen, Vitamin B3, B2
Aldosteron		
Testosteron		
Östradiol		
Cortisol		

Abb. 101: Biosynthese der Steroidhormone

Eine weitere Epithelzelle möchte ich Ihnen noch kurz vorstellen - die Leberepithelzelle (Hepatozyt). Die Leberzelle hat neben Entgiftungs-, Speicher- und Umwandlungsfunktionen, die wichtige Aufgabe der Produktion von Gallenflüssigkeit. Galle besteht aus 80% Wasser, Gallensäuren, Gallenfarbstoff (Bilirubin), Phospholipiden (Lecithin), Cholesterin und Endprodukten von Steroidhormonen und Medikamenten.

Wichtiger Bestandteil der Galle sind die Gallensäuren. Die Gallensäuren werden mit verschiedenen Enzymen und CoFaktoren aus Cholesterin hergestellt (siehe Abb. 102) - über diesen Weg scheidet die Leber das überschüssige Cholesterin (siehe 2.3.6) aus. Die Gallensäuren unterstützen als Emulgatoren auch die Fettverdauung und damit die Aufnahme der Fettsäuren und fettlöslichen Vitamine (A, E, D, K). Über 90% der Gallensäuren - und damit Cholesterin - werden im Dünndarm wieder rückresorbiert und über die Pfortader zur Leber transportiert (enterohepatischer Kreislauf).

Ist die Gallensäureproduktion der Leber eingeschränkt - durch Nährstoffdefizite oder andere Leberbelastungen (Medikamente, Zucker) - so kann das Zuviel an Cholesterin nicht ausgeschieden werden und staut sich so zurück ins Blut, wo dann erhöhte Cholesterinwerte zu messen sind.

Produktion von Gallensäuren:	Enzyme Reaktionen	Nährstoffe
Cholesterin (Cholersterol)		siehe Abb. 84
	Cholesterol 7α-Hydroxylase Monooxygenasen Dehydrogenasen Oxidoreduktasen Alkohol-Dehydrogenase	Häm, Eisen, Vitamin C Vitamin B3, B2, O_2 ATP Zink, Eisen, Vitamin B3
	CoA-Ligase CoA-Acyltransferase	CoA (Vitamin B5, B2), Cystein (AS), Magnesium
Gallensäuren		

Abb. 102: Produktion von Gallensäuren in den Leberzellen

All die vielen Funktionen der Leber sind sehr energieaufwendig. Die Leber benötigt 26 % des Grundumsatzes des gesamten Körpers, obwohl sie mit 1.500 g nur 2% des Körpergewichts ausmacht.

Ist die Energiegewinnung durch Sauerstoff- oder Nährstoffdefizite nicht vollständig möglich, ist logischerweise die eine oder andere Funktion der Leber eingeschränkt. Störungen im Zucker-, Fett-, Eiweißstoffwechsel, bei der Entgiftungsleistung oder aber in der Regulation der Vitamine und Mineralstoffe sind hierbei mögliche Auswirkungen.

3.1.2.5.2 Bindegewebszellen im Binde- und Stützgewebe

Aus undifferenzierten, multipotenten Mesenchymzellen entwickeln sich alle unterschiedlichen Bindegewebszellen (Bindegewebe, Knorpel, Knochen, Zähne, siehe Abb. 103). Der Belastungsreiz, der auf die Zelle wirkt, führt zu einer adäquaten Anpassung an den Reiz und dadurch zu einer unterschiedlichen Zusammensetzung des Gewebes.

Jedes Bindegewebe besteht aus Bindegewebszellen und aus der umliegenden Zwischenzellsubstanz, der Matrix. Sie wird von der Zelle selbst - je nach Belastungsreiz - synthetisiert. Die Matrix setzt sich aus unterschiedlichen kollagenen oder elastischen Fasern und der Grundsubstanz zusammen, die das Wasser bindet.

Das **Bindegewebe** umhüllt als Faszie jedes Organ, jedes Blutgefäß, jeden Knochen, jeden Muskel und verbindet somit alle Strukturen des Körpers. Es bildet Gelenkkapseln, Bänder, Sehnen, Muskelfaszien und ermöglicht dadurch auch Bewegungen der einzelnen Strukturen gegeneinander. Die Bindegewebsfasern nehmen Zugkräfte auf und richten sich danach aus. Durch die Zugbelastung entwickeln sich gerichtete Bandstrukturen im Bindegewebe, z. B. in der Gelenkkapsel.

Der **Knorpel** entsteht an Stellen mit hoher Druckbelastung. Er hat keine Blutgefäße und wird durch Diffusion aus der Gelenkflüssigkeit und dem angrenzenden Knochen ernährt. Durch seine Konstruktion und Anpassung an den Belastungsreiz kann er die Druckspitzen zwischen den Knochen optimal elastisch puffern.

Der **Knochen** ist durch den Einbau von Calcium und Phosphat an Druck und durch die kollagenen Fasern an Biegebelastungen angepasst. Er ist das Stützgewebe, der unser Skelett bildet. Er bildet auch gleichzeitig die Fixpunkte für die Kraftübertragung der Muskulatur. Der Knochen schützt durch seine harte Struktur auch unsere lebenswichtigen Organe, das Gehirn, das blutbildende Knochenmark, die Brustorgane und unsere Fortpflanzungsorgane im Becken.

Die **Zähne** sind ebenso durch spezifische Bindegewebszellen entstanden und stellen in ihrer Zusammensetzung spezialisierte Knochen dar.

Als Hartsubstanz wird in die Matrix von Knochen und Zähnen eine Calcium-Phosphat-Verbindung (Hydroxylapatit) eingebaut, die diesen Strukturen ihre Festigkeit verleiht - der Knochen besteht aus 45% Hydroxylapatit, das Zahnbein aus 70% und das härteste menschliche Material, der Zahnschmelz aus 95% Hydroxylapatit.

Das **Blut** wird ebenfalls zum Bindegewebe gerechnet. Die Blutzellen entstehen auch alle aus einer Vorläuferzelle, allerdings ist dies bei der Blutbildung im Knochenmark die pluripotente, hämatopoetische Stammzelle.

Die verschiedenen Funktionen des Bindegewebes - Verschieblichkeit, Transport, Stütz- und Schutzfunktionen, usw. sind in Abbildung 103 dargestellt.

Bindegewebszelle	Beispiele	Funktionen

Bindegewebe
Fibroblast oder -zyt und
Matrix: kollagene Fasern
           elastische Fasern
           Grundsubstanz, Wasser
	Kollagenes Bindegewebe:
	Faszie, Gelenkkapsel, Bänder,
	Sehne, Muskelfaszie, Hirnhaut,
	Organkapseln, Knochenhaut
		Verbinden, Stützen, Schützen
		Information über Gelenkposition
		Transport-, Ernährungsfunktion

	Elastisches Bindegewebe: Lungengewebe, Arterien,	Stabilität trotz Dehnfähigkeit Transport-, Ernährungsfunktion
	Fettgewebe: Speicherfett, Baufett	Energie- und Wärmespeicher, mechanischer Puffer, Leptin-Produktion (Satthormon)

Knorpel
Chondroblast oder -zyt und
Matrix: kollagene Fasern
           elastische Fasern
           Grundsubstanz, Wasser
	Hyaliner Knorpel:
	Gelenk-, Rippen-,Nasenknorpel,
	Luftröhre, Epiphysenfugen
		Puffer für hohe
		Druckbelastungen

	Elastischer Knorpel: Ohrmuschel, Ohrtrompete, Gehörgang, Kehlkopf, Bronchien	elastische Stabilität
	Faserknorpel: Bandscheibe, Schambeinfuge, Menisken, Gelenklippen	Puffer für Druckkräfte und Scherkräfte

Knochen
Osteoblast oder -zyt und
Matrix: kollagene Fasern
           Grundsubstanz, Wasser
           Hydroxylapatit (CaP)
	reifer Lamellenknochen:
	Röhrenknochen, Wirbel,
	Schädel, Becken, Kniescheibe
		Stützende Funktion
		Schützende Funktion

	unreifer Faserknochen **Osteoid**	Knochenwachstum und Knochenbruchheilung

Zähne,
Odontoblasten
Matrix: kollagene Fasern
           Grundsubstanz, Wasser
           Hydroxylapatit (CaP)
	Zahnschmelz
	Zahnbein (Dentin)
	Wurzelzement
		Schutz des Zahns
		Nahrungszerkleinerung
		Verankerung im Knochen

Blut gebildet aus pluripotenter, hämatopoetischer Stammzelle	**rote Blutkörperchen:** Erytrozyten	Transport von O_2 und CO_2 Säure-Basen-Puffer
	weiße Blutkörperchen: Leukozyten: - Granulozyten - Lymphozyten - Monozyten/Makrophagen	**unspezifische Immunabwehr:** Phagozytose, NO-Gas **spezifische Immunabwehr:** Antikörperbildung, Botenstoffe
	Megakaryozyten, **Thrombozyten**	Blutstillung, Wundheilung

Abb. 103: Bindegewebszellen im Binde- und Stützgewebe

Wie bereits erwähnt, produzieren die einzelnen Bindegewebszellen ihre Zellzwischensubstanz - die Matrix - selbst. Die Matrix ist prinzipiell bei allen Bindegewebsarten gleich, je nach Belastung und dadurch je nach Funktion variiert die **Matrix** in ihrer prozentualen Zusammensetzung. Die Baustoffe sind allerdings immer die gleichen: kollagene und/oder elastische **Fasern** und eine **Grundsubstanz,** die **Wasser** bindet. Die Grundsubstanz ist aufgebaut aus Zucker-Eiweiß-Molekülen, den Glycosaminoglycanen und Proteoglycanen. Die Matrix hat für das Bindegewebe nicht nur stabilisierende Funktion und ermöglicht Bewegungen, sie stellt auch eine wichtige immunologische Barriere dar und ermöglicht den Immunzellen eine Immunabwehr außerhalb der Zellen. Die Matrix ist auch der Transportweg für die Nährstoff- und Signalübertragung der Zellen. Die Matrixbildung ist natürlich auch ein energieabhängiger Prozess, aber er benötigt neben den Baustoffen Eiweiß und Zucker auch bestimmte CoFaktoren. In Abbildung 104 sind die Abläufe und Nährstoffe für die Kollagen-Produktion dargestellt - die Produktion der elastischen Fasern ist ähnlich. Kollagene Fasern findet man in allen Bindegeweben. Sie nehmen Zugkräfte und Scherkräfte auf und übertragen im Knorpel die Druckkräfte auf den Knochen. In Abbildung 104 können Sie sehen, dass - neben den Hauptbausteinen Aminosäuren - auch Vitamin C, Eisen, Kupfer, Zink und die Mineralstoffe Calcium, Magnesium, Cobalt und Mangan nötig sind.

Matrixbestandteile: Kollagene Fasern	Enzyme Reaktionen	Nährstoffe
Glycin, Prolin, Lysin		Aminosäuren
	Prolyl-Hydroxylase Lysyl-Hydroxylase	Vitamin C, Eisen, O_2
Glycin, Prolin, Hydroxyprolin Lysin, Hydroxylysin		
	Galactosyltransferase Glucosyltransferase	Calcium, Magnesium, Cobalt, Mangan
	Prokllollagen-Endopeptidasen	Zink, Calcium
	Lysyl-Oxidase	Kupfer, O_2
Kollagene Fasern		

Abb. 104: Produktion der Matrixbestandteile: kollagene Fasern

Die kollagenen Fasern übertragen die enormen Zugkräfte, die im Bewegungsapparat auftreten und ermöglichen auch im Knorpel, Knochen und sogar in den Zähnen eine elastische Stabilität. Sie haben die Zugfestigkeit von Stahl und werden je nach Belastungsreiz von der Bindegewebszelle produziert und im Gewebe ausgerichtet, um eine optimale Funktion zu ermöglichen.

Die Faserstrukturen des Bindegewebes bilden mit der Grundsubstanz die Matrix, die Zwischenzellsubstanz. Wie die Grundsubstanz aufgebaut wird und welche Nährstoffe dafür notwendig sind, sehen Sie in Abbildung 105.

Matrixbestandteile: **Grundsubstanz**	Enzyme Reaktionen	Nährstoffe
Serin		Serin (AS)
Lactose, Glucose		Lactose, Glucose
	beta-Galactosidase, Lactase UPD-Glucose-4-Epimerase	Vitamin B3
D-Galactose		
Glucose-6-Phosphat		Glucose
	UDP-Glucose-6-Dehydrogenase Glucuronosyltransferase	Vitamin B3 Magnesium
	Inositol-Phosphat-Synthase Inositol-Oxygenase	Vitamin B3 Eisen, O_2
D-Glucuronat (Glucuronsäure)		
	Glucuronat-Decarboxylase	Vitamin B2
D-Xylose		
Fructose-6-Phosphat		Glucose
	Glutamin-Fructose-6-Transaminase	Glutamin (AS)
	Gucosamin-6-Phosphat-Deaminase	Magnesium, Mangan, Cobalt
	Glucosamin-6-Phosphat-N-Acetyltransferase	Acetyl-CoA (siehe Abb. 77 - 80)
N-Acetyl-D-Glucosamin		
Serin D-Galactose D-Glucuronat D-Xylose		
	Protein-Xylosyltransferase Galctose-Transferasen Glucuronat-Transferasen	Calcium, Magnesium, Mangan, Zink, Kupfer
Glycosaminoglycane (GAGs): Hyaluronsäure, Heparansulfat, Heparin Chondriotin, Dermatansulfat, Keratansulfat		
Proteoglycane	GAGs + Aminosäurenketten (bis zu 2000 Aminosäuren lang)	Aminosäuren, v.a. Aspargin, Glutamat, Glycin, Serin, Threonin
Proteoglycan-Aggregate	Proteoglycane + Hyaluronsäure	Aminosäuren

Abb. 105: Produktion der Matrixbestandteile: GAGs, Proteoglycane und Proteoglycan-Aggregate

Für die Grundsubstanz, die überwiegend aus Zucker aufgebaut ist, benötigt die Zelle als Startermolekül die Aminosäure **Serin,** an welche die einzelnen Zuckermoleküle (**Xylose, Galactose** und **Glucuronat**) Schritt für Schritt angebaut werden. So entstehen lange Zuckerketten, die sogenannten **Glycosaminoglycane** (oder kurz „GAGs"), die sich an Eiweißketten binden - wie die Borsten an einer Klobürste - und dadurch entstehen **Proteoglycane.** Sie bilden die gelartige Grundsubstanz in den meisten Bindegeweben. Im Knorpel, der eine größere Belastbarkeit benötigt, werden die Proteoglycane durch Bindungseiweiße an große Hyaluronsäuremoleküle geheftet und es entstehen große **Proteoglycan-Aggregate.**
Die Grundsubstanz mit seinen GAGs und Proteoglycanen bindet das Wasser im Zwischenzellgewebe und erhält durch die Kombination von Zucker-Eiweißmolekülen und Wasser ihre gelartige Struktur.
Der menschliche Körper besteht aus 60% Wasser, das sind bei 70 kg Körpergewicht 42 Liter Wasser. Davon

befinden sich 26 Liter in unseren 100 Billionen Zellen, 3 Liter im Blut und 12 Liter in der Matrix - das heißt zwischen den Zellen sind immerhin 30% der gesamten Wassermenge. Dieses Wasser wird mit Hilfe der Grundsubstanz im Gewebe gespeichert und ersetzt dort das Meerwasser des Einzellers. Die Zelle tauscht alle Substanzen mit der Matrix aus - wie der Einzeller im Meer - Nährstoffe, Abfallstoffe, Abwehrstoffe für die Immunabwehr außerhalb der Zelle und Botenstoffe für andere Zellen.

Neben diesen vielfältigen Funktionen hat das Wasser aber auch viele mechanische Aufgaben. Es füllt das Gewebe aus und gibt ihm Volumen. Dadurch kann das Wasser in Verbindung mit der Matrix dieses unglaubliche Spektrum von Elastizität, Stabilität und Mobilität erfüllen.

GAGs und Proteoglycane sind nicht nur im Gewebe zu finden, sondern sie sind auch ein wichtiger Bestandteil der Gelenksflüssigkeit, die Knorpel und Meniscus ernährt. Die „Gelenksschmiere" ist übrigens auch ein wichtiger Druckpuffer für das Gelenk und unterstützt somit den Knorpel.

GAGs wirken auch blutgerinnungshemmend, das wirksamste Glycosaminoglycan hierbei ist das Heparin. Es beugt Thrombosen und Infarkten vor und stoppt das Wachstum von Thromben (Blutgerinnsel), die dann aufgelöst werden.

Die Regeneration des Gewebes - egal ob Bindegewebe, Knorpel oder Knochen - hängt natürlich auch von der Nährstoffversorgung und Energiesituation der Gewebszellen ab. Bei Energie- und Nährstoffmangel kann das Gewebe die alten Zellen, Fasern und Matrix-Bestandteile nicht vollständig und gleichwertig ersetzen. Dadurch reduziert sich logischerweise die Belastbarkeit des Gewebes, der Bänder, der Sehnen, der Bandscheiben, des Gelenks und des Knochens. Werden die Gewebsbestandteile wieder vollständig und adäquat ersetzt, spricht man von Regeneration - bleiben Defizite, nennt man dies Degeneration - sprich: Arthrose, Spondylose, Osteoporose, Fibrose, Chondrose.

3.1.2.5.3 Nervenzellen im Nervengewebe

Die Nervenzellen, die zusammen mit den Gliazellen das Nervengewebe bilden, stehen voll und ganz im Dienste der Signalübertragung. Sie bilden das gesamte Nervensystem mit mehr als 100 Milliarden Nervenzellen. Das Nervensystem besteht aus dem **Zentralen Nervensystem (ZNS)**, welches Gehirn und Rückenmark beinhaltet und dem **Peripheren Nervensystem (PNS)**, das aus den einzelnen Nerven vom Rückenmark bis zum Muskel, Organ oder der Haut besteht. Dieses Geflecht an Nervenzellen ist im gesamten Körper aufgespannt und zentriert sich im Gehirn. Die Aufgaben der Nervenzellen können einfach zusammengefasst werden in der Signalaufnahme, in der Verarbeitung dieses Signals, der Weiterleitung zum nächsten Nerv, Muskel oder Drüsenzelle und in der Speicherung von einzelnen Signalen (Gedächtnis).

Nervenzelle	Beispiele	Funktionen
Nervenzellen (NZ)	**zuführend zum ZNS**	
	somato-sensible Afferenzen	Temperatur-, Schmerz-, Oberflächen-, Tiefensensibilität Riechen, Sehen, Hören, Schmecken, Gleichgewicht
	viscero-sensible Afferenzen	Schmerzempfinden chemische und mechanische Reize aus Organen
	wegführend vom ZNS	
	somato-motorische Efferenzen (Motoneuronen)	Skelettmuskulatur, Mimik Kau- und Rachenmuskulatur
	viscero-motorische Efferenzen (Vegetatives NS)	glatte Muskulatur Herzmuskulatur, Drüsen
	Interneurone oder Zwischenneurone	Reflexbögen im Rückenmark, Gehirn und Vegetatives NS
Gliazellen	**im Zentralen Nervensystem**	
	Astrozyten	Regeln Flüssigkeits-, pH-Wert
	Oligodendrozyten	bilden die Myelin-Scheiden
	Ependymzellen	kleiden Liquorräume aus
	Mikroglia	Immunzellen des ZNS
	im Peripheren Nervensystem	
	Schwannsche Zellen	bilden die Myelin-Scheiden
	Mantelzellen	ummanteln Nervenzellkörper
	Müllerzellen in der Netzhaut	leiten Licht

Abb. 106: Nervenzellen im Nervengewebe

Es gibt natürlich - je nach Funktion - unterschiedliche Arten und Formen der Nervenzellen (siehe Abb. 106). Ihr Grundbauplan ist allerdings stets gleich. Der Körper einer Nervenzelle hat bis zu 1.000 Fühler, sogenannte Dendriten, welche die Informationen aufnehmen und in den Ausläufer der Nervenzelle - das Axon - weitergeben. Es gibt markhaltige und marklose Axone von Nervenzellen. Markhaltig bedeutet, dass die Nervenfaser von Myelin-Scheiden umhüllt wird. Die Myelin-Scheiden werden im ZNS von Oligodendrozyten und im PNS von Schwannschen Zellen gebildet (siehe Abb. 107).

Myelin für die Myelin-Scheiden der NZ	Enzyme Reaktionen	Nährstoffe
Lipide (70%)		Fettsäuren
- Phospholipide 50%, Lecithin	Fettsäure-Synthase Acyltransferasen Dehydrogenasen	Vitamin B3, B2, Acyl-CoA, Cholin, Cholesterin, Serin (AS)
- Cholesterin 25%	(siehe Abb. 84)	Vit. B2, B3, B6, B12, Folsäure Calcium, Magnesium, Mangan Methionin (AS), Serin (AS)
- Galactocerebrosid 20%	Desaturasen Elongasen	Eisen, Vitamin B3, O_2 Acetyl-CoA, Vitamin B3
- Galactosulfatid 5%	Sulfatase	Calcium, Magnesium
Proteine (30%)		Aminosäuren

Abb. 107: Produktion von Myelin für die Myelin-Scheide der Nervenzelle

Durch diese Myelinisierung haben markhaltige Nerven mit bis zu 120 m/s eine deutlich schnellere Leitgeschwindigkeit als marklose (bis 2 m/s). Diese Myelin-Scheiden gehen bei den Krankheitsprozessen der Multiplen Sklerose zugrunde (siehe 4.3.3.9.6).

Die Nervenzelle hat in der Regel nur ein Axon, das am Ende eine präsynaptische Endigung bildet. In diesem Axonende werden in kleinen Bläschen die Botenstoffe (Neurotransmitter) freigesetzt, die zur nächsten Zelle wandern und dort eine Reaktion (postsynaptisches Potential = PSP) auslösen.
Diese Reaktion kann entweder hemmend (inhibitorisches postsynaptisches Potential = IPSP) oder erregend (exzitatorisches postsynaptisches Potential = EPSP) sein. Die Summe an hemmenden und erregenden Potentialen an der postsynaptischen Membran der Nachfolgezelle (Nervenzelle, Muskelzelle oder Drüsenzelle) bestimmt, ob der Reiz weitergeleitet wird und eine Reaktion erfolgt.
Diese Signalübertragung von einer Nervenzelle auf eine benachbarte Zelle geschieht an der Kontaktstelle dieser beiden Zellen, der sogenannten Synapse. Hier werden die Botenstoffe (Neurotransmitter) für die Signalübertragung in den Spalt zwischen den Zellen freigesetzt. Als Neurotransmitter fungieren unterschiedliche Botenstoffe, die in den folgenden Abbildungen dargestellt sind.
Acetylcholin (siehe Abb. 108) ist der wichtigste Neurotransmitter des vegetativen Nervensystems und auch der Botenstoff, der die Reizübertragung vom Nerv auf den Muskel ermöglicht.

Acetylcholin	Enzyme Reaktionen	Nährstoffe
Cholin		Cholin, Lecithin, Serin, Glycin, Methionin (AS)
	Cholin-O-Acetyltransferase	Acetyl-CoA, Kalium
Acetylcholin		
	Acetylcholinesterase	
Cholin		

Abb. 108: Biosynthese und Abbau von Acetylcholin

Die folgende Abbildung 109 haben Sie schon im Kapitel 3.1.2.4.4 zur Kreislaufregulation gesehen, da Noradrenalin und Adrenalin für die Stabilisierung des Blutdrucks nötig sind. Diese Kreislaufhormone fungieren aber auch als Neurotransmitter im vegetativen Nervensystem und im Gehirn. Dopamin ist der fehlende Botenstoff bei Parkinson (siehe 4.3.3.9.7), deshalb werden wir dort nochmal genauer darauf zurückkommen.

Dopamin Noradrenalin Adrenalin	Enzyme Reaktionen	Nährstoffe
Phenylalanin Tyrosin	Phenylalanin-Hydroxylase	Phenylalanin (AS), Eisen, O_2 Tyrosin(AS), Tetrahydrobiopterin
	Tyrosin-Hydroxylase	Eisen, Vitamin B3, Magnesium Tetrahydrobiopterin, O_2
L-Dopa		
	Dopa-Decarboxylase oder Tyrosinase	Vitamin B6 Vitamin B3, B6, Kupfer,
Dopamin		
	Dopamin-β-Hydroxylase	Kupfer, Vitamin C, O_2
Noradrenalin		
	Noradrenalin-Methyltransferase	Methionin (AS), Vitamin B12, Zink
Adrenalin		
	Catechol O-methyltransferase	Methionin (AS)
	Monoaminooxidase	Vitamin B2, O_2
	Aldehyd-Dehydrogenase	Vitamin B3
	Alkohol-Dehydrogenase	Eisen, Zink, Vitamin B3
z.B. Vanillinmandelsäure		

Abb. 109: Biosynthese und Abbau von Dopamin, Noradrenalin, Adrenalin

Der nächste Syntheseweg ist meines Erachtens auch sehr spannend, da hier sehr leicht nachzuvollziehen ist, weshalb bei Depressionen (4.3.3.9.1) oder Schlafstörungen (4.3.3.9.2) die nötigen Nährstoffe - vor allem Eisen (siehe 3.2.5.8) - zu messen und aufzufüllen sind.

Bildung von Serotonin und Melatonin	Enzyme Reaktionen	Nährstoffe
Tryptophan		Tryptophan (AS)
	Tryptophan-5-Hydroxylase	Eisen, Vitamin C, Calcium Tetrahydrobiopterin, O_2, Magnesium, Vitamin B3,
5-Hydroxy-Tryptophan		
	Decarboxylase	Vitamin B6
Serotonin (Glückshormon)		
	N-Acetyl-Transferase	Acetyl-CoA, Vitamin B1, B3,
N-Acetyl-Serotonin		
	Acetylserotonin-O-Methyltransferase	Methionin (AS), Folsäure, Vitamin B12, B6
Melatonin (Schlafhormon)		
	Monoamino-Oxidase	Vitamin B2, O_2
	Aldehyd-Dehydrogenase Aldehyd-Oxidase	Vitamin B3, B2, Häm, Eisen, O_2
	Acetylserotonin-O-Methyltransferase	Vitamin B2, Methionin
5-Methoxyindolacetat 6-Hydroxymelatonin		

Abb. 110: Biosynthese und Abbau von Serotonin und Melatonin

Der nächste Botenstoff, GABA, ist nicht so bekannt, aber trotzdem enorm wichtig, da er hemmend auf die Nervenzellen wirkt. Ein Mangel an GABA wird mit Epilepsien (4.3.3.9.5) in Verbindung gebracht.

Bildung von γ-Aminobuttersäure (GABA)	Enzyme Reaktionen	Nährstoffe
Glutamat		Glutamat (AS)
	Glutamat-Decarboxylase	Vitamin B6
γ-Aminobuttersäure (GABA)		
	Dehydrogenase	Vitamin B3
Succinat		

Abb. 111: Biosynthese und Abbau von γ-Aminobuttersäure (GABA)

Diese Neurotransmitter sind nur eine Auswahl, da wir sie später bei der Darstellung der Krankheiten benötigen. Sie wirken entweder erregend oder hemmend auf die nachfolgenden Zellen. Wenn genügend erregende Reize zusammenkommen, dann wird der Reiz in der Nachbarzelle auch zu einer Weiterleitung und dadurch zu einer entsprechenden Reaktion führen - Denken, Fühlen, Handeln, Sinneseindruck, Verarbeitung, Muskelaktion, Hormonfreisetzung.

Hauptfunktion des Nervs ist die Erregungsleitung. Wie lässt sich die Zelle erregen?

Die erregbare Zelle (Nervenzelle oder Muskelzelle) hat im ruhenden Zustand ein sogenanntes **Ruhemembranpotential.** Dieses elektrische Potential wird durch die unterschiedliche Verteilung von positiv und negativ geladenen Ionen (Na^+, K^+, Ca^{2+}, Cl^-, $Proteine^-$) an der Zellmembran aufgebaut. 4 wichtige Mechanismen arbeiten hierbei Hand in Hand.

1. Osmotische Kräfte bewirken eine gleichmäßige Verteilung der einzelnen Teilchen in einer Flüssigkeit.
2. Elektrische Kräfte bauen sich zwischen Teilchen auf, unterschiedliche Ladungen (Plus und Minus) ziehen sich an und gleiche Ladungen (z.B. Plus und Plus) stoßen sich ab.
3. Die doppelschichtige Zellmembran beinhaltet Ionenkanäle, die für manche Moleküle (z.B. Kalium = K^+) offen und für andere Moleküle (Natrium = Na^+) geschlossen sind.
4. Die Na/K-ATPase ist ganz entscheidend für das Ruhemembranpotential. Sie ist ein Ionenkanal, der energieabhängig (d.h. unter Verbrauch von ATP) 3 Na^+-Ionen aus der Zelle pumpt und dafür 2 K^+-Ionen in die Zelle holt. Dadurch wird in der Endbilanz 1 positive Ladung pro ATP aus der Zelle transportiert und die Zellmembran wird innen negativer.

Durch die Kombination von der selektiv durchlässigen Zellmembran, den unterschiedlichen osmotischen und elektrischen Kräften und der Na/K-ATPase verteilen sich die positiv und negativ geladenen Ionen unterschiedlich an der Zellmembran, so dass sich in der Zelle eine negativ geladene Spannung von –70 mV bei der Nervenzelle und –90 mV bei einer Muskelzelle aufbaut.
Trifft ein Reiz auf die Zellmembran, so öffnet dieser die spannungsabhängigen Na^+- oder Ca^{2+}-Kanäle, was zum Einstrom dieser Ionen und somit zur Veränderung des Membranpotentials führt (siehe Abb. 112). Ist der Reiz aber zu gering, um das **Schwellenpotential** zu erreichen, verpufft er und es entsteht kein Aktionspotential. Ist der Reiz aber groß genug, um das Membranpotential über das Schwellenpotential hinaus zu erhöhen, so kommt es zu einem vollständigen **Aktionspotential** und die Zelle meldet den Reiz weiter. Eine Reizleitung erfolgt also erst, wenn der Reiz ausreicht, um das Schwellenpotential zu erreichen.
Nach erfolgter Reizantwort (Depolarisation), muss die Zelle wieder ihr normales Ruhemembranpotential herstellen (Repolarisation). Dies geschieht v.a. durch die energieabhängige Na/K-ATPase, die wieder 3 Na^+-Ionen aus der Zelle pumpt und 2 K^+-Ionen in die Zelle bringt. Dadurch wird ein positiv geladenes Ion aus der Zelle entfernt und die Zelle wird innen negativer, bis sie ihr Ruhemembranpotential von –70 mV wieder hergestellt hat.

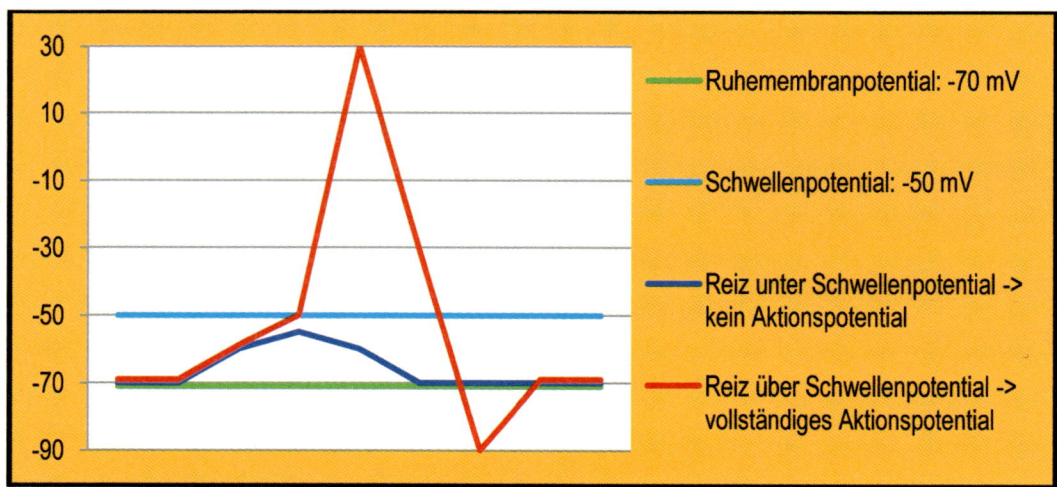

Abb. 112: Verlauf Membranpotential nach Reizung

Hat die Zelle aber nicht genügend Energie - also ATP - zur Verfügung, so kann sie ihr Ruhemembranpotential von –70 mV nicht wieder vollständig herstellen. Das Membranpotential erreicht vielleicht nur noch –60 mV, dadurch benötigt der Nerv nur einen geringen Reiz, um ein Aktionspotential, also eine Reizantwort, auszulösen. Deshalb ist die Sauerstoff- und Nährstoffversorgung für die Nervenzelle, die mit Abstand die meisten Mitochondrien besitzt, ganz entscheidend für eine optimale Zellfunktion und Steuerung über das Nervensystem.
Wie wichtig das Erreichen eines vollständigen Ruhemembranpotentials ist, wissen Sie selbst. Erinnern Sie sich doch einmal an den letzten großen Infekt, bei dem Sie kraftlos im Bett lagen. Genauso kraft- und energielos wie Sie waren auch Ihre Nerven. Durch den Energiemangel konnte kein stabiles Ruhemembranpotential aufgebaut werden und das Membranpotential lag deshalb nur knapp unterhalb des Schwellenpotentials. Ein kleiner Berührungsreiz auf der Haut war dadurch in der Lage, sofort ein Aktionspotential an den Nozizeptoren - das sind unsere Schadensmelder - auszulösen. Ihre Nozizeptoren meldeten also einen Schaden und Sie spürten dadurch einen Schmerz.
Dieses Problem des energielosen, instabilen Ruhemembranpotentials ist ein Grund für die große Schmerzempfindlichkeit von chronischen Schmerzpatienten (siehe 4.3.3.9.9).

3.1.2.5.4 Muskelzellen im Muskelgewebe

Die Muskelzelle ist der Motor, der unseren Körper antreibt. Jede unserer Bewegungen wird durch das Zusammenspiel von über 400 **Skelettmuskeln** ermöglicht. Die Bewegung des Blutes wird bewerkstelligt durch die Dauerarbeit unseres **Herzmuskels,** die unermüdlich die Sauerstoff- und Nährstoffversorgung des Organismus aufrecht erhält. Die Bewegung der inneren Organe und Blutgefäße wird durch die fast unmerkliche Arbeit der **glatten Muskulatur** erledigt.
Diese 3 Muskelarten (siehe Abb. 113) erfüllen ihre Aufgaben durch ihre Fähigkeit zur Kontraktion, d.h. sie können sich anspannen, sprich verkürzen. Dadurch bewegen sie unseren Körper - außen und innen.

Muskelzelle	Beispiele	Funktionen
Skelettmuskelzelle	Skelettmuskulatur, Zwerchfell, Zunge, Kehlkopf, obere Speiseröhre, äußere Schließmuskeln	rasche Anspannung, bewusst gesteuert Fortbewegung
Herzmuskelzelle	Herzmuskulatur	rasche Anspannung, gesteuert v. Schrittmacherzellen moduliert vom Kreislaufzentrum
Glatte Muskulatur	Bronchien, Magen-Darm-Trakt, Gallenwege, Gebärmutter, innere Schließmuskeln, Blutgefäße	langsame Anspannung, gesteuert vom Autonomen Nervensystem

Abb. 113: Muskelzellen im Muskelgewebe

Ein Muskel ist zusammengesetzt aus vielen einzelnen Muskelzellen, die bei der Skelettmuskulatur parallel in einzelne Muskelfaserbündel verpackt sind. Die Muskelzelle (= Muskelfaser) hat in ihrem Zellkern viele in Längsrichtung angeordnete Eiweißkomplexe (Myofibrillen), die 80 % des Zellvolumens einnehmen. Diese Myofibrillen sind zusammengesetzt aus kettenförmig angereihten Elementen. Diese regelmäßig angeordneten Kettenglieder geben dem Skelettmuskel seine quergestreifte Optik und seinen Namen (quergestreifte Muskulatur). Die kleinste funktionelle kontraktile Einheit des Muskels - das Kettenglied - ist das Sarcomer, es wird bei Kontraktion kürzer und bei Dehnung länger. Der Bicepsmuskel besteht aus ca. 10 Millionen solcher Sarcomere.
Das Sarcomer besteht aus verschiedenen, streng geordneten Eiweißmolekülen, wobei Actin und Myosin für die Kontraktion der Muskelzelle am wichtigsten sind. Die glatte Muskulatur und auch die Herzmuskulatur haben einen etwas anderen Feinbau, allerdings sind auch hier die kontraktilen Elemente die Sarcomere. Sie sind hier nur etwas anders verteilt.

Die **Kontraktion der Muskelzelle** stellt die Umsetzung der biochemischen Energie in Bewegungsenergie dar. Das Ganze beginnt mit dem Zusammenspiel zwischen Nerv und Muskel:
Nach Aktivierung des Nervs wird das Aktionspotential bis zum Ende des Axons - zur Synapse - weitergeleitet. Die Synapse am Muskel heißt motorische Endplatte. Hier wird durch das Aktionspotential der Neurotransmitter Acetylcholin freigesetzt. Dieser schwimmt durch den synaptischen Spalt und löst anschließend an der Muskelzelle ein Aktionspotential aus, das sich schnell über den gesamten Muskel ausbreitet.
Die Kontraktion läuft anschließend in 3 Einzelschritten ab:

1. Durch das ankommende Aktionspotential öffnen sich die Kanäle für Natrium (Na^+) und Calcium (Ca^{2+}). Dadurch kommt es zu einem massiven Natrium- und Calcium-Einstrom in die Muskelzelle. Das Calcium bindet sich an Troponin und dadurch können sich die Eiweißfäden (Aktin- und Myosinfilamete), welche die Arbeitsleistung ausführen, verbinden. Die Köpfchen der Myosinfilamente binden hierbei - wie ein Magnet - an das Actinfilament (siehe Abb. 114).

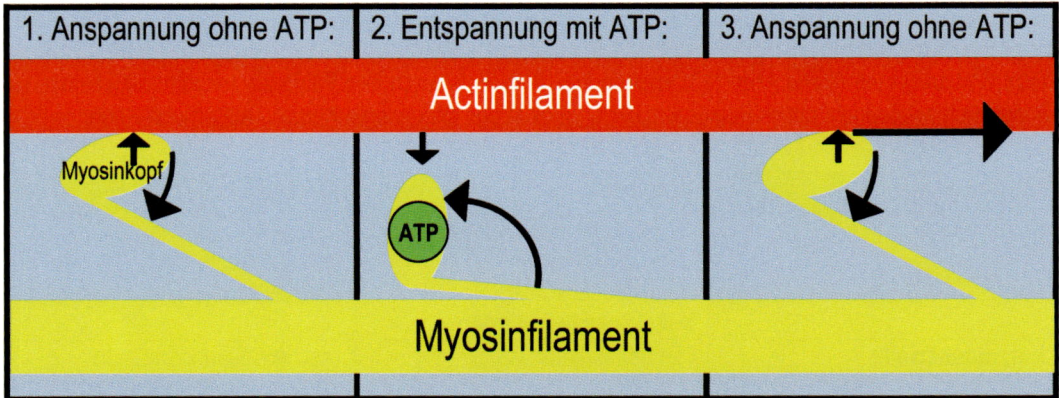

Abb. 114: Actin-Myosin-Komplex bei Anspannung bzw. Entspannung des Muskels

2. Jetzt wird Energie benötigt und es kommt ATP zum Zug. ATP lagert sich an das Myosinköpfchen an und löst den Actin-Myosin-Komplex - den biochemischen Magneten. ATP wird anschließend im Myosinkopf gespalten in ADP und P, hierbei wird Energie frei, die den Myosinkopf vorspannt. Somit ist die biochemische Energie von ATP als gespeicherte Bewegungsenergie auf den vorgespannten Myosinkopf übertragen worden.

3. Durch das erneute Andocken des Myosinkopfs an den Actinfilamenten kommt es zur Entladung der gespeicherten Bewegungsenergie. Der Myosinkopf kippt wieder in seine Ausgangsposition zurück und zieht so das Actinfilament an sich. Es kommt zum sogenannten Filamentgleiten. Dadurch verkürzt sich das Sarcomer, d.h. der Muskel kontrahiert.

Nach der Kontraktion werden Calcium und Natrium durch energieabhängige ATPasen (Ionen-Pumpen) wieder aus dem Zellinneren entfernt, so dass das Ruhemembranpotential wiederhergestellt wird. Erst dann ist die Zelle für das nächste ankommende Aktionspotential empfänglich und es kann ein neuer Gleitzyklus eingeleitet werden. Diese Gleitzyklen der Filamente wiederholen sich je nach Muskeltyp bis zu 100 Mal/Sekunde.

Um die noch immer bestehende feste Verbindung vom Myosinkopf zum Actinfilament zu lösen, benötigt der Myosinkopf wieder ATP (siehe 2. Abb. 114). Bei einem ATP-Mangel kann sich der Myosinkopf nicht lösen und der Muskel bleibt angespannt.
Genau das passiert bei der **Leichenstarre.** Der tote Fisch ist nach einer Stunde steif, weil alle seine Muskeln von selbst anspannen (Actin-Myosin-Komplex, siehe 1.) - das geschieht wie bei einem Magneten - und er hat nicht mehr genügend Energie (ATP) diese Anspannung wieder aufzulösen (Rigor-Komplex). Dies ist die Leichenstarre (Rigor mortis), das Anspannen der Muskulatur geht von selbst, das **Entspannen kostet Energie.** Um einen Eimer hochzuheben muss der Muskel nicht 100 Mal anspannen, sondern er muss 100 Mal entspannen, damit der Magnet Actin-Myosin-Komplex anschließend wieder zuschnappen kann.

Mangeldurchblutung, Sauerstoffmangel und Nährstoffmangel führen zu einer eingeschränkten Energiegewinnung. Je niedriger das Energieniveau des Muskels ist, desto verspannter und verkrampfter ist der Muskel (siehe Erkrankungen der Muskelzelle 4.3.3.10).

3.1.2.5.5 Zusammenfassung: Energie für optimale Funktion

Wir haben nun gesehen, wie einige grundlegende Funktionen von unterschiedlichen Zelltypen aussehen. Egal ob Schutzfunktion, Verdauung, Hormonsekretion, Stützfunktion, Erregungsleitung oder Kontraktion - jeder Zelltyp hat andere Funktionen im Gewebsverband, im Organsystem und im Organismus zu erfüllen. Durch verschiedenste Botenstoffe kommunizieren die Zellen miteinander und ordnen sich dem Gesamtorganismus unter. Alle Zellfunktionen, aber auch die Aufrechterhaltung der Struktur der Zelle, benötigen Energie - Energie, welche die Zelle erst einmal selbst in Form von ATP produzieren muss (siehe 3.1.2.3).
Hat die Zelle nicht genügend Energie, kann sie nicht mehr allen ihren Aufgaben gerecht werden - sie muss sparen - es entstehen Funktionseinschränkungen und Krankheiten (siehe Abb. 70).

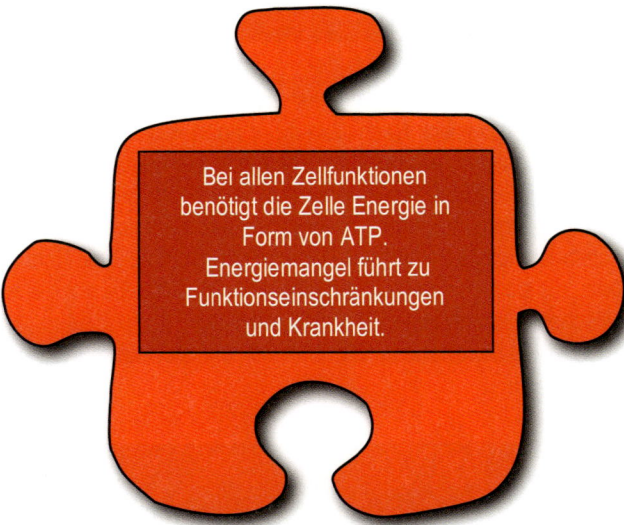

Sinkt das Energieniveau der Zelle noch weiter ab, so ist der Zelltod unvermeidbar und die Zelle muss aus dem Gewebsverband entfernt werden.

3.1.2.6 Welche Möglichkeiten des Zelltods gibt es bei Energiemangel?

Schafft es die Zelle also trotz Gegenmaßnahmen (3.1.2.4) nicht, das Energieniveau wieder zu stabilisieren, so ist sie nicht mehr lebensfähig und stirbt. Das niedrige Energieniveau kann durch eine ungenügende Sauerstoff- und Nährstoffsituation (3.1.2.3) oder durch die nachlassende Zellfunktion aufgrund der abgelaufenen Lebenszeit verursacht sein. Auch durch Schädigungen (Verletzungen) oder Infektionen kann der Zelltod ausgelöst werden.
Für den Zelltod gibt es verschiedene Möglichkeiten (siehe Abb. 70):

3.1.2.6.1 Zelltod durch Apoptose

Bei der Apoptose (= programmierter Zelltod) handelt es sich um einen normalen, physiologischen Vorgang, der milliardenfach in jeder Stunde passiert. Nach Ablauf der normalen Lebenszeit, aber auch durch Sauerstoffmangel, Nährstoffmangel, Schäden an DNA oder Zellorganellen kommt es zum Einleiten der Apoptose. Dieses Selbstmordprogramm (siehe Abb. 115) läuft innerhalb der Zelle ab und wird von der Zelle selbst aktiv ausgeführt. Über verschiedene Enzymsysteme, die energie- und nährstoffabhängig sind, werden Zellkern und Zelle langsam in Einzelbestandteile zerlegt, so wird also die gesamte Zelle Schritt für Schritt demontiert. Hierbei schrumpft die Zelle, bis sie sich komplett aufgelöst hat. Die Einzelbausteine der Zelle werden an das umliegende Gewebe (Zwischenzellraum) abgegeben und recycelt.
Die Apoptose ist jeweils nur auf die betroffene Zelle beschränkt und stellt keine Irritation des Nachbargewebes dar, es entsteht keine Entzündung!

Ablauf Apoptose	Enzyme Reaktionen	Nährstoffe
Abgelaufene Lebenszeit Sauerstoffmangel	Calmodulin, Calcineurin Phosphoprotein Phosphatase	Calcium, Magnesium, Eisen, Mangan, Zink, Cobalt
Energiemangel (ATP-Mangel) DNA-Schäden	Protein Kinasen	ATP, Calcium, Magnesium, Mangan, Zink
Mitochondrienschäden	p53-Protein	Zink
TNF-α (Immunabwehr)	Cytochrom C (siehe Abb. 85)	Häm, Eisen
Inerleukin 1 (Entzündungen)	Caspasen	
Apoptose	**Schrumpfung der Zelle Zerlegung der DNA Zerlegung der Zelle**	Einzelbausteine werden vom Nachbargewebe recycelt
	keine Entzündung!	

Abb. 115: Zelltod durch Apoptose (Selbstmordprogramm - „Demontage")

Die Lücke im Zellverband wird anschließend durch Zellteilung der Nachbarzellen wieder aufgefüllt.

3.1.2.6.2 Zelltod durch Nekrose

Wenn die restliche Energie nicht mehr ausreicht, um die Apoptose einzuleiten und durchzuführen, stirbt die Zelle den Zelltod der Nekrose. Die Nekrose läuft ganz anders ab als das Selbstmordprogramm der Apoptose. Der plötzliche Ausfall der Energieproduktion bei akuten Schäden (mechanisch, chemisch oder thermisch) führt zum Erliegen der Ionen-ATP-Pumpen der Zellmembran, dadurch kommt es zum Einströmen von Ionen und Wasser in die Zelle. Diese schwillt hierdurch massiv an und es kommt zum Platzen der Zelle, wobei sich die großen Zellbruchstücke über das Nachbargewebe verteilen. Die Nekrose entspricht also einer Bombenexplosion im Gewebe.

Ablauf Nekrose	Enzyme Reaktionen	Nährstoffe
Verletzungen der Zelle Ischämie (Minderdurchblutung) Sauerstoffmangel freie Radiakale Infekte durch Krankheitserreger		
Nekrose	Zellmembran gestört Zelle schwillt an und platzt Zellbruchstücke verteilen sich	
	Entzündungsreaktion (siehe 4.3.2)	

Abb. 116: Zelltod durch Nekrose („Explosion")

Durch die Zellbruchstücke (z.B. Phospholipide der Membranen, Arachidonsäure) werden hierbei Entzündungsreaktionen ausgelöst. Die Umwandlung von Arachidonsäure (Omega6-FS) in die entzündungsfördernden Prostaglandine und Leukotriene wird durch Aspirin und Co ebenso gehemmt, wie durch die Omega3-FS (EPA und DHA). Deshalb ist ein optimales Omega6:Omega3-Verhältnis in der Ernährung (siehe Abb. 6) - als grundlegende, entzündungshemmende Therapie - so wichtig.
Diese Entzündungsreaktionen sind absolut nötig, um die Gewebsschäden so gering wie möglich zu halten und das Gewebe wieder zu säubern.
Sind die Erreger und auch die Zelltrümmer entfernt, kann durch Zellteilung der umgrenzenden gesunden Nachbarzellen wieder ein funktionsfähiges Gewebe aufgebaut werden.
Allerdings laufen diese Entzündungen bei einem Überschuss an Omega6-FS und einem schlechten, hohen Omega6:Omega3-Verhältnis viel zu stark ab und es werden viele benachbarte Zellen und Gewebsstrukturen unnötig geschädigt.

3.1.2.6.3 Zelltod durch Immunkilling - Hinrichtung durch Immunsystem

Ist die funktionsunfähige Zelle nicht in der Lage Selbstmord zu begehen und stirbt sie auch nicht den nekrotischen Zelltod, so hat der Organismus noch einen Trumpf im Ärmel - ein Heer von Killern, die Immunzellen. Die Immunzellen lernen in der Schule - dem Thymus - was „körpereigen" ist. Für dieses Erkennungszeichen „körpereigen" hat jede körpereigene Zelle auf der Zellmembran Zucker-Eiweiß-Moleküle (Glykokalyx), die sozusagen den „Fingerabdruck" des Körpers darstellen. Diese Zucker-Eiweiß-Moleküle nennt man MHC-Proteinkomplexe. Über diese Antennen (Antigen) der Zellmembran wird jede Zelle von den Immunzellen abgetastet. Passt die Antenne der Immunzelle wie ein Schlüssel in die Antenne der fraglichen Zelle (Schlüssel-Schloss-Prinzip), so ist die Zelle als körpereigen erkannt und wird in Ruhe gelassen. Kann sich die Zelle aber nicht als körpereigen ausweisen, weil sich durch Viruszellen oder DNA-Schäden oder durch Verzuckerung der Zelloberfläche (AGE = advanced glycation endprodukts, siehe 4.1.4.3) die Antennen verändert haben, wird das Immunsystem aktiv. Die neue Information von körperfremd wird gespeichert und an andere Immunzellen übertragen. Über verschiedene Mechanismen der Immunabwehr werden diese funktionsunfähigen Zellen entfernt.

Zelltod durch Immunabwehr	Enzyme Reaktionen	Nährstoffe
Veränderung der Information: körpereigen		
Virusbefallene Zellen		
DNA-Schäden		
AGE-RAGE-System (siehe Zucker, 4.1.4.3)	**Immunkilling:**	
angeborenes Immunsystem: Natürliche Killerzellen Makrophagen Granulozyten	Proteasen (Verdauungsenzyme) Oxidantien: NO, Freie Radikale	
erworbenes Immunsystem: zytotoxische T-Lymphozyten B-Lymphozyten Auto-Antikörperbildung Fresszellen CD8-Zellen	**Autoantikörper** Entzündungsmediatoren (Histamin, Interleukine, TNF-α, Interferone, Phospholipase A2 - Prostaglandine, Leukotriene)	
	Entzündungsreaktion (siehe 4.3.2)	

Abb. 117: Zelltod durch Immunkilling („Killerkommando")

Das Immunsystem arbeitet beim Entfernen von fehlerhaften Zellen genauso wie bei der Abwehr von Krankheitserregern (Viren, Bakterien, Pilze, Parasiten). Die Immunabwehr kann unterteilt werden in angeborene Immunabwehr und erworbene Immunabwehr.

Mehr als 90 % der Krankheitserreger und fehlerhaften Zellen werden über Abwehrmaßnahmen des angeborenen Immunsystems entfernt. Hierbei kommt es primär zur Freisetzung von Verdauungsenzymen (Proteasen) und Freien Radikalen (NO, H_2O_2,...), um die Krankheitserreger und Zellen zu zerstören. Hierbei ist die Immunabwehr aber noch auf einen kleinen Bereich begrenzt.

Reicht die angeborene Abwehr nicht aus, kommt verzögert die erworbene (spezifische) Immunabwehr zu Hilfe. Die Zellen der erworbenen Immunabwehr reagieren und produzieren Antikörper. Das sind spezifische Immuneiweiße, die den Fingerabdruck des Feindes tragen, den es zu eliminieren gilt. Anhand dieser Antikörper wird der Feind von den Immunzellen aufgespürt und gekillt. Bei dieser Immunreaktion werden verschiedenste Entzündungsmediatoren freigesetzt und es kommt zu einer ausgedehnten Entzündungsreaktion im Gewebe.

Sind die Antikörper gegen funktionslose, aber ehemals körpereigene Zellen gerichtet, spricht man von Autoantikörpern. Diese Autoantikörper können sich für jede Zellart ausbilden, deshalb werden über 400 verschiedene Erkrankungen zum „Rheumatischen Formenkreis" gezählt (siehe Rheuma 4.3.3.6.1).

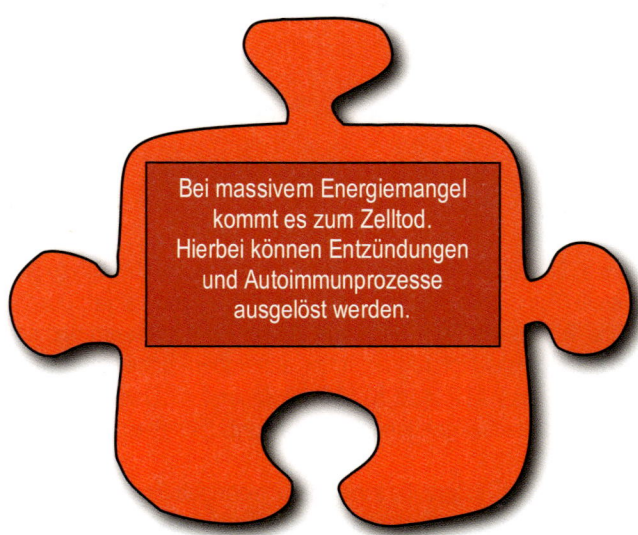

3.1.2.7 Wie funktioniert der Stoffwechsel einer Tumorzelle?

Krebs - die unbestritten größte Geißel der Menschheit, die unsagbares Leid verursacht, ist mittlerweile die zweithäufigste Todesursache. Jedes Jahr erkranken 1.000 von 100.000 Menschen neu an Krebs, d.h. von Ihren 100 Freunden und Bekannten wird, statistisch gesehen, nächstes Jahr einer die Diagnose Krebs gestellt bekommen - und im Jahr darauf der Nächste...

Da die Tumorzelle einen sehr charakteristischen Stoffwechsel hat, will ich den tumorspezifischen Stoffwechsel[62,63] kurz darstellen, um Prophylaxe und Therapie richtig einordnen zu können.

Wenn Sie sich die Abbildung 70 noch einmal genau ansehen, dann wird der Tumor-Stoffwechsel, den alle Tumorzellen - egal welcher Art - gemeinsam haben, klar verständlich.

Jede Zelle bestimmt unseren Stoffwechsel und tut alles, um genügend Energie für Struktur und Funktion (Überleben) zu erhalten. Die Zelle verändert über bestimmte Botenstoffe (HIF-1 und AMPK) ihre unmittelbare Umgebung, um genügend Sauerstoff und Nährstoffe zu bekommen.

Wichtigstes Ziel jeder Zelle ist - Überleben!

Fällt das Energieniveau ab, versucht die Zelle schnell wieder ein normales Energieniveau herzustellen - reicht das Energieniveau nicht, so kommt es zu Funktionseinschränkungen und Krankheit bis hin zum Zelltod.

Eine Tumorzelle ist eine entartete Körperzelle, deren Energieniveau für eine normale Zellfunktion nicht mehr reicht, die aber auch nicht sterben kann. Sie vegetiert wie ein untoter Zombie vor sich hin. Charakteristisch für die Tumorzelle sind folgende Stoffwechselaktivitäten (siehe Abb. 118):
Der Stoffwechsel der Tumorzelle (Otto Warburg, 1924) ist bestimmt durch Störungen der Mitochondrienfunktion (Sauerstoffmangel relativ oder absolut), verursacht durch Nährstoffdefizite und Schädigung der Mitochondrien (Infekte, Gendefekte, Freie Radikale, Medikamente, Genuss- und Umweltgifte, Strahlungen,...).

Die Tumorzelle hat somit nur noch eine Möglichkeit für die Energiegewinnung:

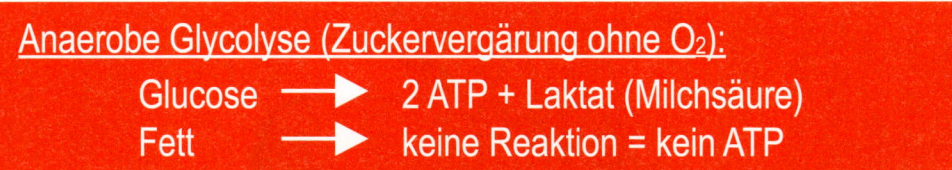

Die Vergärung von Glucose (Zucker) im Stoffwechselweg der anaeroben Glycolyse ist die einzige Möglichkeit der Energiegewinnung einer Tumorzelle. Hierbei entstehen 2 ATP und Laktat. Durch Störungen der Sauerstoffverarbeitung, kann die Tumorzelle Fette und auch Zucker nicht oxidieren und somit auch nicht mehr in Energie umwandeln. Es gibt nur das Notprogramm der anaeroben (ohne Sauerstoff) Zuckervergärung mit einer sehr spärlichen Ausbeute von 2 ATP (statt 36 ATP mit Sauerstoff). Dadurch benötigt die Tumorzelle auch riesige Mengen an Zucker, um trotzdem genügend Energie zum Überleben zu gewinnen.

Durch dieses Notprogramm hat die Tumorzelle einen ganz niedrigen Energiestatus. Dieser reicht zwar aus, um ihr Leben aufrecht zu erhalten, allerdings nicht mehr für eine normale Zellfunktion - **zum Leben zu wenig, zum Sterben zu viel!**

Die Tumorzelle ergreift - wie jede normale Zelle auch - entsprechende Maßnahmen gegen Energie- und Sauerstoffmangel (z.B. HIF-1, siehe Abb. 93), die allerdings nicht effektiv genug sind. Wenn Sie die Abbildung 93 noch einmal kurz betrachten, dann verstehen Sie, was und warum die Tumorzelle macht, um den Sauerstoffmangel und den ATP-Mangel auszugleichen.

Durch den Sauerstoff- und Energiemangel wird der Hypoxie induzierte Faktor (HIF-1) nicht mehr abgebaut, der HIF-1-Spiegel der Tumorzelle steigt dadurch an und es kommt zur spezifischen Stoffwechsellage.

Die Tumorzelle hat durch die anaerobe Glycolyse einen so hohen Zuckerbedarf, dass sie den Zucker förmlich einsaugt. Dieses Phänomen wird in der Tumordiagnostik genutzt und zwar bei der PET (Positronen-Emissions-Tomographie). Bei der PET werden Schnittbilder vom Patienten erzeugt, welche die unterschiedliche Anreicherung von Glucose im Gewebe darstellen. Hierzu wird radioaktiv markierte Glucose in die Vene injiziert. Weil Tumorzellen einen enormen Zuckerhunger haben, wird von ihnen der größte Anteil der radioaktiv markierten Glucose aufgenommen. Diese strahlenden Zuckerdepots werden dann durch die PET dargestellt und so sind - anhand der spezifischen Stoffwechselaktivität - die Tumorzellen im Organismus zu orten.

Stoffwechsel Tumorzelle	Enzyme Reaktionen	Reaktion
Störung Sauerstoffverarbeitung Mitochondrienstörung	**Fehlender Abbau des Hypoxie induzierten Faktors (HIF-1)**	
	Energiegewinnung über Glycolyse (siehe Abb. 77)	hoher Zuckerbedarf
	erhöht Zuckereinstrom in die Zelle über Glut 1-Transporter	saugt sich mit Zucker voll
Überlebensstrategie der Tumorzelle	erhöht alle Enzyme der Glykolyse (siehe Abb. 77)	niedrige ATP-Produktion, aber zu viel ATP für Nekrose
	Umwandlung Pyruvat in Laktat durch Lactat-Dehydrogenase	hohe Laktat-Produktion massive Übersäuerung des Nachbargewebes
	Gefäßneubildung durch Vascular Endothelial Growth Factor (VEGF) und Epidermal Growth Factor (EGF)	Gefäßsprossung
	sichert das Überleben durch Hemmung der Apoptose (BCL-2)	verhindert Apoptose

Abb. 118: Stoffwechselaktivität und Überlebensstrategie der Tumorzelle

Die Tumorzelle hat also durch die Störung der Mitochondrienfunktion nur noch die Möglichkeit, ihr Leben durch ein Notprogramm - die anaerobe Glycolyse - zu retten. Hierfür benötigt sie Unmengen an Zucker, die sie gierig aufsaugt.

Diese Art der Energiegewinnung über anaerobe Glycolyse nutzt jede normale Körperzelle während der Zellteilung (Mitose). Durch Zellteilung vermehrt sich die Zelle, um anschließend in der Interphase (= Phase zwischen den Mitosen) ihrer normalen Zellfunktion wieder nachzugehen.
In der Interphase benötigt die Zelle ein hohes Energieniveau, das mit Hilfe der sauerstoffabhängigen Oxidationsprozesse in den Mitochondrien erzielt wird. Hierbei entstehen aber auch reaktive Radikale, welche die DNA schädigen können - sie müssen antioxidiert werden.
In der Mitose wird für die Teilung der DNA die schützende Membran des Zellkerns aufgelöst, somit ist die DNA nicht mehr vor reaktiven Radikalen geschützt. Deshalb wird die oxidative Mitochondrienfunktion mit einer sogenannten „Schutzschaltung" abgeschaltet, um das Auftreten von Schädigungen durch reaktive Radikale zu verhindern (Dr. Heinrich Kremer[52]).
Bei der Zellteilung wird die Energie auch durch die Glycolyse (Schutzschaltung) ohne Sauerstoff gebildet. Nach der Zellteilung schaltet der Energiestoffwechsel wieder hoch auf „Vollgas" (Oxidation in den Mitochondrien), damit die Zelle erneut ihre verschiedenen Funktionen optimal ausführen kann. Der Stoffwechsel der Zelle schaltet also - je nach Bedarf - ständig zwischen anaerober Glycolyse und Glucose- bzw. Fettoxidation hin und her. Der Energiebedarf für die Zellfunktionen, die in der Interphase ablaufen, ist so hoch, dass die optimale Funktion nur durch oxidative Prozesse bereitgestellt werden kann.

Nochmals zur Wiederholung: Bei der Energiegewinnung ohne Sauerstoff (Glycolyse) kann der Organismus nur magere 2 ATP durch Vergärung aus Zucker gewinnen.
Diese geringe Energieausbeute würde nie für einen komplexen, energiefordernden Organismus ausreichen. Sie reicht aber kurzfristig für einige wenige Zelltypen aus:
- rote Blutkörperchen, sie haben keinen Zellkern und keine Mitochondrien
- schnelle, kurzfristige Energiebereitstellung für die Muskelzelle

- Spermien nach dem Eindringen in die Eizelle, sie lassen die Mitochondrien draußen
- befruchtete Eizelle (Embryoblast) bis zum 4.Tag
- jede Zelle während der Zellteilung (Mitose) - Schutzschaltung
- **Tumorzelle**

Solange der Zellstoffwechsel und die Stoffwechselsituation des Gesamtorganismus nicht verbessert werden, bleibt dieser Zombiestatus der Tumorzelle bestehen und breitet sich aus.

Die Konsequenz aus dieser Stoffwechselsituation der Tumorzelle für Prophylaxe- und Therapiemöglichkeiten bei Tumorerkrankungen werde ich im Kapitel 4.3.3.11 erläutern.

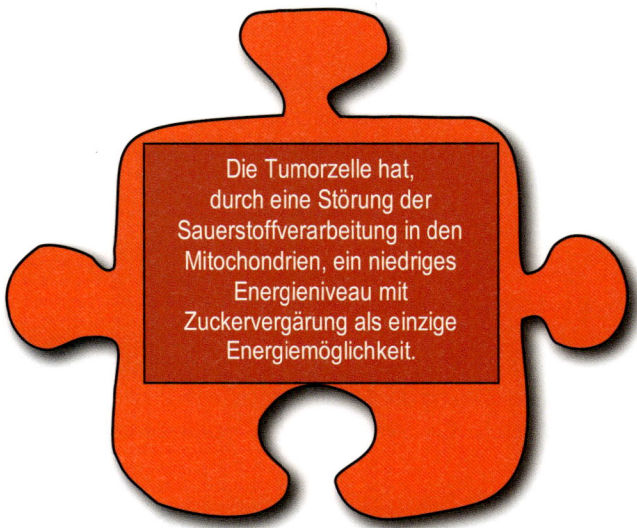

3.1.3 Zusammenfassung des Zellstoffwechsels

Die Zelle ist die primäre regulierende Kraft für unseren Gesamtstoffwechsel. In jeder Sekunde unseres Lebens führt die Zelle einen ständigen Kampf ums Überleben. Sie muss primär ihre Energiegewinnung regeln, damit Zellteilung, Funktion, aber auch Immunabwehr bis hin zur Apoptose ablaufen können.
Jede unserer 100 Billionen Zellen bildet Botenstoffe, die ihren Sauerstoff-, Nährstoffaustausch mit ihrer direkten Umgebung regeln und dadurch ihr Leben aufrecht erhalten. Dieses komplizierte, unüberschaubare Netzwerk an Botenstoffen sichert der Zelle selbst das Überleben. Es ermöglicht aber auch die Kommunikation der Zellen untereinander und somit eine normale Funktion des Gewebes, der Organe und des Organismus.
Die Meldungen der 100 Billionen Zellen werden an der Zelle, lokal im Gewebe, im Organ, im Organsystem und im Organismus weiterverarbeitet. Auf jeder Ebene werden diese beantwortet und - je nach Bedarf - an die nächsthöhere Instanz weitergegeben. Die oberste Kontrolle hat dann das Gehirn, mit seinen autonomen Regelsystemen im Hirnstamm.

Deshalb steht für uns die Zelle - und deren Bedarf - im Mittelpunkt von Gesundheit und Krankheit. Die Zelle reguliert ihr Milieu, der Organismus reagiert auf diese Veränderungen auf Zellebene. Oberstes Ziel der Zelle ist Überleben, d.h. ausreichend Energie für eine stabile Struktur und eine optimale Funktion zu gewinnen.

Ich hoffe, ich konnte Ihnen näher bringen, dass die zentrale Aufgabe jeder Zelle ist, genügend Energie für eine stabile Zellstruktur und eine optimale Funktion zu bilden, um somit als Teilchen im Gesamtorganismus seine wichtige Aufgabe für die Gesundheit und Fortpflanzung zu erfüllen.
Wichtig hierbei sind die Nährstoffe, die als Baumaterial für alle Zellstrukturen, unsere Enzyme und als CoFaktoren nötig sind, denn:

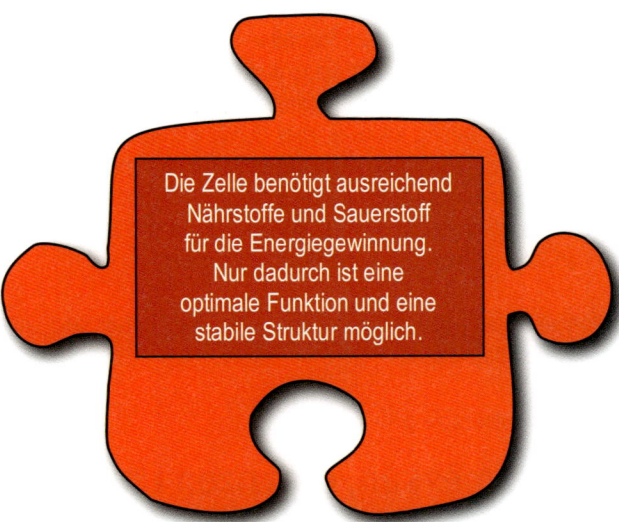

Immer wenn der Organismus nicht alle nötigen Nährstoffe zu Verfügung hat, die er in dem Moment benötigt, muss er mit den Nährstoffen haushalten und sparen - sparen in Zellfunktion, Immunabwehr, Produktion von Enzymen, Bindegewebe, Hormonen, Zellteilung, usw.
Ich hoffe, Sie haben nun erkannt, dass Sie nicht nur essen, damit Ihr Bauch voll ist, sondern um die wichtigen Nährstoffe zu erhalten, die Ihre Gesundheit und Lebensfreude ausmachen.

Deshalb werde ich Ihnen im folgenden Kapitel Nährstoffsteckbriefe zusammenstellen, damit Sie erkennen, bei welchen Stoffwechselschritten die Nährstoffe im Einzelnen wichtig sind und in welchen Nahrungsmitteln diese zu finden sind.

3.2. Wie erhält man die notwendigen Nährstoffe?

In den nachfolgenden **Nährstoff-Steckbriefen** habe ich die wichtigsten Informationen zu den einzelnen Nährstoffen übersichtlich zusammengefasst:
In der Überschrift ist der **tägliche Bedarf** dargestellt, wobei dies nur als Richtwert dient, da der Bedarf durch unterschiedliche Stoffwechselaktivität und Resorptionsfähigkeit variieren kann.
Für den Fachmann habe ich mir auch die Mühe gemacht, eine Auswahl der **Enzyme und Stoffwechselreaktionen** (orange hinterlegt) darzustellen, die durch den jeweiligen Nährstoff beeinflusst wird. Die **Wirkungen** dieser Reaktionen sind jeweils in der rechten Spalte (gelb hinterlegt) - auch für den Laien verständlich - aufgeführt.
Die Grundlage der Gesundheit sollte immer eine optimale Ernährung sein. Deshalb habe ich Ihnen die Nahrungsmittel dargestellt, die jeweils den höchsten Nährstoffgehalt aufweisen (Quelle: Bundeslebensmittelschlüssel = BLS[22]). Diese **Top 12** sind alles **Jäger+Sammler-Nahrungsmittel** (grün). Im Vergleich dazu sind die **Stärke-Nahrungsmittel** (rot) dargestellt. Bitte beachten Sie, wie „nährstoffreich" die nicht artgerechten Stärke-Nahrungsmittel im Vergleich zu den Jäger+Sammler-Nahrungsmitteln wirklich sind.
Trotz optimaler, nährstoffreicher Ernährung kann es aber durch individuelle Aufnahmestörungen, veränderte Stoffwechsellage und vermehrte Verluste zu Nährstoffdefiziten kommen. Diese können durch spezielle **Labordiagnostik** aufgedeckt werden. Die verschiedenen Möglichkeiten zur Nährstoffdiagnostik habe ich mit den jeweiligen Normal- und Optimalwerten dargestellt. Wie die Defizite durch gezielte **Nährstoffsubstitution** ausgeglichen werden können, ist am Ende des Steckbriefs aufgeführt.

So beinhalten die Nährstoffsteckbriefe alle therapeutisch relevanten Daten, und sollten in der Ernährungstherapie gute Nachschlagtabellen darstellen.

Denn in der modernen Ernährungstherapie gilt:

Optimales Essen, messen, ergänzen und wieder messen!

3.2.1 Optimales Essen - Jäger+Sammler-Ernährung

Die optimale Jäger+Sammler-Ernährung, die ich schon ganz ausführlich in Teil 1 und Teil 2 dieses Buches dargestellt habe, stellt die Grundlage der modernen Ernährungstherapie dar. Sie beinhaltet alle Nährstoffe in hoher Konzentration (siehe Steckbriefe), genügend Eiweiße (siehe 1.2.2.1) und Fettsäuren in einem sehr guten Verhältnis (siehe 1.2.2.2). Durch diese nährstoffreiche, leistungsstarke und artgerechte Jäger+Sammler-Ernährung wird gleichzeitig die große, unphysiologische Zuckerbelastung durch Stärke für den Darm und den Stoffwechsel eliminiert.
Ohne diese Stärke- und Zuckerlast haben die Darmschleimhaut und der gesamte Magen-Darm-Trakt auch wieder die Möglichkeit, die Nährstoffaufnahme so optimal wie möglich zu gestalten.

Deshalb sollte als Erstes eine optimale Ernährung angestrebt werden, da
1. durch eine **nährstoffreiche Jäger+Sammler-Ernährung** die notwendigen Nährstoffe zugeführt werden und
2. auch durch die zuckerarme, **stärkefreie Jäger+Sammler-Ernährung** die Reizzustände im Verdauungstrakt schnell ausheilen und somit die Nährstoffaufnahme verbessert wird.

Jäger-Anteil:

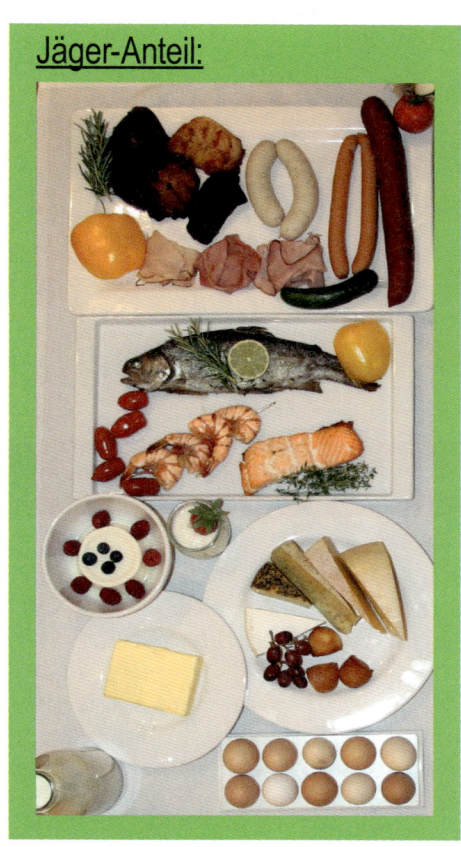

Sammler-Anteil:

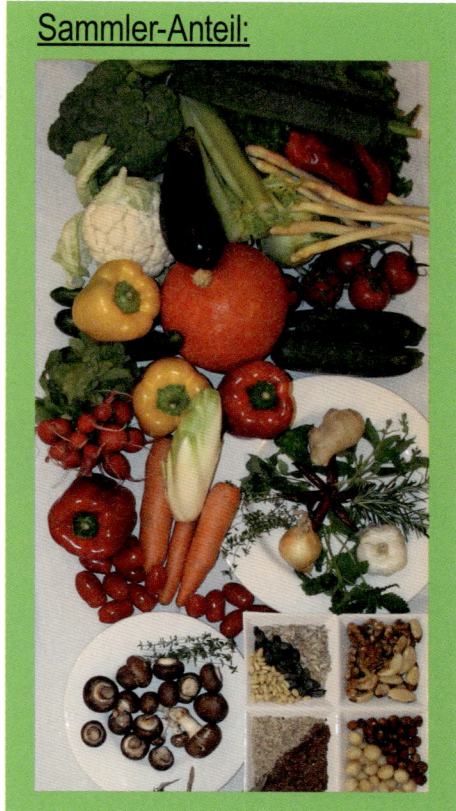

Jäger+Sammler-Zucker (max. GM 10 g):

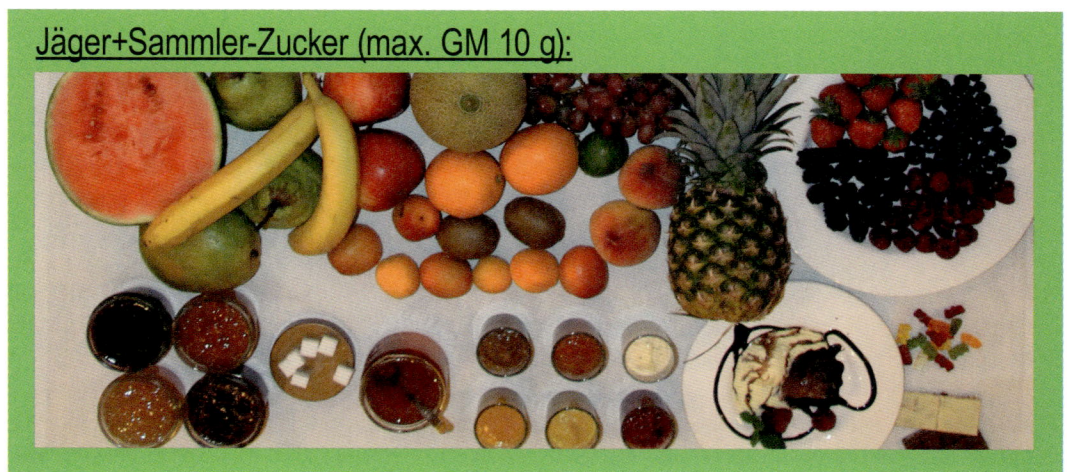

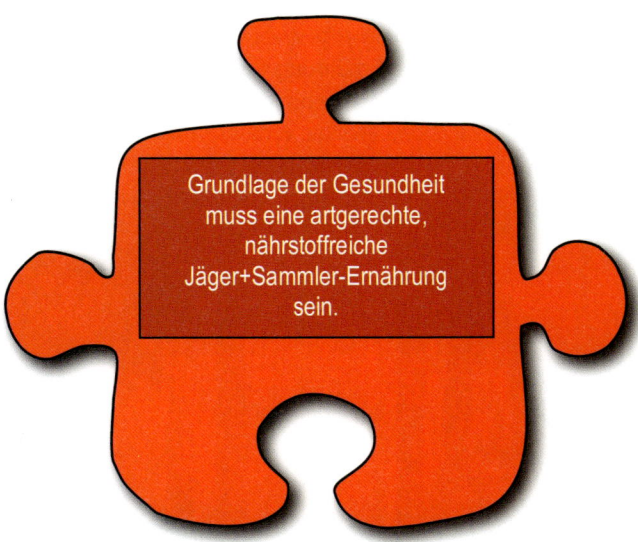

3.2.2 Messen - spezielle Labordiagnostik

Deutschland ist natürlich kein Hungerland, bei uns muss kein Mensch Hunger leiden - im Gegenteil: rund 67% der Männer und 53% der Frauen sind übergewichtig. Wobei viele Übergewichtige unterernährt sind - ihnen fehlt es an wichtigen Nährstoffen für eine normale Stoffwechselfunktion. Sie haben unterschiedliche Stoffwechselstörungen bis hin zum Übergewicht.

Laut DGE ist Deutschland aber auch kein Vitaminmangelland: „Die Versorgung ist ausreichend" - ausreichend ist aber nur die Note 4! Die DGE stützt ihre Aussage auf die „Nationale Verzehrstudie II". Hier wurde bei 20.000 zufällig ausgewählten Personen - anhand von 2 x 4 Tage Wiegeprotokollen - erfasst, was und wie viel gegessen worden ist und daraus die Nährstoffmengen berechnet.

Gemessen wurden die Nährstoffe bei den Probanden allerdings nicht! Aber ohne Laborkontrollen ist das Ergebnis jedoch nur eine vorsichtige Schätzung, da die Nährstoffe in der Regel nicht zu 100% im Darm aufgenommen werden.

Die meisten Nährstoffe werden über aktive oder passive Prozesse über die Dünndarmschleimhaut aufgenommen. Die Resorptionsraten schwanken zwischen 30 % (Vitamin E) und nahezu 100 % (Vitamin B3). Die Aufnahmemöglichkeit der Darmschleimhaut ist allerdings bei Reizzuständen und Entzündungen des Magen-Darm-Trakts teilweise erheblich eingeschränkt, so dass es individuell zu sehr unterschiedlichen Resorptionsraten der Nährstoffe kommen kann.

Die Berechnungen der „Nationalen Verzehrstudie II" zeigen also nicht, ob die Probanden auch genügend Nährstoffe aufgenommen haben und somit leistungsstarke Blutwerte aufweisen, um eine optimale Funktion von Zellen und Stoffwechsel zu gewährleisten.

Unabhängig davon, ob die Berechnung der Nährstoffversorgung aussagekräftig ist, macht es Sinn, die wichtigen Nährstoffe für eine gesunde Stoffwechsellage zu überprüfen und individuelle Defizite mit spezieller Labordiagnostik zu erfassen.

Den leidenden Patienten wird nicht interessieren, ob er rein rechnerisch genügend Nährstoffe zu sich nimmt, sondern er wird wissen wollen, ob er ein leicht zu behandelndes Nährstoffdefizit hat, das seine eingeschränkte Stoffwechsellage erklärt und eine Nährstofftherapie seine Beschwerden verbessern kann.

Übrigens: Gesetzliche Krankenkassen zahlen die Nährstoffanalysen in der Regel nicht - sie halten es für unnötig und unwissenschaftlich. Aus dem gleichen Grund werden die Nährstoffe auch nur von sehr wenigen Ärzten untersucht.

Sind die Nährstoffe und eine gezielte Labordiagnostik wirklich unwichtig?

Wo und wie die Nährstoffe im Stoffwechsel wirken, haben wir uns ja schon sehr ausführlich im Kapitel 3.1 erarbeitet.
Wenn Ihr Auto stehen bleibt, schauen Sie doch als allererstes, ob genug Benzin im Tank ist. Sie lassen Ihr Auto ja auch nicht einfach abschleppen und veranlassen langwierige Untersuchungen in einer Werkstatt, wo vielleicht auch noch der Motor zerlegt wird.
Zuerst sollte das Grundlegende - nämlich die Betriebsstoffe (Nährstoffe) - abgeklärt werden. Simply first - das Einfache zuerst. Füllen Sie doch erst mal den leeren Tank auf und schauen dann, ob der Wagen wieder fährt.

So sollte es in der Medizin auch sein, zuerst kontrollieren, ob genügend Betriebsstoffe (Nährstoffe) für eine normale Funktion zur Verfügung stehen!

Für die Labordiagnostik stehen verschiedenste einfache und kostengünstige Messungen für jeden Nährstoff zur Verfügung.
Ich habe diese **Laboruntersuchungen** in den Steckbriefen auch immer angeführt. Für jeden Nährstoff sind verschiedene Möglichkeiten und die dazugehörigen Normalwerte dargestellt.
Zur Festlegung der Normalwerte wurde bei einer größeren Gruppe von Personen dieser Laborwert gemessen und der Bereich, der die meisten Personen einschließt, wurde als „normal" definiert.
In diesen Normalwerten liegt ein kleiner Stolperstein:
Als „normal" wird hier der Bereich festgelegt, den die meisten Personen aufweisen -
„normal" ist aber nicht zwingend optimal!
Mehr als 60% der Personen in Deutschland haben Übergewicht - d.h. die meisten Personen sind übergewichtig - also ist Übergewicht „normal", aber sicher nicht optimal!

Optimalwerte der Nährstoffe sollten nicht als „normal", sondern anders definiert werden:

1. Der Optimalbereich ist der Bereich, in dem die Enzyme ihre maximale Aktivität haben (z.B. Glutathion-Peroxidase mit Selen, Transketolase mit Vitamin B1). Dieser entspricht in der Regel dem oberen Normalbereich.
2. Der Optimalbereich ist der Bereich, in dem Gegenregulationsmaßnamen nicht mehr nötig sind. Beim Vitamin D ist dieser Bereich einfach festzulegen.
Bei 25-OH-Vitamin D3-Werten unter 40 µg/l steigt das Parathormon (Gegenspieler von Vitamin D), d.h. der Calciumstoffwechsel wird auf Reserve geschaltet. Das nötige Calcium wird durch den Vitamin D-Mangel nicht mehr genügend aus dem Darm aufgenommen, sondern - durch den Anstieg des Parathormons - vermehrt aus dem Knochen abgebaut.
Deshalb ist der Optimalwert für 25-OH-Vitamin D3 das ganze Jahr über bei 40 - 100 µg/l bzw. 100 - 250 nmol/l (siehe 3.2.5.20).

In der einfachen, bio-logischen Nährstofftherapie sollten **immer die Optimalwerte** angestrebt werden, um ein Defizit sicher auszuschließen, maximale Enzymaktivität zu ermöglichen und ein Umschalten des Stoffwechsels auf Reserve zu verhindern.

3.2.3 Ergänzen der defizitären Nährstoffe

Wenn Defizite messbar sind, sollten die Patienten diese Defizite durch eine gezielte Substitution ergänzen und beobachten, ob sich die Beschwerden verlieren oder zumindest deutlich verbessern.

Hier gilt: Lieber etwas zu viel als zu wenig! D.h. die Substitution sollte so groß sein, dass die Laborwerte im **Optimalbereich** liegen - da man bei einer ungenügenden Nährstoffergänzung einen einfachen, gesunden, nebenwirkungsfreien, kostengünstigen und nicht zuletzt bio-logischen Weg zur Beschwerdeverbesserung verschenkt.

Ein Patient, der an Beschwerden leidet, hat aber nichts zu verschenken!

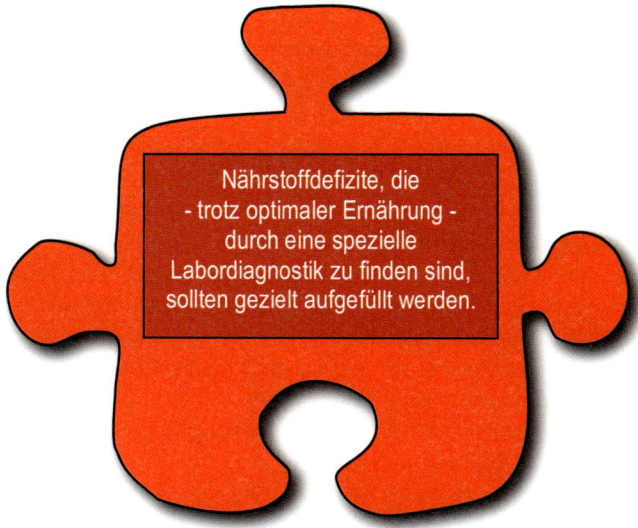

3.2.4 Wieder messen - Kontrollmessungen nach Substitution

Kontrollmessungen der auffälligen Nährstoffdefizite nach erfolgter Nährstoffergänzung sind aus 4 Gründen unbedingt ratsam:

1. Ohne Kontrollmessungen nach erfolgter Nährstoffsubstitution kann der Arzt oder Therapeut in keinster Weise abschätzen, ob die Dosierung und die Dauer der Substitution bei diesem einen Patienten ausreichend waren. Durch Resorptionsstörungen im Darm und individueller Stoffwechsellage können die Dosis und auch die Dauer der Nährstoffergänzung sehr stark variieren.

2. Nur durch die Kontrollmessungen können auch vollständige Aufnahmestörungen im Darm ausfindig gemacht werden. Bei diesen Patienten funktioniert eine Nährstoffergänzung über Tabletten (oral) nicht, da der Darm Nährstoffe nur ungenügend aufnehmen kann. Sie benötigen - je nach Kontrollmessungen - eine kurzfristige oder selten auch lebenslange parenterale Nährstoffergänzung - d.h. die fehlenden Nährstoffe müssen injiziert (gespritzt) werden.

3. Nur durch die Kontrollmessungen kann das maximale Potential der Nährstofftherapie ausgeschöpft werden. Nur wenn alle Nährstoffe in ausreichenden Mengen zur Verfügung stehen, kann der Stoffwechsel auch optimal funktionieren - ein Defizit ist immer noch ein schwaches Glied in der biochemischen Kette.

4. Nicht zuletzt entwickelt der Arzt oder Therapeut seine Erfahrung nur durch Kontrolle seines Tuns.
Ohne Kontrollmessungen werden die Nährstoffe nur so dosiert, wie allgemein empfohlen - was aber oft nicht ausreicht. Die offiziellen Empfehlungen können allerdings nur durch die praktische Erfahrung mit Kontrollmessungen kritisch betrachtet werden.
Bestes Beispiel ist Vitamin D: Wenn in der Laboruntersuchung ein Vitamin D-Mangel auffällt, so werden in der Regel - wie offiziell empfohlen - 1.000 IE Vitamin D (Colecalciferol) über 4 Wochen ergänzt. Kontrolliert wird dieser Wert allerdings meist nicht mehr.
Der Arzt, der jedoch eine Kontrollmessung macht, wird erstaunt sein, denn ohne Sonne werden die schlechten Blutwerte nach diesen 4 Wochen mit 1.000 IE sogar noch schlechter sein!
Nur durch Kontrollmessungen zeigt sich, dass der tägliche Bedarf an Vitamin D bei 3.000 IE liegt. Damit die Speicher wieder aufgefüllt werden, benötigt der Patient täglich 5.000 IE (8 Wochen lang) oder 20.000 IE (2 Wochen lang), als Erhaltungsdosis sind 2.000 - 4.000 IE täglich vonnöten (siehe 3.2.5.20).

Deshalb gilt in der modernen Ernährungsmedizin:

Optimales Essen, messen, ergänzen und wieder messen!

3.2.5 Nährstoffsteckbriefe und Labordiagnostik

Nährstoffe für Energiegewinnung und normale Zellfunktion		
Makronährstoffe	Mineralstoffe	wasserlösliche Vitamine
Glucose	Calcium	Vitamin B1 (Thiamin)
Fettsäuren	Magnesium	Vitamin B2 (Riboflavin)
Aminosäuren	Spurenelemente	Vitamin B3 (Niacin)
	Zink	Vitamin B5 (Pantothensäure)
	Kupfer	Vitamin B6 (Pyridoxal)
	Selen	Vitamin B7 (Biotin)
	Mangan	Vitamin B9 (Folsäure)
	Iod	Vitamin B12 (Cobalamin)
	Eisen	fettlösliche Vitamine
		Vitamin A (Retinol), β-Carotin
		Vitamin C (Ascorbinsäure)
		Vitamin E (Tocopherol)
		Vitamin D (Colecalciferol)

Abb. 119: Übersicht der Nährstoffe

3.2.5.1 Calcium

Calcium		Bedarf: 800 - 1.000 mg/Tag
Enzyme	**Reaktionen**	**Wirkung**
Calcium-Hydroxylapatit (CaP)	Aufbau Matrixbestandteile	Baustoff für Knochen und Zähne
G-Protein-gekoppelte Rezeptoren Calciumkanäle Transportproteine	Signalübertragung	Muskelkontraktion Nervenimpuls Hormonfreisetzung
ATP-Hydrolase	ATP-Spaltung	Energiefreisetzung
Coaktivator der Blutgerinnung	Faktor IV und Co-Faktor für andere Gerinnungsfaktoren	Blutgerinnung
NADH-Oxidase	ROS-Bildung: H_2O_2	Immunabwehr Bildung Schilddrüsenhormone
Apyrase	Purin-, Pyrimidinsynthese	DNA-Bildung, Zellteilung ATP-Bildung
Phospholipase A2	Phosphoglycerid-Stoffwechsel Arachidonsäure-Stoffwechsel	Baustoffe für Zellmembran Entzündung (siehe 4.3.2))
3-Isopentenyl-Pyrophosphat-Isomerase	Q10-Synthese Cholesterinsynthese	Energiegewinnung Baustoffe für Zellmembran, Hormone, Gallensäure

Top 12: Calcium - Gehalt in mg/100 g					
Käse	500 mg	Quark	120 mg	Bohnen	60 mg
Paranuss	160 mg	Garnelen	90 mg	Broccoli	60 mg
Joghurt, Milch	120 mg	Walnuss	80 mg	Hühnerei	50 mg
Spinat	112 mg	Sellerie	80 mg	Beeren	40 mg
Vollkornbrot	40 mg	Reis	30 mg	Kartoffel	10 mg

Labordiagnostik:		Normal-Wert	Optimal-Wert
Calcium im Serum		2,20 - 2,65 mmol/l	2,20 - 2,65 mmol/l
Calcium im Vollblut		59 - 61 mg/l	59 - 61 mg/l

Nährstoffsubstitution:			
Calcium		oral	500 - 1.000 mg/Tag
		i.v.	130 - 260 mg/Tag

Abb. 120: Calcium-Steckbrief

Wichtige Anmerkung: Die Calcium-Aufnahme im Darm ist überwiegend auf Calbindin und eine Calciumpumpe zurückzuführen, das durch Vitamin D erst produziert wird.
Das bedeutet, ohne Vitamin D (siehe 3.2.5.20) kann der Organismus kein Calcium aus dem Darm aufnehmen, sondern muss sich das notwendige Calcium durch Calciumabbau aus dem Knochen holen.

3.2.5.2 Magnesium

Magnesium		Bedarf: 300 - 400 mg/Tag
Enzyme	Reaktionen	Wirkung
Enolase	Glycolyse, Gluconeogenese	Energiegewinnung
Pyruvat-Kinase		
Isocitrat-Dehydrogenase	Citratzyklus	
ATPase (ATP-Synthase)	Atmungskette	
Tyrosin-Hydroxylase	Dopamin-, Noradrenalin-, Adrenalinsynthese	Hormonsynthese
Galactosyltransferase	Kollagensynthese	Bindegewebsstoffwechsel
Glucosyltransferase		
Deaminase	Aufbau Matrixbestandteile	
Transferasen		
α-Galactosidase	Synthese von Phospholipiden	Baustoffe für Zellmembran
Phosphatasen		
3-Isopentenyl-pyrophosphat-Isomerase	Q10-Synthese Cholesterinsynthese	Energiegewinnung Baustoffe für Zellmembran, Hormone, Gallensäure
Squalen-Synthase		
CoA-Ligase	Gallensäure-Stoffwechsel	Cholesterinabbau
Protein Kinasen	Apoptose	programmierter Zelltod
Calciumantagonist N-Methyl-D-Aspartat-Antagonist	Erregungsleitung	Nervale Entspannung
Top 12: Magnesium - Gehalt in mg/100 g					
Paranuss	380 mg	Garnelen	70 mg	Kohlrabi	40 mg
Mandel	220 mg	Spinat	60 mg	Papaya	40 mg
Walnuss	140 mg	Fisch	50 mg	Salami	30 mg
Bohnen	90 mg	Käse	50 mg	Beeren	30 mg
Vollkornbrot	60 mg	Reis	40 mg	Kartoffel	20 mg
Labordiagnostik:	Normal-Wert	Optimal-Wert
Magnesium im Serum	0,80 - 1,05 mmol/l	0,90 - 1,05 mmol/l
Magnesium im Vollblut	34 - 36 mg/l	34 - 36 mg/l
Nährstoffsubstitution:		
Magnesium	oral	200 - 600 mg/Tag
	i.v.	400 mg/Tag

Abb. 121: Magnesium-Steckbrief

3.2.5.3 Zink

Zink		Bedarf: 10 - 20 mg/Tag
Enzyme	**Reaktionen**	**Wirkung**
Fructose-Bisphosphat-Aldolase	Glycolyse	Energiegewinnung
Pyruvat-Carboxylase	Gluconeogenese Fettsäuresynthese	Energiespeicherung
Superoxid-Dismutase (SOD)	Antioxidation	Schutz aller Zellbestandteile vor freien Radikalen
Galactosyltransferase Glucosyltransferase	Aufbau von Kollagen	Bindegewebsstoffwechsel
Carboanhydrase	Produktion Magensäure	Verdauung, Immunabwehr
	Rückresorption und Synthese von Hydrogencarbonat	Säure-Basen-Haushalt
Carboxypeptidasen	Eiweißspaltung	Eiweißverdauung
Porphobilinogen-Synthase	Häm-Synthese	siehe Eisen (3.2.5.8)
Zinkfingerproteine	DNA-Rezeptor für unterschiedliche Hormone	Hormonrezeptoren für Enzymbildung aus DNA
Dihydroorotase	Pyrimidin-Synthese	DNA-Bildung, Zellteilung
Methonin-Synthase Betain-Homocystein-Methyltransferase	Homocystein-Abbau Methionin-Recycling	Adrenalin-, Melatonin-Synthese Carnitin-Synthese Q10-Synthese DNA-Bildung Kreatinphosphat Phospholipide für Zellmambran
Zink-Insulin-Komplex	Speicherform des Insulins	Zuckerstoffwechsel
Leukotrien-A$_4$-Hydrolase	Arachidonsäurestoffwechsel	Immunabwehr
Alkohol-Dehydrogease	Gallensäureproduktion Alkoholabbau	Cholesterinabbau Alkoholabbau
Thymulin	Thymushormone Aktivierung der T-Lymphozyten	Immunabwehr
Retinol-Bindeproteine	Vitamin A-Stoffwechsel	siehe Vitamin A (3.2.5.17)
Top 12: Zink - Gehalt in mg/100 g		
Rind 7,4 mg	Leinsamen 4,1 mg	Salami 2,8 mg
Käse 5,7 mg	Schwein 4,0 mg	Geflügel 2,6 mg
Pecannuss 5,3 mg	Paranuss 3,8 mg	Garnele 2,2 mg
Hirsch 4,7 mg	Mandel 3,2 mg	Fisch 1,7 mg
Vollkornbrot 1,5 mg	Reis 2,1 mg	Kartoffel 0,4 mg
Labordiagnostik:	Normal-Wert	Optimal-Wert
Zink im Serum	0,8 - 1,4 mg/l	1,0 - 1,4 mg/l
Zink im Vollblut	7,30 - 7,70 mg/l	7,30 - 7,70 mg/l
Nährstoffsubstitution:		
Zink	oral	10 - 50 mg/Tag

Abb. 122: Zink-Steckbrief

3.2.5.4 Kupfer

Kupfer		Bedarf: 1 - 3 mg/Tag	
Enzyme	**Reaktionen**	**Wirkung**	
Cytochrom-c-Oxidase	Komplex IV der Atmungskette	Energiegewinnung	
Superoxid-Dismutase (SOD)	Antioxidation	Schutz aller Zellbestandteile vor freien Radikalen	
Dopamin-β-Hydroxylase Tyrosinase	Dopamin-, Noradrenalin-, Adrenalinsynthese	Hormonsynthese	
Diaminooxidase (DAO)	Histamin-Abbau	Allergiestoffwechsel	
Coeruloplasmin (Ferroxidase)	Oxidation Eisen und dadurch Bindung Eisen an Transferrin	Eisentransport im Blut	
Lysyl-Oxidase	Aufbau von Kollagen	Bindegewebsstoffwechsel	
Transferasen	Aufbau Matrixbestandteile		
Top 12: Kupfer - Gehalt in mg/100 g			
Paranuss 1,7 mg	Garnele 1,1 mg	Ente 0,3 mg	
Haselnuss 1,6 mg	Tintenfisch 0,9 mg	Erbsen 0,2 mg	
Käse 1,2 mg	Mandel 0,9 mg	Fisch 0,2 mg	
Leinsamen 1,2 mg	Champignon 0,4 mg	Hirsch 0,2 mg	
Vollkornbrot 0,2 mg	Reis 0,2 mg	Kartoffel 0,1 mg	
Labordiagnostik:		Normal-Wert	Optimal-Wert
Kupfer im Serum		0,80 - 1,30 mg/l	1,00 - 1,30 mg/l
Kupfer im Vollblut		1,10 - 1,20 mg/l	1,10 - 1,20 mg/l
Coeruloplasmin im Serum		0,20 - 0,60 g/l	0,20 - 0,60 g/l
Nährstoffsubstitution:			
Kupfer		oral	1 - 4 mg/Tag

Abb. 123: Kupfer-Steckbrief

3.2.5.5 Selen

Selen				Bedarf: 0,07 - 0,12 mg/Tag	
Enzyme		**Reaktionen**		**Wirkung**	
Glutathion-Peroxidase Selenocystein		Antioxidation		Schutz aller Zellbestandteile vor Freien Radikalen	
Thyroxin-Dejodase (Leber)		Aktivierung von Thyroxin (T4) zu Trijodthyronin (T3)		Aktivierung des Schilddrüsenhormons T3	
Top 12: Selen - Gehalt in mg/100 g					
Paranuss	0,19 mg	Leinsamen	0,06 mg	Bohne	0,02 mg
Tintenfisch	0,11 mg	Schwein	0,05 mg	Hühnerei	0,02 mg
Fisch	0,06 mg	Rind	0,04 mg	Rosenkohl	0,02 mg
Gurke	0,06 mg	Geflügel	0,03 mg	Milch	0,01 mg
Vollkornbrot	0,02 mg	Reis	0,02 mg	Kartoffel	0,01 mg
Labordiagnostik:		Normal-Wert		Optimal-Wert	
Selen im Serum		60 - 130 µg/l		100 - 130 µg/l	
Selen im Vollblut		80 - 160 µg/l		130 - 160 µg/l	
Nährstoffsubstitution:					
Selen		oral		0,05 - 0,30 mg/Tag	
		i.v.		0,05 - 0,30 mg/Tag	

Abb. 124: Selen-Steckbrief

3.2.5.6 Mangan

Mangan		Bedarf: 2 - 5 mg/Tag	
Enzyme	**Reaktionen**	**Wirkung**	
Isocitrat-Dehydrogenase	Citratzyklus	Energiegewinnung	
Pyruvat-Carboxylase	Gluconeogenese Fettsäuresynthese	Energiespeicherung	
Superoxid-Dismutase (SOD) Katalase	Antioxidation	Schutz aller Zellbestandteile vor freien Radikalen	
3-Isopentenyl-Pyrophosphat-Isomerase Squalen-Monooxygenase	Q10-Biosynthese Cholesterin-Biosynthese	Energiegewinnung Baustoff für Zellmembran, Hormone, Gallensäure	
Phosphatasen	Synthese von Phospholipiden	Baustoffe für Zellmembran	
Arginase	Harnstoffzyklus	Stickstoffausscheidung Säure-Basen-Haushalt	
Galactosyltransferase Glucosyltransferase	Aufbau von Kollagen	Bindegewebsstoffwechsel	
Deaminasen Transferasen	Aufbau Matrixbestandteile		
Top 12: Mangan - Gehalt in mg/100 g			
Heidelbeere 4,1 mg	Erdnuss 1,6 mg	Spinat	0,6 mg
Pecannuss 3,5 mg	Paranuss 1,3 mg	Broccoli	0,5 mg
Leinsamen 2,2 mg	Bohne 1,1 mg	Pastinake	0,4 mg
Mandel 1,8 mg	Brombeere 0,9 mg	Erdbeere	0,4 mg
Vollkornbrot 1,5 mg	Reis 0,7 mg	Kartoffel	0,1 mg
Labordiagnostik:		Normal-Wert	Optimal-Wert
Mangan im Serum		0,4 - 1,1 µg/l	0,7 - 1,1 µg/l
Mangan im Vollblut		7,0 - 11,0 µg/l	7,0 - 11,0 µg/l
Nährstoffsubstitution:			
Mangan		oral	2 - 5 mg/Tag

Abb. 125: Mangan-Steckbrief

3.2.5.7 Jod

Jod		Bedarf: 0,20 mg/Tag	
Enzyme	**Reaktionen**	**Wirkung**	
Thyreoperoxidase (TPO)	Trijodthyronin (T3) Thyroxin (T4)	Schilddrüsenhormonproduktion	
Top 12: Jod - Gehalt in mg/100 g			
Krabben	0,13 mg	Champignon	0,02 mg	Milch	0,01 mg
Fisch	0,06 mg	Broccoli	0,02 mg	Spinat	0,01 mg
Feldsalat	0,04 mg	Geflügel	0,01 mg	Ei	0,01 mg
Käse	0,04 mg	Erdnuss	0,01 mg	Lauch	0,01 mg
Vollkornbrot	0,00 mg	Reis	0,01 mg	Kartoffel	0,00 mg
Labordiagnostik:		Normal-Wert		Optimal-Wert	
Jod im Morgenurin		100 - 300 µg/g Kreatinin		200 - 300 µg/g Kreatinin	
Nährstoffsubstitution:			
Jod		oral		0,20 - 0,40 mg/Tag	

Abb. 126: Jod-Steckbrief

3.2.5.8 Eisen

Eisen		Bedarf: 2 - 4 mg/Tag
Enzyme	**Reaktionen**	**Wirkung**
Eisen als CoFaktor		
γ-Trimethyllysin-Dioxygenase γ-Butyrobetain-Dioxygenase	Carnitin-Biosynthese für β-Oxidation	Energiegewinnung
Superoxid-Dismutase (SOD) Katalase	Antioxidation	Schutz aller Zellbestandteile vor freien Radikalen
Ribonukleosid-Diphosphat- Reduktase	Purin-, Pyrimidin-Synthese	DNA-Bildung, Zellteilung ATP-Bildung
Desaturasen Lipoxygenase	Phosphoglycerid-Stoffwechsel Arachidonsäure-Stoffwechsel	Baustoffe für Zellmembran Entzündung (siehe 4.3.2)
Phenylalanin-Hydroxylase Tyrosin-Hydroxylase	Dopamin-, Noradrenalin-, Adrenalinsynthese	Hormonsynthese
Tryptophan-5-Hydroxylase	Serotonin-, Melatoninsynthese	
β-Caroten-Monooxygenase	Vitamin A-Stoffwechsel	siehe Vitamin A (3.2.5.17)
Alkohol-Dehydrogenase	Gallensäureproduktion Alkoholabbau	Cholesterinabbau Alkoholabbau
Eisen-Schwefel-Zentren		
Aconitase	Citratzyklus	Energiegewinnung
NADH-Dehydrogenase	Komplex I der Atmungskette	
Succinat-Dehydrogenase	Komplex II und Citratzyklus	
Cytochrom-c-Reduktase	Komplex III der Atmungskette	
Iron Regulatory Protein 1 (IRP-1) bei Eisenmangel	hemmt Häm-Synthese fördert Eisenaufnahme d. Zelle	Eisenstoffwechsel
Xanthin-Oxidase	Purin-Abbau	Harnsäureausscheidung
Häm als CoFaktor		
Hämoglobin	Sauerstofftransport im Blut Säure-Puffer durch Bicarbonat	Sauerstofftransport von Lunge zur Zelle
Myoglobin	das „Hämoglobin" des Muskels	Sauerstofftransport und - speicherung im Muskel
Succinat-Dehydrogenase	Komplex II und Citratzyklus	Energiegewinnung
Cytochrom-c-Reduktase	Komplex III der Atmungskette	
Cytochrom-c-Oxidase	Komplex IV der Atmungskette	
Cytochrom-c	Atmungskette	
NADH-Oxidase	ROS-Bildung: H_2O_2	Immunabwehr (siehe Abb. 117) Bildung Schilddrüsenhormone
Thyreoperoxidase (TPO)	Trijodthyronin(T3), Thyroxin(T4)	Schilddrüsenhormonproduktion
Cyclooxygenase (COX)	Arachidonsäurestoffwechsel	Immunabwehr, Blutgerinnung Mehrdurchblutung Entzündungsregulation

Abb. 127.1: Eisen-Steckbrief

Eisen		Bedarf: 2 - 4 mg/Tag	
Enzyme	**Reaktionen**	**Wirkung**	
Häm-Thiolat für CytochromP$_{450}$			
Sterol-14-Demethylase	Cholesterinsynthese	Baustoff für Zellmembran, Hormone, Gallensäure	
Monooxygenasen	Progesteron-, Aldosteron-, Testosteron, Östradiol-, Cortisolsynthese	Hormonsynthese	
	Gallensäureproduktion	Cholesterinabbau	
Vitamin D-25-Hydroxylase Calcidiol-1-Monooxygenase	Vitamin D-Synthese	siehe Vitamin D (3.2.5.20)	
Thromboxan-A-Synthase	Arachidonsäurestoffwechsel	Blutgerinnung	
Prostacyclin-Synthase		Mehrdurchblutung	
Top 12: Eisen - Gehalt in mg/100 g			
Leinsamen	7 mg	Spinat	3 mg	Bohne	3 mg
Kürbiskern	5 mg	Hirsch	3 mg	Schwein	3 mg
Ente	4 mg	Mandel	3 mg	Pecannuss	2 mg
Haselnuss	3 mg	Rind	3 mg	Feldsalat	2 mg
Vollkornbrot	2 mg	Reis	1 mg	Kartoffel	0 mg
Labordiagnostik:		Normal-Wert	Optimal-Wert
Hämoglobin (Hb)	Frau:	12,3 - 15,3 g/dl	Frau:	12,3 - 15,3 g/dl
	Mann:	14,0 - 17,0 g/dl	Mann:	14,0 - 17,0 g/dl
!!! Ferritin im Serum !!!		10 - 400 µg/l	100 -400 µg/l
Nährstoffsubstitution:			
Eisen		oral	10 - 300 mg/Tag
		i.v.	37,5 - 62,5 - 100 - 500 mg

Abb. 127.2: Eisen-Steckbrief

Wichtige Amerkung: **Eisen ist ein ganz besonderer Nährstoff!**
Aufnahme und Stoffwechsel sind bei Eisen gänzlich anders als bei allen anderen Nährstoffen. Eisen wird als einziger Nährstoff nicht mehr ausgeschieden - weder über Niere-Blase, noch über Leber-Darm. Der Organismus gibt Eisen nicht mehr freiwillig her, Eisen wird nur verloren und zwar über die Abschilferung von Haut und Schleimhautzellen, die ebenfalls Eisen enthalten. Diese Eisenverluste liegen bei 1 mg/Tag (siehe Abb. 127.3). Nachdem die Eisenaufnahme über den DMT-1 Transporter streng limitiert ist (1 - 5 mg/Tag), kann eine niedrige Eisenaufnahme über diesen Weg dazu führen, dass zusätzliche Eisenverluste (Monatsblutung, Schwangerschaft, Blutspenden oder Operationen) nicht mehr - oder nur über Jahre hinweg - ausgeglichen werden können.
Weil Eisen für sehr viele Enzyme und Stoffwechselwege notwendig ist, führt ein Eisenmangel zwangsläufig zu massiven Leistungseinschränkungen der Energiegewinnung, der Hormonproduktion und vielen anderen Stoffwechselwegen bis hin zum programmierten Zelltod (siehe 3.1.2.6.1).

Eisen 4.000 mg Gesamtgehalt bei 70 kg Körpergewicht		
Hämoglobin (1 l Blut = 500 mg Eisen)	**Ferritin** (= Eisenspeicher, v.a. Leber)	**Gewebe** 15% Enzyme, 5% Myoglobin
60 % = 2.400 mg	**20 % = 800 mg**	**20% = 800 mg**
Eisenverluste bei Frau und Mann		
physiologische Verluste		besondere Verluste
bei Frau und Mann abgeschilferte Haut- und Darmzellen: **1 mg/Tag**	**bei Frau** Monatsblutung: **25 - 50 mg/Monat** Schwangerschaft: **250 mg/Baby + Nachgeburt bis 250 mg**	**bei Frau und Mann** Blutspende (500 ml): **250 mg/Spende** Operationen mit Blutverlusten: **250 mg/500 ml Blut**
tägliche Eisenaufnahme im Darm: 1 - 5 mg		
über **DMT-1**, den Transporter für die Eisenaufnahme		
bei Entzündungen ist die Aufnahme im Darm erniedrigt		

Abb. 127.3: Eisenverteilung im Körper

Deshalb ist v.a. bei chronischen Beschwerden eine Normalisierung des Eisens für den Patienten absolut nötig, um seine Beschwerden lindern zu können.

Ein Eisenmangel kann nur durch eine gezielte Labordiagnostik erfasst werden:

Eisen im Serum: Ist kein Marker für einen Eisenmangel, es schwankt sogar im Tagesverlauf um 300 %.

Transferrinsättigung: Ist kein Marker, da die Transferrinsättigung aus Transferrin und Eisen im Serum berechnet ist, dadurch unterliegt es den gleichen Schwankungen.

Hämoglobin alleine reicht nicht aus. Da der Sauerstofftransport immer Vorrang hat, leidet der Hämoglobin-Wert erst bei fast vollständig leerem Eisenspeicher.

Ferritin: Der Ferritin-Wert ist der Laborwert, der einen Eisenmangel aufdeckt! Ferritin im Blut gibt die Größe des Eisenspeichers (v.a. in der Leber) wieder. Die Messung des Ferritin-Wertes ist deshalb absolut nötig, da ca. 90 % der Patienten mit einem sehr niedrigen Ferritin von < 75 µg/l immer noch ein normales Hämoglobin aufweisen.

Bei dieser Konstellation sollte die Diagnose **Eisenmangelsyndrom** (siehe Dr. Beat Schaub[67]) gestellt werden, das mit Erschöpfung, Müdigkeit, Konzentrationsstörungen, Depression, Kopfschmerz, Schwindel, Haarausfall aber auch Schlafstörungen einhergehen kann. Durch die reduzierten Enzymsysteme für die Energiegewinnung (bis zu 5 Millionen eisenabhängige Atmungskettenkomplexe/Zelle) kann dieser Eisenmangel als Grundproblem bei allen Krankheitsprozessen eine gewichtige Rolle spielen.

Deshalb ist es unbedingt notwendig, den Speicher Ferritin zu **messen,** oral zu **ergänzen** - und nachzumessen, ob eine orale Substitution auch zu optimalen Ferritin-Werten führt. Falls bei der **Kontrollmessung** die Ferritin-Werte nicht ausreichend angestiegen sind oder die Eisentabletten nicht vertragen wurden (Magen-Darm-Beschwerden), ist eine intravenöse Spritzentherapie durch den Arzt nötig, um dem Patienten zu helfen. Die meisten Ärzte messen allerdings nur Hämoglobin und das Eisen im Serum - Ferritin wird fast nie kontrolliert, da die Krankenkassen es nicht für nötig erachten und es nicht bezahlen.

Der Hämoglobin-Wert reicht aber zur Beurteilung des Eisenstatus nicht aus, da dieser bei einem Eisenmangel erst ziemlich spät abfällt. Wenn Ihr Organismus Eisen benötigt, um damit Enzyme und Hormone zu bauen, nimmt er das Eisen nicht aus dem Hämoglobin, sondern aus dem Speicher (Ferritin). Wenn Sie Plätzchen backen, nehmen Sie den Zucker ja auch nicht aus dem Kuchen, sondern aus der Speisekammer.

Dadurch wird der Eisenmangel mit all seinen grundlegenden Einschränkungen für die Gesundheit sehr oft übersehen und nicht behandelt.

Durch die Vorgaben der Krankenkassen: „Ferritin nur dann zu überprüfen, wenn der Hämoglobin-Wert erniedrigt ist", fehlt sehr vielen Ärzten die Erfahrung mit diesem Eisenmangelsyndrom (= normales Hämoglobin und erniedrigtes Ferritin)!
Da Ihr Arzt meistens auch nicht weiß, wie wichtig Eisen für Sie und Ihre Beschwerden ist - denn sonst würde er Ihnen diese Laborwerte anbieten - müssen **Sie** es wissen, denn es geht um **Ihre** Beschwerden und **Ihre** Gesundheit.

Fragen Sie deshalb Ihren Arzt nach dem Ferritin-Wert und bitten Sie ihn, diesen bis zum Optimalwert zu ergänzen.

Wenn Sie irgendwelche Beschwerden, nach den großen Blut- und Eisenverlusten der **Schwangerschaft und Geburt** entwickelt haben, sollten **Sie** an das Ferritin denken. Ihr Frauenarzt hat Ihnen zwar während der Schwangerschaft 10-mal das Hämoglobin gemessen - aber knapp daneben ist auch vorbei! In Schwangerschaft und Stillzeit hat die Nährstoffversorgung des Babys Vorrang, die „Reste" bekommt die Mama. Wenn die „Reste" allerdings nicht mehr ausreichen, so entwickelt sich häufig auf der Basis eines Ferritin-Mangels ein Eisenmangelsyndrom mit Wochenbettdepression (Baby-Blues) oder Schlafstörungen.

Nach aufwendigen Operationen mit großen Blutverlusten sollten Sie ebenso Ihren Arzt bitten, den Ferritin-Wert bestimmen zu lassen.

Auch als **Blutspender** sind Sie der Gefahr eines Eisenmangels - mit entsprechenden Nachteilen für Ihre Gesundheit - ausgesetzt. Hierbei wird nämlich auch nur das Hämoglobin gemessen, aber eine Eisenmenge von 250 mg/Blutspende entnommen.
Verstehen Sie mich bitte nicht falsch, Blutspenden ist wichtig, allerdings sollten die Eisenverluste durch modernste Laborkontrollen (Ferritin) überwacht werden, da das gemessene Hämoglobin keinen ausreichenden Laborwert für den Eisenhaushalt darstellt. Der Blutspendedienst hat - meiner Meinung nach - auch eine Verantwortung für den Spender.
Deshalb sollte im Rahmen des Blutspendens, der Ferritin-Wert vom Blutspendedienst bestimmt werden. Wenn der Ferritin-Wert vor den Eisenverlusten des Blutspendens schon unter 100 µg/l liegt, so ist der Speicher nach dem Blutspenden logischerweise fast leer. Der Spender sollte anschließend anhand der niedrigen Blutwerte mindestens die nötigen, gespendeten 250 mg Eisen wieder per Infusion enthalten.

3.2.5.9 Vitamin B1 (Thiamin)

Vitamin B1 (Thiamin)		Bedarf: 1,0 - 2,0 mg/Tag	
Enzyme	**Reaktionen**	**Wirkung**	
Pyruvat-Dehydrogenase	Pyruvat zu Acetyl-CoA	Energiegewinnung	
α-Ketoglutarat-Dehydrogenase	Citratzyklus	Energiegewinnung Eiweißstoffwechsel	
Transketolase	Hexosemonophosphatweg Purin-, Pyrimidin-Synthese	Fettsäuresynthese DNA-Bildung, Zellteilung ATP-Bildung	
Dehydrogenasen	Häm-Synthese	siehe Eisen (3.2.5.8)	
Top 12: Vitamin B1 - Gehalt in mg/100 g			
Schweinefleisch	1,0 mg	Ente 0,4 mg	Rind 0,2 mg
Paranuss	0,7 mg	Walnuss 0,3 mg	Mandel 0,2 mg
Salami	0,7 mg	Hirsch 0,3 mg	Zucchini, Broccoli 0,2 mg
Kürbiskern	0,5 mg	Fisch 0,2 mg	Hühnerei 0,1 mg
Vollkornbrot	0,2 mg	Reis 0,1 mg	Kartoffel 0,1 mg
Labordiagnostik:		Normal-Wert	Optimal-Wert
Vitamin B1 im EDTA-Blut		20 - 100 µg/l	60 - 100 µg/l
Nährstoffsubstitution:			
Vitamin B1 (Thiamin)		oral	10 - 300 mg/Tag
		i.v., i.m.	25 - 200 mg/Tag

Abb. 128: Vitamin B1-Steckbrief

3.2.5.10 Vitamin B2 (Riboflavin)

Vitamin B2 (Riboflavin)		Bedarf: 1,0 - 1,5 mg/Tag
Enzyme	**Reaktionen**	**Wirkung**
Pyruvat-Dehydrogenase	Pyruvat zu Acetyl-CoA	Energiegewinnung
Acyl-CoA-Dehydrogenase	β-Oxidation der Fettsäuren	
α-Ketoglutarat-Dehydrogenase	Citratzyklus	
NADH-Dehydrogenase	Komplex I der Atmungskette	
Succinat-Dehydrogenase	Komplex II und Citratzyklus	
3-Isopentenyl-Pyrophosphat-Isomerase	Q10-Biosynthese	Energiegewinnung
Squalen-Monooxygenase	Cholesterin-Biosynthese	Baustoff für Zellmembran, Hormone, Gallensäure
Glutathion-Peroxidase Glutathion-Reduktase	Antioxidation	Schutz aller Zellbestandteile vor Freien Radikalen
Ph-Panto-Cyst-Decarboxylase	CoEnzym-A (CoA)	siehe Vitamin B5 (3.2.5.12)
NO-Synthase	NO-Produktion	Druchblutungssteigerung Immunabwehr (siehe Abb. 94)
NADH-Oxidase	ROS-Bildung: H_2O_2	Immunabwehr (siehe Abb. 117) Schilddrüsenhormone
Decarboxylase	Synthese von Phospholipiden	Baustoff für Zellmembran
Dehydroorotat-Dehydrogenase Reduktase, Thioredoxinreduktase	Pyrimidin-Synthese	DNA-Bildung, Zellteilung ATP-Bildung
Protoporphyrinogen-Oxidase	Hämsynthese	siehe Eisen (3.2.5.8)
Glucuronat-Decarboxylase	Aufbau Matrixbestandteile	Bindegewebsstoffwechsel
Dehydrogenasen	Oxidation von Aminosäuren Gallensäureproduktion	Aminosäureabbau Cholesterinabbau
unspez. Monooxygenase	Progesteron, Aldosteron, Testosteron, Östradiol, Cortisol	Hormonsynthese
Monoaminooxidasen	Abbau biogener Amine Histamin-Abbau	Hormonabbau, Histaminabbau Allergiestoffwechsel
Xanthin-Oxidase	Purin-Abbau	Harnsäureausscheidung
Dehydrogenasen	Vitamin A-Stoffwechsel	siehe Vitamin A (3.2.5.17)
Top 12: Vitamin B2 - Gehalt in mg/100 g					
Käse	0,4 mg	Rind	0,3 mg	Milch	0,2 mg
Champignon	0,4 mg	Schwein	0,2 mg	Broccoli	0,2 mg
Hühnerei	0,4 mg	Hirsch	0,2 mg	Paprika	0,1 mg
Fisch	0,3 mg	Geflügel, Ente	0,2 mg	Nüsse	0,1 mg
Vollkornbrot	0,1 mg	Reis	0,0 mg	Kartoffel	0,0 mg
Labordiagnostik:		Normal-Wert		Optimal-Wert	
Vitamin B2 im Serum		40 - 240 µg/l		150 - 240 µg/l	
Vitamin B2 im Vollblut		140 - 370 µg/l		250 - 370 µg/l	
Nährstoffsubstitution:					
Vitamin B2 (Riboflavin)		oral		2 - 40 mg/Tag	

Abb. 129: Vitamin B2-Steckbrief

3.2.5.11 Vitamin B3 (Niacin)

Vitamin B3 (Niacin)		Bedarf: 10 - 20 mg/Tag
Enzyme	Reaktionen	Wirkung
Dehydrogenasen	Glykolyse	Energiegewinnung
3-H-CoA-Dehydrogenase	ß-Oxidation	
Aldehyd-Dehydrogenase	Carnitin-Bildung	
Dehydrogenasen	Citratzyklus	
NADH/H+	Atmungskette	
Monooxygenase	Q10-Biosynthese	Energiegewinnung
HMG-CoA-Reduktase	Cholesterin-Biosynthese	Baustoff für Zellmembran, Hormone, Gallensäure
Glutathion-Peroxidase Glutathion-Reduktase	Antioxidation	Schutz aller Zellbestandteile vor freien Radikalen
G6P-Dehydrogenase 6PG-Dehydrogenase	Hexosemonophosphatweg	Fettsäuresynthese Cholesterinsynthese DNA-Synthese
NO-Synthase	NO-Produktion	Durchblutungssteigerung Immunabwehr (siehe Abb. 94)
NADH-Oxidase	ROS-Bildung: H_2O_2	Immunabwehr (siehe Abb. 117) Bildung Schilddrüsenhormone
IPM-Dehydrogenase Ribonukleosid-2-P-Reduktase Thioredoxin-Reduktase	Purin-, Pyrimidin-Synthese	DNA-Bildung, Zellteilung ATP-Bildung
Dehydrogenasen Monoaminooxidasen Monooxygenasen	Aminosäureoxidation	Aminosäureabbau
Aldehyd-Dehydrogenase	Histamin-Abbau	Allergiestoffwechsel
UDP-Glucose-6-Dehydrogenase Inositol-Phosphat-Synthase	Aufbau Matrixbestandteile	Bindegewebsstoffwechsel
Tyrosin-Hydrolase Tyrosinase	Dopamin-, Noradrenalin-, Adrenalinsynthese	Hormonsynthese
N-Acetyl-Transferase	Melatoninsynthese	
Dehydrogenasen Monooxygenasen	Progesteron-, Aldosteron-, Testosteron, Östradiol-, Cortisolsynthese	
Vitamin D-25-Hydroxylase Calcidiol-1-Monooxygenase	Vitamin D-Synthese	siehe Vitamin D (3.2.5.20)
Dihydrofolat-Reduktase	Aktivierung der Folsäure	siehe Folsäure (3.2.5.15))
Dehydrogenasen	Vitamin A-Stoffwechsel	siehe Vitamin A (3.2.5.17)
Dehydrogenasen Alkohol-Dehydrogease	Gallensäureproduktion Alkoholabbau	Cholesterinabbau Alkoholabbau

Abb. 130.1: Vitamin B3-Steckbrief

Vitamin B3 (Niacin)				Bedarf: 10 - 20 mg/Tag	
Top 12: Vitamin B3 - Gehalt in mg/100 g					
Erdnuss	15 mg	Rind	4 mg	Salami	3 mg
Pute	11 mg	Mandel	4 mg	Pecannuss	2 mg
Fisch	8 mg	Ente	4 mg	Kohlrabi	2 mg
Champignon	5 mg	Schwein	3 mg	Erbsen	2 mg
Vollkornbrot	1 mg	Reis	2 mg	Kartoffel	1 mg
Labordiagnostik:		Normal-Wert		Optimal-Wert	
Vitamin B3 im Serum		8 - 52 µg/l		30 - 50 µg/l	
Vitamin B3 im Vollblut		1,6 - 3,0 mg/l		2,3 - 3,0 mg/l	
Nährstoffsubstitution:					
Vitamin B3 (Niacin)		oral		10 - 200 mg/Tag	

Abb. 130.2: Vitamin B3-Steckbrief

3.2.5.12 Vitamin B5 (Pantothensäure)

Vitamin B5 (Pantothensäure)			Bedarf: 6,0 - 8,0 mg/Tag	
Enzyme		**Reaktionen**	**Wirkung**	
CoEnzymA	Acetyl-CoA	Glycolyse	Energiegewinnung	
		Citratzyklus		
		Fettsäureoxidation		
		Oxidation von Aminosäuren		
		Synthese von Fettsäuren	Energiespeicherung Baustoffe für Zelle	
		Ketonkörper-Biosynthese	Hungerstoffwechsel	
		Q10-Biosynthese	Energiegewinnung	
		Cholesterin-Biosynthese	Baustoff für Zellmembran, Hormone, Gallensäure	
		Aufbau Matrixbestandteile	Bindegewebsstoffwechsel	
		CoA-Ligase, Acyltransferase	Cholesterinabbau	
		Acetylcholin-Synthese	Botenstoff	
CoEnzymA	Propionyl-CoA	Fettsäureoxidation	Energiegewinnung	
		Oxidation von Aminosäuren		
CoEnzymA	Succinyl-CoA	Citratzyklus		
		Häm-Synthese	siehe Eisen (3.2.5.8)	
CoEnzymA	Acyl-CoA	Biosynthese von Fettsäuren	Energiespeicherung	
Fettsäuresynthase			Baustoffe für Zelle	
Top 12: Vitamin B5 - Gehalt in mg/100 g				
Erdnuss	2,9 mg	Melone	1,6 mg	Erbse	0,7 mg
Champignon	2,1 mg	Hühnerei	1,6 mg	Fisch	0,6 mg
Pecannuss	1,7 mg	Broccoli	1,3 mg	Quark	0,6 mg
Forelle	1,7 mg	Pute	1,1 mg	Rind	0,6 mg
Vollkornbrot	0,7 mg	Reis	0,6 mg	Kartoffel	0,3 mg
Labordiagnostik:			Normal-Wert	Optimal-Wert
Vitamin B5 im Serum			> 30 µg/l	> 80 µg/l
Nährstoffsubstitution:				
Vitamin B5 (Pantothensäure)			oral	20 - 200 mg/Tag

Abb. 131: Vitamin B5-Steckbrief

3.2.5.13 Vitamin B6 (Pyridoxal)

Vitamin B6 (Pyridoxal) — Bedarf: 1,0 - 1,5 mg/Tag

Enzyme	Reaktionen	Wirkung
Aldolasen Kynureninasen Transaminasen Aminottansferasen Ammoniak-Lyasen Decarboxylasen	Eiweißstoffwechsel Eiweißoxidation Harnstoffzyklus	Eiweißaufbau Eiweißumbau Eiweißabbau
Methyltransferasen	Carnitin-Bildung Q10-Synthese	Energiegewinnung
GABA-Transaminase	Glutathionsynthese Antioxidation	Schutz aller Zellbestandteile vor freien Radikalen
Synthasen, Transferasen	Purin-, Pyrimidinsynthese	DNA-Bildung, Zellteilung ATP-Bildung
Decarboxylase	Synthese von Phospholipiden	Baustoff für Zellmembran
Cystathionin-Synthase, -Lyase	Methionin-Recycling Homocystein-Abbau	Adrenalin-, Melatonin-Synthese Carnitin-Synthese Q10-Synthese DNA-Bildung Kreatinphosphat Phospholipide für Zellmembran
Delta-Aminolävulinat-Synthase	Häm-Synthese	siehe Eisen (3.2.5.8)
Lysyloxidase	Kollagensynthese	Bindegewebsstoffwechsel
DOPA-Decarboxylase Glutamat-Decarboxylase	Serotonin, Dopamin, Noradrenalin, Adrenalin, γ-Aminobuttersäure	Hormonsynthese
Glukogenphosphorylase	Glukogenmobilisierung	Abbau Zuckerspeicher

Top 12: Vitamin B6 - Gehalt in mg/100 g

Haselnuss, Walnuss	0,6 mg	Banane	0,3 mg	Schwein	0,2 mg
Fisch	0,5 mg	Rosenkohl, Broccoli	0,3 mg	Mandel	0,2 mg
Erdnuss	0,4 mg	Salami	0,3 mg	Käse	0,2 mg
Geflügel	0,4 mg	Paprika	0,3 mg	Hirsch, Rind	0,2 mg
Vollkornbrot	0,1 mg	Reis	0,0 mg	Kartoffel	0,0 mg

Labordiagnostik:

	Normal-Wert	Optimal-Wert
Vitamin B6 im Serum	4 - 17 µg/l	10 - 17 µg/l
Vitamin B6 im Vollblut	16 - 80 µg/l	45 - 80 µg/l

Nährstoffsubstitution:

Vitamin B6 (Pyridoxin)	oral	10 - 40 mg/Tag
	i.v., i.m.	25 - 100 mg/Tag

Abb. 132: Vitamin B6-Steckbrief

3.2.5.14 Biotin (Vitamin B7)

Biotin (Vitamin B7)		Bedarf: 0,03 - 0,10 mg/Tag	
Enzyme	**Reaktionen**	**Wirkung**	
Propionyl-CoA-Carboxylase Methylcrotonyl-CoA-Carboxylase	Fettsäureabbau Aminosäureabbau	Energiegewinnung	
Acetyl-CoA-Carboxylase Pyruvat-Carboxylase	Synthese von Fettsäuren Gluconeogenese	Energiespeicherung Baustoffe für Zelle	
Propionyl-CoA-Carboxylase	Häm-Synthese	siehe Eisen (3.2.5.8)	
Top 12: Biotin - Gehalt in mg/100 g			
Haselnuss	0,062 mg	Champignon	0,016 mg	Banane	0,005 mg
Walnuss, Erdnuss	0,035 mg	Kürbiskern	0,010 mg	Karotte	0,005 mg
Fisch	0,030 mg	Pecannuss	0,030 mg	Apfel	0,005 mg
Hühnerei	0,025 mg	Quark	0,006 mg	Schwein	0,005 mg
Vollkornbrot	0,004 mg	Reis	0,003 mg	Kartoffel	0,000 mg
Labordiagnostik:		Normal-Wert	Optimal-Wert
Biotin im Serum		100 - 400 ng/l	> 400 ng/l
Nährstoffsubstitution:			
Biotin (Vitamin B7)		oral	0,15 - 5,00 mg/Tag

Abb. 133: Biotin-Steckbrief

3.2.5.15 Folsäure (Vitamin B9)

Folsäure (Vitamin B9)

Bedarf: 0,4 - 0,6 mg/Tag

Enzyme	Reaktionen	Wirkung
Formyltransferasen Thymidylat-Synthase Dihydrofolat-Reduktase	Purin-, Pyrimidinsynthese	DNA-Bildung, Zellteilung ATP-Bildung
Mitochondrien Startcodon AUG	Proteinsynthese	Protein- und Enzymproduktion
Methonin-Synthase	Homocystein-Abbau Methionin-Recycling	Adrenalin-, Melatonin-Synthese Carnitin-Synthese Q10-Synthese DNA-Bildung Kreatinphosphat Phospholipide für Zellmembran
Tetrahydrobiopterin	NO-Synthase	Durchblutungssteigerung Immunabwehr (siehe Abb. 94)
	Dopamin-, Noradrenalin-, Adrenalinsynthese	Hormonsynthese
	Serotonin-, Melatoninsynthese	

Top 12: Folsäure - Gehalt in mg/100 g

Erdnuss	0,17 mg	Rosenkohl	0,10 mg	Fisch	0,05 mg
Erbsen	0,16 mg	Haselnuss	0,09 mg	Mandel	0,05 mg
Feldsalat	0,15 mg	Hühnerei	0,07 mg	Erdbeere	0,05 mg
Spargel	0,10 mg	Paprika	0,06 mg	Käse	0,04 mg
Vollkornbrot	0,03 mg	Reis	0,01 mg	Kartoffel	0,01 mg

Labordiagnostik:

	Normal-Wert	Optimal-Wert
Folsäure im Serum	2,6 - 14,6 µg/l	10,0 - 14,6 µg/l
Folsäure im Vollblut	250 - 800 µg/l	500 - 800 µg/l

Nährstoffsubstitution:

Folsäure (Vitamin B9)	oral	0,4 - 5,0 mg/Tag
	i.v., i.m.	5,0 - 20,0 mg/Tag

Abb. 134: Folsäure-Steckbrief

3.2.5.16 Vitamin B12 (Cobalamin)

Vitamin B12 (Cobalamin)		Bedarf: 0,003 mg/Tag	
Enzyme	**Reaktionen**	**Wirkung**	
Methonin-Synthase	Homocystein-Abbau Methionin-Recycling	Adrenalin-, Melatonin-Synthese Carnitin-Synthese Q10-Synthese DNA-Bildung Kreatinphosphat Phospholipide für Zellmembran	
	Aktivierung der Folsäure	siehe Folsäure (3.2.5.15)	
Methylmalonyl-CoA-Mutase	Fettsäureabbau in Succinyl-CoA	Citratzyklus, Energiegewinnung Häm-Synthese	
Top 12: Vitamin B12 - Gehalt in mg/100 g			
Makrele	0,009 mg	Salami	0,002 mg	Hirsch	0,001 mg
Forelle	0,005 mg	Hühnerei	0,002 mg	Geflügel	0,001 mg
Rind	0,005 mg	Garnele	0,002 mg	Quark	0,001 mg
Käse	0,003 mg	Schwein	0,001 mg	Joghurt	0,001 mg
Vollkornbrot	0,000 mg	Reis	0,000 mg	Kartoffel	0,000 mg
Labordiagnostik:		Normal-Wert	Optimal-Wert	
Vitamin B12 im Serum		200 - 1000 µg/l	500 - 1.000 µg/l	
Holotranscobalamin		> 50,0 pmol/l	> 50,0 pmol/l	
Methylmalonsäure im Urin		< 1,60 mg/g Kreatinin	< 1,60 mg/g Kreatinin	
Nährstoffsubstitution:				
Vitamin B12 (Cobalamin)		oral	0,005 - 1,000 mg/Tag	
		i.v., i.m.	1,000 - 3,000 mg/Tag	

Abb. 135: Vitamin B12-Steckbrief

Wichtige Anmerkung: Die Resorption von Vitamin B12 wird durch den Intrinsic-Faktor vorbereitet. Dieser Intrinsic-Faktor wird von der Magenschleimhaut produziert und verbindet sich mit Vitamin B12 zu dem B12-Intrinsic-Faktor-Komplex, der im anschließenden Dünndarm resorbiert wird. Deshalb treten Aufnahmestörungen beim Vitamin B12 sehr häufig in Zusammenhang mit chronischen Magenstörungen oder langfristigen Medikamenteneinnahmen (z.B. Magensäureblocker) auf.

3.2.5.17 Vitamin A (Retinol), β-Carotin

Vitamin A (Retinol), β-Carotin				Bedarf: 1,0 - 2,0 mg	
Enzyme		**Reaktionen**		**Wirkung**	
ß-Carotin		Antioxidation		Schutz aller Zellbestandteile vor Freien Radikalen	
Retinal		Bildung des Sehpigments		Umsetzung der Lichteinwirkung in Nervenimpuls fürs Gehirn	
Retinoat		Wachstumsfaktor Reaktion mit DNA-Rezeptoren		Ablesen der DNA	
Top 12: Vitamin A - Gehalt in mg/100 g					
Schweineleber	39,0 mg	Spinat	0,8 mg	Käse	0,5 mg
Leberwurst	15,0 mg	Butter	0,7 mg	Fisch	0,5 mg
Karotte	1,8 mg	Feldsalat	0,6 mg	Paprika	0,4 mg
Aal	1,0 mg	Sahne	0,6 mg	Hühnerei	0,3 mg
Vollkornbrot	0,0 mg	Reis	0,0 mg	Kartoffel	0,0 mg
Labordiagnostik:		Normal-Wert		Optimal-Wert	
Vitamin A im Serum		400 - 800 µg/l		600 - 800 µg/l	
ß-Carotin		150 - 1.000 µg/l		500 - 1.000 µg/l	
Nährstoffsubstitution:					
ß-Carotin		oral		5 mg - 25 mg/Tag	
Vitamin A (Retinol)		oral		2 - 5 mg/Tag	

Abb. 136.1: Vitamin A-Steckbrief

Bildung von Vitamin A - Formen		Enzyme Reaktionen	Nährstoffe
β-Carotin			
		β-Caroten-Monooxygenase	Eisen, Gallensalze
Retinol			
		Retinol-Bindeproteine	Zink
		Retinol-Dehydrogenase	Vitamin B3
		Retinal-Dehydrogenase	Vitamin B3, B2
Retinal (Sehpigment)	Retinoat (Wachstum)		

Abb. 136.2: Vitamin A-Synthese

3.2.5.18 Vitamin C (Ascorbinsäure)

Vitamin C (Ascorbinsäure)

Bedarf: 300 - 500 mg/Tag

Enzyme	Reaktionen	Wirkung
γ-Trimethyllysin-Dioxygenase γ-Butyrobetain-Dioxygenase	Carnitin-Biosynthese für β-Oxidation	Energiegewinnung
Interaktion mit Vitmain E und Glutathion	Antioxidation	Schutz aller Zellbestandteile vor Freien Radikalen
Dopamin-β-Hydroxylase	Noradrenalin-Synthese	Kreislaufhormon-Produktion
NO-Synthase	NO-Produktion	Durchblutungssteigerung Immunabwehr (siehe Abb. 94)
Folsäure in Tetrahydrofolsäure	Aktivierung der Folsäure	DNA-Bildung
Prolyl- u. Lysyl-Hydroxylase	Kollagen-Synthese	Bindegewebs-, Haar-, Knorpel-, Knochenaufbau
Peptidylglycin-Monooxygenase	ADH, CRH, GRH, Bombesin, Calcitonin, Gastrin, VIP, Pankreozymin-Cholezystokinin	Bildung verschiedener Eiweißhormone
Monooxygenasen	Gallensäuresynthese	Cholesterinabbau, Gallensäureproduktion
Reduktion Eisen (Fe^{3+} zu Fe^{2+})	Eisenresorption im Darm	verbessert Eisenaufnahme
Hydroxylasen	Cytochrom P_{450}	Entgiftungsreaktion

Top 12: Vitamin C - Gehalt in mg/100 g

Paprika	140 mg	Spinat	50 mg	Feldsalat	35 mg
Broccoli	112 mg	Orange, Zitrone	45 mg	Salami	28 mg
Blumenkohl, Kohlrabi	64 mg	Kiwi	43 mg	Himbeere	25 mg
Erdbeere	57 mg	Mango	37 mg	Lauch, Tomate	24 mg
Vollkornbrot	0 mg	Reis	0 mg	Kartoffel	19 mg

Labordiagnostik:		Normal-Wert	Optimal-Wert
Vitamin C im Serum		4 - 15 mg/l	10 - 20 mg/l

Nährstoffsubstitution:			
Vitamin C (Ascorbinsäure)		oral	1.000 - 10.000 mg/Tag
		i.v.	1.000 - 7.500 mg/Tag

Abb. 137: Vitamin C-Steckbrief

3.2.5.19 Vitamin E (Tocopherol)

Vitamin E (Tocopherol)				Bedarf: 10 - 15 mg	
Enzyme		**Reaktionen**		**Wirkung**	
Interaktion mit Vitamin C und Glutathion		Antioxidation		Schutz aller Zellbestandteile vor freien Radikalen	
Top 12: Vitamin E - Gehalt in mg/100 g					
Sonnenblumenkerne	38 mg	Garnele	5 mg	Spinat	3 mg
Mandel	26 mg	Oliven	4 mg	Spargel	2 mg
Walnuss	25 mg	Paprika	3 mg	Butter	2 mg
Paranuss	19 mg	Fisch	3 mg	Hühnerei	2 mg
Vollkornbrot	1 mg	Reis	0 mg	Kartoffel	0 mg
Labordiagnostik:		Normal-Wert		Optimal-Wert	
Vitamin E im Serum		6 - 18 mg/l		12 - 18 mg/l	
Nährstoffsubstitution:					
Vitamin E (Tocopherol)		oral		100 - 1.000 mg/Tag	

Abb. 138: Vitamin E-Steckbrief

3.2.5.20 Vitamin D (Colecalciferol)

Vitamin D (Colecalciferol)		Bedarf: 2.000 - 4.000 IE
Enzyme	**Reaktionen**	**Wirkung**
vermehrt Calciumkanäle TRPV5 und TRPV6 und Calbindin	Dünndarm	Calcium- und Phosphat-Aufnahme im Dünndarm
Calciumrückresorption über TRPV5 und Calbindin	Niere	Calcium-Rückresorption in der Niere
erhöht Osteocalcin, Osteopontin. RANKL (TNF) vermindert Parathormon	Knochen Osteoblasten Osteoklasten	Knochenaufbau und Knochenabbau
Calciumtransport und Calciumerhöhung im Blut	Muskel	Muskelaktivität
	Nerv	erhöht Erregungsleitung
erhöht Nerve growth factor	Nervensystem und Gehirn	Wachstum und Entwicklung des Nervensystems
erhöht p21	Kontrolle Zellzyklus	Zellteilung und Zellreifung antitumorale Wirkung
erhöht Insulinausschüttung vermehrt Insulinrezeptoren	Bauchspeicheldrüse	Zuckerstoffwechsel
erhöht Bindegewebsstoffwechsel	Bindegewebszellen Haut, Knorpel, Knochen	Bindegewebsreifung
Hemmung Renin-Freisetzung	Renin-Angiotensin-Aldosteron-System	Blutdruckregulation
erhöht Aktivität des angeborenen Immunsystems	Aktivität Makrophagen, Monozyten, Granulozyten, Natürliche Killerzellen	antibakterielle, antivirale, antitumorale Funktion fördert primäre Immunabwehr
Hemmung Interleukin-2, TNF-α und dadurch das erworbene Immunsystem	hemmt T- und B-Lymphozyten	hemmt Antikörperfreisetzung und dadurch auch Autoimmunprozesse

Top 12: Vitamin D3 (Colecalciferol) - Gehalt in IE/100 g				
Lebertran	13.000 IE	Avocado	100 IE	einzige, effektive Quelle für Vitamin D3 ist die Eigenproduktion durch Sonne: täglich bis zu 20.000 IE
Forelle	1.000 IE	Champignon	80 IE	
Lachs	200 IE	Sahne	50 IE	
Hühnerei	100 IE	Käse	50 IE	
Vollkornbrot	0 IE	Reis	0 IE	Kartoffel 0 IE

Labordiagnostik:	Normal-Wert	Optimal-Wert ganzjährig
25-OH-Vitamin D im Serum	20 - 100 µg/l	40 - 100 µg/l
	50 - 250 nmol/l	100 - 250 nmol/l

Nährstoffsubstitution:		
Colecaciferol	oral	3.000 - 20.000 IE/Tag

Abb. 139.1: Vitamin D-Steckbrief

Colecalciferol wird in IE (= Internationale Einheiten) angegeben, auch gebräuchlich ist die Einheit µg, wobei gilt: 25 µg = 1.000 IE
Einzig wirkliche Quelle für Vitamin D ist die Eigenproduktion (siehe Abb. 139.2). Sie kann aber nur mit Hilfe von Sonne (UV-Licht) vonstatten gehen und benötigt verschiedene CoFaktoren. Hierbei kann der Körper in

den 30 - 60 min Mittagssonne - also in der Zeit, bevor sich die Haut anfängt zu röten - bis zu 20.000 IE bilden. Ein Geschenk des Himmels!

Allerdings mit Sonnenschutz (UV-Schutz) ist so gut wie keine Vitamin D-Produktion möglich, deshalb gilt: **Bitte gehen Sie an die Sonne!**

Sie müssen sich nicht vor der Sonne schützen, sondern nur vor dem Sonnenbrand! Bevor Sie also rot werden, gehen Sie bitte in den Schatten, ziehen sich etwas über oder tragen Sie erst dann Sonnencreme auf.

Eigenproduktion von Vitamin D	Enzyme Reaktionen	Nährstoffe
Acetyl-CoA		
	(siehe Abb. 84)	Calcium, Magnesium, Mangan, Eisen (Häm), Vitamin B2, B3
Cholesterin (Cholesterol)		
	UV-Licht	**Sonnenlicht**
Cholecalciferol täglich bis zu 20.000 IE		
	Vitamin D-25-Hydroxylase	Häm, Eisen, Vitamin B3, O_2
25-OH-Vitamin D3 (Calcidiol)		
	Calcidiol-1-Monooxygenase	Häm, Eisen, Vitamin B3, O_2
1,25-Dihydroxy-Vitamin D3 (Calcitriol)		

Abb. 139.2: Vitamin D-Eigenproduktion

Wichtige Anmerkung: Das aktive 1,25-Dihydroxy-Vitamin D3 (Calcitriol) bindet an die Vitamin-D-Rezeptoren im Zellkern. Fast alle Zellen haben diesen Vitamin-D-Rezeptor. Hier angedockt verändert das aktive Vitamin D die Transkription, d.h. das Ablesen der DNA. Somit beeinflusst Vitamin D die Produktion von mehr als 300 verschiedenen Enzymen.

3.2.6 Abschließende Bemerkung zur Nährstofftherapie

Natürlich gibt es noch speziellere Laboruntersuchungen, die z.B. die Enzymaktivität direkt oder Zwischenprodukte im Stoffwechsel messen.

Es ist auch möglich, ein Aminosäureprofil mit 22 Aminosäuren erstellen zu lassen. Ebenso kann eine Fettsäureanalyse mit 14 Fettsäuren und dem Omega6:Omega3-Verhältnis wichtige Hinweise für die Therapie bringen.

Allerdings habe ich bewusst auf die Darstellung dieser Analysen verzichtet, denn sie sind nur Ergänzungen zur grundlegenden Nährstoffdiagnostik der Mineralstoffe und Vitamine, da Resorptionsstörungen bei Fettsäuren und Aminosäuren ausgesprochen selten sind. In der Regel liefert eine eiweißreiche, fettreiche Jäger+Sammler-Ernährung hochnormale Blutwerte und ein gutes Fettsäureverhältnis.

Der finanzielle Aufwand solcher Labordiagnostik für den Patienten ist nämlich auch nicht gerade unbedeutend. Wie oben erwähnt, zahlen die gesetzlichen Krankenkassen die Nährstoffanalysen nicht. Hierbei kann der Patient viel Geld investieren. Bei allen möglichen Nährstoffanalysen, inklusive Fettsäuren und Aminosäuren, wären das geschätzte 500 - 700 €.
Deshalb sollte man sich bei den Untersuchungen erst einmal auf die häufigsten Nährstoffdefizite beschränken und erst später - bei Bedarf - ergänzende Untersuchungen durchführen.
Meine Empfehlung lautet deshalb: Lassen Sie zuerst die Nährstoffe bestimmen, die häufig durch Resorptionsstörungen beeinträchtig sind. Häufiges ist häufig und Seltenes ist selten.

Deshalb sollten Sie unbedingt Ferritin (Eisenspeicher) mit Vitamin B12, Folsäure, Vitamin D und die grundlegenden Mineralstoffe (Magnesium, Calcium, Zink, Kupfer) abklären.
Die Kosten hierfür liegen bei ca. 100 €, eine Summe, die für jeden Patienten erschwinglich sein müsste.

Von der DGE wird übrigens eine „nährstoffreiche" Ernährung empfohlen, die „mehr als 50% der Kalorien aus Kohlenhydraten - Vollkorn, Reis, Kartoffeln" enthält. Dass Stärke-Nahrungsmittel aber im Gegensatz zu Jäger+Sammler-Nahrungsmittel nährstoffarm sind, haben Sie jetzt selbst in jedem einzelnen Steckbrief lesen können. Mehr zu dieser unsinnigen und gefährlichen DGE-Empfehlung folgt im Kapitel 4.2.

3.3 Zusammenfassung der Krankheitsprozesse

Zusammenfassung Teil 3

Der Überblick ist grundlegend wichtig, um sich nicht in Einzelheiten zu verlieren und Details als richtig oder falsch einordnen zu können.	Der Heilige Gral der Medizin: **Energie ist Leben.** Der Organismus benötigt dafür genügend Sauerstoff und Nährstoffe in der Zelle.	Jede einzelne Zelle bestimmt und regelt ihren Sauerstoff- und Nährstoffbedarf. Sie steuert so den Gesamtstoffwechsel.
Jede Zelle besteht aus verschiedenen Zellorganellen und einer Zellmembran, die fein abgestimmt zusammenarbeiten. Die Mitochondrien - die Kraftwerken der Zelle - bilden 95 % der Energie.	Für die lebenswichtige Energiegewinnung benötigt die Zelle neben Sauerstoff auch verschiedene Nährstoffe für die einzelnen Reaktionsschritte.	Bei einem Sauerstoffmangel - absolut oder relativ - ist die Energiegewinnung massiv eingeschränkt.
Die Zelle reagiert selbst auf Sauerstoffmangel und regelt über HIF-1 und verschiedene Enzyme individuell ihren Sauerstoffbedarf.	Die Zelle regelt bei einem Energiemangel - mit Hilfe von AMPK - ihren Sauerstoff- und Nährstoffbedarf selbst. Sie beeinflusst dabei ihre direkte Umgebung.	Die Endothelzellen der Gefäße verstärken die durchblutungsfördernden Impulse der Zelle. Dadurch verbleibt mehr Blut und Sauerstoff im Gewebe und der zentrale Blutdruck und Sauerstoffdruck fallen.
Bei allen Zellfunktionen benötigt die Zelle Energie in Form von ATP. Energiemangel führt zu Funktionseinschränkungen und Krankheit.	Bei massivem Energiemangel kommt es zum Zelltod. Hierbei können Entzündungen und Autoimmunprozesse ausgelöst werden.	Die Tumorzelle hat, durch eine Störung der Sauerstoffverarbeitung in den Mitochondrien, ein niedriges Energieniveau mit Zuckervergärung als einzige Energiemöglichkeit.
Die Zelle benötigt ausreichend Nährstoffe und Sauerstoff für die Energiegewinnung. Nur dadurch ist eine optimale Funktion und eine stabile Struktur möglich.	Grundlage der Gesundheit muss eine artgerechte, nährstoffreiche Jäger+Sammler-Ernährung sein.	Nährstoffdefizite, die - trotz optimaler Ernährung - durch eine spezielle Labordiagnostik zu finden sind, sollten gezielt aufgefüllt werden.

Abb. 140: Puzzle mit Fakten zu Teil 3

Teil 4: Stärke- und Zuckerbelastung und ihr Krankheitseinfluss

Zucker ist zwar ein wichtiger Baustoff und Energielieferant - aber nur in normalen, physiologischen, bio-logischen Mengen. Zu viel Zucker führt zu verschiedenen Belastungen und Schäden, die wir uns später genau ansehen.
Der Überschuss an Zucker wird umgewandelt in Fett und am Bauch gespeichert. Fette können allerdings nicht wieder in Glucose zurückverwandelt werden.

Seinen niedrigen Zuckerbedarf kann der Körper auch selbst decken, indem er die wenige Glucose aus Aminosäuren neu baut.

Die Zuckermenge, die wir täglich essen müssen, liegt also bei 0 g/Tag. Deshalb können wir auch tagelang ohne Essen auskommen, obwohl der Zuckerspeicher im Organismus nach maximal 4 Stunden ausgeleert ist. Sie erinnern sich? Deshalb braucht ein Baby nach spätestens 4 Stunden „Zucker-Nachschub" - genauso wie ein „Zucker-Junkie".

Für die Energiegewinnung benötigen die Zellen Fettsäuren und Zucker. Gehirnzellen können aber im Gegensatz zu allen anderen Zellen keine Fettsäuren zur Energiegewinnung nutzen. Sie produzieren ihre Energie aus Zucker und Ketonen. Ketone (Acetoacetat und β-Hydroxybutyrat) werden im Hungerzustand - der genetisch als wichtige Überlebensstrategie sehr gut trainiert ist - aus Fettsäuren gebaut. Bei der Ketonsynthese werden die Ketone aus Acetyl-CoA (aus β-Oxidation) gebildet und ersetzen im Gehirn den Zucker als Energiequelle.

Der Körper kann also die nötige Glucose aus Aminosäuren neu aufbauen. Somit könnten wir langfristig fasten und uns auch komplett ohne Zucker ernähren. Hierbei schaltet der Organismus nach ca. 2 Wochen auf das Fastenprogramm um und es werden Ketone gebildet. Diese Ernährungsform ist eine Sonderform der Jäger+Sammler-Ernährung, die sog. **„Ketogene Ernährung"** (siehe Tumor 4.3.3.11).

Für den Organismus ist es unerheblich, welche Zuckerart er zu verdauen hat - letztendlich entsteht daraus immer Glucose (Traubenzucker) und gelangt ins Blut (siehe 1.2.3.13, Abb. 23). Zuckerart und Zuckermenge entscheiden allerdings über die Geschwindigkeit und das Ausmaß der Blutzuckererhöhung. Durch die Messungen des Glykämischen Index (= GI, siehe 1.2.3.13) muss der angeblich „langsame Blutzuckeranstieg von Stärke und Vollkorn" aber ins Reich der Märchen verbannt werden.
Nachdem der GI von Vollkornbrot ähnlich hoch ist wie der GI von Haushaltszucker, darf bei Krankheitsprozessen nicht zwischen „gut und böse", sondern nur zwischen „wenig und zu viel" unterschieden werden - egal ob Zucker oder Vollkorn (Stärke).

4.1 Normaler Zuckerbedarf - wie viel ist zu viel?

Laut DGE (siehe 4.2) ist der normale Zuckerbedarf wie folgt definiert: „Mehr als 50% der Kalorien sollten aus Kohlenhydraten stammen."

Für einen 70 kg schweren Menschen sind das bei einem Gesamtenergieumsatz von 2200 kcal/Tag stolze 300 g Kohlenhydrate/Tag, „bevorzugt in Form von ballaststoffreichen, langkettigen Kohlenhydraten" - also Vollkorn, Nudeln, Reis, Kartoffeln!

Bitte versuchen Sie einmal diese Zuckermenge von 300g/Tag zu essen!

Wie unvorstellbar groß diese Menge ist, können Sie sich im Kapitel 4.2.3 genau ansehen. Aber glauben Sie mir, das ist **sehr viel!** Das wären 100 g Nudeln und 400 g Vollkornbrot (7 Scheiben) - jeden Tag.

Der genaue Zuckerbedarf (als Baustoff und Energiequelle) lässt sich allerdings nur sehr schwer bestimmen. Wie vorher erklärt, kommt der Körper langfristig komplett ohne Kohlenhydratzufuhr aus und ist fit und leistungsfähig.
Den Zuckerbedarf deckt er dabei selbst, indem er Aminosäuren (also Eiweiß) in Zucker umbaut. Diese Verschwendung der Eiweiße und auch die Arbeit für die Zuckerneubildung kann dem Organismus erspart werden, indem der normale, physiologische und bio-logische Bedarf an Glucose über die Ernährung gedeckt wird - was unglücklicherweise auch noch gut schmeckt.

Der tägliche Bedarf liegt **im Bereich vom Jäger+Sammler-Zucker,** d.h. im Rahmen von natürlichen, artgerechten Zuckermengen. Obst und Gemüse enthalten pro Portion bis zu 20 g Zucker (siehe 2.1.3).

Somit wird der normale Zuckerbedarf bei ca. 60 g/Tag liegen.

Deutlich größere Zuckermengen gibt es für den Menschen erst seit Einführung von Stärke-Nahrungsmitteln vor 6.500 Jahren (siehe 1.2.3.4). Nur und erst durch Stärke können solche, von der DGE empfohlenen - unsinnigen - Zuckermengen konsumiert werden.

Die ehrliche, gustatorische (= geschmackliche) Grenze liegt ja auch nicht bei 300 g Zucker am Tag. Diese Zuckermenge könnten Sie gar nicht essen, selbst wenn Sie wollten - vorher würde Ihnen Ihr normaler Geschmack signalisieren: „Jetzt reicht´s!"
Ich spreche von der **ehrlichen, geschmacklichen** Grenze, da:
1. Stärke nicht süß schmeckt und dadurch geschmacklich nicht zu messen ist. Stärke ist nicht ehrlich. Stärke ist „hinterfotzig" - Sie schmecken ja nicht einmal 1 TL Zucker von den 13 TL Zucker, die eine Portion Stärke (Nudeln, Reis, Brot, Kartoffeln) enthält.
2. einige durch „langjähriges Training" den Geschmack ganz enorm hochtrainiert haben und jetzt geschmacklich im Bereich von „Hochleistungssport Zuckerkonsum" sind.

Die normale, gustatorische Menge an Zucker oder süßem Obst ist im Bereich des Jäger+Sammler-Zuckers anzusiedeln (60 g/Tag), aber sicher nicht im Bereich von 5 Tafeln Schokolade/Tag.

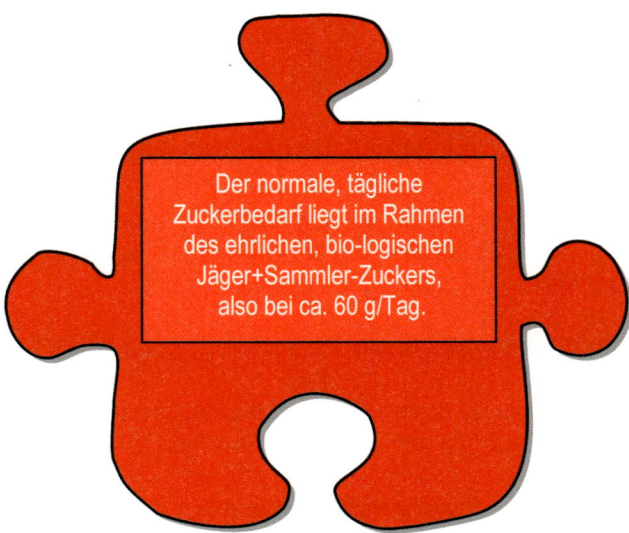

Der normale, tägliche Zuckerbedarf liegt im Rahmen des ehrlichen, bio-logischen Jäger+Sammler-Zuckers, also bei ca. 60 g/Tag.

Zu viel Zucker - also auch Stärke - stellt eine sehr große Stressbelastung für den gesamten Organismus dar. Die Frage - die sich bei den Zuckermengen von Stärke-Nahrungsmitteln stellt - ist nicht, ob Stärke und Vollkorn gesund ist, sondern nur, ob und wie lange Ihr Organismus dieser enormen Belastung standhält.

Im nächsten Abschnitt will ich Ihnen die Belastungen und Schäden, die der Konsum von zu viel Zucker und Stärke auslöst, genauer näherbringen. Hierfür werde ich Ihnen die biochemischen Verbindungen zwischen Zucker und Krankheitsprozessen - in schon bekannter Weise - tabellarisch skizzieren.
Warum schon wieder Biochemie?
Weil ich meine Aussagen zum Zucker biochemisch und wissenschaftlich, logisch und nachvollziehbar begründen und belegen möchte.
Ich muss mich nämlich immer wieder auf's Neue ärgern, wenn ich so manche Ernährungsmärchen höre, die nie belegt worden sind und die auch nicht belegt werden können. Ich denke da zum Beispiel an die Märchen von „Fleisch und Gicht" (siehe 2.3.3), „Eiweiß und Übersäuerung" (siehe 2.3.2), „Eier und Cholesterin" (siehe 2.3.6) oder an „das gesunde Vollkornbrot" (siehe 4.2.3). All dieser Unsinn wird immer wieder gepredigt und somit auch für wahr gehalten, obwohl ein paar unumstößliche Fakten und ein wenig Logik reichen würden, um diese Mythen zu entlarven.

Deshalb werde ich wieder biochemische Fakten zusammentragen, um die Krankheitsprozesse, die durch Zucker - und natürlich auch durch Stärke - ausgelöst werden, nachvollziehbar darzustellen.
Die Schäden und Funktionseinschränkungen, die zu große Zucker- und Stärkemengen auslösen, werden am deutlichsten bei Patienten mit Diabetes mellitus (Zuckerkrankheit).
Sie leiden vermehrt an Übergewicht, Bluthochdruck, Herzinfarkt, Schlaganfall, Krebs, Nervenerkrankungen, Augenerkrankungen und arteriellen Verschlusskrankheiten.

Die gleichen schädigenden Einflüsse treten auch bei Personen ohne Diabetes auf, allerdings nicht ganz so schnell, da der Blutzuckerspiegel nach Zucker- und Stärkekonsum nicht so lange erhöht ist, wie bei Diabetes-Patienten.
Die Schäden und Funktionseinschränkungen von zu großen Stärke- und Zuckermengen hängen vom Ausmaß und der Dauer der Zuckerbelastung ab und werden im Wesentlichen auf 4 biochemischen Wegen vermittelt:

1. Zu viel Zucker im Magen-Darm-Trakt (siehe 4.1.1)
2. Zu viel Zucker im Blut, der Hyperglykämie (siehe 4.1.2)
3. Zu viel Insulin, das benötigt wird, um die Hyperglykämie zu senken (siehe 4.1.3)
4. Verzuckerung von Zellen und Gewebe (siehe 4.1.4)

Wenn Sie sich die biochemischen Details ersparen möchten, können Sie gleich zur Zusammenfassung (siehe 4.1.5, Seite 292) übergehen.

4.1.1 Zu viel Stärke und Zucker im Magen-Darm-Trakt

Durch die riesigen Zuckermengen, die Stärke-Nahrungsmittel mit sich bringen, liefern auch kleine Portionen Stärke schnell zu viel Zucker (siehe GM, 1.2.3.14). Die ersten Zellen, die durch diese großen Stärke- und Zuckermengen belastet werden, sind die Schleimhautzellen des Magen-Darm-Trakts. Im Folgenden werden wir uns ansehen, welche Folgen durch zu viel Stärke und Zucker, von der Mundhöhle bis zum Enddarm, ausgelöst werden.

4.1.1.1 Zu viel Stärke und Zucker führen zu Zahn- und Zahnfleischerkrankungen

Zu viel Zucker führt - wie jedes Kind weiß - zu Zahnerkrankungen, da Streptokokken den Zucker vergären und dadurch Säuren produzieren. Diese Säuren lösen Mineralien aus der Zahnhartsubstanz (Zahnschmelz und Dentin) und dadurch wird die Zahnsubstanz nachhaltig geschädigt und es entsteht Karies - der Zahn wird dadurch langsam zerstört.

Aber nicht nur Zucker, sondern auch Stärke führt zu Zahnerkrankungen, da über verschiedene Wege chronische Entzündungen am Zahnfleisch (Parodontitis) ausgelöst werden. Durch zu viel Stärke und Zucker, werden genauso Entzündungen gefördert (siehe 4.1.2.5) wie durch die Verzuckerung des Gewebes entstandene AGEs (siehe 4.1.4.1).
Stärke, Zucker und AGEs aktivieren NF-kappaB, das zur Freisetzung von verschiedenen Entzündungsfaktoren (TNF-α, IL-1, IL-6, COX-2) führt. Dies geschieht durch direkte Freisetzung der Epithelzellen des Zahnfleischs, aber auch über eine allgemeine Erhöhung der Entzündungsfaktoren im Blut (siehe 4.1.2.5, 4.1.3.9 und 4.1.4.1).
Durch diese chronischen Entzündungen kommt es zur zerstörerischen Parodontitis.

Zu viel Stärke und Zucker im Magen-Darm-Trakt	Reaktionen	Wirkung
in der Mundhöhle		
	Streptokokken bilden **Säuren**	Karies
	aktiviert **NF-kappaB** und fördert somit Entzündungen	Parodontitis
Zahnerkrankungen		

Abb. 141: Zu viel Stärke und Zucker führen zu Zahnerkrankungen

Das größte Risiko für die zerstörerische Parodontitis haben? Ja richtig, Diabetiker!

4.1.1.2 Zu viel Stärke und Zucker führen zu Sodbrennen und Gastritis

Die weltweit am häufigsten verordneten Medikamente sind „Magentabletten", sogenannte Säureblocker. Dadurch lässt sich vielleicht erahnen, wie häufig eine gestörte Säurezusammensetzung des Magens Beschwerden bereitet.
Bei der Entstehung der Säureproblematik spielen ebenfalls stärke- und zuckerreiche Nahrungsmittel die Hauptrolle. Durch diese großen Stärke- und Zuckermengen kommt es zu verstärkter und verlängerter Freisetzung der Magensäure, die langfristig Gastritis und Refluxerkrankung auslöst.
Die Magensäurefreisetzung wird hauptsächlich durch die Gewebshormone Gastrin und Histamin erhöht. Gastrin wird durch die Dehnung des Magens freigesetzt, deshalb spielt die regelmäßige Überdehnung des Magens durch Stärke-Nahrungsmittel (Getreide, Reis und Kartoffel) als nährstoffarme, volumenreiche Füllstoffe auch die entscheidende Rolle.
Die Säureproduktion im Magen erhöht sich zusätzlich durch die Histamin-Freisetzung, die im gesamten Magen-Darm-Trakt durch Reaktion des Immunsystems auf AGEs und AGE-Antikörper (4.1.4.3) erfolgt.

Zu viel Stärke und Zucker im Magen-Darm-Trakt	Reaktionen	Wirkung
im Magen		
	Freisetzung von **Gastrin** durch Magenüberdehnung	
	Freisetzung von **Histamin** durch Mastzellen nach Reaktion durch AGE-Antikörper	
Sodbrennen und Gastritis		Vermehrte Säure-Freisetzung des Magens
Refluxösophagitis	Blähbauch und dadurch vermehrter intraabdominaler **Druck auf Schließmuskulatur**	Entzündung der Speiseröhre durch aufsteigende Magensäure

Abb. 142: Störung der Magensäure-Freisetzung durch Stärke und Zucker

Durch Entfernen der Stärke-Nahrungsmittel aus dem Speiseplan und konsequenter Jäger+Sammler-Ernährung sind in den meisten Fällen die Magenbeschwerden nach maximal 4 Wochen verschwunden (siehe 4.3.3.1.1).

4.1.1.3 Zu viel Stärke und Zucker führen zu Blähungen

Zu viel Stärke und Zucker im Darm werden von Darmbakterien vergoren. Durch diese Gärprozesse entstehen sowohl Gase, wie Kohlendioxid (CO_2) und Wasserstoff (H_2), als auch Alkohol. Manche der Patienten leiden unter einem Blähbauch - „wie im 6. Schwangerschaftsmonat".

Durch stärke- und zuckerreiche Mahlzeiten verändert sich mit der Zeit die Darmflora (= Mikrobiota), indem die zuckerverarbeitenden Bakterien - aber auch Hefepilze - durch einen Überschuss an Zuckernahrung gut gefüttert und dadurch gezüchtet werden. Die Darmflora des Menschen wird aus 1.000 verschiedenen Bakterienarten gebildet und enthält insgesamt 10^{14} Darmbakterien - wir haben also 100-mal mehr Darmbakterien als Körperzellen. Eine Störung dieser Mikrobiota führt nicht nur zu weitreichenden Darmproblemen, sondern auch zu Störungen des Immunsystems.

Zu viel Stärke und Zucker im Magen-Darm-Trakt	Reaktionen	Wirkung
im Darm		
	Störungen der Darmflora	
	Gärprozesse	Gärgase und Alkohol entstehen
Blähungen		

Abb. 143: Gärprozesse durch zu viel Stärke und Zucker

4.1.1.4 Zu viel Stärke und Zucker führen zu Entzündungen der Darmschleimhaut

Zu viel Stärke und Zucker im Darm führen zu Entzündungsprozessen, da zu viel Zucker in der Darmzelle (= Enterozyt) zu einer Aktivierung von NK-kappaB und damit zur Freisetzung von Entzündungsfaktoren (TNF-α, IL-1, IL-6, COX-2) führt. Verstärkt werden diese Entzündungsprozesse durch verzuckerte Zellstrukturen (siehe 4.1.4), die Amadori-Komplexe und AGEs bilden und dadurch eine Abwehrreaktion des Immunsystems (Entzündung und auch Autoimmunprozesse) auf die veränderten Schleimhautzellen auslösen. Das Immunsystem des Darms umfasst 50% der Immunzellen des gesamten Organismus. Somit können durch Belastungen der Darmimmunität schwere Störungen und Fehlregulationen des Immunsystems auch den restlichen Körper schädigen.

Zu viel Stärke und Zucker im Magen-Darm-Trakt	Reaktionen	Wirkung
an der Darmschleimhaut		
	aktiviert **NF-kappaB**	Steuert DNA
	erhöht **TNF-α, IL-1, IL-6, COX-2**	Entzündungsfaktoren
	Akute-Phase-Reaktion	Entzündungsreaktion
Entzündungen		Grundlage verschiedenster Krankheitsprozesse

Abb. 144: Entzündungen der Darmschleimhaut durch Stärke und Zucker

Die Epithelzellen des Darms haben eine Lebenszeit von 2 bis 20 Tagen. Das bedeutet, die Darmschleimhaut kann sich sehr schnell regenerieren - sofern endlich die Zuckerlast von stärke- und zuckerreichen Nahrungsmitteln aus der Ernährung entfernt wird.

4.1.1.5 Zu viel Stärke und Zucker führen zu Resorptionsstörungen

Entzündungsreaktionen der Darmschleimhaut führen zusätzlich zu Resorptionsstörungen verschiedener wichtiger Makro- und Mikro-Nährstoffe, die für einen gesunden Organismus aber notwendig sind - Krankheit ist Mangel!

Zu viel Stärke und Zucker im Magen-Darm-Trakt	Reaktionen	Wirkung
an der Darmschleimhaut		
	Entzündungen der Darmschleimhaut	Entzündungsreaktion
▼ Resorptionsstörungen		Verstärkung von Nährstoffdefiziten

Abb. 145: Resorptionsstörungen der Darmschleimhaut durch Stärke und Zucker

4.1.1.6 Zu viel Stärke und Zucker führen zu Krämpfen im Magen-Darm-Trakt

Die glatte Muskulatur des Magen-Darm-Trakts funktioniert im Wesentlichen wie die Skelettmuskulatur (siehe 3.1.2.5.4). Ein Energiemangel (ATP-Mangel) führt zu Verspannungen und Krämpfen. Dieser Energiemangel ist die Folge einer Mangeldurchblutung der Darmmuskulatur, ausgelöst durch Entzündungen der Darmschleimhaut. Das am Anfang von Entzündungen freigesetzte Noradrenalin führt zu Krämpfen in den Gefäßzellen und somit zu Mangeldurchblutung der Darmmuskulatur. Diese Krämpfe und Mangeldurchblutung werden durch verschiedene Gefäßhormone und Stickstoffoxid (NO) der Endothelzellen aufgehoben. Allerdings wird mit zunehmender Schädigung der Endothelzellen durch AGEs (siehe 4.1.4.6) die notwendige Mehrdurchblutung zunehmend eingeschränkt sein.

Zu viel Stärke und Zucker im Magen-Darm-Trakt	Reaktionen	Wirkung
glatte Muskulatur		
	Entzündungsvorgänge führen durch **TNF-α** zur Freisetzung von Noradrenalin	Gefäßspasmen
	Störungen der Endothelzellen	
	Mangeldurchblutung und ATP-Mangel	Energiemangel
▼ Magen-Darm-Krämpfe		

Abb. 146: Krämpfe und Verspannungen im Magen-Darm-Trakt ausgelöst durch Stärke und Zucker

Je nach Ausmaß der Störungen der Darmmotorik treten Schmerzen, Obstipation (= Verstopfung) und Durchfall auf. Die Verspannungen und Krämpfe führen auch zu einem Rückstau von Gallensäuren und Verdauungsenzymen und somit zu Fehlverdauungsprozessen mit Gärung und Fäulnis.

4.1.1.7 Zu viel Stärke und Zucker führen zu Durchblutungsstörungen

Durch chronische Entzündungen und Schäden, die durch Stärke und Zucker im Verdauungstrakt entstehen, wird die Darmmotorik empfindlich und langfristig gestört. Chronische Entzündungen führen zu einer Lymphbelastung und dadurch zu einem Lymphstau und Reizzuständen in der Dünndarmwurzel (Radix Mesenterii). Die Dünndarmwurzel ist die Aufhängestruktur des Dünndarms, welche die Blutgefäße und Lymphgefäße zu den einzelnen Darmschlingen führt. Die Dünndarmwurzel ist mit der rückwärtigen Bauchwand verwachsen und lässt sämtliche großen Blutgefäße (Aorta Abdominalis, Vena Cava Inferior, Ductus Thoracicus) passieren. Zwischen Herz und Unterbauch, Beinen liegt der Darm. Bei Reizzuständen des Dünndarms kommt es zu Schwellungen der Dünndarmwurzel und dadurch zu Durchblutungsstörungen der nachgeschalteten Regionen. Ebenso können Einschränkungen der Darmmotorik zu Durchblutungsstörungen der Becken- und Beinregion führen, da es mit den Jahren zu Verklebungen der Darmfaszien mit den umliegenden Strukturen kommt. Die Faszien sind dünne Bindegewebshäute, die jedes Organ, jeden Muskel und auch jedes Gefäß umgeben. Genau diese Faszien ermöglichen die Beweglichkeit zwischen den einzelnen Strukturen. Sind die Bewegungen allerdings über Wochen hinweg eingeschränkt, kommt es zu sogenannten Crosslinks (= Querverbindungen) der einzelnen Faszien und somit zu Verklebungen und später zu festen Bindegewebsverbindungen (= Vernarbungen).

Entstehen diese Vernarbungen zwischen Darm und Blutgefäßen, so kommt es auch hier zu Durchblutungsstörungen der nachgeschalteten Regionen.

Ein Blähbauch, der einen erhöhten intraabdominalen Druck verursacht, verstärkt diese Durchblutungseinschränkung zusätzlich.

Zu viel Stärke und Zucker im Magen-Darm-Trakt	Reaktionen	Wirkung
	Lymphstau und Schwellung der **Dünndarmwurzel**	Irritation der großen Bauchgefäße
	Verklebungen d. Darmfaszien mit umliegenden Strukturen	lokale Irritation vereinzelter Gefäße im Bauchraum
	Blähbauch	Druckerhöhung im Bauchraum
Durchblutungsstörungen der nachgeschalteten Regionen		Funktionseinschränkungen Darm, Rückenmuskulatur, Blase, Prostata, Gebärmutter, Beinmuskulatur und Gelenke

Abb. 147: Durchblutungseinschränkung der Becken- und Beinregion durch Stärke und Zucker

4.1.1.8 Zu viel Stärke und Zucker führen zu Beschwerden im Nackenbereich

Durch Stärke und Zucker entstehen im Bauchraum Blähungen, Entzündungen, Krämpfe und Vernarbungen. Diese Belastungen und Schäden gehen auch nicht spurlos am Nervensystem des Magen-Darm-Trakts vorüber. Dadurch wird die autonome Steuerung des Verdauungstrakts eingeschränkt und natürlich auch 2 wichtige Nervenpaare gereizt.

Das 1. Nervenpaar bildet der linke und rechte **Nervus Phrenicus**. Er entspringt aus dem Halsmark (C3 - C5) und wandert am Hals entlang durch den Brustraum zum Zwerchfell - unserem wichtigsten Atemmuskel, den er steuert. Teile vom Nervus Phrenicus wandern auch durch das Zwerchfell hindurch und versorgen sensibel das Bauchfell, das alle Bauchorgane (Magen, Bauchspeicheldrüse, Leber, Galle, Dünndarm und Dickdarm) umschließt.

Durch Reizzustände und Schäden im Bauchraum kommt es zur Reizweiterleitung über den Nervus Phrenicus bis hin zum Halsmark, wo er durch Querverbindungen Verspannungen der Nackenmuskulatur, Halswirbelsäulenprobleme und Kopfschmerzen auslösen kann.

Ebenso kommt es durch die Verspannung der Nackenmuskulatur (Musculi Scaleni) zur hochstehenden 1. Rippe, wodurch das Gefäß-Nerven-Bündel, das zwischen Schlüsselbein und 1. Rippe durchzieht, irritiert wird. Dieses Gefäß-Nerven-Bündel versorgt den Schulter-Arm-Hand-Bereich und kann bei Druck durch die hochstehende 1. Rippe (Thoracic Outlet Syndrom) Durchblutungseinschränkungen und Nervenstörungen im gesamten Schulter-Arm-Hand-Bereich auslösen.

Das 2. Nervenpaar, das im Bauchraum irritiert wird, ist der **Nervus Vagus,** der unser 10. Hirnnerv ist. Er kommt also aus dem Gehirn und wandert vom Nacken über den Hals zum Kehlkopf in den Brust- und Bauchraum, wo er die Aktivität aller Brust- und Bauchorgane steuert. Er meldet durch seine sensiblen Fasern auch Schäden im Brust- und Bauchraum.

Zu viel Stärke und Zucker im Magen-Darm-Trakt	Reaktionen	Wirkung
Reizung der Bauchorgane und des Bauchfells		
	Nervus Phrenicus (Halsnerv C3 - C5)	Nackenverspannungen, Kopfschmerzen und Störungen der Schulter-Arm-Hand-Region
	Nervus Vagus (10. Hirnnerv)	Störungen im gesamten Nervengebiet bis hin zu Migräne
Beschwerden im Schulter-Nacken-Arm- und Kopfbereich		

Abb. 148: Beschwerden im Schulter-Nackenbereich durch zu viel Stärke und Zucker im Magen-Darm-Trakt

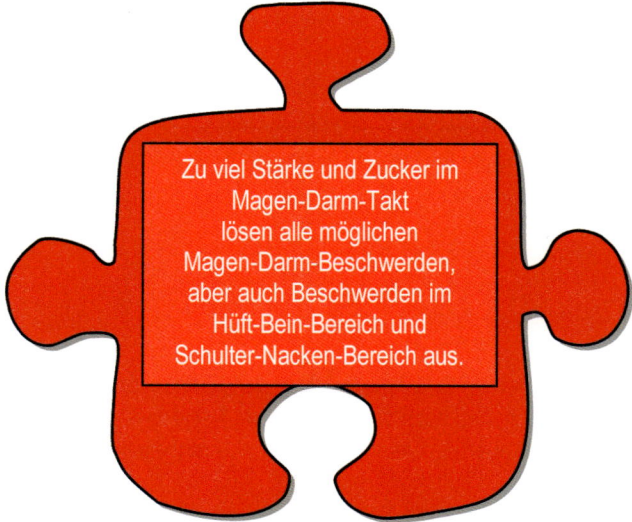

4.1.2 Zu viel Stärke und Zucker im Blut - Hyperglykämie

Nachdem Stärke im Darm in Traubenzucker (Glucose) zerlegt wurde, erscheinen diese riesigen Zuckermengen im Blut. Die Glykämische Masse (= GM, siehe 1.2.3.14), also die Zuckermenge, die nach den Mahlzeiten das Blut überflutet, stellt **die Belastung** für den Stoffwechsel und die Zellen dar. Es kommt - je nach GM - zu einem enormen Blutzuckeranstieg (= Hyperglykämie), der auch bei Nicht-Diabetikern erst nach spätestens 3 Stunden wieder normal ist. Bei Diabetikern steigt der Blutzucker auf deutlich höhere Werte an und bleibt auch noch länger zu hoch.

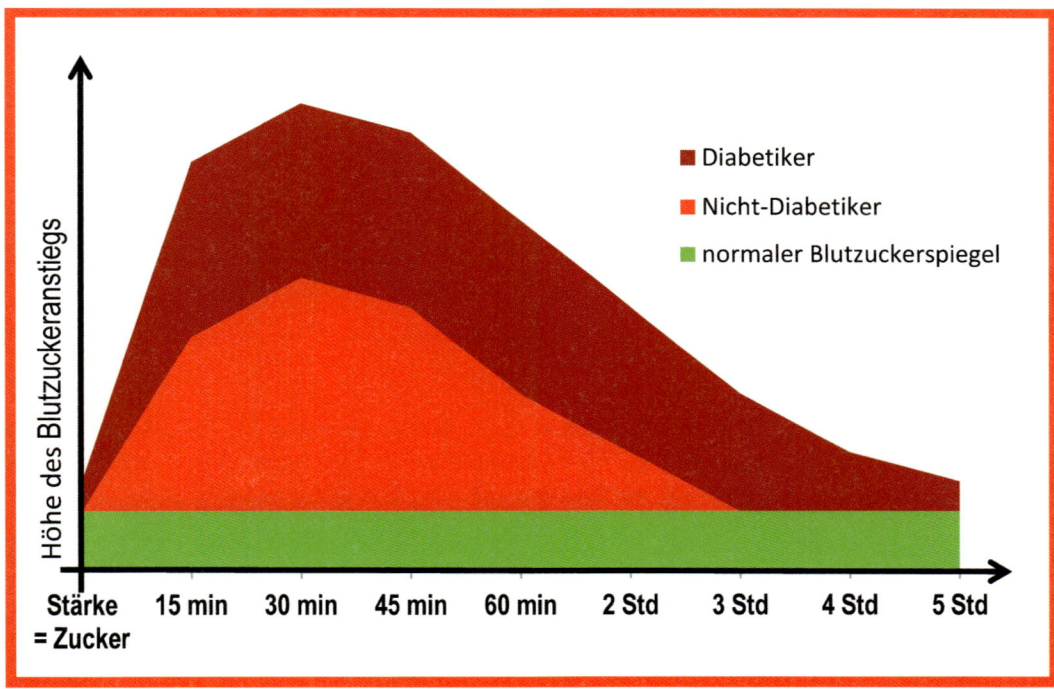

Abb. 149: Blutzuckererhöhung nach Stärke (= Zucker)

Im Folgenden will ich aufzeigen, welche beträchtlichen Folgen diese massiven Blutzuckererhöhungen für jede Körperzelle haben - auch bei Nicht-Diabetikern, die nach den Mahlzeiten natürlich auch mit dem „Zucker-Tsunami" zu kämpfen haben.

4.1.2.1 Zu viel Zucker im Blut führt zu Zuckerüberschuss in den Zellen

Durch die Hyperglykämie kommt es zu einer **Druckbetankung** der Zellen mit Zucker. Dadurch erhöht sich der Zuckergehalt in der Zelle massiv, da die Glucose durch den hohen Konzentrationsunterschied vom Blut ins Gewebe und dadurch in die Zelle gedrückt wird. Verstärkt wird dieser Effekt durch das Insulin (siehe 4.1.3.1), das in der Bauchspeicheldrüse durch den Zuckerüberschuss freigesetzt wurde, um den Blutzuckerspiegel wieder zu senken.

Ein hoher Blutzuckerspiegel fördert zudem die Aktivität der Hexokinase, die Glucose in Glucose-6-Phosphat (siehe Abb. 77) umwandelt. Somit ist der Zucker in der Zelle fixiert und kann diese nicht mehr verlassen.

Zu viel Zucker im Blut (= Hyperglykämie)	Reaktionen	Wirkung
	Konzentrationsgefälle	
	Aktivierung der **Hexokinase**	
	Insulinanstieg - Öffnet Glucosekanäle der Zelle	Glykolyse - Acetyl-CoA Energiegewinnung, Baustoff
Zu viel Zucker in den Zellen		Gegenmaßnahmen der Zellen

Abb. 150: Druckbetankung der Zellen durch Zuckerüberschuss

Dieser Zuckerüberschuss der Zelle fördert verschiedene Stoffwechselprozesse. Ein Teil des Zuckers wird anschließend durch die Glykolyse (siehe Abb. 77) in Acetyl-CoA für die Energiegewinnung zerlegt. Der große Rest muss allerdings irgendwie „entsorgt" werden.

4.1.2.2 Zu viel Zucker hemmt die Mitochondrienfunktion

Nachdem die Zellen durch die Druckbetankung mit Zucker überfüllt sind, entstehen durch die vermehrte Glycolyse verschiedene Zwischenprodukte, wie zum Beispiel Fructose 1,6-Bisphosphat. Diese massive Erhöhung der Zwischenprodukte der Glycolyse hemmen die Mitochondrienfunktion. Somit wird der Zuckerüberschuss der Zelle durch die vermehrte Glycolyse verbraucht und reduziert - 18-mal schneller als bei der Glycoseoxidation, die in den Mitochondrien stattfindet (siehe 3.1.2.3.2). Dieser Überlauf-Schutz wird Crabtree-Effekt[69] genannt.

Zu viel Zucker in den Zellen	Reaktionen	Wirkung
	fördert Glycolyse	
	erhöht Zwischenprodukte der Glycolyse wie **Fructose 1;6-Bisphosphat**	hemmen Zuckerneubildung hemmen Atmungskettenenzyme und Mitochondrienfunktion
hemmt Mitochondrienfunktion		

Abb. 151: Überlauf-Schutz der Zelle (Crabtree-Effekt) bei Zuckerüberschuss

Wie wichtig die Mitochondrien für die Energiegewinnung der Zelle und damit für eine normale Funktion und stabile Struktur der Zelle sind, haben wir uns ja bereits sehr ausführlich im Kapitel 3.1.2 angesehen. Deshalb ist eine Hemmung der Mitochondrienfunktion durch den Zuckerüberschuss ein enormer Belastungsfaktor für die Zelle, der Krankheiten fördert.

Tumorzellen, die durch ihre spezielle Stoffwechsellage (siehe 3.1.2.7) riesige Zuckermengen zum Überleben konsumieren, weisen diesen Crabtree-Effekt ebenfalls auf.

Das bedeutet, ein Grund für die Mitochondrienstörung der Tumorzelle ist der Zuckerüberschuss im Blut und damit die stärke- und zuckerreiche Nahrung!

4.1.2.3 Zu viel Zucker führt zur Übersäuerung des Gewebes

Durch den Zuckerüberschuss der Zelle wird - durch die erhöhte Glykolyse - die Produktion des Enzyms Laktat-Dehydrogenase erhöht. Dadurch bildet die Zelle vermehrt Milchsäure (= lactat acid), die sehr schnell in Laktat (Base) und H^+ (Säure) zerfällt und für das Gewebe eine erhöhte Säurelast (Laktat-Azidose) darstellt. Die Säure (H^+) wird u.a. unter Verbrauch von Sauerstoff zu Wasser (H_2O) gepuffert.

Zu viel Zucker in den Zellen	Reaktionen	Wirkung
	fördert Glycolyse	
	erhöht **Laktat-Dehydrogenase**	
	vermehrte Bildung von Milchsäure (=Lactat acid)	
Übersäuerung des Gewebes	Zerfallen der Milchsäure in Laktat (Base) und H^+ (Säure)	Belastung der Puffersysteme des Organismus
Sauerstoffmangel des Gewebes	Pufferung der H^+ (Säure) u.a. unter Verbrauch von O_2 zu H_2O	Einschränkung der Zellfunktion durch Sauerstoffmangel

Abb. 152: Übersäuerung des Gewebes durch Zuckerüberschuss

Die vermehrte Säurebildung verschlechtert die Sauerstoffversorgung und schränkt so die Energiegewinnung und Funktion der Zelle zusätzlich ein.

4.1.2.4 Zu viel Zucker in den Zellen fördert das Tumorwachstum

Durch das Zuviel an Zucker in den Zellen werden auch verschiedene Enzyme erhöht, die für die Kontrolle des Zellzyklus enorm wichtig sind. Die vermehrte Bildung von G-Protein RAS und von MAP-Kinasen (Mitogen Activated Protein) aktiviert in der Zelle Signalkaskaden, die eine Erhöhung der Zellteilung nach sich ziehen. Infolgedessen verbleiben die Zellen kürzer in der G0-Phase, in der sie ihre eigentliche Zellfunktion erfüllen und es bleibt gleichzeitig weniger Zeit für Kontrolle und Reparatur der DNA.

Zu viel Zucker in den Zellen	Reaktionen	Wirkung
	erhöht **G-Protein RAS**	
	erhöht **MAP-Kinase**	
fördert Zellteilung und Zellwachstum		kürzere Phasen für Zellfunktion weniger Zeit für DNA-Reparatur

Abb. 153: Erhöhung des Zellwachstums durch Zuckerüberschuss

Diese Erhöhung der Zellteilungsgeschwindigkeit ist ein wichtiger Faktor für Tumorentstehung und Tumorwachstum, das heißt für die Aggressivität, mit der sich der Tumor ausbreitet. Zucker ist nicht nur **Futter für die Tumorzelle**, sondern bestimmt - gemeinsam mit Insulin (siehe 4.1.3.7) - auch die **Wachstumsgeschwindigkeit** des Tumors!

4.1.2.5 Zu viel Zucker führt zu Entzündungen

Der Überschuss an Zucker führt zu verschiedensten Störungen der Zellfunktion und dadurch zur minutenschnellen Freisetzung und Aktivierung von NF-kappaB, einem Transkriptionsfaktor, der das Ablesen verschiedenster DNA-Sequenzen steuert.
NF-kappaB verändert die Produktion und Aktivität von 500 verschiedenen Enzymen und Botenstoffen. Es handelt sich hierbei um entzündungsfördernde Botenstoffe. Folglich erhöht sich die Entzündungsbereitschaft des Gewebes, die bei sehr vielen Krankheitsprozessen eine entscheidende Rolle spielt.

Zu viel Zucker in den Zellen	Reaktionen	Wirkung
	aktiviert **NF-kappaB**	
	erhöht **TNF-α, IL-1, IL-6, COX-2**	
	Akute-Phase-Reaktion	
Entzündungen		Grundlage verschiedenster Krankheitsprozesse

Abb. 154: Entzündungsreaktionen durch Zuckerüberschuss

Auf der Basis von minimalen chronischen Entzündungen entstehen die meisten unserer chronisch verlaufenden Krankheiten, wie z.B. Rheuma, Arteriosklerose, Arthrose, Neurodegenerative Erkrankungen.

4.1.2.6 Zu viel Zucker löst Immunkilling aus

Bei einem Überschuss an Zucker kann die Zelle - genauso wie bei Virusinfekten oder Mutationen - veränderte MHC-I-Komplexe produzieren.

Die MHC-Proteinkomplexe (= Hauptgewebeverträglichkeitskomplex) stellen eine Art Antennen dar, welche aus der Zelloberfläche herausragen und den Immunzellen die Information „körpereigen" übermitteln. Dadurch wird die Zelle als „körpereigen" erkannt und vor einem Angriff der Natürlichen Killerzellen und zytotoxischen T-Lymphozyten geschützt (Selbsttoleranz).

Bekommen die Immunzellen aber durch die veränderten MHC-I-Komplexe nicht mehr die Information „körpereigen", so wird die Zelle als „körperfremd" markiert und vom Immunsystem über Entzündungsreaktionen entfernt.

Zu viel Zucker in den Zellen	Reaktionen	Wirkung
	verändert **MHC-I-Komplex**	
	aktiviert natürliche Killerzellen und zytotoxische T-Lymphozyten	
löst Immunkilling aus		Zerstörung der Zelle durch Immunsystem und Entzündung

Abb. 155: Immunreaktion durch Zuckerüberschuss

Bei entsprechender Immunlage können über den veränderten MHC-I-Komplex auch die B-Lymphozyten, die Antikörper produzieren, aktiviert werden. B-Lymphozyten bilden dann Antikörper gegen diese veränderten, ehemals „körpereigenen" Zellen, also Autoimmunantikörper. Das heißt, zu viel Zucker kann die Oberflächeneigenschaften der Zelle verändern und auch Rheumaerkrankungen auslösen und unterhalten.

4.1.2.7 Zu viel Zucker fördert die Bildung von freien Radikalen

Ein Überschuss an Zucker aktiviert in der Zelle sowohl die NADPH-Oxidase als auch die induzierte NO-Synthase und fördert dadurch die Bildung freier Sauerstoffradikale (ROS).
Diese müssen, am besten bevor sie Zellschäden anrichten, antioxidiert werden und fordern auf diese Weise die Antioxidativen Systeme der Zelle (siehe Abb. 86). Durch die freien Radikale werden auch die Mitochondrien in ihrer Funktion gehemmt und damit Energiegewinnung und Funktion der Zelle gestört. Dies kann dazu führen, dass die Zelle dem programmierten Zelltod zugeführt wird oder aber aufgrund von Zellschäden dem Immunkilling zum Opfer fällt.

Zu viel Zucker in den Zellen	Reaktionen	Wirkung
	aktiviert **NADPH-Oxidase** und **induzierte NO-Synthase**	
	vermehrte Bildung von freien Sauerstoffradikalen (ROS)	Verbrauch von Antioxidantien v.a. von Glutathion
	Einschränkung der Mitochondrienfunktion	Einschränkung der Energiegewinnung
fördert die Bildung freier Radikale	Oxidation von Zellbestandteilen und DNA	Zellfunktionsstörungen bis hin zum Zelltod

Abb. 156: Bildung freier Radikale durch Zuckerüberschuss

4.1.2.8 Zu viel Zucker hemmt die Produktion und Freisetzung von Noradrenalin

Ein Überschuss an Zucker hemmt die Tyrosin-Hydroxylase und somit die Produktion und Freisetzung von Noradrenalin, das zu 95 % in den Nervenzellen des Sympathikus gebildet wird. Das Noradrenalin stabilisiert mit Adrenalin den Blutdruck und demzufolge die Durchblutung, indem es auf Rezeptoren der Blutgefäße wirkt und hier eine Anspannung der Gefäßmuskulatur auslöst.

Zu viel Zucker in den Zellen	Reaktionen	Wirkung
	hemmt **Tyrosin-Hydroxylase**	
hemmt Noradrenalin		Kreislaufschwäche

Abb. 157: Hemmung der Noradrenalinproduktion durch Zuckerüberschuss

Der Noradrenalinspiegel im Blut liegt 5-mal höher als der Adrenalinspiegel. Für die Kreislaufregulation ist demnach Noradrenalin am wichtigsten. Es ist sozusagen unser „Standgas", das die Kreislaufregulation auch in Ruhe regelt. Bei Kampf, Flucht und Arbeit wird Noradrenalin durch Adrenalin unterstützt, das im Bedarfsfall 10-fach mehr ins Blut freigesetzt wird - Adrenalin entspricht somit unserem „Vollgas".

4.1.2.9 Zu viel Zucker wird in Fettsäuren und Fett umgewandelt

Der Überschuss an Zucker wird durch die Förderung der Glykolyse einen Überschuss an Acetyl-CoA - unserem Universalbrennstoff - nach sich ziehen. Dieser Überschuss führt über die Förderung von verschiedenen Enzymen zur Speicherung des Universalbrennstoffs. Hierbei wird Acetyl-CoA durch die Acetyl-CoA-Carboxylase in Malonyl-CoA umgewandelt, welches die Ausgangssubstanz für die Fettsäuresynthese ist. Dadurch wird Zucker in Fettsäuren umgewandelt. Jeweils 3 Fettsäuren werden mit Glycerin zu Triglyceriden (Fetten) aufgebaut und so für schlechte Zeiten gespeichert. Dieser Mechanismus war für die Evolution ein wichtiger Faktor, der das Überleben sicherte. „Spare in der Zeit, dann hast du in der Not." Die meisten unserer Zeitgenossen speichern allerdings ihr Leben lang, so gut und so viel sie können!

Zu viel Zucker in den Zellen	Reaktionen	Wirkung
	fördert Glycolyse	
	Überschuss an Acetyl-CoA	
	Aktivierung der **Acetyl-CoA-Carboxylase**	Umwandlung von Acetyl-CoA in **Malonyl-CoA**
wird in Fettsäuren und Fett umgewandelt	und **Fettsäure-Synthase**	Aufbau gesättigter Fettsäuren zur Energiespeicherung

Abb. 158: Bildung von Fettsäuren durch Zuckerüberschuss

4.1.2.10 Zu viel Zucker verhindert den Fettabbau

Malonyl-CoA, das Ausgangsprodukt für die Fettbildung, hemmt gleichzeitig das Enzym Carnitin-Acyltransferase. Die Carnitin-Acyltransferase ist notwendig, um Acyl-CoA mit Hilfe von Carnitin in die Mitochondrien zu transportieren. Somit wird durch den Zuckerüberschuss die β-Oxidation, also der Fettsäureabbau, gehemmt (siehe Abb. 78). Fette (Triglyceride) und die Bausteine der Fette, also die Fettsäuren, können bei Zuckerüberschuss nicht abgebaut werden.

Zu viel Zucker in den Zellen	Reaktionen	Wirkung
	bildet **Malonyl-CoA**, das die **Carnitin-Acyltransferase** hemmt	blockiert Einschleusung von Acyl-CoA in die Mitochondrien
verhindert den Fettabbau		blockiert β-Oxidation (=Fettsäureabbau)

Abb. 159: Blockierung des Fettabbaus durch Zuckerüberschuss

Der Zuckerüberschuss der Nahrung wird als Fett gespeichert und kann - solange zu viel Zucker im Blut ist - auch nicht abgebaut werden. Das bedeutet, dass Sie in den 3 Stunden nach einer stärke- und zuckerreichen Mahlzeit Ihre Fette nicht abbauen können.
Sie können mit Ihrem Auto auch nicht gleichzeitig vorwärts und rückwärts fahren!

Übergewicht und die damit verbundenen Fettspeicher zwischen den Organen gehen einher mit allen möglichen Krankheiten (siehe 4.3.3.5.1).

4.1.2.11 Zu viel Zucker führt zur Fettleber

Wie ich bereits unter 4.1.2.1 erläutert habe, führt eine Hyperglykämie zu einem Glucoseüberschuss in der Zelle. Dieser aktiviert die Hexokinase, die Glucose in Glucose-6-Phosphat umwandelt und so in der Zelle fixiert. Damit Glucose die Zelle wieder verlassen kann, muss Glucose-6-Phosphat wieder in Glucose umgewandelt werden. Dies geschieht durch die Glucose-6-Phosphatase, die aber nur in Leber- und Nierenzellen vorkommt. Nur diese Zellen können, nach Zuckerneubildung aus Aminosäuren, den Zucker auch wieder ins Blut abgeben. Allerdings hemmt Insulin die Aktivität der Glucose-6-Phosphatase und verhindert somit auch, dass Glucose diese Zellen wieder verlassen kann.

Pankreas (= Bauchspeicheldrüse) und Leberzellen haben eine Sonderform der Hexokinase, die Glucokinase (oder Hexokinase IV). Sie wandelt Glucose erst bei sehr hohen Konzentrationen in Glucose-6-Phosphat um. In der Pankreaszelle führt dies zur Freisetzung von Insulin ins Blut und dadurch zur Blutzuckersenkung.
In der Leberzelle (Hepatozyt) wird dadurch Glucose erst bei hohen Blutzuckerspiegeln in der Zelle fixiert. Deshalb sind niedrige Blutzuckerspiegel wünschenswert.
Ein Teil des Zuckerüberschusses in den Leberzellen wird als Glucogen gespeichert. Der große Rest des Zuckerüberschusses wird auch in der Leberzelle zur Fettsäure- und Triglyceridsynthese genutzt.
Dadurch erhöht sich der Fettanteil in den Leberzellen, es steigt der intrahepatische Triglyceridanteil.
Durch das Aufrechterhalten der Ernährungsfehler mit großen Stärke- und Zuckermengen kommt es zur kontinuierlichen Fettspeicherung in der Leber, die Dr. Nicolai Worm trefflich als „Menschen-Stopfleber" bezeichnet. Bei der Gänse-Stopfleber werden die Gänse nämlich auch mit Stärke-Nahrungsmitteln (Getreide oder Mais) vollgestopft und gemästet - der Fachausdruck hierfür heißt lustigerweise „nudeln".

Die Fette in der Leber können aber nur wieder abgebaut werden, wenn Zucker und Insulin im Blut niedrig sind, denn diese verhindern den Fettabbau und somit bleiben die Fette in der Leber gefangen. Folglich wird die Funktion der Fettleber langsam schlechter und schlechter. Durch Entzündungsreize, die durch Infekte - aber auch durch Zucker - ausgelöst werden, kann auch eine Fettleber-Hepatitis entstehen, was in einer Leberzirrhose enden kann.

Zu viel Zucker in den Leberzellen	Reaktionen	Wirkung
	Glucokinase (Hexokinase IV)	Druckbetankung der Zelle
	Acetyl-CoA-Carboxylase	bildet Malonyl-CoA
wird in Fettsäuren umgewandelt	**Fettsäure-Synthase**	Aufbau gesättigter Fettsäuren und Fette (Triglyceride)
Fettleber (Menschen-Stopfleber)	Malonyl-CoA hemmt die **Carnitin-Acyltransferase**	verhindert Fettsäure- und Fettabbau
Fettleber-Hepatitis		
Leberzirrhose		

Abb. 160: Entwicklung der Fettleber durch Zuckerüberschuss

Durch Jäger+Sammler-Ernährung halten Sie Ihren Blutzuckerspiegel niedrig und verhindern so eine Druckbetankung der Leberzellen mit Zucker. Gleichzeitig ermöglichen Sie den Abbau der Fette in der Leber und die Freisetzung dieser Fettsäuren ins Blut. Selbst wenn die Fette nach fettreichen Mahlzeiten erst in der Leber erscheinen, können diese wieder ins Blut abgegeben werden, damit sie dem Organismus zur Verfügung stehen - aber nur wenn der Fettstoffwechsel nicht durch Zucker gehemmt wird (siehe auch Sahne-Experiment 1.2.2.2).

Neben den schädigenden Effekten auf die Zelle selbst, führt die Hyperglykämie zur Freisetzung von Insulin in der Bauchspeicheldrüse. Diese stundenlang andauernden Phasen von zu hohen Insulinspiegeln im Blut haben genauso negative Folgen für unseren Organismus.

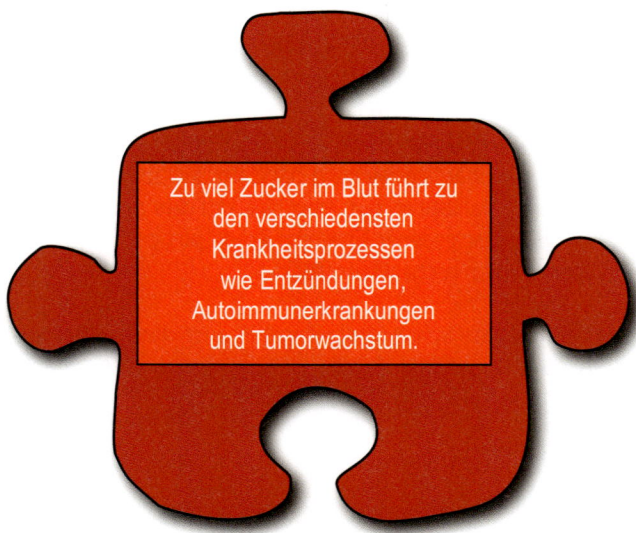

4.1.3 Zu viel Stärke und Zucker führt zur Freisetzung von Insulin

Steigt der Blutzuckerspiegel nach stärke- und zuckerreichen Mahlzeiten an, so erhöht sich auch der Zuckerspiegel in den β-Zellen der Langerhans'schen Inseln, die in der Bauchspeicheldrüse liegen. Von diesen β-Zellen wird Insulin produziert, gespeichert und bei einem Glucoseanstieg auch ins Blut freigesetzt.
Insulin senkt, über verschiedene Mechanismen, den Blutzuckerspiegel wieder ab und wird so lange nachproduziert und freigesetzt, bis der Blutzuckerspiegel wieder normal niedrig ist. Die Halbwertszeit von Insulin beträgt 7 - 15 min, das heißt, auch wenn Insulin nicht mehr benötigt wird, weil der Blutzuckerspiegel wieder normal ist, dauert es noch einige Minuten, bis sich der Insulinspiegel normalisiert hat.
Die Gegenspieler zum Insulin, die eine gefährliche Unterzuckerung verhindern, sind Glukagon, Adrenalin und Cortisol (siehe Abb. 19).

Insulin ist zum einen wichtig für die Energiegewinnung der Zelle und zum anderen für die Speicherung der Energiequelle Zucker, die nach der Mahlzeit im Blut erscheint. Um dies zu bewerkstelligen, regelt Insulin als Transkriptionsfaktor das Ablesen verschiedener Enzymbaupläne aus der DNA und damit die Aktivität verschiedener Enzyme[75], die unseren Stoffwechsel beeinflussen.

Je stärker und länger die Hyperglykämie anhält, desto länger ist auch der Insulinspiegel im Blut erhöht. Durch immer wieder lang anhaltende Insulinspiegel werden im Organismus aber auch schädigende Wirkungen entfacht.

4.1.3.1 Zu viel Insulin führt zu Zuckerüberschuss in den Zellen

Infolge des Insulinanstiegs erhöht sich die Anzahl der Glucosetransporter (GLUT) der Zelle, das sind die Transportkanäle, die das Einströmen der Glucose in die Zelle ermöglichen. Auf diese Weise erhöht sich der Effekt der Druckbetankung, die selbst von zu viel Zucker durch den starken Konzentrationsunterschied ausgelöst wird.
Insulin fördert auch die Produktion von Hexokinase und Glucokinase (Hexokinase IV). Diese Enzyme wandeln Glucose in Glucose-6-Phosphat um, das die Zelle nicht mehr verlassen kann. Somit ist der Zucker in der Zelle gefangen - die Zelle muss mit dem Zuckerüberschuss und dessen Folgen zurechtkommen (siehe 4.1.2).

Zu viel Insulin	Reaktionen	Wirkung
	vermehrt **Glucosetransporter**	
	erhöht **Hexokinase**	
	erhöht **Glucokinase**	
Zuckerüberschuss in den Zellen		erhöht Transport und bindet Zucker in der Zelle

Abb. 161: Insulin führt zum Zuckerüberschuss in den Zellen

4.1.3.2 Zu viel Insulin verhindert die Freisetzung der Glucose aus der Zelle

Einmal in der Zelle, bleibt der Zucker in der Zelle und das Zuviel an Zucker muss anschließend von der Zelle verarbeitet werden. Nur Leberzellen und Nierenzellen können Glucose wieder ins Blut abgeben, das nötige Enzym hierfür ist Glucose-6-Phosphatase, das Glucose-6-Phosphat wieder in Glucose umwandelt. Nur Glucose kann über die Glucosetransporter die Zellen verlassen.

Aber diese Glucose-6-Phosphatase wird durch die Insulinwirkung ebenfalls gehemmt, somit verbleibt der Zucker in den Leberzellen, wo er dann als Fett gespeichert wird. Auf diese Weise entsteht die Fettleber (siehe 4.1.2.11).

Zu viel Insulin	Reaktionen	Wirkung
	hemmt **Glucose-6-Posphatase**	
verhindert Freisetzung der Glucose aus der Zelle		verhindert die Zuckerabgabe der Zelle ins Blut

Abb. 162: Insulin verhindert Zuckerfreisetzung

4.1.3.3 Zu viel Insulin fördert die Fettsäuresynthese in den Zellen

Insulin erhöht die Bildung von SREBP (Sterol regulatory element-binding protein) und aktiviert somit die Acetyl-CoA-Carboxylase und Fettsäure-Synthase. Das sind die Enzyme für die Bildung von Fettsäuren und Triglyceriden. Über diesen Weg wird der überschüssige Zucker als Fett gespeichert.

Zu viel Insulin	Reaktionen	Wirkung
	erhöht **SREBP**	
	Aktivierung der **Acetyl-CoA-Carboxylase**	
	und **Fettsäure-Synthase**	
fördert Umwandlung von Zucker in Fett		Aufbau gesättigter Fettsäuren zur Energiespeicherung

Abb. 163: Fettsäure- und Triglycerid-Produktion durch Insulin

4.1.3.4 Zu viel Insulin verhindert den Fettabbau

Durch die Insulinwirkung auf die Fettsäuresynthese entsteht Malonyl-CoA, dieses hemmt - wie bereits unter 4.1.2.10 dargestellt - den Fettsäureabbau (β-Oxidation). Demzufolge wird der Fettabbau in der Leber und den Fettzellen blockiert.

Zu viel Zucker in den Zellen	Reaktionen	Wirkung
	bildet **Malonyl-CoA**, das die **Carnitin-Acyltransferase** hemmt	blockiert Einschleusung von Acyl-CoA in die Mitochondrien
verhindert den Fettabbau		blockiert β-Oxidation (= Fettsäureabbau)

Abb. 164: Blockierung des Fettabbaus durch Zuckerüberschuss

Insulin wird durch seine Einflüsse auf den Stoffwechsel berechtigterweise als **das Masthormon** bezeichnet, da Insulin die Fettsäure- und Triglyceridproduktion antreibt und die Gene des Organismus auf Fettspeicherung schaltet. Das bedeutet: In der Zeit der Insulinwirkung - bis zu 3 Stunden nach einer zucker- bzw. stärkereichen Mahlzeit - können Sie nicht einmal beim Sport Fette verbrennen.
Insulin sperrt die Fette in der Zelle ein. Insulin speichert und speichert und speichert ...

4.1.3.5 Zu viel Insulin erhöht Cholesterin im Blut

Die Erhöhung des Cholesterinspiegels im Blut wird durch Insulin über 2 wichtige Wege gefördert:
1. Insulin erhöht die Bildung der HMG-CoA-Reduktase[72], sie ist das Schlüsselenzym der Cholesterinproduktion (siehe Abb. 84)
2. Insulin erhöht die Bildung von SREBP (Sterol regulatory element-binding protein) und hemmt dadurch Cholesterol 7α-Hydroxylase[73,74]. Diese Cholesterol 7α-Hydroxylase ermöglicht aber die Bildung der Gallensäure aus Cholesterin (siehe Abb.102) und damit den Cholesterinabbau.

Zu viel Insulin	Reaktionen	Wirkung
	erhöht **HMG-CoA-Reduktase**	fördert Cholesterinproduktion
	erhöht **SREBP** und hemmt **Cholesterol 7α-Hydroxylase**	hemmt Gallensäureproduktion und dadurch Cholesterinabbau
erhöht Cholesterin im Blut		

Abb. 165: Cholesterinerhöhung durch Insulin

Somit fördert Insulin die Cholesterinproduktion und hemmt gleichzeitig den Abbau von Cholesterin, was langfristig zu einer Erhöhung der Cholesterinwerte im Blut führt. Nicht die Eier erhöhen Cholesterin (siehe 2.3.6), sondern Insulin durch stärke- und zuckerreiche Mahlzeiten!

Zusätzlich wird die Leber - die sich durch stärke- und zuckerreiche Nahrungsmittel langsam zur Fettleber (siehe 4.1.2.11) entwickelt - in ihrer Funktion mehr und mehr eingeschränkt sein. Bei der „Menschen-Stopfleber" wird die Leber das Zuviel an Cholesterin nicht mehr in ausreichenden Mengen in Gallensäure umwandeln können, um diese auszuscheiden. Aus diesem Grund staut sich das Cholesterin, genauso wie andere Stoffwechselprodukte, zurück ins Blut.

4.1.3.6 Zu viel Insulin hemmt die Mitochondrienfunktion

Insulin fördert die Aktivität und Bildung von Enzymen der Glycolyse, nämlich Pyruvat-Kinase und Pyruvat-Dehydrogenase-Komplex. Hierbei wird, wie schon besprochen, Glucose in Acetyl-CoA umgewandelt. Dieser Universalbrennstoff und Universalbaustoff Acetyl-CoA wird anschließend in der Zelle weiter in Energie umgewandelt und verbaut - der Überschuss als Fett gespeichert.
Ein Zuviel an Zucker und Insulin und dadurch ein Zuviel an Zwischenprodukten der Glycolyse und des nachfolgenden Ciratzyklus hemmen allerdings die Mitochondrien über den Crabtree-Effekt (siehe 4.1.2.2).

Insulin erhöht zudem die Aktivität und Bildung von AKT (Proteinkinase) und hemmt PGC-1α und AMPK (= AMP-aktivierte Kinase, siehe Abb. 95) und somit auch die Mitochondrienfunktion und das Mitochondrienwachstum.

Zu viel Insulin	Reaktionen	Wirkung
	erhöht **Pyruvat-Kinase** und **Pyruvat-Dehydrogenase**	
	erhöht **AKT** (Proteinkinase) und hemmt **PGC-1α** und hemmt **AMP-K**	
hemmt Mitochondrienfunktion		hemmt Energiegewinnung

Abb. 166: Insulin hemmt Mitochondrienfunktion

4.1.3.7 Zu viel Insulin fördert das Tumorwachstum

Insulin fördert, genauso wie der Zucker selbst, die Enzyme für die Kontrolle des Zellzyklus. Insulin erhöht die Bildung von G-Protein RAS und MAP-Kinasen (Mitogen Activated Protein). Auf diese Weise erhöhen sich in der Zelle Geschwindigkeit und Häufigkeit der Zellteilung. Folglich ist die Wartungszeit der gesunden Zelle für die DNA-Reparaturen verkürzt, wodurch vermehrt Veränderungen und Fehler an der DNA entstehen können. Bei Tumorzellen erhöht Insulin und auch Zucker über diese beiden Enzyme (RAS und MAP-Kinase) die Zellteilungsraten und dadurch die Wachstumsgeschwindigkeit und Aggressivität des Tumors.

Zu viel Insulin	Reaktionen	Wirkung
	erhöht **G-Protein RAS**	
	erhöht **MAP-Kinase**	
fördert Zellteilung und Zellwachstum		kürzere Phasen für Zellfunktion weniger Zeit für DNA-Reparatur

Abb. 167: Erhöhung des Zellwachstums durch Insulin

4.1.3.8 Zu viel Insulin hemmt die Apoptose der Zellen

Insulin greift auch über einen weiteren Weg entscheidend in den Zellstoffwechsel ein. Es hemmt die Enzyme BCL-2, BAD (BCL2-associated agonist of cell death) und Caspase9. Deswegen hat Insulin auch einen hemmenden Einfluss auf die Apoptose (programmierter Zelltod, siehe 3.1.2.6.1).

Zu viel Insulin	Reaktionen	Wirkung
	hemmt **Caspase9**	
	hemmt **BCL-2 und BAD**	
hemmt Apoptose		fördert Nekrose und Immunkilling

Abb. 168: Hemmung der Apoptose durch Insulin

Wie bereits in Kapitel 3.1.2.6 über den Zelltod dargestellt, ist die Apoptose (der programmierte Zelltod) eine normale physiologische Art und Weise, wie eine Zelle sich ohne Schädigung des Nachbargewebes einfach Schritt für Schritt in ihre Einzelteile zerlegt. Schafft die Zelle ihren „Selbstmord" nicht, weil durch zu viel Insulin die Apoptose gehemmt ist, so bleiben als Alternativen lediglich Nekrose (3.1.2.6.2) und Immunkilling (3.1.2.6.3). Diese Alternativen verursachen allerdings Entzündungsreaktionen im Gewebe.
Wenn wir uns den Stoffwechsel der Tumorzelle noch einmal genau ansehen (3.1.2.7), fällt auf, dass die Tumorzelle auch nicht in der Lage ist, eine Apoptose auszuführen - gehemmt durch Insulin?

4.1.3.9 Zu viel Insulin führt zu Entzündungen

Insulin führt durch die vermehrte Bildung von AKT (Proteinkinase) - genauso wie Zuckerüberschuss (4.1.2.5) - zu einer Aktivierung von NF-kappaB. Dieser steuert die Aktivität von 500 verschiedenen Enzymen und Botenstoffen. Es handelt sich hierbei um entzündungsfördernde Botenstoffe. Infolgedessen erhöht sich die Entzündungsbereitschaft des Gewebes.

Zu viel Insulin	Reaktionen	Wirkung
	erhöht **AKT** (Proteinkinase) und aktiviert **NF-kappaB**	
	erhöht **TNF-α, IL-1, IL-6, COX-2**	
	Akute-Phase-Reaktion	
▼ Entzündungen		Grundlage verschiedenster Krankheitsprozesse

Abb. 169: Entzündungsreaktionen durch Insulin

4.1.3.10 Zu viel Insulin hemmt die Cortisolwirkung

Ein weiterer wichtiger Einflussfaktor von zu viel Insulin auf Krankheitsprozesse ist seine hemmende Wirkung auf das körpereigene Cortisol. Insulin übt auf Zelle und Gewebe nämlich die gegensätzliche Wirkung von Cortisol aus. Dadurch kann es sein, dass die körpereigene Cortisolproduktion nicht ausreicht, um genügend Cortisolwirkung im Gewebe und an der Zelle zu entfalten.
Cortisol reguliert das Immunsystem, hemmt Entzündungen, fördert Wundheilung und stellt für all diese Funktionen die Nährstoffe zur Verfügung, indem es diese aus den Speichern (Leber, Muskulatur, Knochen) abbaut und somit im Blut erhöht.
Cortisol wirkt katabol (abbauend) und mobilisierend auf den Organismus. Ohne ausreichende Cortisolwirkung heilt jede Erkrankung langsamer, schlechter oder gar nicht aus.

Zu viel Insulin	Reaktionen	Wirkung
	gegensätzliche Wirkung	
▼ hemmt Cortisolwirkung		eingeschränkte Wundheilung und Mobilisierung der Reserven

Abb. 170: Hemmung der Cortisolwirkung durch Insulin

Zu viel Insulin richtet demnach nicht nur viele Schäden im Organismus an, sondern verhindert durch die Hemmung der Cortisolwirkung sogar auch noch, dass diese schnell und gründlich wieder beseitigt werden.

4.1.3.11 Zu viel Insulin führt zur Freisetzung von Adrenalin

Insulin senkt nach der stärke- und zuckerreichen Mahlzeit den erhöhten Blutzuckerspiegel. Je höher der Blutzuckerspiegel, umso intensiver wird auch die Insulinantwort sein, um den Glucoseüberschuss zu reduzieren. Durch ein Zuviel an Insulin entwickelt sich aber, wie in Abbildung 19 dargestellt, eine Hypoglykämie. Dieser erniedrigte Blutzuckerspiegel führt zur Freisetzung der Hormone Glukagon, Adrenalin und Cortisol, die den Blutzuckerspiegel durch Zuckerfreisetzung aus der Leber wieder normalisieren.

Zu viel Insulin	Reaktionen	Wirkung
	führt zu **Hypoglykämie**	
erhöht Adrenalin		erhöht den Blutzuckerspiegel

Abb. 171: Adrenalinfreisetzung durch Insulin

Somit führt nicht nur Zucker (siehe 4.1.2.8), sondern auch Insulin zu einer veränderten Freisetzung der Stresshormone Noradrenalin und Adrenalin.

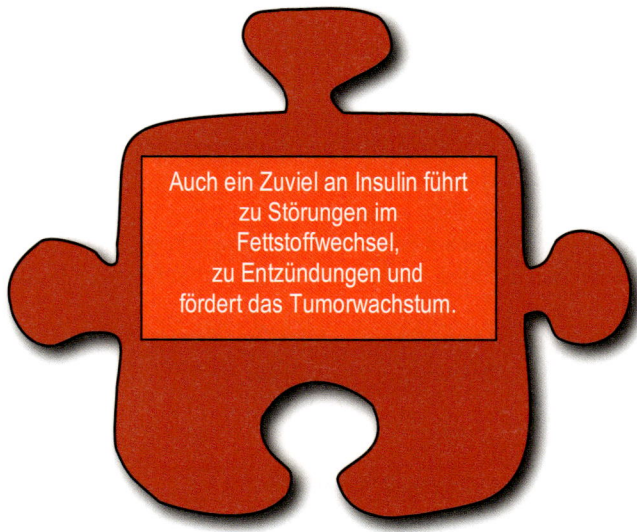

4.1.4 Zu viel Stärke und Zucker bilden AGEs

Hohe Blutzuckerspiegel, die durch großen Zucker- und natürlich auch Stärkekonsum entstehen, führen zu einer Verzuckerung (Glykierung) von Zellen und unterschiedlichen Geweben. Diese Verzuckerungsprodukte nennt man **AGEs** (**A**dvanced **G**lycation **E**ndproducts = Endprodukte der Glykierung)[76,77].
Sie müssen sich diesen Verzuckerungsprozess folgendermaßen vorstellen: Sie streuen Puderzucker auf einen Kuchen, dieser Puderzucker verbindet sich mit dem Kuchen und bildet mit der Zeit unlösliche Komplexe. Ähnlich verhält es sich mit den riesigen Zuckermengen, die nach einer stärke- und zuckerreichen Mahlzeit einen „Zucker-Tsunami" im Blut auslösen.
Sie erinnern sich vielleicht: Ihr Organismus versucht Ihren Blutzuckerspiegel bei ungefähr 1 TL konstant zu halten (siehe Abb.18). Nach jeder Stärke-Mahlzeit kommen aber auf einen Schwung 13 TL Zucker!
Diese Zuckermengen führen zu stundenlangen überhöhten Blutzuckerwerten (siehe Abb. 149) und damit zum Verzuckern von verschiedensten Zellen. Am bekanntesten sind die Verzuckerungsfolgen an den roten Blutkörperchen, da für die Verlaufskontrolle beim Diabetiker das verzuckerte Hämoglobin (HbA1c) regelmäßig gemessen wird.

Aber auch alle anderen Zellen und das Kollagen des Bindegewebes, das den ganzen Körper als Faszie durchzieht und Sehnen, Bänder, Knorpel, Knochen bildet, werden ebenso verzuckert wie das Myelin, die Hüllschicht der Nervenzellen. Der Ablauf der Glykierung (Verzuckerung) der Aminosäuren der Zellen und der Gewebe ist in Abbildung 172 dargestellt.
Die Höhe und Dauer der Glucosekonzentration sind entscheidend für das Ausmaß der Verzuckerung und damit der Strukturschädigung.

Stärke und Zucker verzuckert das Gewebe	Reaktionen	Wirkung
Aminosäuren von Zellen und Geweben		
+ Glucose (auch aus Stärke)	starke **Blutzuckerhöhungen** nach den Mahlzeiten	
	Schiff´sche Basen (Stunden)	
	Amadori-Komplexe (Tage)	
	Maillard-Reaktion (Wochen)	
AGEs (**A**dvanced **G**lycation **E**ndproducts)		Funktions- und Strukturveränderungen der Zellen und Gewebe

Abb. 172: Entstehung der AGEs (Advanced Glycation Endproducts)

Da diese AGEs unlösliche Zucker-Eiweiß-Komplexe darstellen, führen sie langsam zu Veränderungen der Funktion und Struktur - und damit auch der Lebenszeit von Zellen und Geweben. Deshalb werden die AGEs auch von manchen Autoren[80] in Verbindung mit dem biologischen Altern gebracht und als „Biologische Uhr" bezeichnet.

Wie der Organismus auf diese verzuckerten Zellen und Gewebe reagiert, werden wir im nächsten Abschnitt genau unter die Lupe nehmen.

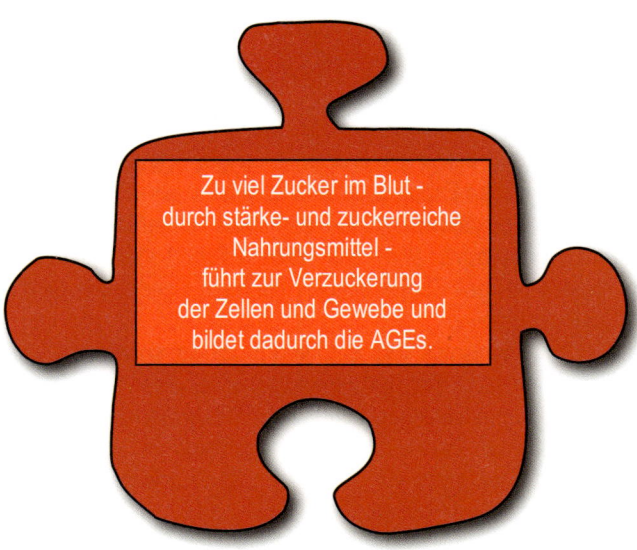

4.1.4.1 AGEs führen zu Entzündungen

AGEs lösen an verschiedenen Zellen Entzündungen aus, indem die AGEs mit den Rezeptoren für AGE (RAGE) reagieren. Dadurch werden über NF-kappaB verschiedene Entzündungsfaktoren aktiviert, die eine unspezifische Entzündungsreaktion (Akute-Phase-Reaktion) auslösen.

Die Rezeptoren für AGE (RAGE) finden sich an verschiedenen Immunzellen, Schleimhautzellen, Bindegewebszellen, Muskelzellen, Nervenzellen, Hautzellen und auch Endothelzellen (Gefäßzellen). Auf diese Weise können durch stärke- und zuckerhaltige Nahrungsmittel Entzündungen in jedem beliebigen Gewebe entstehen.

AGEs (**A**dvanced **G**lycation **E**ndproducts)	Reaktionen	Wirkung
RAGE (Rezeptor für AGE)		
	aktiviert **NF-kappaB**	
	erhöht **TNF-α, IL-1, IL-6, COX-2**	
	Akute-Phase-Reaktion	
Entzündungen		Funktions- und Strukturveränderungen der Zellen und Gewebe

Abb. 173: Entzündungen durch AGEs und RAGE

4.1.4.2 AGEs fördern die Bildung freier Radikale

AGEs, die an und in der Zelle entstehen, fördern - über die Reaktion mit RAGE - die NADPH-Oxidase und die induzierte NO-Synthase. Dadurch erhöht sich die Bildung freier Sauerstoffradikale (ROS). Diese freien Radikale müssen, am besten bevor sie Zellschäden anrichten, antioxidiert werden und fordern dadurch die Antioxidativen Systeme der Zelle (siehe Abb. 86). Durch die freien Radikale werden auch die Mitochondrien in ihrer Funktion gehemmt und damit Energiegewinnung und Funktion der Zelle gestört. Dies kann dazu führen, dass die Zelle dem programmierten Zelltod zugeführt wird oder durch Zellschäden dem Immunkilling zum Opfer fällt.

AGEs (Advanced Glycation Endproducts)	Reaktionen	Wirkung
RAGE (Rezeptor für AGE)		
	aktiviert **NADPH-Oxidase** und **induzierte NO-Synthase**	
	vermehrte Bildung von freien Sauerstoffradikalen (ROS)	Verbrauch von Antioxidantien v.a. von Glutathion
	Einschränkung der Mitochondrienfunktion	Einschränkung der Energiegewinnung
fördert die Bildung freier Radikale	Oxidation von Zellbestandteilen und DNA	Zellfunktionsstörungen bis hin zum Zelltod

Abb. 174: Bildung freier Radikale durch AGEs und RAGE

4.1.4.3 AGEs lösen Rheuma und Autoimmunprozesse aus

Viele AGEs entstehen aufgrund der Verzuckerung des Eiweißbausteins Lysin, dem Hauptbaustoff für die Kollagensynthese (siehe Abb. 104). Hierbei entsteht im Bindegewebe als AGE das CML (CarboxylMethylLysin). Pentosidine und Glucosepane werden durch Verzuckerung von Arginin und Lysin gebildet[79].

Diese verzuckerten Bindegewebsstrukturen werden von Immunzellen erfasst und dies kann zu einer Bildung von Autoantikörpern führen. Autoantikörper sind Antikörper, also Abwehrstoffe des Immunsystems, die gegen sich selbst (= auto) gerichtet sind. Somit greift das Immunsystem über verschiedene Zellsysteme körpereigenes Gewebe mit AGEs und auch Amadori-Komplexen an.

Richtet das Immunsystem seine Abwehr gegen körpereigenes Gewebe oder körpereigene Zellen, spricht man von rheumatischen Erkrankungen. Diese Autoimmunprozesse können in jedem Gewebe und Zelltyp des Körpers ablaufen, weshalb mittlerweile auch über **400 Krankheiten dem rheumatischen Formenkreis** zugeordnet werden

AGEs (**A**dvanced **G**lycation **E**ndproducts) **Amadori-Komplexe**	Reaktionen	Wirkung
CML (N-**C**arboxyl**M**ethyl**L**ysine) **Pentosidine, Glucosepane**		
	T-Lymphozyten mit RAGE aktivieren B-Lymphozyten	
	Autoantikörper gegen AGEs und Amadori-Komplexe	
	Phagozyten (= Fresszellen) **NK-Zellen**	
lösen Rheuma und Autoimmunprozesse aus		Entzündungen unterschiedlicher Gewebe und Zellen

Abb. 175: Rheumatische Erkrankungen durch AGEs und RAGE

4.1.4.4 AGEs lösen Zelltod aus

Durch AGEs wird - über RAGE - auch die Aktivität von Caspase 9 gefördert. Dieses Enzym ist ein Auslöser für den programmierten Zelltod (= Apoptose). Deswegen ist die Lebenszeit verschiedener Zellen verkürzt und es reduziert sich die Belastbarkeit des Gewebes.

AGEs (**A**dvanced **G**lycation **E**ndproducts)	Reaktionen	Wirkung
RAGE (Rezeptor für AGE)		
	aktiviert **Caspase 9**	
	fördert Apoptose	
lösen Zelltod aus		verkürzte Lebenszeit der Zellen reduziert Belastbarkeit

Abb. 176: Zelltod durch AGEs und RAGE

Der vorzeitige Zelltod von unterschiedlichen Zellen führt teilweise zu irreversiblen Schäden, z.B. an Knorpelgeweben oder an Nervenzellen. Dieser, durch Stärke und Zucker, hervorgerufene Zelltod ist ein wichtiger Faktor bei der Entstehung von Degeneration und Alterungsprozessen - egal ob an Knochen oder am Gehirn.

4.1.4.5 AGEs fördern Tumorwachstum

AGEs erhöhen - durch die Reaktion mit RAGE - auch über verschiedene Botenstoffe (PI3K, JAK/STAT und G-Protein RAS)[78] die Aktivität der MAP-Kinasen. Aus diesem Grund erfolgt die Zellteilung und das Zellwachstum vermehrt, was dazu führt, dass der Zelle nicht mehr genügend Zeit für die DNA-Reparatur zur Verfügung steht. Dies kann zu vermehrten DNA-Mutationen führen, was schließlich Immunkilling mit Entzündungsreaktionen oder die Entartung der Zelle nach sich zieht.

AGEs (Advanced Glycation Endproducts)	Reaktionen	Wirkung
RAGE (Rezeptor für AGE)		
	erhöht **PI3K** und **JAK/STAT**	
	erhöht **G-Protein RAS**	
	erhöht **MAP-Kinase**	
fördert Zellteilung und Zellwachstum		kürzere Phasen für Zellfunktion weniger Zeit für DNA-Reparatur

Abb. 177: Erhöhung des Zellwachstums durch AGEs und RAGE

Es konnte auch gezeigt werden, dass sich Tumorzellen durch den Einfluss von AGEs schneller teilen und der Tumor dadurch aggressiver wächst (Ju Young Kim[78], 2008).

4.1.4.6 AGEs führen zu Arteriosklerose und Thrombosen

Neben den unterschiedlichsten Zelltypen haben auch die Endothelzellen (Gefäßzellen, siehe Abb. 96) die Rezeptoren für AGEs (RAGE). Folglich lösen die AGEs auch hier an den wichtigen Gefäßzellen Entzündungen, Autoimmunprozesse bis hin zum Zelltod aus. Diese RAGE-vermittelten Reaktionen führen zu massiven Funktionseinschränkungen der Endothelzellen.
Dadurch können die Gefäße nicht mehr ausreichend entspannt werden, was zu einer Mangelversorgung der nachgeschalteten Zellen und zu Störungen der Blutdruckregulation führt.
Aber auch durch die chronisch ablaufenden Entzündungen der Endothelzellen kommt es zur Arteriosklerose, zur Schädigung der Gefäßwand mit allen Folgen der Plaquebildung, Calcifikation und Einschränkung des Gefäßdurchmessers.
Und nicht zuletzt erhöht sich durch die Einschränkung der Endothelfunktion die Thromboseneigung, da mit den Endothelzellen die „Wächter der Gefäße" geschädigt werden.

AGEs (**A**dvanced **G**lycation **E**ndproducts)	Reaktionen	Wirkung
RAGE (Rezeptor für AGE) der Endothelzellen		
	hemmen **endotheliale NO-Synthase**	Störung der Durchblutung und der Blutdruckregulation
	Entzündungen der Endothelzellen	Funktionseinschränkung der Endothelzellen
	Zelltod der Endothelzellen	Erhöhte Thromboseneigung durch Verlust der Gefäßwächter
	Läsionen (= Schäden) **der Gefäßwand**	Narbenbildung, Einlagerung von Kollagen
Arteriosklerose und Thrombosen		Herz-Kreislauferkrankungen und Schlaganfall Störung der Blut-Hirn-Schranke

Abb. 178: Arteriosklerose und Thrombosen durch AGEs und RAGE

Spezialisierte Endothelzellen bilden die Blut-Hirn-Schranke, die nur bestimmte Stoffe ins Gehirn transportieren, aber das Einströmen anderer Stoffe wie Entzündungsfaktoren verhindern. Eine **Störung dieser Blut-Hirn-Schranke** ist der grundlegende Faktor für die Ausbildung von Entzündungen im Zentralen Nervensystem - wie z.B. bei der Multiplen Sklerose (siehe 4.3.3.9.6).

4.1.4.7 AGEs führen zu Degeneration und Arthrose

Ein weiterer wichtiger Krankheitsprozess, der durch AGEs und RAGE ausgelöst wird, ist der aktive Gewebsabbau durch die Aktivierung der MMPs (Matrix-Metalloproteasen). Diese MMPs lösen die Matrixbestandteile der unterschiedlichen Bindegewebsformen (siehe 3.1.2.5.2) auf. Hierbei werden sowohl kollagene und elastische Fasern als auch die Grundsubstanz des Bindegewebes abgebaut, was zum Gewebsuntergang mit eingeschränkter Funktion und Belastbarkeit führt. Resultate dieser durch Stärke und Zucker ausgelösten AGE-Reaktionen sind Arthritis und Arthrose.

AGEs (Advanced Glycation Endproducts)	Reaktionen	Wirkung
RAGE (Rezeptor für AGE)		
	aktiviert **MMP** (Matrix-Metalloprotease)	
	bauen Bindegewebe ab	
Degeneration und Arthrose		Funktions- und Strukturveränderungen aller Bindegewebsarten

Abb. 179: Entwicklung von Degeneration und Arthrose durch AGEs und RAGE

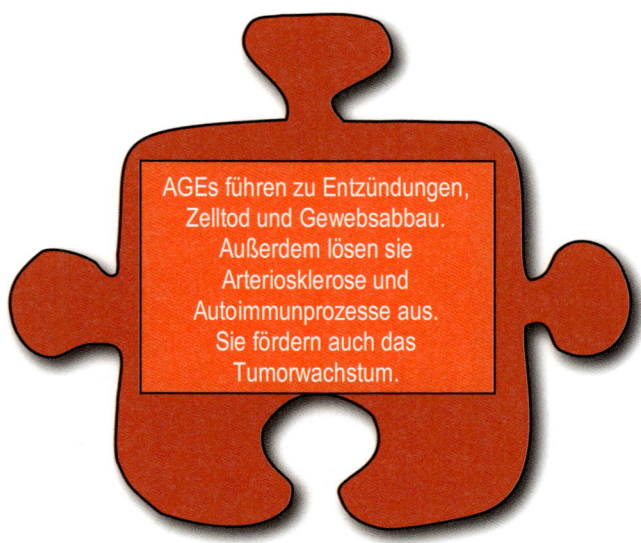

AGEs führen zu Entzündungen, Zelltod und Gewebsabbau. Außerdem lösen sie Arteriosklerose und Autoimmunprozesse aus. Sie fördern auch das Tumorwachstum.

4.1.5 Zusammenfassung: Schäden durch Stärke und Zucker

Wir haben nun unterschiedliche Schäden und Belastungen durch stärke- bzw. zuckerreiche Mahlzeiten und dem darauf folgenden **„Zucker-Tsunami"** mit anschließender **Insulinreaktion** und **Bildung der AGEs** kennengelernt. Diese wiederholten Zuckerbelastungen sind für den Körper keine Bomben, wie Virusinfekte, die uns auch mal für eine Woche lahm legen können. Vielmehr sind sie Minischäden, die allerdings tagtäglich milliardenfach bei jedem von uns ablaufen - egal ob Diabetiker oder Nicht-Diabetiker und somit den Weg ebnen für verschiedenste chronische Erkrankungen.

> **„Steter Tropfen höhlt den Stein."**

Bei Diabetikern ist dieser Tropfen nur etwas größer, deshalb sind die Schäden meist auch ausgeprägter.

Schäden und Belastungen durch zu viel Stärke und Zucker

Zu viel Stärke und Zucker im Magen-Darm-Trakt	Zu viel Zucker im Blut (= Hyperglykämie)	Zu viel Insulin	AGEs (Advanced Glycation Endproducts)
führen zu Zahn- und Zahnfleischerkrankungen	führt zu Zuckerüberschuss in den Zellen	führt zu Zuckerüberschuss in den Zellen	
	führt zu Übersäuerung des Gewebes	verhindert Freisetzung von Glucose aus Zellen	
	fördert die Bildung freier Radikale		fördern die Bildung freier Radikale
	hemmt Mitochondrienfunktion	hemmt Mitochondrienfunktion	
	löst Immunkilling aus	hemmt die Apoptose der Zellen	lösen Zelltod aus
führen zu Entzündungen der Darmschleimhaut	führt zu Entzündungen	führt zu Entzündungen	führen zu Entzündungen
			lösen Rheuma und Autoimmunprozesse aus
	fördert das Tumorwachstum	fördert das Tumorwachstum	fördern das Tumorwachstum
	wird in Fettsäuren und Fett umgewandelt	fördert die Fettsäuresynthese in den Zellen	
	verhindert Fettabbau	verhindert Fettabbau	
	führt zur Fettleber	erhöht Cholesterin im Blut	
	hemmt Noradrenalin	erhöht Adrenalin	
führen zu Sodbrennen und Gastritis		hemmt die Cortisolwirkung	lösen Arteriosklerose und Thrombosen aus
führen zu Blähungen			führen zu Degeneration und Arthrose
führen zu Krämpfen im Magen-Darm-Trakt			
führen zu Durchblutungsstörungen			
führen zu Beschwerden im Nackenbereich			

Abb. 180: Zusammenfassung: Schäden und Belastung durch Stärke und Zucker

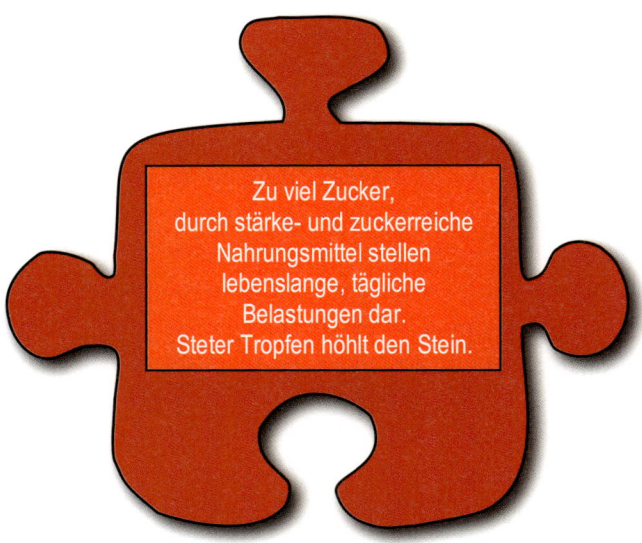

4.2 Wie lautet die offizielle Ernährungsempfehlung der DGE?

Nachdem wir uns die Schäden und Belastungen durch Stärke und Zucker angesehen haben, will ich mit Ihnen die offizielle Ernährungsempfehlung kritisch betrachten. Diese offizielle Ernährungsempfehlung lautet: „wenig Fleisch und tierische Fette zu essen, sowie mehr als 50% der Kalorien aus langkettigen, langsamen und vollwertigen Kohlenhydraten zu decken", was jederman für gesund und nährstoffreich hält.
Diese offizielle Ernährungsempfehlung wird seit 1956 von der **D**eutschen **G**esellschaft für **E**rnährung (= **DGE**) ausgesprochen, die zum Großteil vom Bundesamt für Ernährung und Landwirtschaft finanziert wird.
Das Leitbild der DGE besagt Folgendes: „Ziele und Aufgaben der DGE sind es, ernährungswissenschaftliche Erkenntnisse zu vermitteln und die Gesundheit der Bevölkerung in Deutschland durch gezielte, wissenschaftlich fundierte und unabhängige Ernährungsaufklärung und Qualitätssicherung zu fördern."

Um dem Leitbild der DGE gerecht zu werden, will **ich** auf den nächsten Seiten noch einmal **wissenschaftlich fundierte und unabhängige Fakten** zusammenfassen, um die Fehler der offiziellen Ernährungsempfehlung der **D**eutschen **G**esellschaft für **E**rnährung (= **DGE**) aufzudecken.
Diese offizielle Ernährungsempfehlung: „wenig Fleisch und tierische Fette zu essen, sowie mehr als 50% der Kalorien aus langkettigen, langsamen und vollwertigen Kohlenhydraten zu decken", ist grundsätzlich falsch, entzündungsfördernd und gesundheitsgefährdend.

Diese offizielle Empfehlung wird jedoch von allen nationalen und internationalen Ernährungsgesellschaften gleichermaßen ausgesprochen.
Deshalb steht die Abkürzung „**DGE**" in meinem Buch nicht nur für die „**D**eutsche **G**esellschaft für **E**rnährung", sondern auch für „**D**ie **G**esamten nationalen und internationalen **E**rnährungsgesellschaften".

Diese offizielle - aber falsche - Empfehlung zur optimalen Ernährung wird gebetsmühlenartig von der DGE und den Ernährungsberatern wiederholt, so dass sich in den Köpfen der Leute der Mythos vom „gesunden Vollkornbrot und schlechten Fett" eingeprägt hat.

4.2.1 Wie sieht die offizielle Ernährungsempfehlung aus?

Die Basis der offiziellen Ernährungsempfehlung sind „langkettige, langsame und vollwertige Kohlenhydrate" mit dem Ziel „mehr als 50% der Kalorien mit diesen langkettigen, langsamen und vollwertigen Kohlenhydraten" zu decken.
Auch die Ernährungspyramide (siehe Abb. 181) der DGE spiegelt diese Empfehlung wider.
Basis einer leistungsfähigen, gesundheitsfördernden Ernährung sollen laut DGE „Brot, Nudel, Kartoffeln und Reis" sein.

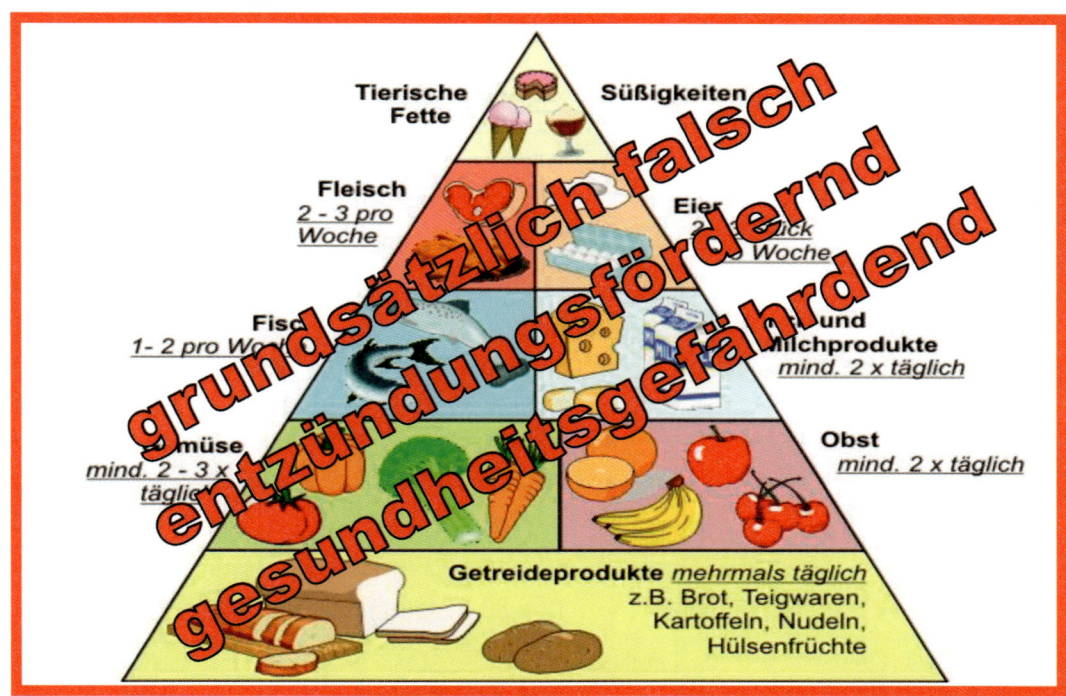

Abb. 181: Ernährungspyramide der Deutschen Gesellschaft für Ernährung (DGE)

Die DGE begründet die Empfehlung von „mehr als 50% der Kalorien aus Kohlenhydraten" im Glauben, Fette wären schlecht und machen dick, deshalb werden vorsichtshalber nur „30 % der Kalorien aus Fett" angesetzt. Auch Eiweiße sollten ihrer Meinung nach nicht zu viel gegessen werden, deshalb wird der Kalorienanteil auf nur „20% aus Eiweiß" begrenzt.
Nachdem für Eiweiße 20% und für Fette weniger als 30% angesetzt werden, bleiben rein rechnerisch mehr als 50% für die Kohlenhydrate übrig.
Allerdings hat die DGE nach eigenen Angaben **„keine evidenzbasierte Begründung für die optimalen Energieanteile der energieliefernden Nährstoffe"** (siehe DGE-Position: Richtwerte für die Energiezufuhr aus Kohlenhydraten und Fett).
Diese Pyramide wurde 2005 von der 3D-Ernährungspyramide mit dem Ernährungskreis abgelöst, allerdings blieben die Ernährungsrichtlinien die gleichen. Ein Beispiel der Umsetzung der Ernährungsempfehlung der DGE findet sich auf ihrer Internetseite (www.dge.de): „So könnte beispielsweise die Lebensmittelauswahl entsprechend dem DGE-Ernährungskreis aussehen:"

Lebensmittel	Orientierungswerte für Erwachsene

Gruppe 1:
Getreide, Getreideprodukte, Kartoffeln
	täglich
	• 4 – 6 Scheiben (300 g) Brot und
	• 1 Portion Kartoffeln (300 g) **oder**
	  1 Portion Nudeln (100 g) **oder**
	  1 Portion Reis (80 g)
	Produkte aus Vollkorn bevorzugen

Gruppe 2: Gemüse und Salat	täglich • mindestens 3 Portionen (400 g) Gemüse
Gruppe 3: Obst	täglich • mindestens 2 Portionen (250 g) Obst
Gruppe 4: Milch und Milchprodukte	täglich • 200 – 250 g fettarme Milch u. Milchprodukte und • 2 Scheiben (50 – 60 g) fettarmen Käse
Gruppe 5: Fleisch, Wurst, Fisch & Eier	**wöchentlich** • 300 – 600 g fettarmes Fleisch und Wurst und • 1 Portion (80 – 150 g) fettarmen Seefisch und • 1 Portion (70 g) fettreichen Seefisch und • bis zu 3 Eier (inkl. verarbeitetes Ei)
Gruppe 6: Öle und Fette	täglich • 10 – 15 g Öl (z. B. Raps-, Walnussöl) und • 15 – 30 g Margarine oder Butter
Gruppe 7: Getränke	täglich • rund 1,5 Liter energiefreie/-arme Getränke

Abb. 182: Beispielhafte Umsetzung des DGE-Ernährungskreis (leicht gekürzt)
Quelle: www.dge.de (offizielle Internetseite der Deutschen Gesellschaft für Ernährung)

(Überdruck auf der Abbildung: **grundsätzlich falsch – entzündungsfördernd – gesundheitsgefährdend**)

Wenn wir uns diese DGE-Empfehlung einmal genau ansehen, fällt auf, dass die Pyramide und die entsprechende Empfehlung auf der breiten **Basis der Stärke-Nahrungsmittel** (Brot, Nudeln, Reis und Kartoffel) aufgebaut ist.

Die DGE empfiehlt zwar „mehr als 50% der Kalorien mit diesen langkettigen, langsamen und vollwertigen Kohlenhydraten zu decken" - tatsächlich konsumieren Sie aber durch diese **DGE-Empfehlung mehr als 50% der Kalorien mit langkettigen, schnellen und nährstoffarmen** Zucker!

Und genau das ist das grundlegende Problem: Stärke ist nur zusammengeklebter Traubenzucker (siehe 1.2.3.8). Die Basis der DGE-Empfehlung ist Zucker - und zwar in so unvorstellbar großen Mengen (siehe 4.2.3), die ohne Stärke-Nahrungsmittel unmöglich zu essen wären. Außerdem ist die DGE-Empfehlung auch nährstoffarm, da Stärke-Nahrungsmittel nicht mit großen Nährstoffmengen gesegnet sind (siehe 4.2.3 und Nährstoffsteckbriefe 3.2.5).

> **Die DGE-Empfehlung ist eiweißarm, fettarm und nährstoffarm mit riesigen Zuckermengen - genau das ist die Kombination, die chronischen Entzündungen und dadurch allen Krankheiten den Weg ebnet** (siehe 4.3.2).

Nachdem das Fundament falsch und wackelig ist, ist logischerweise die DGE-Empfehlung grundsätzlich falsch. Ein schlechtes Fundament richtet mit der Zeit an der Gesundheit ähnliche Schäden an wie an einem Haus oder einer Pyramide.

Die DGE-Empfehlung ist nur ein Nachbeten des Mythos: „Das gesunde, nährstoffreiche Vollkornbrot und die langsamen Kohlenhydrate sind die Basis einer optimalen Ernährung".
Woher kommt dieser Mythos? Wie kann man sich so irren?

4.2.2 Wie entstand der Mythos vom gesunden Vollkornbrot?

Der Mythos vom gesunden Vollkornbrot ist eng verknüpft mit der Fett-Hysterie. Im Buch „Mehr Fett" von Ulrike Gonder und Dr. Nicolai Worm[12] findet sich ein sehr ausführlicher, geschichtlicher Rückblick im Kapitel über die „Kurze Geschichte der Fett-Phobie". Dieser Blick in die Geschichte der Ernährungsempfehlung ist wichtig, um die Entstehung des Mythos „von den langkettigen, langsamen Kohlenhydraten" zu verstehen.

1859 beschrieb der niederländische Physiologe und Arzt Jakob Moleschott die Ernährungsgewohnheiten von Bauern, Landarbeitern und Eisenbahnarbeitern. Hierbei erfasste er die grundsätzliche Zusammensetzung der Nahrung. Im Durchschnitt wurden von diesen Arbeitern täglich 130 g Eiweiß, 84 g Fett und 404 g Kohlenhydrate gegessen. Dabei setzte sich die Kalorienmenge aus 20% Eiweiß, 25% Fett und 55% Kohlenhydraten zusammen (Energieprozent).
Die Untersuchungen von Jakob Moleschott waren reine Bestandsaufnahmen, um festzustellen, „wie das Essen zusammengesetzt sein muss, um kräftig arbeiten zu können". Hierbei befragte er ausschließlich das schwer arbeitende Volk. Das schwer arbeitende Volk waren aber die Armen, die sich kein teures Fleisch leisten konnten und mit Brot und Kartoffeln sehen mussten, dass sie nicht verhungerten. Deshalb hatten sie eine eiweißarme, fettarme und kohlenhydratreiche Ernährung! Nachdem diese armen Arbeiter aber **schwer arbeiten** konnten, war **ihre** Ernährung optimal - logisch, oder?
Diese Ernährungsempfehlung mit großen Kohlenhydratmengen in Form von Brot, Nudeln, Reis und Kartoffeln wurden von verschiedenen Autoren immer wieder wiederholt und durch die aufkommende Fett-Phobie in Stein gemeißelt.
1881 beschrieben die Münchner Ernährungsexperten um Pettenkofer, Voit und Rubner das „Voitsche Kostmaß" mit 118 g Eiweiß, 56 g Fett und 500 g Kohlenhydraten - also prinzipiell eine ähnliche Zusammensetzung wie Moleschott.
1917 empfahlen die britischen Ernährungsexperten des „Food War Committee" eine Ernährung mit 10% Eiweiß, 25% Fett und 65% Kohlenhydraten, die 1935 vom Völkerbund übernommen wurde.
Seit 1956 spricht die DGE ihre Ernährungsempfehlung auf der Basis der internationalen Empfehlungen aus (20% Eiweiß, 30% Fett und mehr als 50% Kohlenhydrate).
Die heutige Ernährungsempfehlung ist also nichts anderes als das „arme-Leute-Essen" vor 155 Jahren - „selten Fleisch und überwiegend Brot, Nudeln, Reis und Kartoffeln"!
Allerdings hat die DGE nach eigenen Angaben „keine evidenzbasierte Begründung für die optimalen Energieanteile der energieliefernden Nährstoffe" (siehe DGE-Position: Richtwerte für die Energiezufuhr aus Kohlenhydraten und Fett).
„Dann machen wir erst mal so weiter, wie seit 155 Jahren!"

> *„Eine neue wissenschaftliche Wahrheit pflegt sich nicht in der Weise durchzusetzen,
> dass ihre Gegner überzeugt oder als belehrt erklärt werden,
> sondern viel mehr dadurch, dass die Gegner allmählich aussterben und
> die heranwachsende Generation von vorne herein mit der Wahrheit vertraut
> gemacht wird. "*
>
> Max Plank

In meiner Praxis erkläre ich seit Jahren jedem Patienten ganz ausführlich, wie eine optimale Ernährung als Jäger+Sammler aussieht. Daraufhin sagte eine Patientin zu mir: "Wir essen genauso. Mein Mann ist Perser. In Persien isst man Fleisch oder Fisch mit Gemüse und Salat. Brot und Reis gibt´s nur, wenn überraschend Besuch kommt und das Essen nicht reicht."

Ich weiß zwar nicht, wie richtig diese Aussage in Bezug auf die persische Küche ist, sie beschreibt allerdings die Bedeutung von Stärke-Nahrungsmitteln in der Menschheitsgeschichte ganz genau: **"wenn das Essen nicht reicht".**

Stärke-Nahrungsmittel verhindern das Verhungern.

Stärke-Nahrungsmittel sind aber trotzdem keine gesunden, leistungsstarken und optimalen Nahrungsquellen für den einzelnen Menschen, sondern nur Zucker mit wenigen Nährstoffen - artfremdes, nährstoffarmes Zuckergras!

4.2.3 Was ist drin im Goldenen Kalb Vollkorn?

Der biblische Tanz ums GOLDENE KALB wiederholt sich in der Neuzeit in Bezug auf die „gesunden, nährstoffreichen, langsamen Kohlenhydrate Getreide, Reis und Kartoffeln".

Von der DGE werden alle Studien - und sogar das eigene Gehirn - so verdreht, dass der Wald vor lauter Bäumen nicht mehr zu sehen ist.

Stärke ist nur Traubenzucker!
Stärke-Nahrungsmittel bringen so viel Zucker mit sich wie Sie in Form von Zucker nicht essen könnten (siehe Abb. 30, 31). Diese empfohlenen Zuckermengen sind nur durch ein artfremdes Futtermittel - mit Gras - zu schaffen.

Das Goldene Kalb Vollkorn - wird Zeit, dass wir wieder den richtigen Glauben finden, den Glauben an unseren logisch denkenden Verstand!

Wenn wir das Goldene Kalb Vollkorn einmal vom Sockel holen und in Einzelteile zerlegen, dann sehen wir, was wirklich alles dran ist an „gesunden, nährstoffreichen, langsamen Kohlenhydraten - Getreide, Reis und Kartoffeln".

Natürlich sind alle möglichen Nährstoffe darin zu finden, es handelt sich ja um Pflanzen, die im Boden wachsen - der Fliegenpilz hat auch alle Nährstoffe und ist trotzdem nicht gesund!

Stärke-Nahrungsmittel enthalten unglaublich große Zuckermengen und die Nährstoffmengen sind auch nicht gerade berauschend (siehe Nährstoffsteckbriefe 3.2.5). Von „Vollwerternährung und nährstoffreichen Kohlenhydraten" kann hier genauso wenig die Rede sein, wie von „Kohlenhydraten, die den Blutzuckerspiegel langsam erhöhen" (siehe 1.2.3.13).

Deshalb habe ich mir erlaubt, die Nährstoffzusammensetzung von Vollkornbrot einmal mit Vollmilchschokolade zu vergleichen:

Nährstoffvergleich: Vollkornbrot - Schokolade

die Blutzuckerbelastung (GM) von 2 Scheiben Vollkornbrot ist so groß wie bei 1½ Tafeln Schokolade - Vollkornbrot hat aber weniger Nährstoffe!

Glykämische Masse (GM = Zuckerlast pro Portion)	2 Scheiben (je 60 g) = GM 42 g Glucose	GM 42 g Glucose = 140 g Schokolade
Kohlenhydrate / 100 g	50 g	50 g
Glykämischer Index GI	GI 70 %	GI 60 %
Glykämische Last / 100 g	GL 35 g	GL 30 g
Nährstoffe pro 100 g	**Vollkornbrot**	**Vollmilchschokolade**
Kohlenhydrate	50 g	50 g
Eiweiße	7,2 g	**7,4 g**
essentielle Aminosäuren	3,1 g	**3,8 g**
Fette	3 g	**33 g**
Omega3-FS	0,07 g	**0,11 g**
Calcium	40 mg	**200 mg**
Magnesium	60 mg	**90 mg**
Zink	1,5 mg	1,5 mg
Kupfer	0,2 mg	**0,6 mg**
Iod	0,002 mg	**0,005 mg**
Eisen	2,0 mg	**6,3 mg**
Vitamin B1 (Thiamin)	**0,2 mg**	0,1 mg
Vitamin B2 (Riboflavin)	0,1 mg	**0,3 mg**
Vitamin B3 (Niacin)	**0,6 mg**	0,3 mg
Vitamin B5 (Pantothensäure)	0,7 mg	0,7 mg
Vitamin B6 (Pyridoxal)	0,1 mg	0,1 mg
Vitamin B7 (Biotin)	0,004 mg	0,004 mg
Vitamin B9 (Folsäure)	0,03 mg	0,03 mg
Vitamin B12 (Cobalamin)	0,000 mg	**0,001 mg**
Vitamin A (Retinol), β-Carotin	0,00 mg	**0,05 mg**
Vitamin C (Ascorbinsäure)	0,00 mg	**1,90 mg**
Vitamin E (Tocopherol)	0,1 mg	0,1 mg

Abb. 183: Nährstoffvergleich: Vollkornbrot mit Vollmilchschokolade (Quelle: Bundeslebensmittelschlüssel[22])

Betrachten wir erst einmal Blutzuckerbelastung, also die Glykämische Masse (= GM, siehe 1.2.3.14) von Vollkornbrot. 1 Portion Vollkornbrot (2 Scheiben je 60 g) hat eine GM von 42 g Traubenzucker. Wollen Sie die gleiche Blutzuckerbelastung durch Vollmilchschokolade schaffen, müssten Sie 140 g - also 1½ Tafeln - Schokolade essen.

Vollkorn und die „langsamen" Kohlenhydrate erscheinen nicht langsam im Blut, sondern genauso schnell wie blanker Haushaltszucker (siehe Glykämischer Index, 1.2.3.13) und zwar in so großen Zuckermengen, die ohne artfremdes Gras unmöglich zu essen wären (siehe Abb.30, 31 und 184).

Kritiker werden jetzt vielleicht sagen: „Ja aber Vollkorn liefert doch alle notwendigen Nährstoffe, genauso wie Kartoffeln und Reis. Die vollwertigen Kohlenhydrate sind ja so nährstoffreich."
Stimmt das wirklich? Betrachten Sie den Nährstoffvergleich Vitamin für Vitamin und Mineralstoff für Mineralstoff ganz genau und Sie werden feststellen, dass das Goldene Kalb Vollkornbrot sogar durchwegs weniger Nährstoffe besitzt, als Vollmilchschokolade.
Nudeln, Reis und Kartoffeln haben sogar noch weniger!

Die „Währung Schokolade" ist somit ein wirklich guter Vergleich, um sich diese unglaublichen Zuckermengen der Stärke-Nahrungsmittel vorstellen zu können.
Stärke ist „hinterfotzig", Sie schmecken nicht mal 1 TL Zucker von den 13 TL Zucker, die eine Portion Stärke (siehe Abb. 30) beinhaltet, sonst würden Sie Stärke gar nicht essen - Sie könnten diese Zuckermengen auch nicht schaffen.
Es ist wirklich egal (siehe GM), ob Sie eine Portion Nudeln, Reis, Kartoffeln oder Brot (2 Scheiben) essen, oder 1½ Tafeln Schokolade! **Nein, ganz egal ist es nicht - Schokolade wäre nährstoffreicher!**
Sie sehen, Stärke-Nahrungsmittel (auch Vollkorn) sind weder langsam, noch nährstoffreich und vollwertig - sie sind nur Zucker in riesigen, unvorstellbaren Mengen.
Genau diese zuckerreichen, nährstoffarmen Stärke-Nahrungsmittel stellen die Basis - das Fundament - der „offiziellen, gesunden DGE-Ernährungsempfehlung" dar. Spätestens jetzt wissen Sie, warum diese DGE-Empfehlung berechtigterweise von mir den Stempel

grundsätzlich falsch
entzündungsfördernd
gesundheitsgefährdend

erhalten hat.
Damit Sie sich ein Bild von diesen täglichen Zuckermengen machen können, habe ich eines für Sie gemacht. Ich habe die DGE-Tagesempfehlung (siehe Abb. 184) fotografiert und die Zuckerlast (GM) in die Währung Schokolade umgerechnet.

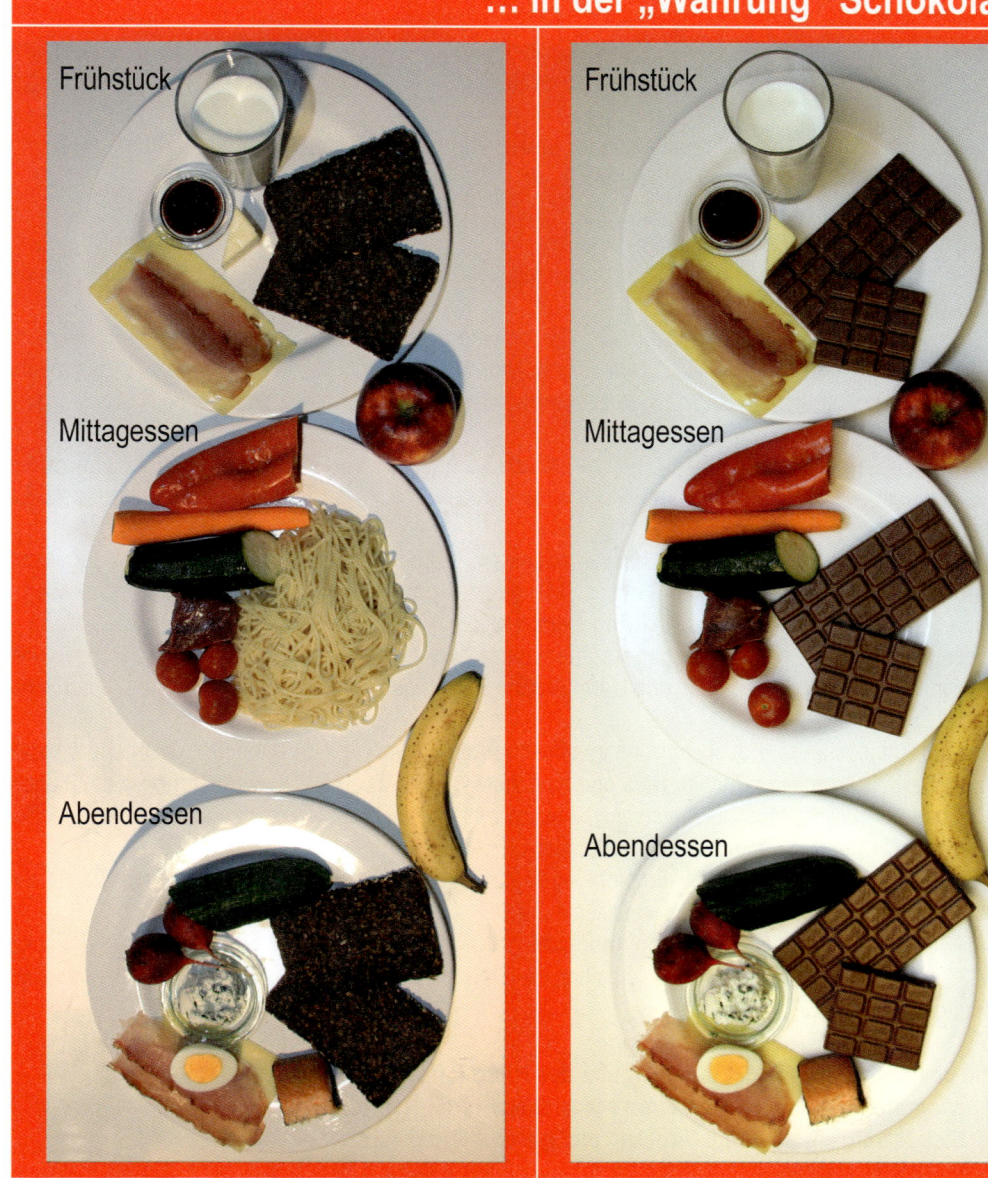

Abb. 184: DGE-Tagesempfehlung in der „Währung" Schokolade

Bei dem Anblick dieser Fotos kann einem richtig schlecht werden. 5 Tafeln Schokolade - (oder 40 TL Zucker) diese unvorstellbar große Menge an Zucker sollen laut DGE-Empfehlung gesund sein. Diese Menge sollten Sie essen - und zwar jeden Tag.
Obwohl feststeht, welche gesundheitlichen Schäden Zucker anrichtet (siehe 4.1).

4.2.4 Zusammenfassende Bemerkung zur DGE-Empfehlung:

Wenn wir jetzt unsere Fakten und Belege, die wir bis zum jetzigen Zeitpunkt gesammelt haben, zusammenfassen, ergibt sich einzig und allein folgender logischer Schluss:

Jede Ernährungsempfehlung auf der Basis von Stärke-Nahrungsmitteln ist grundsätzlich falsch, entzündungsfördernd und gesundheitsgefährdend!

Für diese Behauptung gibt es unumstößliche Belege:
1. Stärke-Nahrungsmittel liefern riesige Zuckermengen (GM), die genauso schnell im Blut erscheinen wie blanker Haushaltszucker (GI).
2. Die Blutzuckerbelastung nach einer normalen Portion eines Stärke-Nahrungsmittels ist so groß wie nach 1½ Tafeln Schokolade oder 13 TL Zucker (siehe Abb. 30). Dadurch konsumieren Sie mit „gesunden, langsamen, nährstoffreichen, langkettigen Kohlenhydraten" die Zuckermenge von 5 Tafeln Schokolade - an jedem Tag.
3. Da die Blutzuckerbelastung (GM) von Stärke ähnlich hoch ist wie von blankem Zucker, verursacht die Stärke genauso viele Belastungen und Schäden wie auch der Zucker, das Insulin und auch die AGEs (siehe 4.1).
4. Die riesigen Zuckermengen (GM) können nur mit einem artfremden Futtermittel - mit Gras - gegessen werden. In Form von Zucker könnten Sie diese Mengen, die offiziell empfohlen werden, gar nicht essen - zumindest nicht regelmäßig. (siehe DGE-Tagesempfehlung, Abb. 184)
5. Weidetiere, die an Gras angepasst sind, verfüttern diese Zuckermengen an die Bakterien im Pansen und leben dann von diesen Bakterien. In den Darm und ins Blut aufgenommen werden nur Eiweiße und Fette (siehe 1.2.3.9).
6. Stärke-Nahrungsmittel sind auch nicht nährstoffreich. Vollmilchschokolade hat mehr Nährstoffe als das Goldene Kalb Vollkornbrot, Nudeln, Reis und Kartoffeln (siehe Abb.183). Stärke-Nahrungsmittel haben eine niedrige Nährstoffdichte - Sie müssen viel davon essen und haben trotzdem nur wenige Nährstoffe. Der Bauch ist vollgestopft und macht deshalb auch oft Beschwerden (siehe 4.1.1).
7. Die tägliche Eiweißmenge der DGE-Empfehlung liegt nur bei mageren 50 g Eiweiß pro Tag, was für die meisten Menschen nicht ausreichend ist (siehe 1.2.2.1).
8. Stärke-Nahrungsmittel haben auch ein sehr schlechtes Omega6:Omega3-Verhältnis von 20:1 (siehe 1.2.2.2), was sowohl die Entzündungs- als auch die Thromboseneigung und damit das Herzinfarkt- und Schlaganfallrisiko erhöht.

Durch die unvorstellbaren Zuckermengen und den Nährstoffmangel ist jede Ernährungsempfehlung auf der Basis von sämtlichen Stärke-Nahrungsmitteln grundsätzlich falsch, entzündungsfördernd und gesundheitsgefährdend!

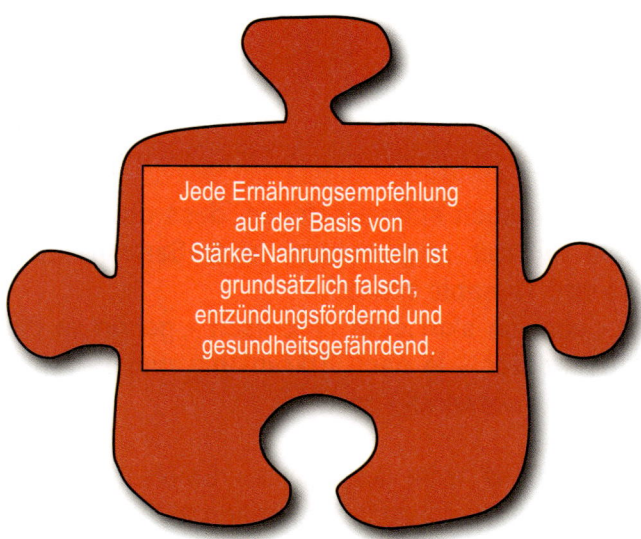

Jede Ernährungsempfehlung auf der Basis von Stärke-Nahrungsmitteln ist grundsätzlich falsch, entzündungsfördernd und gesundheitsgefährdend.

Stärke-Nahrungsmittel sind nicht gesund, sondern nur nährstoffarmes, zuckerreiches Gras - es ist das „arme-Leute-Essen" vor 150 Jahren. Mit einer gesunden, nährstoffreichen, leistungsstarken Ernährung hat das nichts zu tun.

Wenn auch viele junge Leute und auch Hochleistungssportler Nudeln, Vollkornbrot und Müsli essen, bedeutet dies noch lange nicht, dass Stärke-Nahrungsmittel gesund und leistungsfördernd sind - sie halten diese Zuckerbelastung eben nur besser aus.
Klippenspringer machen Kopfsprünge und Saltos aus 30 Metern Höhe und halten die Belastung dieser Sprünge auch aus - dadurch werden diese Sprünge trotzdem nicht gesund und leistungsfördernd.

**Die Frage ist nicht,
ob nährstoffarme Stärke-Nahrungsmittel gesund sind,
sondern ob und wie lange
der Körper diese unvorstellbare Zuckerbelastung aushält!**

Eine optimale Ernährung hat eine hohe Nährstoffdichte, da man mit wenig Essen schnell satt - aber nicht voll - ist. Gleichzeitig stehen dadurch dem Organismus alle nötigen Nährstoffe zur Verfügung, um lange satt und fit zu bleiben.
Basis der Gesundheit legt eine artgerechte, nährstoffreiche, zuckerarme und absolut schmackhafte **Jäger+Sammler-Ernährung**.

4.3 Wie ist der Einfluss der Ernährung auf Krankheiten?

An dieser Stelle will ich noch einmal betonen, dass die von mir empfohlene Ernährungstherapie mit der artgerechten Jäger+Sammler-Ernährung keine ärztliche Diagnose und Therapie ersetzt!
Eine Erkrankung - egal ob akut oder chronisch - gehört in die Hand eines Fachmanns und es werden - je nach Erkrankung und Beschwerden - auch bestimmte Medikamente notwendig sein.

Allerdings brauchen Sie mit einer artgerechten Ernährung nicht nur passiv - tablettenschluckend - zusehen, sondern **Sie können aktiv** die Krankheitsprozesse selbst beeinflussen.
Denn mit einer **nährstoffreichen Jäger+Sammler-Ernährung** liefern Sie die Nährstoffe für Energiegewinnung und Funktion der Zellen und Gewebe (siehe Kapitel 3).
Gleichzeitig reduzieren Sie mit einer **stärke- und zuckerarmen Jäger+Sammler-Ernährung** die Belastungen und Schäden, die Stärke und Zucker tagtäglich im Organismus auslösen (siehe Kapitel 4. 1.5).

Gemeinsam mit Ihrem Arzt und Behandler können Sie - entsprechend Ihrer Fortschritte, die Sie in der Regel durch die Ernährungsumstellung erzielen - die Medikamente reduzieren und erneut anpassen.

Im diesem Kapitel will ich mit Ihnen nun einen Blick auf die häufigsten Krankheiten werfen und beschreiben, wie die Krankheiten ausgelöst werden und wie sie ablaufen.
Dieses Verständnis der Pathophysiologie der Krankheit ist wichtig, um zu verstehen, welche grundlegenden Vorgänge der Krankheit durch Ernährung positiv, aber auch negativ beeinflusst werden können.

Bitte blättern Sie noch einmal kurz zurück zum Baum der Erkenntnis von Gesundheit und Krankheit (Abb. 69) und betrachten Sie dort die Wurzeln des Baums - absoluter oder relativer Sauerstoffmangel der Zelle.
Krankheit entsteht immer dann, wenn die Belastung höher ist als die Belastbarkeit.
Auf der Seite der Belastbarkeit ist es wichtig, eine maximale Nährstoffversorgung sicherzustellen. Denn:

Fehlernährung und dadurch Nährstoffmangel:
Aminosäuren, Fettsäuren, Zucker, Mineralstoffe, Spurenelemente, Vitamine

ist ein grundlegender Faktor, der die Belastbarkeit reduziert.

Auf der anderen Seite spielen verschiedene Belastungen, denen wir tagtäglich ausgesetzt sind, wie

<u>Stärke und Zucker</u>, Bewegungsmangel, Allergien, Verletzungen, Infekte, Gendefekte, psychische und körperliche Belastungen, Medikamente, Genuss- u. Umweltgifte, uvm

natürlich auch eine entscheidende Rolle für die Entstehung von Krankheiten.

Deshalb gilt bei der Entstehung von Krankheiten:

> *„Krankheiten haben viele Väter,*
> *aber nur eine Mutter -*
> *die falsche Ernährung."*
>
> Chinesisches Sprichwort

Somit ist die Basis der Gesundheit eine artgerechte, leistungsstarke, eiweißreiche, fettreiche, nährstoffreiche Jäger+Sammler-Ernährung, die gleichzeitig auch die täglichen, lebenslangen Stärke- und Zuckermengen als Krankheitsursache reduziert.

Hier sei noch einmal erwähnt, dass alle Krankheiten auch Ursachen und zusätzliche Belastungen außerhalb der Ernährung haben können.
In der Regel lässt sich aber jeder Krankheitsprozess durch eine artgerechte, nährstoffreiche Ernährung - die Basis der Gesundheit - schnell und einfach beeinflussen. Diese **Ernährungstherapie** sollte durch eine spezielle Labordiagnostik und gezielte **Nährstofftherapie** ergänzt werden, um alte Defizite schnell und gezielt auszugleichen.

> *„Lieber Gott gib mir*
> *die Geduld das hinzunehmen, was ich nicht ändern kann,*
> *die Kraft und den Mut zu ändern, was ich ändern kann und*
> *die Weisheit, das eine vom anderen zu unterscheiden."*
>
> Unbekannt

4.3.1 Wie entsteht Schmerz?

Die Krankheitsprozesse, die zu Schmerz und Entzündungen führen, will ich den einzelnen Krankheiten voranstellen, da Schmerz und Entzündung bei fast allen Krankheiten eine zentrale Rolle spielen.
Um Schmerz verstehen können, müssen wir uns erst einmal überlegen, welche Aufgabe der Schmerz hat.
Schmerz ist ein wichtiges Warnsignal für den Körper. Durch Schmerz wird eine Schädigung oder die Gefahr einer Schädigung gemeldet. Dadurch kann der Körper geeignete Gegenmaßnahmen (z.B. Flucht, Wundheilung) ergreifen.

Wie viele Schmerzrezeptoren hat der gesamte Körper - von der Nasenspitze bis zum kleinen Zeh? Wie viele unserer mehr als 100 Milliarden Nervenzellen melden eigentlich Schmerz?
Keine! Wir haben keine Schmerzrezeptoren - auch wenn's manchmal sehr weh tun kann - sondern wir haben Nozizeptoren (nocere = Schaden), also nur Schadensmelder.
Dies hört sich zwar jetzt an wie Wortklauberei - ist aber enorm wichtig für das Verständnis von Schmerz, v.a. für das von chronischen Schmerzen.
Diese **Schadensmelder (Nozizeptoren)** melden eine aktuelle oder potentielle Schädigung des Gewebes durch noxische (schädigende) Reize. Dies können mechanische, thermische oder chemische Reize sein.
Nozizeptoren sind freie Nervenendigungen der schnell leitenden A-δ-Fasern und der langsam leitenden C-Fasern, die überall im ganzen Körper verteilt sind. Werden die Nozizeptoren gereizt, so lösen sie eine lokale und - wenn nötig - eine überregionale Abwehrreaktion aus. Dem nozizeptiven (schadensmeldenden) System steht ein ausgefeiltes **nozifensives (schadensabwehrendes) System** entgegen (siehe Abb. 185).
Die gereizten Nozizeptoren lösen über die Freisetzung von verschiedenen Substanzen (z.B. SubstanzP) eine lokale Abwehrreaktion in Form einer Entzündung mit Mehrdurchblutung und dem Einwandern von Immunzellen und Mastzellen aus.
Kann der Schaden durch die lokale Antwort behoben werden, so ist wieder alles in bester Ordnung.
Schafft es der Organismus allerdings nicht, den Schaden schnell zu beheben, so wird über den gereizten nozizeptiven Nerv die Schadensmeldung weitergeleitet an Rückenmark und Hirnstamm. Auch hier werden nozifensive, abwehrende Reaktionen ausgelöst, um den Schaden zu beheben und das Gewebe zu schützen. Das sind zum einen muskuläre Reaktionen, wie z.B. Fluchtreflex oder muskuläre Schutzspannung im verletzten Gebiet, aber auch vegetative Reaktionen wie eine Erhöhung der Durchblutung im Sinne einer Schadensabwehr.
Reichen diese Maßnahmen trotzdem nicht aus, um den Schaden abzuwehren und zu beseitigen, so wird die Schadensmeldung über das nozizeptive System bis zum Thalamus vordringen und letztendlich auch die Großhirnrinde erreichen, wo aus der Schadensmeldung die Sinneswahrnehmung Schmerz wird.
Ist der Schaden sehr groß, kommt es zu einer verstärkten Reizung der Nozizeptoren, die daraufhin über nozizeptive Nervenbahnen sehr viele Schadensmeldungen ans Rückenmark und ans Gehirn melden, dann entsteht auch sehr schnell, mit einer Geschwindigkeit von bis zu 30 m/s, eine **Schmerzwahrnehmung.**

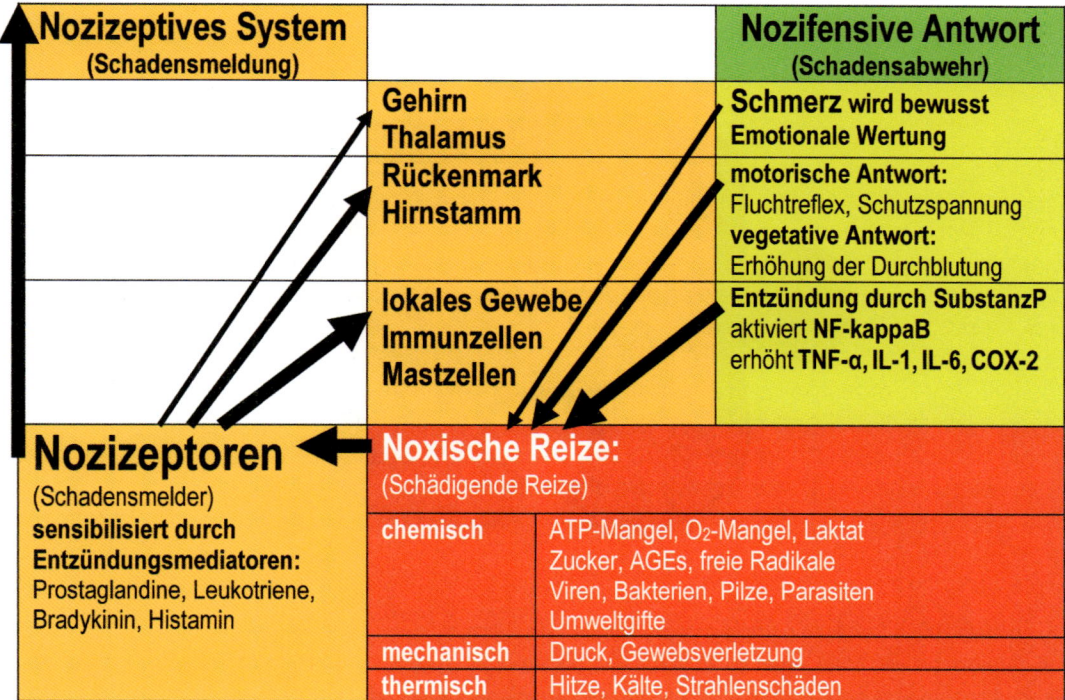

Abb. 185: Nozizeptives System - Nozifensive Antwort

Schmerz entsteht nicht im Körper, sondern nur im Gehirn.
Wir haben keine Schmerzrezeptoren, sondern nur Schadensmelder, die bei einem schädigenden Reiz (Noxe), schadensabwehrende (nozifensive) Reaktionen auslösen.
Für Schmerzen gibt es einen akut oder potenziell schädigenden Reiz, der die Nozizeptoren erregt und Gegenmaßnahmen auslöst.
Allerdings kann die Schädigung auch unterhalb der Schmerzschwelle liegen, d.h. der Schaden im Gewebe wird zwar lokal oder auf Rückenmarksebene abgewehrt und bekämpft, allerdings bekommt Ihr Gehirn davon nichts mit - und damit empfinden Sie auch keinen Schmerz.
Nozizeption löst erst dann einen Schmerz aus, wenn die Schadensmeldung so groß ist, dass sie auch das Gehirn erreicht.

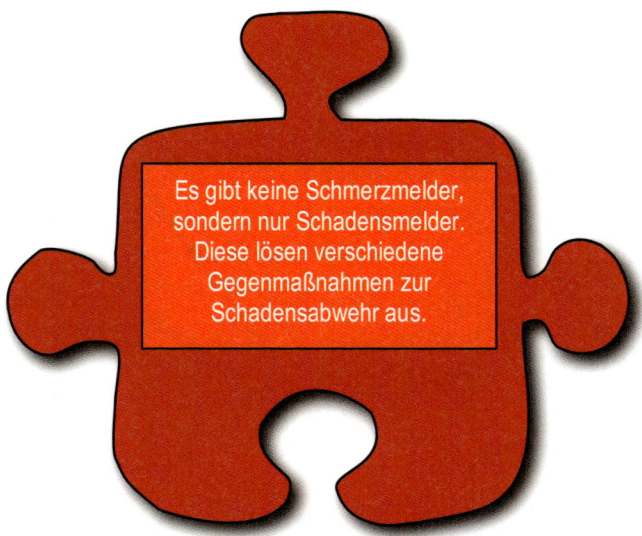

Durch viele kleine Schäden und die entsprechenden Abwehrreaktionen kann sich im Laufe der Zeit die Summe der nozizeptiven Meldungen so addieren und potenzieren, dass am schwächsten Glied dieser Kette eine Schmerzwahrnehmung erfolgt und sich somit ein therapieresistenter, chronischer Schmerz einstellt. Irgendwann läuft das Fass einfach dann doch über!

Deshalb gilt in der kausalen Schmerztherapie, die Schäden im gesamten Körper zu suchen (alte Verletzungen, Operationen, chronische Entzündungen,...) und zu therapieren. Aber auch die chemischen Noxen durch die Fehlernährung (Nährstoffdefizite, Stärke und Zucker) zu eliminieren.

Diese Suche nach schädigenden Reizen ist absolut notwendig, da ansonsten der Organismus diese Schäden ständig mit lokalen Abwehrvorgängen, wie Entzündungen oder überregionalen Abwehrreaktionen, wie muskulären Anspannungen, bekämpfen muss.

Schmerz und Entzündung gehen hierbei Hand in Hand:
Entzündungen lösen eine nozizeptive Antwort aus,
aber eine Nozizeption löst auch lokale Entzündungen zur Abwehr dieser Schäden aus.

Die Nozizeption ist die Meldung eines Schadens
- die Entzündung ist der Versuch des Körpers, diesen Schaden zu beheben.

4.3.2 Wie entstehen Entzündungen?

Entzündungen stehen voll und ganz im Zeichen der Schadensabwehr. Diese Abwehrreaktion ist durch verschiedene Ursachen ausgelöst und wird über verschiedene Schienen vermittelt. In Abbildung 186 habe ich Ihnen eine kleine Auswahl dieser Immunreaktionen dargestellt.

Wo eine Entzündung ist, ist auch ein Schaden oder ein schädigender Reiz und den gilt es in der Therapie zu finden und zu eliminieren.

Die schädigenden Reize können **Giftstoffe** (Umweltgifte, Genussgifte, Medikamente) oder Krankheitserreger sein, die **Infekte** auslösen.

Sie können auch von Verletzungen herrühren und über SubstanzP, die bei der **Nozizeption** (Schadensmeldung) freigesetzt wird, die Entzündungsreaktion im Sinne der Wundheilung auslösen.

Diese noxischen Reize können wir direkt nur schwer beeinflussen. Was aber sehr leicht zu beeinflussen ist, ist die Ernährung.

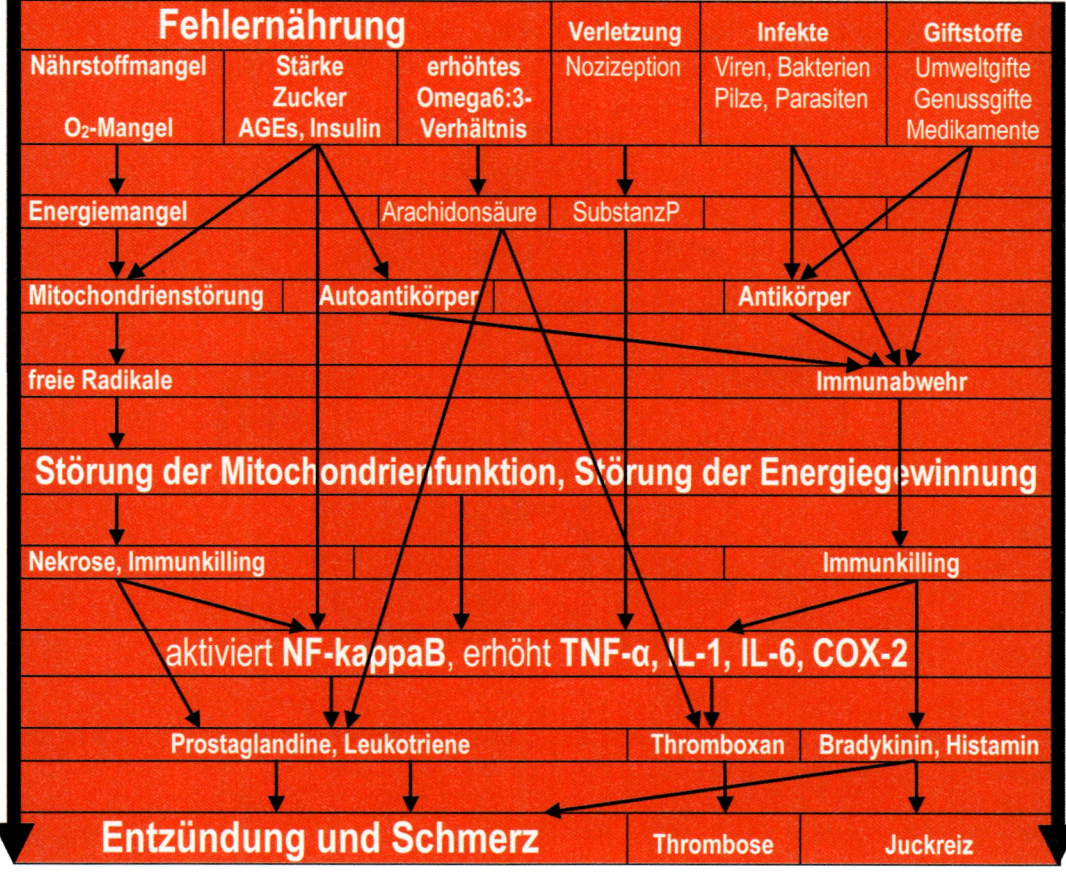

Abb. 186: Auslöser für Entzündungen

Durch **Fehlernährung** haben Sie Nährstoffmängel, große Stärke- und Zuckermengen und ein schlechtes Omega6:Omega3-Verhältnis.

„Krankheiten haben viele Väter, aber nur eine Mutter - die falsche Ernährung."

Nährstoffmängel führen mit einem Sauerstoffmangel zu Einschränkungen der Mitochondrienfunktion, zur Bildung von freien Radikalen und dadurch zu Funktionsstörungen der Zelle, bis hin zum Zelltod durch Nekrose und Immunkilling. Durch den Zerfall der Zellen wird Arachidonsäure (Omega6-FS), die ein wichtiger Bestandteil der Zellmembran ist, frei und über Cox-2 zu Prostaglandinen, Leukotrienen und Thromboxan umgewandelt. Diese Arachidonsäureprodukte sind die wichtigsten Entzündungsmediatoren, die dem Organismus zur Verfügung stehen und bei allen Entzündungsprozessen beteiligt sind. Deshalb helfen Aspirin und Co bei fast allen Schmerz- und Entzündungsprozessen, egal ob Kopfschmerz, Rheuma oder Grippe.

Durch Fehlernährungsprozesse mit vielen Stärke-Nahrungsmitteln und wenigen tierischen Fetten, entsteht unweigerlich ein schlechtes, **erhöhtes Omega6:Omega3-Verhältnis** (siehe Abb. 6). Aus diesem Grund wird auch im Organismus ein schlechtes, entzündungsförderndes Missverhältnis an Omega6:Omega3-FS herrschen, das die Entzündungs- und Thromboseneigung beträchtlich erhöht.

Und last but not least - **Stärke und Zucker, mit ihren AGEs und Insulin,** fördern auch Entzündungen! Wir haben uns im Kapitel 4.1 ganz ausführlich die Schäden und Belastungen von Stärke und Zucker erarbeitet. In Abbildung 186 sehen Sie noch einmal zusammengefasst, wie eine Fehlernährung über verschiedene Schienen Entzündungen und auch Autoimmunprozesse auslöst.

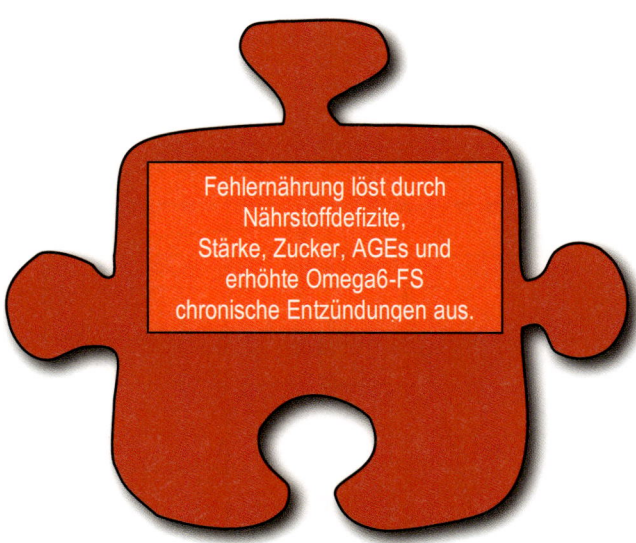

Die DGE-Empfehlung (siehe 4.2) mit Stärke-Nahrungsmitteln bringt Nährstoffdefizite, große Stärke- und Zuckermengen und auch ein erhöhtes Omega6:Omega3-Verhältnis mit sich.

Eine artgerechte Jäger+Sammler-Ernährung eliminiert die entzündungsfördernden Belastungsfaktoren der Ernährung.

Sie ist nährstoffreich (siehe 3.2.5), stärke- und zuckerarm (1.2.3.12) und liefert ein optimales Omega6:Omega3-Verhältnis (siehe 1.2.2.2).

Da bei allen Krankheitsprozessen chronische Entzündungen eine entscheidende Rolle spielen, ist es wichtig für Sie und Ihre Gesundheit, dass Sie eine leistungsstarke, entzündungshemmende, nährstoffreiche Ernährung wählen. Deshalb:

Prophylaxe und Therapie durch ARTGERECHTE ERNÄHRUNG

4.3.3 Wie laufen verschiedene Krankheiten ab?

Bei der Diagnose und Therapie von Erkrankungen verhält es sich meist wie beim Kochen: Verschiedene einzelne Zutaten (Symptome, Untersuchungen) ergeben eine Diagnose (das fertige Gericht). Nachdem die Diagnose gestellt ist, wird mit den passenden Medikamenten behandelt.
Bei einer Arthrose im Knie werden anfangs Schmerzmittel verabreicht, bis letztendlich ein „neues Knie" fällig wird.
Allerdings ergeben immer verschiedene Aspekte die Krankheit. Ist bei Ihnen eine Arthrose im Knie diagnostiziert worden, so können Sie ja zusätzlich Nährstoffdefizite und ein chronisches Magen-Darm-Problem haben, welche die Durchblutung Ihres Kniegelenks und der Kniemuskulatur zusätzlich einschränken. Es können natürlich auch entzündungsfördernde Belastungen (Zucker und AGEs) den Schmerz und die Entzündung fördern, sowie die Gelenkszerstörung noch zusätzlich vorantreiben.
Deshalb sollten in Diagnose und Therapie von multifaktoriellen Krankheiten immer alle Aspekte ins Kalkül gezogen werden und über verschiedene Schienen die Sauerstoff- und Nährstoffversorgung - und dadurch Schmerz, Funktion und Struktur - verbessert werden.

An unserem Beispiel - der Knieschmerz am arthrotischen Knie - heißt das, zu verstehen, woraus sich der Schmerz zusammensetzt.
Ein **Gelenkschmerz** kann von dem **zerstörten Gelenk** ausgelöst werden, da durch die Knorpeldefekte die mechanischen Belastungen die Nozizeptoren (Schadensmelder) des Knochens reizen.
Der Gelenkschmerz kann allerdings auch von einer **Fehlfunktion der Muskulatur** und dadurch der Gelenksmechanik herrühren, da hier die Nozizeptoren der Muskulatur, der Muskelansätze und des Kapsel-Band-Apparats gereizt werden.

Jeder Gelenkschmerz setzt sich aus beiden Komponenten zusammen:
Kommen 80% der Nozizeption aus den zerstörten Gelenkstrukturen und nur 20% aus der Muskulatur, so wird eine konservative Therapie nicht erfolgversprechend sein.
Liefert allerdings die muskuläre Komponente den Löwenanteil der Nozizeption, so kann eine gezielte Therapie, die zur Verbesserung der Durchblutungs- und damit der Nährstoffversorgung der Muskel- und Gelenkstrukturen beiträgt, schnell zu einer Beschwerdefreiheit des arthrotischen Gelenks führen.

In der Diagnostik ist das Offensichtliche nicht immer das Richtige, man muss unvoreingenommen und kritisch sein, sonst werden wichtige Aspekte, die entscheidend für Gesundheit und Krankheit sind, übersehen:

> *„Wenn jemand gelb im Gesicht ist,*
> *kann es sein, dass er eine Gelbsucht hat.*
> *Es kann aber auch sein, dass er ein Chinese ist.*
> *Es kann aber auch sein, dass er ein Chinese mit Gelbsucht ist."*
>
> *Prof. Dr. W. F. Beyer*

An dieser Stelle möchte ich mich noch bei Hr. Prof. Dr. W. F. Beyer bedanken, der meinen kritischen Verstand geschliffen hat.

Krankheiten entwickeln sich nur, wenn die Belastung größer ist als die Belastbarkeit. Die Natur hat im Laufe der Evolution die unterschiedlichsten Spezies hervorgebracht und alle Organismen zeichnen sich durch eine Gemeinsamkeit aus - eine unvorstellbare Belastbarkeit! So auch der Mensch - egal ob er 560 kg oder 35 kg wiegt, einen 90 kg schweren Tumor hat, oder sich nur von Zucker und Alkohol ernährt - er hält sehr vielen Belastungen stand. Der eine besser und länger als der andere.
Der Körper ist eine unvorstellbare Maschine mit seiner eigenen Werkstatt an Bord.

Meine tiefste Verehrung und meinen Dank an Mutter Natur.

Allerdings werden sich die Sünden an der Natur früher oder später rächen.

> *„Die Krankheiten befallen uns nicht wie aus heiterem Himmel,*
> *sondern entwickeln sich aus täglichen Sünden gegen die Natur:*
> *wenn diese sich gehäuft haben,*
> *brechen sie scheinbar auf einmal hervor."*
>
> *Hippokrates*

Im Folgenden werde ich verschiedene chronische Krankheiten - welche die Menschen quälen - darstellen und darlegen, wie die Ernährung positiv, aber auch negativ darauf Einfluss nimmt. Ich will allerdings nicht den Eindruck erwecken, dass jede Krankheit nur durch Fehlernährung verursacht ist, es gibt immer viele Belastungen, die sich hierbei addieren und multiplizieren.
Allerdings ist die **Ernährung die Basis für Gesundheit und Krankheit** und dies will ich hier hervorheben. Gleichzeitig ist es **der Aspekt** bei allen Krankheitsprozessen, den Sie selbst schnell und einfach beeinflussen können. Denn was Sie sich in den Mund und dadurch in den Körper stecken, haben Sie - im wahrsten Sinne - selbst in der Hand.

Egal um welche Erkrankung es sich handelt - ob entzündlich, autoimmun, degenerativ oder tumorös, die gemeinsame Ursache aller Krankheiten ist ein Energiemangel der Zelle, der - je nach Zelltyp - unterschiedliche Erkrankungen auslöst (siehe Abb. 69, Baum der Erkenntnis von Gesundheit und Krankheit).

Ich habe eine Auswahl von häufig auftretenden Krankheiten zusammengestellt und kurz dargestellt, wie Prophylaxe und Therapie durch eine Artgerechte Ernährung aussehen sollten.

Ich werde in den **Steckbriefen** kurz skizzieren, wie die grundlegenden **Krankheitsprozesse** bei den jeweiligen Krankheiten ablaufen und wie die entsprechende **medikamentöse Therapie** biochemisch wirkt.
Wie gewohnt stelle ich die **Belastung durch Nahrung** in Rot dar und dahinter stehen immer auch die Textstellen, an denen Sie nochmal nachlesen können, wie sich die Belastung biochemisch im Detail aufbaut.
Nachdem wir uns die Belastung durch Nahrung - Nährstoffmangel und zu viel Stärke und Zucker, zu viel Insulin, AGEs - angesehen haben, ist die logische und bio-logische **Ernährungstherapie** eine artgerechte, nährstoffreiche, zuckerarme Jäger+Sammler-Ernährung (grün).
Da die einzelnen Nährstoffe für den Organismus (Stoffwechselaktivität, Energiegewinnung, Hormonsynthese, usw.) wichtig sind, aber oft alte Defizite oder Resorptionsstörungen vorliegen können, rundet eine **Nährstofftherapie** mit entsprechender Labordiagnostik und gezielter Nährstoffsubstitution (siehe 3.2) die Therapie ab.

4.3.3.1 Schleimhautzelle, MagenDarmTrakt

4.3.3.1.1 Sodbrennen, Gastritis, Refluxösophagitis

Als erste Krankheit will ich mit Ihnen chronische Magenbeschwerden wie Sodbrennen, das Hauptsymptom von Gastritis und Refluxösophagitis, besprechen.
Durch chronische Reizungen und Entzündungen der Magenschleimhaut (Gastritis) kommt es zur Überproduktion der Magensäure. Wenn auch die Magenschließmuskulatur gereizt wird, kann der Rückfluss der Magensäure in die Speiseröhre nicht mehr verhindert werden, dadurch kommt es zu Sodbrennen und Entzündung der Speiseröhre (Refluxösophagitis).

Um den Umfang der Schäden diagnostisch zu erfassen, ist eine Magenspiegelung notwendig. Hierbei wird immer auch das Magenbakterium Helicobacter pylori gesucht, das eine chronische Magenschleimhautentzündung verursachen kann. Bei einer Infektion wird eine medikamentöse Eradikationstherapie des Helicobacter pylori durchgeführt.

Ansonsten wird eine Langzeittherapie mit verschiedenen Medikamenten eingeleitet, die allesamt ein Ziel haben, nämlich die Magensäure zu reduzieren. Die modernsten „Magentabletten" sind Protonenpumpenhemmer und die weltweit am häufigsten verordneten Medikamente - daran kann man die Dimension von chronischen Magenproblemen erkennen.
Protonenpumpenhemmer - mittlerweile auch frei verkäuflich - hemmen die Magensäureproduktion, indem sie die Protonenpumpen (Protonen = H^+) der Belegzellen des Magens irreversibel blockieren. Dadurch sinkt der pH-Wert des Magens von pH 1 auf pH-Werte von 3 - 4 (zum Vergleich: Apfelsaft = pH 3,5, siehe Abb. 46). Das bedeutet: Sie können Ihr Nahrungseiweiß nicht mehr mit Hilfe der Magensäure zerlegen, sondern nur noch mit „Apfelsaft" marinieren. Die Darmbakterien freuen sich über ihr mariniertes Schnitzel und zerlegen es. Somit entstehen Fäulnis mit Blähungen und Fäulnisprodukten, die Entzündungen und eine Leberbelastung darstellen. Außerdem führen sie zu Resorptionsstörungen von Vitamin B12, Eisen und verschiedener anderer Nährstoffe.

Bei entsprechenden Befunden der Magenspiegelung ist eine Akuttherapie einer Gastritis und eines Magengeschwürs mit „Magentabletten" sinnvoll und nötig.
Eine Langzeittherapie ist allerdings in meinen Augen sehr fragwürdig. Vielmehr sollten Sie mit einer konsequenten Ernährungstherapie, mit einer artgerechten Jäger+Sammler-Ernährung, die Dauerbelastung des Magens - die großen Stärke- und Zuckermengen - eliminieren, dann sind in den meisten Fällen die Magenbeschwerden und die chronische Entzündung nach maximal 4 Wochen (oft schon nach 5 Tagen!) verschwunden. Sind die Beschwerden nach 4 Wochen noch vorhanden, sollte auch eine Nährstofftherapie durchgeführt werden und bei Bedarf nach anderen Ursachen (Nahrungsmittelallergien, Parasiten,...) gesucht werden.

Sodbrennen, Gastritis, Refluxösophagitis				
Symptome				
Sodbrennen	Magenschmerzen		Reizhusten	Heiserkeit
Krankheitsprozess				
Energiemangel	siehe 3.1.2.3.8			
chron. Entzündungen	siehe Abb. 186			
Fäulnis und Gärung im Darm und damit ein Blähbauch	siehe 1.2.1, 4.1.1.3			
Medikamentöse Therapie				
Antazida (Magaldrat, Hydrotalcit)	neutralisieren die Magensäure			
Histamin-2-Rezeptor-Antagonisten (Cimetidin)	hemmen Magensäuresekretion um 50%			
Protonenpumpenhemmer (Omeprazol, Esomeprazol, Pantoprazol)	blockieren Magensäureproduktion für bis zu 3 Tage			
Belastung durch Nahrung				
Nährstoffmangel	für Energiegewinnung		siehe 3.1.2.3	
	Zelltod		siehe 3.1.2.6	
Zu viel Stärke und Zucker	Sodbrennen und Gastritis		siehe 4.1.1.2	
Zu viel Insulin	Mitochondrienstörung		siehe 4.1.2.2, 4.1.3.6	
AGEs	Entzündungen		siehe 4.1.2.5, 4.1.3.9, 4.1.4.1	
	freie Radikale		siehe 4.1.2.7, 4.1.4.2	
	Zelltod, Immunkilling		siehe 3.1.2.6, 4.1.2.6, 4.1.4.4	
	Blähungen		siehe 4.1.1.3	
Ernährungstherapie				
artgerechte, nährstoffreiche, stärke- und zuckerarme Jäger+Sammler-Ernährung				
Nährstofftherapie				
Eisen, Magnesium, Calcium + Vitamin D, Zink, Vitamin C, B3, B6, B12, Folsäure	Laborwerte und Substitution siehe 3.2.5 Nährstoffsteckbriefe			

Abb. 187: Steckbrief Sodbrennen, Gastritis, Refluxösophagitis

4.3.3.1.2 Reizdarm-Syndrom (Colon Irritabile)

Das Reizdarm-Syndrom wird dann diagnostiziert, wenn trotz Magen-Darm-Beschwerden keine andere Krankheit dafür zu finden ist. Sie macht ca. 50 % der Darm-Erkrankungen aus. Medikamente werden dann symptomatisch eingesetzt ohne der Ursache auf den Grund zu gehen. Der Patient wird hierbei nach der Diagnose oft allein gelassen: „Was Sie vertragen oder nicht, ja, das müssen Sie selbst herausfinden."
Bei Magen-Darm-Beschwerden ist es für mich die logischste Sache der Welt, sich als Erstes darüber Gedanken zu machen, was man sich in den Mund - also in den Verdauungsapparat - steckt.
Die Zuckermenge von 5 Tafeln Schokolade oder mehr - durch stärke- und zuckerreiche Nahrungsmittel - ist einfach zu viel für einen normalen Verdauungsapparat, egal ob bei Mensch oder Tier.
Kühe verfüttern die Stärke und damit die Zuckermengen auch nur an ihre Bakterien im Pansen und leben dann von diesen Bakterien - in den Darm gelangen nur Eiweiße und Fette (und Minimengen an Zucker, siehe 1.2.3.9).

Die bio-logische Therapie ist ganz einfach: Weg mit den großen Stärke- und Zuckermengen und her mit einer artgerechten, zuckerarmen Jäger+Sammler-Ernährung! Die Beschwerden des Reizdarm-Syndroms sind in der Regel nach 2 Wochen verschwunden - egal, ob Sie schon 30 Jahre damit kämpfen.
Eine Patientin stellte sich bei mir in der Praxis mit der Diagnose Reizdarm-Syndrom vor: „Ich habe Bauch-

schmerzen, Blähungen und Durchfall, egal, was ich esse, jeden Tag seit mehr als 30 Jahren. Ich betreibe einen Bioladen - habe auch eine Laktoseintoleranz und kann das meiste Obst und manches Gemüse nicht essen, da sich meine Beschwerden dadurch verschlimmern. Es geht nur Vollkorn, Reis und Kartoffeln mit einigen wenigen Gemüsesorten." Nachdem ich ihr erklärt habe, dass sie sich nur von Gras und Stärke und dadurch von riesigen Zuckermengen ernährt hat, bekam ich nach 3 Monaten folgenden Anruf: „Ich kann wieder alles Obst, Gemüse und alle Milchprodukte essen, wenn ich nur kein Gras zu mir nehme. Die Magen-Darm-Beschwerden, die mich mehr als 30 Jahre gequält haben, waren nach der Ernährungsumstellung weg - nach 5 Tagen!"

Ist der Darm allerdings nach 2 Wochen noch nicht in Ordnung, so sollten Nahrungsmittelallergien gesucht werden. Auch Nährstoffdefizite sollten überprüft und aufgefüllt werden. Ebenso können chronische Infekte (Pilze, Parasiten) das Abklingen der Beschwerden verzögern oder verhindern und müssen bei Bedarf eliminiert werden. Auch Verklebungen oder Vernarbungen im Bauchraum sollten osteopathisch behandelt werden.

Reizdarm-Syndrom (Colon Irritabile)		
Symptome		
Durchfälle	Verstopfung	Bauchschmerzen
Blähungen	Blähbauch	Völlegefühl
Krankheitsprozess		
Energiemangel		siehe 3.1.2.3.8
Fäulnis und Gärung im Darm		siehe 1.2.1, 4.1.1.3
chron. Entzündungen		siehe Abb. 186
Medikamentöse Therapie	symptomatisch	
Therapie Durchfall	Opioide (Loperamid)	
Therapie Verstopfung	Abführmittel	
Belastung durch Nahrung		
Nährstoffmangel	für Energiegewinnung	siehe 3.1.2.3
	Baustoffe für Darmzellen	siehe Abb. 89
	Zelltod	siehe 3.1.2.6
Zu viel Stärke und Zucker	Mitochondrienstörung	siehe 4.1.2.2, 4.1.3.6
Zu viel Insulin	Entzündungen	siehe 4.1.2.5, 4.1.3.9, 4.1.4.1
AGEs	freie Radikale	siehe 4.1.2.7, 4.1.4.2
	Zelltod, Immunkilling	siehe 3.1.2.6, 4.1.2.6, 4.1.4.4
	Zuckerüberschuss der Zellen	siehe 4.1.2.1, 4.1.3.1
	Blähungen	siehe 4.1.1.3
	Entzündung der Darmzellen	siehe 4.1.1.4
	führt zu Krämpfen	siehe 4.1.1.6
Ernährungstherapie		
artgerechte, nährstoffreiche, stärke- und zuckerarme Jäger+Sammler-Ernährung		
Nährstofftherapie		
Eisen, Magnesium, Calcium + Vitamin D, Zink, Vitamin C, B3, B6, B12, Folsäure		Laborwerte und Substitution siehe 3.2.5 Nährstoffsteckbriefe

Abb. 188: Steckbrief Reizdarmsyndrom

4.3.3.1.3 Chronisch-entzündliche Darmerkrankungen

Das nächste häufige Magen-Darm-Thema, das viele Patienten beschäftigt, sind chronisch entzündliche Darmerkrankungen mit den Hauptvertretern Colitis ulcerosa und Morbus Crohn. Mit dieser Diagnose verlassen Patienten mit Magen-Darm-Beschwerden nach einer Darmspiegelung häufig die Arztpraxis.
Genauso erging es Frau CU, die sich mit der Diagnose Colitis ulcerosa und einer Leidenszeit von 5 Jahren mit bis zu 15 schmerzhaften, blutigen Durchfällen pro Tag in meiner Praxis vorstellte. Sie ernährte sich ganz genau so, wie es ihr in der Selbsthilfegruppe für Colitis ulcerosa (Rheumaliga) erläutert wurde. Diese Ernährungsempfehlung (von der DGE) für chronisch-entzündliche Darmerkrankungen sieht eine Ernährung mit „mehr als 50% der Kalorien aus langkettigen, langsamen und vollwertigen Kohlenhydraten" (siehe. 4.2) vor. Trotz Medikamente (Azathioprin) und „optimaler, vollwertiger Ernährung" hatte Frau CU täglich bis zu 15 schmerzhafte, blutige Durchfälle - welch ein unendlicher Alptraum.
Nach Absetzen der Medikamente und Ernährungsumstellung auf eine artgerechte, nährstoffreiche, stärke- und zuckerarme Jäger+Sammler-Ernährung waren die Schmerzen, Blut- und Schleimbeimengungen weg und nur noch 4 - 8 teils geformte Stühle pro Tag - und das innerhalb von nur 2 Wochen!
Durch gezielte, laborunterstützte Nährstofftherapie und Osteopathie verbesserte sich der Zustand der Patientin Schritt für Schritt weiter. Eine nach 1 Jahr durchgeführte Darmspiegelung zeigte eine fast vollständig abgeheilte Darmschleimhaut.
Aktueller Stand nach 16 Monate: Frau CU hat 2x pro Tag normalen Stuhlgang - ohne Medikamente, „nur" mit einer artgerechten, abwechslungsreichen, schmackhaften, eiweißreichen, fettreichen Jäger+Sammler-Ernährung.

Durch die Ernährungsumstellung hat Frau CU endlich ihre Eiweiß- und Fettsäuredefizite ausgleichen können, gleichzeitig hat sie Stärke und damit große Zuckermengen aus ihrem entzündeten Darm eliminiert - und damit den Hauptauslöser für chronische Entzündungen.

Dadurch können auch bei chronischen Entzündungen die Schleimhäute abheilen, auch wenn es durch die Schwere der Erkrankung einige Wochen dauern kann. Aber auch hier sollte die Basistherapie eine artgerechte Ernährungstherapie sein, ergänzt mit gezielter Nährstofftherapie und bei Bedarf unterstützt mit einer medikamentösen Therapie. Wobei eine Therapie mit immunsupressiven Chemotherapeutika (Methotrexat, Azathioprin) die allerletzte Therapieoption sein sollte, da sie nicht nur Immunzellen an der Zellteilung hindern, sondern auch alle anderen Zellen (Blutzellen, Schleimhautzellen,...), die allerdigs benötigt werden, wenn der Patient wieder gesund werden will.

Chronisch-entzündliche Darmerkrankungen, Colitis ulcerosa, Morbus Crohn		
Symptome		
Durchfälle	Darmkolliken	Darmblutungen
Fisteln und Abszesse	Darmverschluss	Gelenksentzündungen
Krankheitsprozess		
Energiemangel		siehe 3.1.2.3.8
Degeneration, Zelltod		siehe 3.1.2.6
chron. Entzündungen		siehe Abb. 186
Autoimmunprozesse		siehe 3.1.2.6.3, 4.1.4.3,
Medikamentöse Therapie		
entzündungshemmende 5-Aminosalizylsäure (z.B. Mesalazin, Sulfasalazin)	hemmen Prostaglandinsynthese und damit Entzündungen	
Cortisontherapie	hemmt Entzündungen	
Immunsupressiva (z.B. Methotrexat, Azathioprin)	hemmen Zellteilung - auch der Immunzellen	
Belastung durch Nahrung		
Nährstoffmangel	für Energiegewinnung	siehe 3.1.2.3
	Baustoffe für Darmzellen	siehe Abb. 89
	Zelltod	siehe 3.1.2.6
Zu viel Stärke und Zucker Zu viel Insulin AGEs	Mitochondrienstörung	siehe 4.1.2.2, 4.1.3.6
	Entzündungen	siehe 4.1.2.5, 4.1.3.9, 4.1.4.1
	freie Radikale	siehe 4.1.2.7, 4.1.4.2
	Autoimmunprozesse	siehe 3.1.2.6.3, 4.1.4.3
	Zelltod, Immunkilling	siehe 3.1.2.6, 4.1.2.6, 4.1.4.4
	Zuckerüberschuss der Zellen	siehe 4.1.2.1, 4.1.3.1
	Blähungen	siehe 4.1.1.3
	Entzündung der Darmzellen	siehe 4.1.1.4
	führt zu Krämpfen	siehe 4.1.1.6
Ernährungstherapie		
artgerechte, nährstoffreiche, stärke- und zuckerarme Jäger+Sammler-Ernährung		
Nährstofftherapie		
Eisen, Magnesium, Calcium + Vitamin D, Kupfer, Vitamin C, B3, B6, B12, Folsäure		Laborwerte und Substitution siehe 3.2.5 Nährstoffsteckbriefe

Abb. 189: Steckbrief Chronisch-entzündliche Darmerkrankungen, Colitis ulcerosa, Morbus Crohn

4.3.3.2 Leberzelle

4.3.3.2.1 Nichtalkoholische Fettleber und Fettleberhepatitis

Die Fettleber ist eine sehr häufige Lebererkrankung, bei der es zur Einlagerung von Triglyceriden (Fetten) in die Leberzellen (Hepatozyten) kommt. Dadurch wird die Funktion der Leber mehr und mehr eingeschränkt. Da unsere „Chemiefabrik" Leber wichtig für Nährstoffspeicherung und -regulation, Produktion von Gerinnungsfaktoren und Entzündungsproteinen, sowie von Cholesterin und Gallensäuren und Entgiftung ist, wird durch eine Einschränkung der Leberfunktion der gesamte Organismus betroffen sein.

Bei der Fettleber wird unterschieden zwischen einer alkoholischen Fettleber und einer nichtalkoholischen Fettleber.

Wir wollen uns mit der nichtalkoholischen Fettleber auseinandersetzen, die durch Fehlernährung verursacht wird. Wie sich diese „Menschen-Stopfleber" entwickelt, habe ich bereits ganz ausführlich im Kapitel 4.1.2.11 erläutert. Wer seine Leber über Jahre hinweg mit großen Stärke- und Zuckermengen „nudelt", wird den Zuckerüberschuss in Form von Triglyceriden in den Leberzellen - und nicht nur dort - speichern.

Der Kohlenhydratnachschub und der daraus resultierende hohe Insulinspiegel werden gleichzeitig auch den Abbau der Fettsäuren verhindern, so dass die Fette eingesperrt werden.

Stärke und Zucker führen nicht nur zur nichtalkoholischen Fettleber, sondern fördern durch ausgelöste Entzündungsprozesse und Autoimmunprozesse auch die Entwicklung der Fettleberhepatitis, die letztendlich auch in einer Leberzirrhose (Leberzerstörung) enden kann.

Dieser Prozess der Triglyceridspeicherung in der Leber und am Bauch kann verhindert und umgekehrt werden, indem Insulinspiegel und Blutzuckerspiegel niedrig gehalten werden. Das ist leicht mit einer artgerechten, stärke- und zuckerarmen Jäger+Sammler-Ernährung zu erreichen.

Die Nährstoffe, die für die Fettverbrennung (β-Oxidation, siehe Abb. 78) nötig sind, sollten über Labortests überprüft und die gefundenen Nährstoffdefizite aufgefüllt werden. Hierbei sind v.a. die Nährstoffe wichtig, die der Organismus für die Produktion von Carnitin (siehe Abb. 79) benötigt, also Eisen, Zink, Vitamin C, Folsäure, Vitamin B12, B6 und B3. Auch die Mineralstoffe Calcium und Magnesium sollten mit Vitamin D überprüft und ergänzt werden, da sie für Durchblutung und Immunreaktion wichtig sind.

Nichtalkoholische Fettleber und Fettleberhepatitis		
Symptome		
anfangs in der Regel symptomlos - mit zunehmender Schädigung der Leber treten Beschwerden auf		
Druckempfindlichkeit	Appetitlosigkeit	Übelkeit
Völlegefühl	Müdigkeit	Kraftlosigkeit
Krankheitsprozess		
Fettaufbau und Speicherung in den Leberzellen		siehe 4.1.2.11
Energiemangel		siehe 3.1.2.3.8
Degeneration, Zelltod		siehe 3.1.2.6
chron. Entzündungen		siehe Abb. 186
Autoimmunprozesse		siehe 3.1.2.6.3, 4.1.4.3,
Medikamentöse Therapie		
nichtsteroidale Antirheumatika NSAR (z.B. Diclofenac, Aspirin, Ibuprofen)		hemmen Prostaglandinsynthese und damit Entzündungen
Cortisontherapie		hemmt Entzündungen
Immunsupressiva (z.B. Methotrexat, Azathioprin)		hemmen Zellteilung - auch der Immunzellen
Belastung durch Nahrung		
Nährstoffmangel	für Energiegewinnung	siehe 3.1.2.3
	für Fettverbrennung	siehe Abb. 78, 79
	Baustoffe für Leberzellen	siehe Abb. 89
	Zelltod	siehe 3.1.2.6
Zu viel Stärke und Zucker	Zuckerüberschuss der Zellen	siehe 4.1.2.1, 4.1.3.1
Zu viel Insulin	Bildung von Fettsäuren	siehe 4.1.2.9, 4.1.3.3
AGEs	verhindert Fettabbau	siehe 4.1.2.10, 4.1.3.4,
	führt zur Fettleber	siehe 4.1.2.11
	Mitochondrienstörung	siehe 4.1.2.2, 4.1.3.6
	Entzündungen	siehe 4.1.2.5, 4.1.3.9, 4.1.4.1
	freie Radikale	siehe 4.1.2.7, 4.1.4.2
	Autoimmunprozesse	siehe 3.1.2.6.3, 4.1.4.3
	Zelltod, Immunkilling	siehe 3.1.2.6, 4.1.2.6, 4.1.4.4
Ernährungstherapie		
artgerechte, nährstoffreiche, stärke- und zuckerarme Jäger+Sammler-Ernährung		
Nährstofftherapie		
Eisen, Zink, Vitamin D + Calcium, Magnesium, Vitamin C, B3, B6, B12, Folsäure		Laborwerte und Substitution siehe 3.2.5 Nährstoffsteckbriefe

Abb. 190: Steckbrief Nichtalkoholische Fettleber und Fettleberhepatitis

4.3.3.3 Nierenzelle

4.3.3.3.1 Glomerulonephritis (Entzündung der Niere)

Die Glomerulonephritis, also eine Entzündung der Niere, kann durch verschiedene Faktoren ausgelöst werden. Hier kommen Infekte, Medikamente, Autoimmunprozesse aber auch Diabetes mellitus - also Stärke und Zucker - in Frage.
Diese Entzündungsreaktionen, die an den Nierenzellen ablaufen, führen zu einer chronischen Niereninsuffizienz, welche entsprechende Einschränkungen der Niere und des Stoffwechsels nach sich ziehen.
Je nach Art der Glomerulonephritis kommt es in 5 - 50 % der Fälle innerhalb von 10 Jahren zum chronischen Nierenversagen, das eine Nierenersatztherapie (Dialyse) notwendig macht.
Die Hauptursache der chronischen Niereninsuffizienz ist Diabetes mellitus, also direkt und unmittelbar Stärke und Zucker (siehe Abb. 55). Aber auch Entzündungsprozesse, Autoimmunprozesse und Bluthochdruck werden durch eine nährstoffarme, stärke- und zuckerreiche Ernährung mit bedingt.
Dadurch sind über 80 % der Nierenerkrankungen durch eine optimale, artgerechte, nährstoffreiche, stärke- und zuckerarme Jäger+Sammler-Ernährung positiv zu beeinflussen.
Übrigens darf und muss bei der Ernährungstherapie die Jäger+Sammler-Ernährung auch fettreich sein, da tierische Fette allesamt ein positives, entzündungshemmendes Omega6:Omega3-Verhältnis aufweisen (siehe 1.2.2.2, Abb. 6) und der erste Hauptabschnitt der Niere, der 70% der Nierenarbeit leistet, nur Fette als Energiequelle nutzen kann!
Eisen, Magnesium, Calcium und Vitamin D sind nicht nur entscheidend für die Durchblutung der Niere, sondern mit den B-Vitaminen auch entscheidend für die Energiegewinnung der Nierenzellen. Ebenso wichtig für eine normale Mitochondrienfunktion sind die Antioxidantien (siehe Abb. 86), die auch überprüft und ergänzt werden sollten.

Glomerulonephritis (Entzündung der Niere)		
Symptome		
Wassereinlagerungen	Blut im Urin	Eiweiß im Urin
Appetitlosigkeit	Krampfneigung	Leistungseinschränkungen
Niereninsuffizenz - bis hin zum chronischen Nierenversagen		
Risikofaktoren		
Diabetes mellitus	Bluthochdruck	Rheumatische Erkrankungen
Krankheitsprozess		
Energiemangel		siehe 3.1.2.3.8
Degeneration, Zelltod		siehe 3.1.2.6
chron. Entzündungen		siehe Abb. 186
Autoimmunprozesse		siehe 3.1.2.6.3, 4.1.4.3,
Medikamentöse Therapie		
Cortisontherapie	hemmt Entzündungen	
Immunsupressiva (z.B. Methotrexat, Azathioprin)	hemmen Zellteilung - auch der Immunzellen	
Therapie Blutdruck	senken hohen Blutdruck	
Therapie Diabetes mellitus	senken Blutzuckerspiegel	
am Ende oft Nierenersatztherapie (Dialyse) und symptomatische Therapie		
Belastung durch Nahrung		
Nährstoffmangel	für Energiegewinnung	siehe 3.1.2.3
	für Antioxidation	siehe Abb. 86
	Baustoffe für Nierenzelle	siehe Abb. 89
	Zelltod	siehe 3.1.2.6
Zu viel Stärke und Zucker	Mitochondrienstörung	siehe 4.1.2.2, 4.1.3.6
Zu viel Insulin	Entzündungen	siehe 4.1.2.5, 4.1.3.9, 4.1.4.1
AGEs	freie Radikale	siehe 4.1.2.7, 4.1.4.2
	Autoimmunprozesse	siehe 3.1.2.6.3, 4.1.4.3
	Zelltod, Immunkilling	siehe 3.1.2.6, 4.1.2.6, 4.1.4.4
	Gefäßschäden	siehe 4.1.4.6
Ernährungstherapie		
artgerechte, nährstoffreiche, stärke- und zuckerarme Jäger+Sammler-Ernährung		
Nährstofftherapie		
Eisen, Magnesium, Calcium + Vitamin D, Kupfer, Zink, Vitamin C, B3, B6, B12, Folsäure		Laborwerte und Substitution siehe 3.2.5 Nährstoffsteckbriefe

Abb. 191: Steckbrief Glomerulonephritis (Entzündung der Niere)

4.3.3.4 Gefäßzelle

4.3.3.4.1 Bluthochdruck (arterielle Hypertonie)

Bluthochdruck, der „lautlose Killer", ist der wichtigste Risikofaktor für alle kardiovaskulären Erkrankungen wie Herzinfarkt, Schlaganfall und auch für chronisches Nierenversagen.
Wenn Bluthochdruck ein so gewichtiger Risikofaktor ist, sollten wir uns überlegen, wie er zu Stande kommt.
7% des Bluthochdrucks entstehen in Folge von Nierenerkrankungen. 3% werden durch Hormonstörungen verursacht und als hormonaler Bluthochdruck bezeichnet.
90% der arteriellen Hypertonie werden als primärer („essentieller") Bluthochdruck bezeichnet, d.h. primär - ohne andere erkennbare Ursache.
Deshalb stellt sich die Frage: Was verursacht den primären Bluthochdruck? Ist es wirklich eine Fehlregulation des Kreislaufsystems - die trotz Fehler keine Beschwerden macht? Oder ist der primäre Bluthochdruck wirklich - so wie er ja auch bezeichnet wird - „essentiell", d.h. lebensnotwendig?

Um diese Fragen beantworten zu können, müssen wir zwischen erhöhtem diastolischen Blutdruck (2. Wert) und erhöhtem systolischen Blutdruck (1. Wert) unterscheiden:
Der diastolische Blutdruck (2. Wert) zeigt die Gefäßspannung an. Ist der Wert erhöht, so ist die Gefäßmuskelspannung erhöht, dies kann auch durch Nährstoffdefizite (Magnesium, Calcium und Vitamin D) verursacht sein. Der Hauptgrund wird allerdings eine endotheliale Dysfunktion sein, die durch Störungen der Mitochondrien (Nährstoffdefizite, Zucker, AGE und freie Radikale) verursacht ist. Dadurch können die Endothelzellen ihre Funktion als „Wächter der Gefäße" nicht mehr vollständig erfüllen und durch die verminderte NO-Gas Produktion können die Gefäßmuskeln nicht mehr ausreichend entspannt werden (siehe 3.1.2.4.3).
Der systolische Blutdruck (1. Wert) zeigt an, wie groß der Pumpdruck des Herzens ist. Dieser steigt logischerweise bei einem erhöhten diastolischen Wert, also bei einem erhöhten Gefäßwiderstand an - das Herz muss natürlich mehr pumpen, sonst kann es das Blut, gegen die erhöhte Gefäßmuskelspannung, nicht durch den gesamten Körper befördern. Deshalb sollte in der Therapie in erster Linie der 2. Blutdruckwert gesenkt werden, um dann zu kontrollieren, ob sich dadurch auch der 1. (systolische) Wert reduziert.
Wenn darüber hinaus der systolische Blutdruck immer noch zu hoch ist, sollten wir uns überlegen, warum er immer noch notwendig - essentiell - ist.
Wann steigt mein systolischer Blutdruck an - beim Joggen, bei der Arbeit oder als Vorbereitung zur Flucht vor dem Säbelzahntiger.
Warum steigen mein Blutdruck und mein Puls beim Joggen an? Woher weiß mein Herz, dass ich joggen bin und es mehr und schneller pumpen muss?
Es ist eigentlich ganz einfach:
Ich befehle meinen Muskeln, sie sollen sich bewegen und arbeiten. Dabei verbrauchen sie für die Energiegewinnung Sauerstoff. Dadurch entsteht in den Muskelzellen ein Sauerstoffmangel. Der **Sauerstoffmangel** in der Muskelzelle wiederum führt über die Aktivierung von HIF-1 zu entsprechenden Reaktionen der Muskelzelle (siehe 3.1.2.4.1) und der benachbarten Endothelzellen (siehe 3.1.2.4.3). Hierbei kommt es zur Freisetzung von NO-Gas und damit zur Entspannung der umliegenden Gefäße. Auf diese Weise erhöht die Zelle selbst ihre Sauerstoffversorgung und es sinkt der zentrale Blutdruck. Dieser Abfall des zentralen Blutdrucks (erfasst durch Barorezeptoren) und des Sauerstoffdrucks (erfasst über Chemorezeptoren) führt über das Kreislaufzentrum im Hirnstamm zu einer Erhöhung des Blutdrucks und des Pulses, also zu einer Anpassung an den aktuellen Sauerstoffbedarf (siehe 3.1.2.4.4).

Das bedeutet: Eine Erhöhung des Blutdrucks und des Pulses ist der Versuch des Organismus einen Sauerstoffmangel auszugleichen!

Ein Bluthochdruckpatient hat eben auch in Ruhe einen Sauerstoffmangel, den er versucht auszugleichen - und solange er es schafft, diesen Sauerstoffmangel mit einem höheren Blutdruck auszugleichen, hat er auch keine Symptome.

Deshalb ist der Blutdruck **nach** einem Spaziergang oder Sport niedriger! Nach Bewegung werden die Zellen wieder besser mit Sauerstoff versorgt.

Erstes Ziel muss daher eine Verbesserung der Sauerstoffversorgung durch Bewegung, eine nährstoffreiche Jäger+Sammler-Ernährung und Nährstofftherapie sein, ergänzt von einer medikamentösen Senkung des diastolischen (2. Wert) Bluthochdrucks.

Vorsicht: Blutdrucksenkung mit β-Blockern bedeutet: Senkung des systolischen Blutdrucks (Pumpleistung) und des Pulses - das heißt ein β-Blocker senkt das Herzminutenvolumen und dadurch die Durchblutung des gesamten Organismus!

Eine unüberlegte medikamentöse Senkung des systolischen Blutdrucks kann daher zu einer gefährlichen Minderdurchblutung (z.B. des Gehirns, sowie aller anderen Organsysteme) führen. Da die gemeinsame Ursache aller Krankheiten eine verminderte Energiegewinnung der Zelle, verursacht durch eine Mangeldurchblutung (Sauerstoffmangel und Nährstoffmangel) ist, sollte ein β-Blocker die letzte Therapieoption sein und nicht die erste.

Bluthochdruck (arterielle Hypertonie)

Symptome
in der Regel symptomlos, deshalb wird Bluthochdruck auch als „lautloser Killer" bezeichnet

Bluddruckeinteilung lt. WHO

optimal	normal	milde Hypertonie	mittlere Hypertonie	schwere Hypertonie
120/80	bis 140/90	bis 160/100	bis 180/110	über 180/110

Krankheitsprozess

erhöhter diastolischer Blutdruck (2. Wert)	
erhöhte Gefäßmuskelspannung	siehe 3.1.2.5.4, Abb. 114
Endotheliale Dysfunktion	siehe 4.1.4.6
erhöhter systolischer Blutdruck (1. Wert)	
erhöhter Sauerstoff- und Energiebedarf	siehe 3.1.2.4
erhöhte Auswurfleistung des Herzens	siehe 3.1.2.4.4

Medikamentöse Therapie

erhöhter diastolischer Blutdruck (2. Wert)	
ACE-Hemmer	entspannen Gefäßmuskulatur
Angiotensin-II-Antagonisten	
Calcium-Antagonisten	
erhöhter systolischer Blutdruck (1. Wert)	
β-Blocker	vermindern Auswurfleistung des Herzens
Volumenbelastung des Herzens senken	
Diuretika (Entwässerungsmedikamente)	vermindern Flüssigkeitsmenge im Gefäßsystem

Belastung durch Nahrung

Nährstoffmangel	für Energiegewinnung	siehe 3.1.2.3, Abb. 95
	für Sauerstofftransport	siehe 3.1.2.4.1, Abb. 93, 94
	für Endothelzellen	siehe 3.1.2.4.3, Abb. 96
	für Gefäßmuskulatur	siehe 3.1.2.5.4, Abb. 114
Zu viel Stärke und Zucker	Zuckerüberschuss der Zellen	siehe 4.1.2.1, 4.1.3.1
Zu viel Insulin	Mitochondrienstörung	siehe 4.1.2.2, 4.1.3.6
AGEs	Entzündungen	siehe 4.1.2.5, 4.1.3.9, 4.1.4.1
	freie Radikale	siehe 4.1.2.7, 4.1.4.2
	Zelltod, Immunkilling	siehe 3.1.2.6, 4.1.2.6, 4.1.4.4
	Gefäßschäden	siehe 4.1.4.6
	Durchblutungsstörungen	siehe 4.1.1.7, 4.1.1.8

Ernährungstherapie
artgerechte, nährstoffreiche, stärke- und zuckerarme Jäger+Sammler-Ernährung

Nährstofftherapie

Eisen, Magnesium, Calcium + Vitamin D, Kupfer, Vitamin C, B3, B6, B12, Folsäure	Laborwerte und Substitution siehe 3.2.5 Nährstoffsteckbriefe

Abb. 192: Steckbrief Bluthochdruck

4.3.3.4.2 Herzinfarkt (Myokardinfarkt)

Herz-Kreislauf-Erkrankungen, zu denen auch der Herzinfarkt zählt, sind die häufigsten Todesursachen weltweit. Grundursache sind Störungen und Erkrankungen des Gefäßsystems. Diese arteriosklerotischen Gefäßschäden lösen beim Herzinfarkt eine Mangeldurchblutung (Ischämie) durch Blutgerinsel oder arteriosklerotische Engstellen aus, was zum Absterben der Herzmuskelzellen führt.

Die Gefäßzellen (Endothelzellen = Wächter der Gefäße) werden durch eine tägliche Belastung mit Zucker (v.a. aus Stärke) lebenslang bombardiert. AGEs führen mit den Jahren (beim Diabetiker schneller) durch chronische Entzündungsreaktionen zu den arteriosklerotischen Veränderungen an allen Gefäßen, egal ob Herzkranzgefäßen, Hirngefäßen oder an anderen Organgefäßen (siehe 4.1.4.6).
Diese endotheliale Dysfunktion führt zu einer eingeschränkten NO-Gas Produktion mit der Folge von Mangeldurchblutung der nachfolgenden Organsysteme. Am Herzen wird der Gefäßspasmus (Angina Pectoris) mit NO-Gas (Nitrospray) behandelt.
Die endotheliale Schädigung und Dysfunktion führt aber auch zu einer eingeschränkten Produktion von Prostazyklin, was das Thromboserisiko erhöht.

Alle Risikofaktoren für Herzkrankheiten können Sie mit einer artgerechten, nährstoffreichen, stärke- und zuckerarmen Jäger+Sammler-Ernährung selbst beeinflussen: Arteriosklerose, Diabetes mellitus, Bluthochdruck, Übergewicht, Fettstoffwechselstörungen. Diese häufige Ansammlung an Risikofaktoren wird als metabolisches Syndrom bezeichnet, kurz Syndrom X.
In der Ernährungstherapie gilt es, die schädigenden Einflüsse von Zucker und AGEs auf das Gefäßsystem und den Organismus zu eliminieren und gleichzeitig die Nährstoffe für eine optimale Kreislaufregulation und damit für eine Aufrechterhaltung der Endothelfunktion zu liefern.
Wichtig ist hierbei auch eine gezielte Nährstofftherapie für die optimale Produktion von NO-Gas, d.h. Eisen für die Funktion der NO-Synthase. Allerdings kann diese Funktion auch nur aufrechterhalten bleiben, wenn das reaktive Radikal NO-Gas wieder antioxidiert werden kann. Deshalb ist es auch wichtig, die Antioxidantien zu überprüfen und zu ergänzen.

Herzinfarkt (Myokardinfarkt)		
Symptome		
Schmerzen im Brustbereich	Atemnot	Todesangst
Schweißausbruch	Übelkeit	Bewusstlosigkeit
Risikofaktoren		
Diabetes mellitus	Bluthochdruck	Übergewicht
Bewegungsmangel	Rauchen, Alkohol	Fettstoffwechselstörungen
Krankheitsprozess		
Ischämie (= Minderdurchblutung des Gewebes) durch Thrombose oder Embolie		
Schädigung der Gefäßzellen (Endothelzellen)		siehe 4.1.4.6
Gewebsuntergang, Absterben der Herzmuskelzelle		siehe 3.1.2.6.2
Medikamentöse Therapie	nach Notfalltherapie - symptomatische Therapie der Risikofaktoren	
Therapie Diabetes mellitus	siehe 4.3.3.5.2	
Therapie Bluthochdruck	siehe 4.3.3.4.1	
Senkung Blutfette	Statine, Fibrate	
Thromboseprophylaxe	ASS, Heparin, Marcumar	
Belastung durch Nahrung		
Nährstoffmangel	für Energiegewinnung	siehe 3.1.2.3
	Zelltod	siehe 3.1.2.6
Zu viel Stärke und Zucker	Zuckerüberschuss der Zellen	siehe 4.1.2.1, 4.1.3.1
Zu viel Insulin	Mitochondrienstörung	siehe 4.1.2.2, 4.1.3.6
AGEs	Entzündungen	siehe 4.1.2.5, 4.1.3.9, 4.1.4.1
	freie Radikale	siehe 4.1.2.7, 4.1.4.2
	Zelltod, Immunkilling	siehe 3.1.2.6, 4.1.2.6, 4.1.4.4
	Gefäßschäden	siehe 4.1.4.6
Ernährungstherapie		
artgerechte, nährstoffreiche, stärke- und zuckerarme Jäger+Sammler-Ernährung		
Nährstofftherapie		
Eisen, Magnesium, Calcium + Vitamin D, Kupfer, Zink, Selen, Vitamin C, B3, B6, B12, Folsäure		Laborwerte und Substitution siehe 3.2.5 Nährstoffsteckbriefe

Abb. 193: Steckbrief Herzinfarkt

4.3.3.4.3 Hirninfarkt (Schlaganfall)

Schlaganfall ist eine häufige Todesursache, aber auch ein schlimmes lebenslanges Handicap, das das gewohnte Leben am stärksten und nachhaltigsten auf den Kopf stellt.

Die Belastungsfaktoren und Ursachen sind hierbei schnell erläutert - sie sind die gleichen wie beim Herzinfarkt, da es sich auch hier um endotheliale Störungen auf der Basis von Arteriosklerose handelt. Die Ischämie (Minderdurchblutung) findet beim Schlaganfall aber im Gehirn statt, wobei große Bereiche von Gehirnzellen absterben und dadurch massive Leistungsdefizite in allen Lebensbereichen hinterlassen.

Hirninfarkt (Schlaganfall)

Symptome		
Sehstörungen	Wahrnehmungsstörungen	Orientierungsstörungen
Sprachstörungen	Taubheitsgefühle	Lähmungen oder Schwäche
Kopfschmerzen	Gleichgewichtsstörungen	Bewusstlosigkeit
Risikofaktoren		
Diabetes mellitus	Bluthochdruck	Übergewicht
Bewegungsmangel	Rauchen, Alkohol	Fettstoffwechselstörungen
Krankheitsprozess		
Ischämie (= Minderdurchblutung des Gewebes) durch Thrombose oder Embolie		
Schädigung der Gefäßzellen (Endothelzellen)		siehe 4.1.4.6
Gewebsuntergang, Absterben der Gehirnzellen		siehe 3.1.2.6.2
Medikamentöse Therapie	nach Notfalltherapie - symptomatische Therapie der Risikofaktoren	
Therapie Diabetes mellitus	siehe 4.3.3.5.2	
Therapie Bluthochdruck	siehe 4.3.3.4.1	
Senkung Blutfette	Statine, Fibrate	
Thromboseprophylaxe	ASS, Heparin, Marcumar	
Belastung durch Nahrung		
Nährstoffmangel	für Energiegewinnung	siehe 3.1.2.3
	Zelltod	siehe 3.1.2.6
Zu viel Stärke und Zucker	Zuckerüberschuss der Zellen	siehe 4.1.2.1, 4.1.3.1
Zu viel Insulin	Mitochondrienstörung	siehe 4.1.2.2, 4.1.3.6
AGEs	Entzündungen	siehe 4.1.2.5, 4.1.3.9, 4.1.4.1
	freie Radikale	siehe 4.1.2.7, 4.1.4.2
	Zelltod, Immunkilling	siehe 3.1.2.6, 4.1.2.6, 4.1.4.4
	Gefäßschäden	siehe 4.1.4.6
Ernährungstherapie		
artgerechte, nährstoffreiche, stärke- und zuckerarme Jäger+Sammler-Ernährung		
Nährstofftherapie		
Eisen, Magnesium, Calcium + Vitamin D, Kupfer, Zink, Selen, Vitamin C, B3, B6, B12, Folsäure		Laborwerte und Substitution siehe 3.2.5 Nährstoffsteckbriefe

Abb. 194: Steckbrief Hirninfarkt (Schlaganfall)

4.3.3.5 Hormonzelle

4.3.3.5.1 Übergewicht, Fettverbrennungsstörungen, Metabolisches Syndrom

> Eines will ich am Anfang dieses Kapitels über das Übergewicht deutlich klarstellen:
> **Jäger+Sammler-Ernährung ist <u>keine</u> Schlankheitsdiät!**
> Vielmehr ist sie eine artgerechte, lebenslange, gesunde, leistungsstarke, nährstoffreiche Ernährung, die als Prophylaxe und Therapie für alle erdenklichen Krankheiten fungiert - auch für Übergewicht und Fettstoffwechselstörungen.

Abnehmen funktioniert immer - man muss nur weniger essen. Auf dieser Basis erfolgt die Gewichtsreduktion bei allen Diäten - egal ob es die Kohlsuppendiät oder Weight Watchers oder irgendeine andere Diät ist. Abnehmen geht auch mit Wasser und Brot - dies ist aber nicht lange durchzuhalten, man wird nebenher irre! Auch mit 3 Tafeln Schokolade pro Tag (sind nur 1.500 kcal) verlieren Sie Gewicht, wenn Sie sonst nichts essen. Ich bezweifle aber, dass diese Diätformen gesund sind. Jede Ernährungsempfehlung oder Diät auf der Basis von Stärke-Nahrungsmitteln (Brot, Nudeln, Reis, Kartoffeln) hat mit gesunder, leistungsfähiger Ernährung nichts zu tun.

Gewichtsreduktion heißt bei kohlenhydratreichen und dadurch gleichzeitig eiweißarmen Diäten auch immer, dass Sie den täglichen Eiweißbedarf aus Ihrem Eiweißspeicher stillen - Ihrer Muskulatur - wollen Sie wirklich so abnehmen?

Und selbst durch die Gewichtsreduktion werden die Fastenden nicht viel gesünder, da sich die tägliche Stärke- und Zuckerbelastung nicht vermindert - die Nährstoffdefizite werden aber durch die nährstoffarmen Stärke-Nahrungsmittel weiter verstärkt.

Die meisten Übergewichtigen sind ohnehin unterernährt. Ihnen fehlen die Nährstoffe für eine ausreichende Sauerstoffversorgung und Produktion der Stoffwechselhormone und -enzyme.

Zu viel Zucker führt zu Fettpolstern, d.h. zu viel Teig führt zu „teigigem" Gewebe!

Übergewicht und Fettleibigkeit gelten als Risikofaktor für verschiedenste Krankheiten, wie Herzinfarkt, Schlaganfall, Diabetes mellitus, Demenz, Gelenkserkrankungen und viele mehr.
Übergewicht nimmt weltweit alarmierende Zahlen an:
In Deutschland sind 67 % der Männer, 53 % der Frauen und 18 % der Jugendlichen übergewichtig, die Hälfte davon leiden sogar an Fettleibigkeit!

Neben einem Übermaß an Nahrungsmitteln (u.a. auch durch die sogenannten Sättigungsbeilagen) ist die Fettverbrennung eingeschränkt! Zu viel Stärke, Zucker und Insulin fördern die Fettbildung und hemmen die Fettverbrennung. Der Organismus braucht für die Zelle auch genügend Sauerstoff, ein Sauerstoffmangel durch Nährstoffmangel und Bewegungsmangel schränkt die Möglichkeiten der Fettverbrennung zusätzlich ein.
Deshalb muss durch eine langfristige Ernährungstherapie mit einer nährstoffreichen, stärke- und zuckerarmen Jäger+Sammler-Ernährung eine gezielte Stoffwechselumstellung auf Fettverbrennung angestrebt werden. Dieses sollte v.a. in der Anfangsphase auch mit nur sehr geringen Mengen an Jäger+Sammler-Zuckern geschehen. Im weiteren Verlauf kann dann ausprobiert werden, welche Mengen an Jäger+Sammler-Zucker der Fettstoffwechsel verträgt, ohne aus dem Tritt zu kommen.

Um Fette als Energiequelle zu nutzen, benötigt der Organismus auch alle Nährstoffe für die Fettverbrennung (siehe Abb. 78) und für die Carnitinbildung (siehe Abb. 79). Diese sollten über Labortests untersucht und entsprechend substituiert werden.

Außerdem muss der Fettstoffwechsel auch trainiert werden, zum einen mit Bewegung und zum anderen mit großen Pausen zwischen den Mahlzeiten. Beim **intermittierenden Fasten** bietet es sich an, entweder Frühstück oder Abendessen auszulassen, denn dann ist der Stoffwechsel gefordert, um die nötigen Nährstoffe in den Nahrungspausen aus den Speichern zu mobilisieren und auch an seinen Fettreserven zu „naschen".

Die meisten meiner Patienten berichten mir bei Kontrollterminen, dass sie schon einige Kilos verloren haben - ohne zu hungern und ohne zu fasten, mit Sahnesaucen zu Fleisch und Fisch!

Die im deutschen Sprachgebiet wohl bekannteste, sinnvolle Diät und Ernährungsform ist die LOGI-Methode. Diese hat Dr. Nicolai Worm - auf der Basis der Ernährungsempfehlung der Harvard-University - entwickelt und weiterverbreitet. Basis der langfristigen Ernährungsform sind Nahrungsmittel mit einem niedrigen Glykämischen Index (GI) und einer geringen Glykämischen Last (GL). Hierzu gibt Dr. Nicolai Worm viele gute Studien an, auch in Hinblick auf Herz-Kreislauf-Erkrankungen, Diabetes mellitus und Krebs, die in der Literatur zur LOGI-Methode zu finden sind. Das breite Angebot an Büchern ist unter www.logi-methode.de nachzulesen.

Übergewicht, Adipositas (Fettleibigkeit)		
Symptome		
BMI 25 - 30 = Übergewicht		BMI über 30 Adipositas (Fettleibigkeit)
erhöhter Bauchumfang:	Frau mehr als 80 cm	Mann mehr als 94 cm
erhöhtes Bauch-Hüft-Verhältnis:	Frau mehr als 0,8	Mann mehr als 0,9
Krankheitsprozess		
vermehrter Fettaufbau		siehe 4.1.2.9,
schlechter Fettabbau und Fettverbrennung		siehe 3.1.2.3.5, Abb. 78
Belastung durch Nahrung		
Nährstoffmangel	für Fettverbrennung	siehe 3.1.2.3.5, Abb. 78
	Carnitinbildung	siehe 3.1.2.3.5, Abb. 79
	Schilddrüsenhormone, Cortisol, Adrenalin, Noradrenalin	siehe Abb. 100, Abb. 101, siehe Abb. 98
Zu viel Stärke und Zucker	Zuckerüberschuss der Zellen	siehe 4.1.2.1, 4.1.3.1
Zu viel Insulin	Mitochondrienstörung	siehe 4.1.2.2, 4.1.3.6
AGEs	freie Radikale	siehe 4.1.2.7, 4.1.4.2
	Bildung von Fettsäuren	siehe 4.1.2.9, 4.1.3.3
	verhindert Fettabbau	siehe 4.1.2.10, 4.1.3.4
	reduziert Noradrenalin	siehe 4.1.2.8
	hemmt Cortisolwirkung	siehe 4.1.3.10
	Gefäßschäden	siehe 4.1.4.6
	Durchblutungsstörungen	siehe 4.1.1.7, 4.1.1.8
Ernährungstherapie		
artgerechte, nährstoffreiche, stärke- und zuckerarme Jäger+Sammler-Ernährung		
Nährstofftherapie		
Eisen, Magnesium, Calcium + Vitamin D, Kupfer, Jod, Vitamin C, B3, B6, B12, Folsäure		Laborwerte und Substitution siehe 3.2.5 Nährstoffsteckbriefe

Abb. 195: Steckbrief Übergewicht, Adipositas (Fettleibigkeit)

4.3.3.5.2 Diabetes mellitus (Stärke- und Zuckerkrankheit)

An der Zuckerkrankheit sieht man sehr eindrucksvoll - aber auch erschreckend - welche Krankheiten durch Zucker hervorgerufen werden. Diabetes-Patienten weisen für alle erdenklichen Krankheiten ein deutlich höheres Erkrankungsrisiko auf, egal ob Herz-Kreislauferkrankungen, Nierenversagen, Demenz, Parkinson oder Krebs.
Das Risiko steigt entsprechend dem Blutzuckerspiegel an!
Der Langzeit-Blutzuckerwert HbA1c ist nichts anderes als verzuckertes Hämoglobin, also ein AGE (siehe 4.1.4). Je mehr Stärke und Zucker, desto mehr AGEs und desto höher liegt auch der HbA1c - und damit erhöhen sich die Schäden und Belastungen, die Stärke und Zucker im Körper verursachen.
Die Hauptschäden sind Gefäßschäden (Makro- und Mikroangiopathien) mit all ihren Folgen für die nachfolgenden Organsysteme (siehe 4.1.4.6). Folgeerkrankungen entwickeln sich beim Diabetes um ein Vielfaches dramatischer und schneller als bei der Normalbevölkerung, wobei auch Nicht-Diabetiker die gleichen Schäden und Belastungen durch Zucker - im Gefäßsystem, in den Organen und Geweben - entwickeln. Schäden werden auch bei Nicht-Diabetikern durch Zucker und AGEs, aber auch durch Insulin ausgelöst (siehe 4.1).
Wie gesagt, beim Diabetes ist der Tropfen, der den Stein höhlt, nur ein bisschen größer.

Die IDF (International Diabetes Federation) bezeichnet Diabetes mellitus als die „Epidemie des 21. Jahrhunderts". Die Zahl der Diabetiker hat sich in den letzten 20 Jahren fast verdoppelt! Aktuell leiden 9 % der Bevölkerung an Diabetes mellitus, der überwiegende Teil an Diabetes Typ II (90 %). Diabetes Typ II („Altersdiabetes" - Insulinresistenz) beginnt immer früher, teils auch schon bei Kindern und Jugendlichen.
Diese Zahlen sind alarmierend und stimmen gleichzeitig traurig, zumal 50 % der Typ II Diabetiker durch 10 kg Gewichtsabnahme (siehe 4.3.3.5.1) ihre Zuckerkrankheit besiegen könnten!
Deshalb ist es keine gute Strategie, die ohnehin schon höheren Blutzuckerwerte und das Gewicht durch den Konsum von riesigen Stärke- und Zuckermengen noch zusätzlich hochzutreiben. Logisch und sinnvoll ist es, so wenig Stärke und Zucker wie möglich zu essen - also eine artgerechte, nährstoffreiche, stärke- und zuckerarme Jäger+Sammler-Ernährung als Prophylaxe und Therapie.

Nochmals zur Erinnerung: **Stärke = Zucker,** Stärke erhöht den Blutzuckerspiegel ähnlich schnell wie blanker Haushaltszucker (siehe Glykämischer Index, 1.2.3.13), aber in so großen täglichen Mengen, die mit Zucker nicht zu schaffen sind (siehe Abb. 30, 31, 184). Diese Tatsache ignorieren die Ernährungsexperten der DGE anscheinend, da die Ernährungsempfehlung für Diabetiker genauso aussieht, wie für die gesunde Normalbevölkerung (5 Tafel Schokolade/Tag, siehe 4.2).
Ich kann nicht verstehen, wie Experten einen so offensichtlichen Fehler nicht erkennen können!

Beim **Diabetes mellitus Typ I (Insulinmangel)** kommt es durch Entzündungen - mit und ohne Autoimmunreaktion - zur Zerstörung der β-Zellen der Langerhans-Inseln.
Es ist sogar denkbar und biochemisch logisch, dass an der isolierten Schädigung der β-Zellen der Bauspeicheldrüse der Zucker selbst die gewichtigste Rolle spielt. Durch Entzündungen und Autoimmunprozesse, die sich in den β-Zellen abspielen, gehen diese insulinproduzierenden Zellen zu Grunde und damit kommt es zum Insulinmangel.
Die Langerhans-Inseln sind kleine Zellansammlungen, die ca. 2 % der Gesamtmasse der Bauchspeicheldrüse ausmachen. Sie bestehen aus 70% β-Zellen, die Insulin produzieren, und aus α-, δ- und ε-Zellen. Da die β-Zellen in der Regel isoliert zerstört werden, müssen sie irgendeine biochemische Besonderheit aufweisen, die nur sie anfällig für spezifische Belastungen macht.
Das **Besondere an den β-Zellen** der Bauchspeicheldrüse ist die Enzymausstattung mit der Glucokinase (Hexokinase IV, wie auch die Leberzellen). Diese Glucokinase wandelt Glucose erst bei sehr hohen Konzentrationen in Glucose-6-Phosphat um, das dann die β-Zellen nicht mehr verlassen kann, da die β-Zellen keine Glucose-6-Phosphatase (siehe 4.1.2.11) haben. Dies ist das entscheidende Problem: Nur bei hohem

Blutzuckerspiegel wird die Glucokinase der β-Zellen vollständig aktiviert und Glucose in der Zelle fixiert, was von der Natur primär nicht in dieser täglichen Regelmäßigkeit und Menge vorgesehen war. Diese hohen Blutzuckerspiegel lassen sich nur durch nicht artgerechte, große Zucker- und Stärke-Mengen erreichen, nicht aber durch Jäger+Sammler-Zucker.

Zu viel Zucker in der Zelle löst dann verschiedene Reaktionen aus (siehe 4.1.2), bis hin zu Entzündungs- (siehe 4.1.2.5) und Autoimmunprozessen durch AGEs (siehe 4.1.4.3).

Diese unphysiologische Druckbetankung der β-Zellen mit Zucker durch das nicht artgerechte Futtermittel Gras und große Zuckermengen ist meiner Meinung nach ein wesentlicher Faktor für die isolierte Zerstörung der β-Zellen der Bauchspeicheldrüse und der Entstehung des Insulinmangeldiabetes.

Beim **Diabetes mellitus Typ II (Insulinresistenz)** kommt es primär nicht zum Insulinmangel, sondern zur Insulinresistenz, das bedeutet, die Zellen reagieren nicht mehr so gut auf das Insulin und nehmen den Zucker nicht mehr so gut auf, so dass der Blutzuckerspiegel deshalb länger erhöht bleibt. Auch hier ist schnell erklärt, was an und in der Zelle passiert. Wenn die Zelle durch die Dauerpressbetankung (siehe 4.1.2.1) ohnehin schon zu viel Zucker aufgenommen hat und nicht mehr weiß, wohin damit, wird sie auf die zusätzliche „Essensaufforderung" durch Insulin - noch mehr Zucker aufzunehmen - natürlich nicht mehr so stark reagieren können.

Lassen Sie mich folgenden Vergleich anstellen: Wenn Sie Ihren Bauch schon voll haben und absolut satt sind, werden Sie die Essensaufforderung Ihrer Mama „Iss doch noch etwas!" auch ablehnen - dann sind Sie „Mama-Resistent". Wenn Sie aber den Essensüberschuss im Bauch wieder verarbeitet haben, reagieren Sie wieder auf die Aufforderung von Mama.

Durch eine Ernährungsumstellung, die den Zuckerüberschuss in der Zelle vermindert, verliert die Zelle ihre Insulinresistenz und reagiert auch wieder auf Insulin.

Deshalb ist der Diabetes Typ II sehr gut mit einer artgerechten, nährstoffreichen, stärke- und zuckerarmen Jäger+Sammler-Ernährung zu beeinflussen und sehr häufig zu kurieren.

Diabetes mellitus (Stärke- und Zuckerkrankheit)		
Symptome		
erhöhte Blutzuckerwerte durch Insulinmangel (Typ I) oder Insulinresistenz (Typ II)		
vermehrter Durst	vermehrtes Wasserlassen	Schwäche
Spätfolgen Typ II n. 11 Jahren	lt. Gesundheitsbericht Diabetes 2010	
Bluthochdruck (80%)	Augenerkrankungen (24%)	Polyneuropathie (23%)
Fettleber (27%)	Nierenerkrankung (10%)	Dialyse (1%)
Herzinfarkt (11%)	Schlaganfall (7%)	Erblindung (1%)
periphere AVK (12%)	Diab. Fußkrankheit (5%)	Amputation (2%)
Krebsrisiko erhöht	Demenzrisiko erhöht	Parkinsonrisiko erhöht
Krankheitsprozess		
Insulinmangeldiabetes (Typ I):		
Autoimmunprozesse	siehe 3.1.2.6.3, 4.1.4.3,	
chron. Entzündungen	siehe Abb. 186	
Energiemangel	siehe 3.1.2.3.8	
Zelltod	siehe 3.1.2.6	
Insulinresistenz (Typ II):		
Zuckerüberschuss der Zelle führt zu Insulinresistenz	siehe 4.1.2.1, 4.1.3.1	
Spätfolgen durch Makro- und Mikroangiopathien:		
chron. Entzündungen	siehe Abb. 186	
Schädigung der Gefäßzellen (Endothelzellen)	siehe 4.1.4.6	
Medikamentöse Therapie		
Insulinmangeldiabetes (Typ I):		
Insulintherapie	Insulinersatz	
Insulinresistenz (Typ II):		
Metformin	hemmt Zuckerneubildung der Leber	
Glibenclamid, Glimepirid (Sulfonylharnstoffe)	erhöht Insulinfreisetzung der Bauchspeicheldrüse	
Belastung durch Nahrung		
Nährstoffmangel	für Energiegewinnung	siehe 3.1.2.3
	Zelltod	siehe 3.1.2.6
Zu viel Stärke und Zucker	Zuckerüberschuss der Zellen	siehe 4.1.2.1, 4.1.3.1
Zu viel Insulin	Mitochondrienstörung	siehe 4.1.2.2, 4.1.3.6
AGEs	Entzündungen	siehe 4.1.2.5, 4.1.3.9, 4.1.4.1
	freie Radikale	siehe 4.1.2.7, 4.1.4.2
	Autoimmunprozesse	siehe 3.1.2.6.3, 4.1.4.3
	Zelltod, Immunkilling	siehe 3.1.2.6, 4.1.2.6, 4.1.4.4
	Gefäßschäden	siehe 4.1.4.6
	Durchblutungsstörungen	siehe 4.1.1.7, 4.1.1.8
Ernährungstherapie		
artgerechte, nährstoffreiche, stärke- und zuckerarme Jäger+Sammler-Ernährung		
Nährstofftherapie		
Eisen, Magnesium, Calcium + Vitamin D, Kupfer, Vitamin C, B3, B6, B12, Folsäure	Laborwerte und Substitution siehe 3.2.5 Nährstoffsteckbriefe	

Abb. 196: Steckbrief Diabetes mellitus

4.3.3.6 Bindegewebszelle

4.3.3.6.1 Rheuma (entzündlich-rheumatische Erkrankungen)

Über 400 verschiedene Erkrankungen gehören zum rheumatischen Formenkreis. Hierzu zählen Beschwerden am Stütz- und Bewegungsapparat, an Knochen, Muskeln und Bindegewebe (Kollagen), die Schmerzen und Bewegungseinschränkungen verursachen.
Unterschieden werden hierbei entzündliche und nichtentzündliche Erkrankungen. In diesem Kapitel will ich die entzündlich-rheumatischen Erkrankungen, wie z.B. rheumatoide Arthritis, Kollagenosen und Vaskulitiden, besprechen.

Die grundlegenden Probleme bei den entzündlichen Erkrankungen sind, ja richtig, die chronischen Entzündungen, d.h. Reaktionen auf chronisch wiederkehrende Belastungen. Wenn wir uns noch einmal kurz vor Augen führen, wie Entzündungen im Organismus ausgelöst werden (siehe 4.3.2, Abb. 186), so sollten wir auf die Suche nach Dauerbelastungen gehen, die wir in der Therapie beeinflussen können.
Am leichtesten und schnellsten ist die entzündungsfördernde Komponente der falschen Ernährung zu beeinflussen. Stärke, Zucker und AGEs können, genauso wie Nährstoffdefizite und ein schlechtes Omega6:Omega3-Verhältnis (siehe 1.2.2.2), schnell und einfach durch eine artgerechte, nährstoffreiche, fettreiche, stärke- und zuckerarme Jäger+Sammler-Ernährung korrigiert werden.
Was schon etwas länger dauert, sind die Autoimmunprozesse (siehe 4.1.4.3), die durch AGEs im Gewebe ausgelöst werden, da der Körper diese AGEs erst im Zuge der Gewebserneuerung (Bindegewebe bis zu 300 Tage) entfernen kann. Je nachdem, welche Bindegewebsstrukturen durch die Autoimmunprozesse angriffen werden, kann der Genesungseffekt auch bis zu einem Jahr dauern.

Bei entzündlichem Rheuma wird übrigens auch die nährstoffarme DGE-Empfehlung mit dem Zucker von 5 Tafeln Schokolade ausgesprochen (siehe 4.2). Diese liefert zudem ein entzündungsförderndes Omega6:Omega3-Verhältnis von 20:1, durch das Getreide als Grundnahrungsmittel der DGE-Empfehlung. Gleichzeitig fehlen tierische Omega3-FS, die in unserem Stoffwechsel wirksam sind, da pflanzliche Omega3-FS nur in sehr geringen Mengen in tierische Omega3-FS (EPA und DHA) verlängert werden können (siehe 1.2.2.2).

An dieser Stelle möchte ich auch noch die Wichtigkeit der Nährstofftherapie unterstreichen. Allen voran das Eisen (siehe 3.2.5.8), das im Labor unbedingt gemessen werden muss. Der Messwert hierfür ist das Ferritin (gibt den Eisenspeicher wieder). Nachdem das Eisen für die Blutbildung, Hormonbildung (auch für körpereigenes Cortisol), Energiegewinnung in den Mitochondrien, Durchblutungsregulation (NO-Bildung) uvm. benötigt wird, sollte es bei Defiziten unbedingt in den Optimalbereich substituiert werden. Nachdem v.a. bei Rheumapatienten häufig Aufnahmestörungen der Darmschleimhaut bestehen, sollte der Arzt bei Bedarf Eisen auch als Spritze oder Infusion verabreichen. Denn jede Zelle, die ihr Energieniveau nicht aufrechterhalten kann, ist dem Zelltod (siehe 3.1.2.6) geweiht und kann wiederum Entzündungen auslösen.

Fr. Fibro klagte über eine entzündliche Fibromyalgie, die ihr seit 30 Jahren täglich Muskelschmerzen an verschiedenen Körperstellen verursachte. Gleichzeitig litt sie unter einem Reizdarmsyndrom und Schlafstörungen, die mit nächtlichen Heißhungerattacken einhergingen. Sie suchte auch Rat bei der Rheumaliga, deren Ernährungsempfehlung (DGE, siehe 4.2) sie ganz gewissenhaft zu 100% einhielt: kohlenhydratreich und fettarm, mit überwiegend Vollkorn, Reis und Kartoffeln, Gemüse und Salat, keine Süßigkeiten, keine Wurst und 2x pro Woche Fisch.
Nach Ernährungsumstellung auf eine artgerechte, eiweißreiche und fettreiche Jäger+Sammler-Ernährung waren beim Kontrolltermin nach 4 Wochen die Darmbeschwerden, die Schlafstörungen und die Fibromyalgieschmerzen weg - nicht zuletzt wegen der Verbesserung der Fettsäuren. Bei der Laborkontrolle nach 10 Wochen mit fettreicher Jäger+Sammler-Ernährung ergab sich folgender Fettsäurestatus:

mit DGE-Empfehlung und Schmerzen		nach 10 Wochen schmerzfrei Jäger+Sammler-Ernährung			Veränderung nach fettreicher, kohlenhydratarmer Kost:
Gesättigte Fettsäuren					Zucker wird nicht mehr in kurzkettige Fettsäuren umgebaut, dadurch Reduktion der gesättigten Fettsäuren, trotz Erhöhung der Fette in der Ernährung.
Myristinsäure 14:0	87 +	59	10-80	mg/l	
Palmitinsäure 16:0	948 +	719	500-900	mg/l	
Stearinsäure 18:0	275 +	254	150-270	mg/l	
Arachinsäure 20:0	7	6	3-12	mg/l	
Behensäure 22:0	21	22	8-32	mg/l	
Einfach ungesättigte Fettsäuren					
Palmitoleinsäure 16:1,n-7	183 +	105	30-150	mg/l	
Ölsäure 18:1,n-9	893 +	783	450-850	mg/l	
Mehrfach ungesättigte Fettsäuren Omega 3					Erhöhung der Omega3-FS durch Leinöl, Nüsse und vermehrt tierische Omega3-FS
alpha-Linolensäure 18:3,n-3	25	180 +	15-30	mg/l	
Eicosapentaensäure(EPA) 20:5,n-3	27	90 +	20-55	mg/l	
Docosahexaensäure(DHA) 22:6,n-3	71	73	50-110	mg/l	
Mehrfach ungesättigte Fettsäuren Omega 6					deutliche Verminderung der entzündungsfördernden Arachidonsäure - trotz vermehrter Zufuhr über Fleisch und Fisch
Linolsäure 18:2,n-6	825	1094	810-1320	mg/l	
gamma-Linolensäure 18:3,n-6	14	10	10-30	mg/l	
Homo-gamma-Linolensäure 20:3,n-6	78 +	42	32-75	mg/l	
Arachidonsäure(AA) 20:4,n-6	202	156 -	185-335	mg/l	
Quotienten					deutliche Verbesserung der Omega6:3-Verhältnisse in den Optimalbereich
Quotient gesättigte/ungesättigte FS	0.58	0.42	0.40 - 0.60		
Quotient Omega6/Omega3 FS	9.1	3.8 -	5 - 14 Zielwert: 5		
Quotient AA/EPA	7.5 +	1.7	bis 4		
Omega3-Index	2.7 -	4.5 -	6 - 8%		
Cholesterin und Triglyceride					Verminderung von Cholesterin und LDL-Cholesterin - trotz cholesterinreicher Kost
Cholesterin	204 +	178	150-200	mg/dl	
HDL-Cholesterin	45	40	40-80	mg/dl	
LDL-Cholesterin	127	106	50-130	mg/dl	
Triglyceride	176	171	50-200	mg/dl	

Abb. 197: Veränderung der Blutfette nach 10 Wochen Jäger+Sammler-Ernährung

Nehmen Sie Ihr „rheumatisches Herz" selbst in die Hand und eliminieren Sie einfach und schnell die Entzündungsauslöser Stärke, Zucker und AGEs und vertrauen Sie auf eine entzündungshemmende, artgerechte, nährstoffreiche, stärke- und zuckerarme Jäger+Sammler-Ernährung, auch wenn es durch die Schwere der Erkrankung einige Wochen oder gar Monate dauern kann, bis die Beschwerden weniger werden. Die Ernährungstherapie sollte von ärztlicher Seite durch geeignete Medikamente unterstützt werden. Wobei eine Therapie mit immunsupressiven Chemotherapeutika (Methotrexat, Azathioprin) die allerletzte Therapieoption sein sollte, da sie nicht nur die kämpfenden Immunzellen an der Zellteilung hindert, sondern auch alle anderen Zellen (Blutzellen, Bindegewebszellen,...), die allerdings benötigt werden, wenn der Patient wieder gesund werden möchte.

Rheuma, (entzündlich-rheumatische Erkrankungen)		
Symptome		
Schmerz	Entzündung	Schwellung
Funktionseinschränkung	Morgensteifigkeit	Gewebszerstörung
Krankheitsprozess		
Energiemangel		siehe 3.1.2.3.8
Degeneration, Zelltod		siehe 3.1.2.6
chron. Entzündungen		siehe Abb. 186
Autoimmunprozesse		siehe 3.1.2.6.3, 4.1.4.3,
Medikamentöse Therapie		
nichtsteroidale Antirheumatika NSAR (z.B. Diclofenac, Aspirin, Ibuprofen)	hemmen Prostaglandinsynthese und damit Entzündungen	
Cortisontherapie	hemmt Entzündungen	
TNF-Blocker (Adalimumab, Infiximab, Etanercept)	hemmen Entzündungen	
Schmerzmittel	schwache und starke Opioide	
Immunsupressiva (z.B. Methotrexat, Azathioprin)	hemmen Zellteilung - auch der Immunzellen	
Belastung durch Nahrung		
Nährstoffmangel	für Energiegewinnung	siehe 3.1.2.3
	Baustoffe für Bindegewebe	siehe Abb. 104, Abb. 105
	Zelltod	siehe 3.1.2.6
Zu viel Stärke und Zucker Zu viel Insulin AGEs	Mitochondrienstörung	siehe 4.1.2.2, 4.1.3.6
	Entzündungen	siehe 4.1.2.5, 4.1.3.9, 4.1.4.1
	freie Radikale	siehe 4.1.2.7, 4.1.4.2
	Autoimmunprozesse	siehe 3.1.2.6.3, 4.1.4.3
	hemmt Cortisolwirkung	siehe 4.1.3.10
	Zelltod, Immunkilling	siehe 3.1.2.6, 4.1.2.6, 4.1.4.4
	Degerativer BG-Abbau	siehe 4.1.4.7
	Durchblutungsstörungen	siehe 4.1.1.7, 4.1.1.8
Ernährungstherapie		
artgerechte, nährstoffreiche, stärke- und zuckerarme Jäger+Sammler-Ernährung		
Nährstofftherapie		
Eisen, Magnesium, Calcium + Vitamin D, Kupfer, Vitamin C, B3, B6, B12, Folsäure		Laborwerte und Substitution siehe 3.2.5 Nährstoffsteckbriefe

Abb. 198: Steckbrief Rheuma (entzündliche-rheumatische Erkrankungen)

4.3.3.6.2 Arthrose, Osteoporose (Degenerative Erkrankungen)

Unter Arthrose versteht man einen langsam fortschreitenden Prozess des Knorpelabbaus und der Gelenkszerstörung, der mit zunehmenden Schmerzen und Bewegungseinschränkungen einhergeht. Arthrotische Veränderungen finden sich an allen Gelenken, am häufigsten treten sie an Hüft- und Kniegelenken auf.

Es wird hierbei am Gelenk mehr Gewebe abgebaut, als wieder aufgebaut.
Prinzipiell ist der gesamte Körper ständigen Auf- und Abbauprozessen unterworfen, da die einzelnen Zellen und Gewebsstrukturen nur begrenzte Lebenszeiten und Belastbarkeiten aufweisen.
Die **GAGs und Proteoglycane (Bindegewebsmatrix)** sind wichtige Bestandteile von Gelenksflüssigkeit, Bindegewebe und Knorpel. Sie binden Wasser und ermöglichen so die elastische Stabilität des Bewegungs- und Stützapparats. Die GAGs und Proteoglycane haben einen Turnover von wenigen Tagen, das bedeutet, sie werden innerhalb weniger Tagen immer wieder erneuert.
Kollagenes Bindegewebe dagegen hat einen Turnover von 300 Tagen und selbst der **Knochen** wird einmal in 7 Jahren neu gebaut.
Der wichtigste Baustoff für diese regenerativen Aufbauprozesse sind die Aminosäuren (die Lego-Bausteine der Eiweiße). Jeden Tag werden im ständigen Auf- und Abbau ca. 300 g Eiweiße neu produziert. Da der Körper nichts von diesen wertvollen Baustoffen ausscheidet und die abgebauten Eiweiße wieder recycelt, müssen nur die täglichen unkontrollierbaren Verluste (Haut- und Schleimhautverluste, Fingernägel und Haare) ausgeglichen werden. Dafür benötigen wir - wie schon erläutert - eine tägliche Eiweißmenge von 0,8 g - 1,2 g/kg KG/Tag (siehe 1.2.2.1).
Neben den nötigen Eiweißmengen brauchen wir auch Werkzeuge (Enzyme) und CoFaktoren (B-Vitamine, Vitamin C, Eisen, Zink, Kupfer, siehe 3.1.2.5.2) und für den Knochen auch Mineralstoffe, wie Magnesium, Phosphat und Calcium, die mit Hilfe von Vitamin D im Darm aufgenommen werden.
Bei Energie- und Nährstoffmangel kann das Gewebe die alten Zellen, Fasern und Matrix-Bestandteile nicht vollständig und gleichwertig ersetzen. Dadurch reduziert sich logischerweise die Belastbarkeit des Gewebes, der Bänder, der Sehnen, der Bandscheiben, der Gelenke und der Knochen. Werden die Gewebsbestandteile wieder vollständig und adäquat ersetzt, spricht man von Regeneration - bleiben Defizite, nennt man dies Degeneration - sprich: Arthrose, Spondylose, Osteoporose, Fibrose, Chondrose.

Deshalb ist eine artgerechte, nährstoffreiche, eiweißreiche, stärke- und zuckerarme Jäger+Sammler-Ernährung die Prophylaxe und Therapie für Arthrose und Osteoporose. Sie liefert alle nötigen Nährstoffe und wirkt gleichzeitig entzündungshemmend. Dies ist wichtig, da chronische Entzündungen auch zu einem erhöhten Gewebsuntergang führen, was die degenerativen Prozesse verstärkt.
Ein weiterer Aspekt, der die Wichtigkeit einer artgerechten Ernährung unterstreicht, sind die Durchblutungsstörungen der Muskulatur und der Gelenkstrukturen, die sich durch eine chronische Darmbelastung ergeben (siehe 4.1.1.7, 4.1.1.8). Auf diese Weise kommt es durch die Muskelfehlfunktionen zu Fehl- und Spitzenbelastungen der Gelenkstrukturen. Die gleichzeitig auftretende Mangeldurchblutung der Gelenksanteile führt zu frühzeitigem Zelltod und chronischen Entzündungen.

Neben einer artgerechten Ernährung benötigt der Bewegungsapparat auch einen physiologischen Belastungsreiz - das heißt Bewegung. Ist eine Struktur nicht benutzt, so wird sie recht schnell abgebaut. Das lässt sich sehr schön nach einem Beinbruch beobachten: Wird der Muskel nicht mehr benutzt, so sind die „strammen Waden" schnell weg. Bleiben Sie deshalb bitte in Bewegung - Keep on moving!

Arthrose, Osteoporose (Degenerative Erkrankungen)			
Symptome			
Funktionseinschränkung	Gewebszerstörung		Schmerz
Krankheitsprozess			
Energiemangel			siehe 3.1.2.3.8
Degeneration, Zelltod			siehe 3.1.2.6
chron. Entzündungen			siehe Abb. 186
Medikamentöse Therapie			
nichtsteroidale Antirheumatika NSAR (z.B. Diclofenac, Aspirin, Ibuprofen)		hemmen Prostaglandinsynthese und damit Entzündungen	
Schmerzmittel		schwache und starke Opioide	
Belastung durch Nahrung			
Nährstoffmangel	für Energiegewinnung		siehe 3.1.2.3
	Baustoffe für Bindegewebe		siehe Abb. 104, Abb. 105
	Zelltod		siehe 3.1.2.6
Zu viel Stärke und Zucker	Mitochondrienstörung		siehe 4.1.2.2, 4.1.3.6
Zu viel Insulin	Entzündungen		siehe 4.1.2.5, 4.1.3.9, 4.1.4.1
AGEs	freie Radikale		siehe 4.1.2.7, 4.1.4.2
	Zelltod, Immunkilling		siehe 3.1.2.6, 4.1.2.6, 4.1.4.4
	Degerativer BG-Abbau		siehe 4.1.4.7
	Durchblutungsstörungen		siehe 4.1.1.7, 4.1.1.8
Ernährungstherapie			
artgerechte, nährstoffreiche, stärke- und zuckerarme Jäger+Sammler-Ernährung			
Nährstofftherapie			
Eisen, Magnesium, Calcium + Vitamin D, Kupfer, Zink, Vitamin C, B3, B6, B12, Folsäure			Laborwerte und Substitution siehe 3.2.5 Nährstoffsteckbriefe

Abb. 199: Steckbrief Arthrose, Osteoporose

4.3.3.7 Hautzelle

4.3.3.7.1 Atopisches Ekzem (Neurodermitis)

Neurodermitis ist eine Entzündung der Haut, die mit starkem Juckreiz einhergeht. Knapp 20 % der Kinder entwickeln ein atopisches Ekzem, die meisten davon im ersten Lebensjahr, wobei sich die kleinen Zwerge durch den massiven Juckreiz, im wahrsten Sinne des Wortes, die Haut vom Körper kratzen, was zu schweren, nässenden, bakteriellen Infektionen der Haut führen kann.

Manchmal entwickeln Babys die **Ekzeme schon in den ersten Tagen.** Hierfür gibt es verschiedene Möglichkeiten:

1. Durch eine Nahrungsmittelallergie auf Kuhmilch (Flaschennahrung) wird im Darm des Babys Histamin freigesetzt, das auch Blähungskoliken verursachen kann. Entzündungen und Juckreiz der Haut entstehen u.a. durch Histamin. Bei Flaschennahrung aus Kuhmilch empfiehlt sich der Wechsel auf Babynahrung aus Ziegenmilch, da diese viel leichter verdaubar ist. Nach der Umstellung heilen die Haut und der Darm - bei einer vorhandenen Kuhmilcheiweißallergie - im Laufe von 2 - 4 Wochen ab.

2. Eine Nahrungsmittelallergie bei der stillenden Mutter kann ebenso Ekzeme beim Baby verursachen. Über die Muttermilch werden zwar keine Nahrungsmittelallergene (z.B. Kuhmilcheiweiß) weitergegeben, denn diese werden im Magendarmtrakt der Mutter vollständig zerlegt. Falls jedoch die Mutter mit einer Allergie- und Entzündungsreaktion im Darm reagiert, steigt bei ihr im Blut der Histaminspiegel an, der zu einem erhöhten Histaminspiegel in der Muttermilch führt.

Auf diesem Weg gelangt das Histamin der Mutter über den Darm des Babys in dessen Blut und kann dann wieder Entzündungen und Juckreiz auslösen. Deshalb sollte bei Beschwerden des Babys - auch bei Blähungskoliken - an Nahrungsmittelallergien der stillenden Mutter gedacht werden.

3. Auch ohne Allergien bei Mama und Baby können Entzündungsreaktionen der Haut auftauchen. Grund dafür sind Nährstoffdefizite, die zum vorzeitigen Zelltod der Hautzellen führen. Deshalb empfehle ich bei Beschwerden des Babys eine Nährstoffkontrolle - bei der Mama.

Die Laborkontrolle ist bei der Mama sehr einfach und das Baby hat ja alle seine Nährstoffe - seit mehr als 9 Monaten - nur und ausschließlich von seiner Mama. Das Baby hat zwar an der „Nährstofftankstelle" - der Plazenta - immer Vorfahrt, aber was der Mama fehlt, fehlt sehr wahrscheinlich auch dem Zwergerl und es macht Sinn, die vermeintlich fehlenden Nährstoffe beim leidenden Baby zu ergänzen.

Als Nebeneffekt können die Nährstoffdefizite der jungen Mama (z.B. Eisenmangel durch die starken Blutverluste der Nachblutung) erfasst und gezielt ergänzt werden, damit sie sich schnell von der Belastung der Schwangerschaft und Geburt erholen kann.

Während der Schwangerschaft und Stillzeit bekommt die Mama nur die Reste der Kinder - nach der Stillzeit bekommt die Reste der Papa.

Am häufigsten entwickelt sich das atopische Ekzem allerdings **im Laufe des 1. Lebensjahres,** wenn das Baby mit der Beikost mehr und mehr Breikost bekommt. Durch den Hafer- oder Getreidebrei nimmt das kleine Baby (7 kg Gewicht) eine riesige Stärke- und dadurch Zuckermenge von 30 g pro Portion zu sich. Wenn wir diese Zuckermenge auf das Gewicht eines 70 kg schweren Erwachsenen hochrechnen, dann wären das eine unvorstellbare Blutzuckerbelastung von 300 g, also 6 Tafeln Schokolade pro Portion!

Eigentlich ist es fast ein Wunder, dass es so vielen Babys trotz Breikost gut geht.

Hier empfiehlt sich natürlich auch eine artgerechte, nährstoffreiche, stärkefreie Jäger+Sammler-Ernährung mit Milch, Gemüse und Obst, später auch mit Ei, Fisch und Geflügel.

Je nach Ausprägungsgrad und Krankheitsverlauf halte ich auch hier, bei einem schon etwas größeren Baby, eine Laborkontrolle bei der Mutter noch für hilfreich.

Atopisches Ekzem (Neurodermitis)		
Symptome		
Entzündung der Haut	starker Juckreiz	Kratzspuren
infektanfällige Haut	nässende Hautstellen	Hautrötung
Krankheitsprozess		
Energiemangel		siehe 3.1.2.3.8
Degeneration, Zelltod		siehe 3.1.2.6
chron. Entzündungen		siehe Abb. 186
Autoimmunprozesse		siehe 3.1.2.6.3, 4.1.4.3,
Medikamentöse Therapie		
Cortisontherapie als Salben	hemmt Entzündungen	
antimykotische, antibakterielle Salbe	gegen Pilze und Bakterien	
Antihistaminika (Antiallergika)	hemmen Entzündungen und Juckreiz	
Cortisontherapie	hemmt Entzündungen	
Immunsupressiva (z.B. Methotrexat, Ciclosporin)	hemmen Zellteilung - auch der Immunzellen	
Belastung durch Nahrung		
Nährstoffmangel	für Energiegewinnung	siehe 3.1.2.3
	Baustoffe für Bindegewebe	siehe Abb. 104, Abb. 105
	Zelltod	siehe 3.1.2.6
Zu viel Stärke und Zucker	Mitochondrienstörung	siehe 4.1.2.2, 4.1.3.6
Zu viel Insulin	Entzündungen	siehe 4.1.2.5, 4.1.3.9, 4.1.4.1
AGEs	freie Radikale	siehe 4.1.2.7, 4.1.4.2
	Autoimmunprozesse	siehe 3.1.2.6.3, 4.1.4.3
	hemmt Cortisolwirkung	siehe 4.1.3.10
	Zelltod, Immunkilling	siehe 3.1.2.6, 4.1.2.6, 4.1.4.4
Ernährungstherapie		
artgerechte, nährstoffreiche, stärke- und zuckerarme Jäger+Sammler-Ernährung		
Nährstofftherapie		
Eisen, Magnesium, Calcium + Vitamin D, Kupfer, Zink, Vitamin C, B3, B6, B12, Folsäure		Laborwerte und Substitution siehe 3.2.5 Nährstoffsteckbriefe

Abb. 200: Steckbrief Atopisches Ekzem (Neurodermitis)

4.3.3.7.2 Psoriasis (Schuppenflechte)

Bei der Schuppenflechte kommt es durch Verhornungsstörungen der Epidermis (Oberhaut) zu vermehrter Bildung der Hornschicht, die aus abgestorbenen Zellen besteht. Die Epidermis erneuert sich normalerweise innerhalb von 4 Wochen. Bei Psoriasis ist die Zellteilungsrate erhöht, so dass die Hautschichten hier einen Turnover von 3 - 7 Tagen haben. Diese erhöhte mitotische Aktivität (Zellteilungsaktivität) der Basalzellen der Epidermis wird durch Entzündungen, mit und ohne Autoimmunprozesse, ausgelöst. Auf diese Weise kommt es zur vermehrten Bildung und Verdickung der Hornschicht, was ein untrügliches Zeichen der Psoriasis ist.
Die Epidermis ist allerdings nicht mehr durchblutet und wird über die darunterliegenden Hautschichten ernährt, von der sie durch die Basalmembran getrennt ist.
Die Basalmembran ist Kollagenes Bindegewebe (Turnover 300 Tage) und kann durch verzuckerte AGEs (siehe 4.1.4.3) Autoimmunprozesse und chronische Entzündungen auslösen. Eine entscheidende Rolle der entzündeten bindegewebigen Basalmembran ist bei der Schuppenflechte sehr wahrscheinlich, da die zusätzlich befallenen Gewebe (Gelenkkapsel und Gefäße) auch eine Basalmembran besitzen und aus Kollagen bestehen. Die Entzündungsfaktoren (TNF-α, NF-kappaB), die hierbei freigesetzt werden, erhöhen die Zellteilungsrate der darüber liegenden Basalzellen der Epidermis.

Um die Entzündungsreaktionen und die ablaufenden Autoimmunprozesse langfristig in Griff zu bekommen, sollten durch ein artgerechte, nährstoffreiche Jäger+Sammler-Ernährung die täglichen Auslöser für Entzündung (Zucker und AGEs) eliminiert werden. Auch ein optimales Omega6:Omega3-Verhältnis sollte, über eine Erhöhung der tierischen Fette, durch eine artgerechte Ernährungstherapie angestrebt werden.

Vitamin D, als wichtigster Nährstoff in der Psoriasistherapie, ist bei einem bestehenden Mangel unbedingt ganzjährig auszugleichen. Auch andere Nährstoffe für Bindegewebsstoffwechsel, Energiegewinnung und Antioxidation spielen eine bedeutende Rolle, um dieses hartnäckige Krankheitsbild zu beeinflussen.
Hartnäckig deshalb, weil das befallene kollagene Bindegewebe einen Turnover von 300 Tagen aufweist, und dadurch die reizenden AGEs erst mit dem Neubau des Bindegewebes abgebaut werden.

Wie Sie bereits wissen: Basistherapie sollte eine artgerechte, fettreiche, nährstoffreiche, stärke- und zuckerarme Jäger+Sammler-Ernährung sein, unterstützt durch die Substitution fehlender Nährstoffe. Eine medikamentöse Therapie kann vor allem in der Anfangszeit der Therapie hilfreich sein, wobei auch hier die immunsupressiven Chemotherapeutika (Methotrexat, Ciclospotin) die allerletzte Therapieoption sein sollten.

Psoriasis (Schuppenflechte)		
Symptome		
stark schuppende Hautstellen, häufig an Ellbogen, Knien und Kopfhaut		
Veränderungen der Zehen- und Fingernägel		
oft auch Gelenksentzündungen (Psoriasisarthritis)		
Krankheitsprozess		
Energiemangel		siehe 3.1.2.3.8
erhöhte Zellteilungsrate der Hautzellen		siehe 4.1.2.4, 4.1.3.7, 4.1.4.5
Degeneration, Zelltod		siehe 3.1.2.6
chron. Entzündungen		siehe Abb. 186
Autoimmunprozesse		siehe 3.1.2.6.3, 4.1.4.3,
Medikamentöse Therapie		
TNF-Blocker (Adalimumab, Infiximab, Etanercept)	hemmen Entzündungen	
Cortisontherapie	hemmt Entzündungen	
Immunsupressiva (z.B. Methotrexat, Ciclosporin)	hemmen Zellteilung - auch der Immunzellen	
Belastung durch Nahrung		
Nährstoffmangel	für Energiegewinnung	siehe 3.1.2.3
	Baustoffe für Bindegewebe	siehe Abb. 104, Abb. 105
	Zelltod	siehe 3.1.2.6
Zu viel Stärke und Zucker	Mitochondrienstörung	siehe 4.1.2.2, 4.1.3.6
Zu viel Insulin	Entzündungen	siehe 4.1.2.5, 4.1.3.9, 4.1.4.1
AGEs	freie Radikale	siehe 4.1.2.7, 4.1.4.2
	Autoimmunprozesse	siehe 3.1.2.6.3, 4.1.4.3
	hemmt Cortisolwirkung	siehe 4.1.3.10
	Zelltod, Immunkilling	siehe 3.1.2.6, 4.1.2.6, 4.1.4.4
	erhöhen Zellteilungsraten	siehe 4.1.2.4, 4.1.3.7, 4.1.4.5
Ernährungstherapie		
artgerechte, nährstoffreiche, stärke- und zuckerarme Jäger+Sammler-Ernährung		
Nährstofftherapie		
Eisen, Magnesium, Calcium + Vitamin D, Kupfer, Zink, Vitamin C, B3, B6, B12, Folsäure		Laborwerte und Substitution siehe 3.2.5 Nährstoffsteckbriefe

Abb. 201: Steckbrief Psoriasis

4.3.3.8 Immunzelle

4.3.3.8.1 Immunschwäche, Allergie

In meinen Augen ist eine Allergie nichts anderes als eine Art Immunschwäche, deshalb werde ich diese beiden Krankheiten zusammen behandeln.

Das Immunsystem arbeitet beim Entfernen von fehlerhaften Zellen genauso wie bei der Abwehr von Krankheitserregern (Viren, Bakterien, Pilze, Parasiten). Die Immunabwehr kann unterteilt werden in angeborene Immunabwehr und erworbene Immunabwehr (siehe Abb. 117).
Mehr als 90 % der Krankheitserreger und fehlerhaften Zellen werden über Abwehrmaßnahmen des **angeborenen Immunsystems** entfernt. Hierbei setzen die abwehrenden Zellen Verdauungsenzyme (Proteasen) und freie Radikale (NO, H_2O_2,...) frei, um Krankheitserreger oder Zellen zu zerstören. Reicht die angeborene Abwehr nicht aus, kommt verzögert die erworbene (spezifische) Immunabwehr zu Hilfe.
Die Zellen des **erworbenen Immunsystems** reagieren durch eine vermehrte Bildung von T-Helfer-Zellen Typ1 (TH-1) oder T-Helfer-Zellen Typ 2 (TH-2).
Auf der **TH-1-Schiene** kommt es zu einer erhöhten Produktion von Verdauungsenzymen (Proteasen) und freien Radikalen (NO, H_2O_2,...) - genauso wie bei der angeborenen Immunabwehr. Krankheitserreger werden durch die Oxidation mit freien Radikalen abgetötet. Damit in den Zellen die oxidativen Sauerstoffradikale produziert werden können, benötigt die Zelle Aminosäuren (Arginin) und Eisen für die Aktivität der NO-Synthase. Außerdem müssen die freien Radikale anschließend wieder antioxidiert werden, damit die Mitochondrien erneut ihre volle Aktivität entfalten können, um ATP und freie Radikale für Immunabwehr und Gefäßreaktion (siehe Abb. 94) zu bilden.
Aus diesem Grund ist für ein intaktes Immunsystem nicht nur die volle Aktivität und Oxidationskraft der Mitochondrien, sondern auch ein effektives Antioxidatives System (siehe Abb. 86) nötig. Die kräftigsten Antioxidantien sind Eiweiße, die über verschiedene Enzyme und über Glutathion, mit Hilfe von verschiedenen Mineralstoffen und Vitaminen, zum Schutz von Zellen und Geweben aktiv sind.
Auf der **TH-2-Schiene** kommt es durch die Aktivierung der B-Lymphozyten zu einer vermehrten Bildung von Antikörpern. Diese sind spezifische Immuneiweiße, die den Fingerabdruck des Feindes tragen, den es zu eliminieren gilt. Anhand spezifischer Antikörper wird der Feind von den Immunzellen aufgespürt und gekillt. Bei dieser Immunreaktion werden verschiedenste Entzündungsmediatoren (Prostaglandine, Leukotriene, Histamin) freigesetzt.
Bei der Aktivierung der TH-2-Schiene kommt es zu einer vermehrten Bildung von Antikörpern, was zu einer erhöhten Neigung zu Allergien und Autoimmunprozessen führt.
Ziel der Immun- und Allergietherapie muss es sein, die Nährstoffdefizite über eine leistungsstarke, nährstoffreiche, eiweißreiche Jäger+Sammler-Ernährung und eine gezielte, laborkontrollierte Nährstoffsubstitution auszugleichen.
Nachdem Stärke, Zucker und die daraus resultierenden AGEs das Immunsystem ständig reizen und chronische Entzündungsreaktionen auslösen, muss eine effektive Immun- und Allergietherapie auch stärke- und zuckerarm sein.

Immunschwäche, Allergie		
Symptome		
häufige Infekte		verschiedene Allergien
Krankheitsprozess		
Energiemangel		siehe 3.1.2.3.8
chron. Entzündungen		siehe Abb. 186
Autoimmunprozesse		siehe 3.1.2.6.3, 4.1.4.3,
Schwäche des angeborenen Immunsystems		siehe Abb. 117
Schwäche v. Natürlichen Killerzellen, Makrophagen, Granulozyten		
verminderte Bildung von Proteasen und Oxidantien (z.B. NO)		
Schwäche des erworbenen Immunsystems		siehe Abb. 117
Ungleichgewicht TH1 und TH2 und damit T- und B-Lymphozyten		
verminderte Bildung von Proteasen und Oxidantien (z.B. NO)		
vermehrte Bildung von Antikörpern		
Medikamentöse Therapie	symptomatisch	
Antiinfektiva (Antibiotika, Virostatika, Antimykotika, Antihelminthika)	Medikamente gegen Bakterien, Viren, Pilze und Parasiten	
nichtsteroidale Antirheumatika NSAR (z.B. Diclofenac, Aspirin, Ibuprofen)	hemmen Prostaglandinsynthese und damit Entzündungen	
Cortisontherapie	hemmt Entzündungen und Allergiereaktion	
Antiallergika	hemmt Histaminwirkung	
Belastung durch Nahrung		
Nährstoffmangel	für Energiegewinnung	siehe 3.1.2.3
	Baustoffe für Immunzellen	siehe Abb. 89
	für Oxidation und Antioxidation	siehe Abb. 86, Abb. 92
Zu viel Stärke und Zucker	Mitochondrienstörung	siehe 4.1.2.2, 4.1.3.6
Zu viel Insulin	Entzündungen	siehe 4.1.2.5, 4.1.3.9, 4.1.4.1
AGEs	freie Radikale	siehe 4.1.2.7, 4.1.4.2
	Zelltod, Immunkilling	siehe 3.1.2.6, 4.1.2.6, 4.1.4.4
	Autoimmunprozesse	siehe 3.1.2.6.3, 4.1.4.3
	hemmt Cortisolwirkung	siehe 4.1.3.10
Ernährungstherapie		
artgerechte, nährstoffreiche, stärke- und zuckerarme Jäger+Sammler-Ernährung		
Nährstofftherapie		
Eisen, Magnesium, Calcium + Vitamin D, Kupfer, Zink, Vitamin C, E, B3, B6, B12, Folsäure	Laborwerte und Substitution siehe 3.2.5 Nährstoffsteckbriefe	

Abb. 202: Steckbrief Immunschwäche, Allergie

4.3.3.9 Nervenzelle

4.3.3.9.1 Depression, Burnout-Syndrom

Eine Depression ist eine Erkrankung mit psychischer, emotionaler, aber auch körperlicher Niedergeschlagenheit. Die Modediagnose „Burnout-Syndrom", eine Form der Depression, sollte auch als solche therapiert werden.
Eine Depression entwickelt sich, wenn die Belastungen mehr als die Belastbarkeit werden.
Depression ist die häufigste psychische Erkrankung, 4 Millionen Menschen, also jeder 20., leiden in Deutschland daran - Tendenz steigend. Bei 10 - 15 % der Frauen kommt es nach dem Wunder Geburt zu einer Wochenbettdepression - durch die großen Blut- und dadurch Eisenverluste von Schwangerschaft und Nachblutung.
Die Krankheitsprozesse bei Depressionen sind Störungen des Hirnstoffwechsels durch einen Serotonin- und Noradrenalin-Mangel.
In der medikamentösen Therapie werden diese Hormonreaktionen künstlich erhöht, was bei den Patienten auch zu einer deutlichen Verbesserung ihrer Beschwerden führt.
Deshalb sollten wir uns die Frage stellen: Wie baut der Körper diese Hormone selbst auf?
Neurotransmitter sind Eiweißhormone, d.h. für die Produktion benötigen die Nervenzellen Aminosäuren (Eiweißbausteine), die durch verschiedene Enzyme, mit Hilfe von CoFaktoren zu den Hormonen aufgebaut werden. Diese CoFaktoren (Eisen, B-Vitamine, Vitamin C) sind enorm wichtig - fehlt z.B. Eisen, so kann die Enzymfunktion für die Produktion von Serotonin nicht in ausreichender Menge ablaufen. Das Resultat ist ein Serotonin-Mangel - ein Mangel unseres Glückshormons - mit all den Folgen, die ein depressiver Patient fühlt. Deshalb sind Nährstoffkontrollen (v.a. Eisen, siehe 3.2.5.8) und eine Substitution bis an den oberen Normalbereich unbedingt nötig, da sehr häufig Resorptionsstörungen und dadurch Nährstoffdefizite hinter den Depressionen stecken.
Hauptsymptom der Patienten ist der **massive Energiemangel,** den sie in allen Leistungsbereichen fühlen. Genau dieser Energiemangel herrscht auch in ihrem Nervensystem. Deshalb sollte auch die Energiegewinnung in den Mitochondrien (5.000/Nervenzelle) optimal laufen. Eine Nervenzelle hat somit ca. 5 Millionen Atemkettenkomplexe (siehe Abb. 83), wobei der CoFaktor der ersten 4 Enzymkomplexe Eisen ist. Liegt ein Eisenmangelsyndrom (= niedriges Ferritin) vor, so laufen in der Zelle eben nicht mehr 5 Millionen Atemkettenkomplexe, sondern vielleicht nur noch 300.000. Zu viel zum Sterben und zu wenig zum Leben!
Stärke, Zucker und die daraus resultierenden freien Radikale, hemmen die Mitochondrienfunktion zusätzlich, genauso wie chronische Entzündungen, die dadurch ausgelöst werden. Deshalb sollten diese Dauerbelastungen durch Stärke und Zucker auch eliminiert werden.
Basistherapie sollte eine artgerechte, nährstoffreiche, eiweißreiche, stärke- und zuckerarme Jäger+Sammler-Ernährung sein. Bestes Antidepressivum ist - ein Schnitzel, da ist alles drin - die Aminosäure Tryptophan, B-Vitamine und Eisen.
Je leistungsstärker und belastbarer die Patienten durch die Ernährungs- und Nährstofftherapie werden, umso weniger Medikamente (unter ärztlicher Anleitung) werden sie benötigen.

Depression, Burnout-Syndrom		
Symptome		
Kraftlosigkeit	Müdigkeit	Grübelzwang
Antriebsstörung	Konzentrationsstörungen	Reizbarkeit
Schlafstörungen	innere Unruhe	Stimmungseinengung
Krankheitsprozess		
Serotonin-Mangel		siehe Abb. 110
Noradrenalin-Mangel		siehe Abb. 109
Energiemangel		siehe 3.1.2.3.8
chron. Entzündungen		siehe Abb. 186
Medikamentöse Therapie		
Serotonin-und Noradrenalin-Wiederaufnahmehemmer	erhöhen Serotonin erhöhen Noradrenalin,	
Trizyklische Antidepressiva	erhöhen Serotonin, Noradrenalin	
Monoaminooxidasehemmer	hemmen Abbau von Noradrenalin, Serotonin	
Belastung durch Nahrung		
Nährstoffmangel	Tryptophan, Phenylalanin, Tyrosin, Eisen, Magnesium, Calcium, Vitamin C, Vitamin B	Serotonin, siehe Abb. 110 Noradrenalin, siehe Abb. 109
	für Energiegewinnung	siehe 3.1.2.3
Zu viel Stärke und Zucker	Mitochondrienstörung	siehe 4.1.2.2, 4.1.3.6
Zu viel Insulin	freie Radikale	siehe 4.1.2.7, 4.1.4.2
AGEs	Entzündungen	siehe 4.1.2.5, 4.1.3.9, 4.1.4.1
Ernährungstherapie		
artgerechte, nährstoffreiche, stärke- und zuckerarme Jäger+Sammler-Ernährung		
Nährstofftherapie		
Eisen, Magnesium, Calcium + Vitamin D, Kupfer, Vitamin C, B3, B6, B12, Folsäure		Laborwerte und Substitution siehe 3.2.5 Nährstoffsteckbriefe

Abb. 203: Steckbrief Depression, Burnout-Syndrom

4.3.3.9.2 Schlafstörungen und Restless-Legs-Syndrom

Unter Ein- und Durchschlafstörungen leiden ca. 10 % der Bevölkerung. Diese Schlafstörungen sind gekennzeichnet durch eine Einschlafzeit, die mehr als 30 min beträgt, und durch immer wiederkehrende Wachphasen während der Nacht. Die Störungen der Erholungszeit gehen in der Regel auch mit einer verminderten körperlichen und psychischen Belastbarkeit einher.

Häufige Begleiterscheinung der Schlafstörungen ist das Restless-Legs-Syndrom (Syndrom der ruhelosen Beine), bei dem der Patient unter Gefühlsstörungen und Bewegungsdrang der Beine (selten der Arme) leidet.

Wenn wir die Hormondefizite, die bei den Schlafstörungen eine Rolle spielen, genau unter die Lupe nehmen, allen voran das Schlafhormon Melatonin, dann wird auch verständlich, warum Schlafstörungen und Depressionen so eng miteinander verknüpft sind. Das Schlafhormon Melatonin wird nämlich aus dem Glückshormon Serotonin gebildet (siehe Abb. 110). Deshalb gilt es auch hier, eine eiweißreiche, nährstoffreiche Ernährung und das Auffüllen der Nährstoffdefizite anzustreben.

Ein Eisenmangel wird immer mit Müdigkeit in Verbindung gebracht, was ja auch ein häufiges Symptom des Eisenmangels ist. Gleichzeitig ist aber Eisenmangel auch der häufigste Nährstoffmangel, der zu Schlafstörungen führt. Hört sich erst einmal etwas paradox an, ist es aber nicht. Bei einem Energiemangel gibt es 2 Möglichkeiten: entweder der Müdigkeit nachgeben und einschlafen, oder dagegen ankämpfen. Wer Kinder hat, weiß, was ich damit meine. Wenn Kinder übermüdet sind, dann legen sie sich nicht auf die Couch, sondern sie geben „Vollgas" und werden unruhig, überaktiv und aufgedreht.

Eisenmangel schränkt neben der Hormonproduktion (Serotonin, Melatonin, Dopamin, Noradrenalin) auch die Energiegewinnung und die Sauerstoffversorgung der Zelle ein. Die Zelle wird bei einem Sauerstoff- und Energiemangel reagieren und entsprechende Gegenmaßnahmen (siehe 3.1.2.4) einleiten, die dann über den Abfall des zentralen Blutdrucks zu einer vermehrten Freisetzung von Noradrenalin und Adrenalin führt. Adrenalin wird auch durch zu viel Zucker und Insulin (siehe 4.1.3.11) freigesetzt. Diese Stresshormone wecken den Schlafenden dann auf, bzw. verhindern das Einschlafen.

Störungen im Verdauungsapparat können die Mangeldurchblutung der Beine (siehe 4.1.1.7) noch zusätzlich verstärken, wodurch die Nerven- und Muskelzellen der Beine zu einer entsprechenden Gegenregulation mit Freisetzung von Kreislaufhormonen gereizt werden. Deshalb werden die Beine genauso unruhig wie meine Jungs, wenn sie übermüdet sind und sich dagegen wehren.

Aus diesen Gründen sollte auch bei Schlafstörungen eine nährstoffreiche, stärke- und zuckerarme Jäger+Sammler-Ernährung angestrebt werden und nach wichtigen Nährstoffdefiziten gesucht werden, um diese gezielt zu ergänzen.

Für das Restless-Legs-Syndrom gilt es zusätzlich, die Reizzustände, Verklebungen und Vernarbungen im Bauchraum durch Ernährungstherapie und eine gezielte osteopathische Therapie des Bauchraums zu behandeln.

Mit diesen therapeutischen Maßnahmen sollten sich die Beschwerden innerhalb weniger Wochen normalisieren, so dass sich die medikamentöse Therapie mit Parkinsonmedikamenten (L-Dopa) erübrigt.

Schlafstörungen und Restless-Legs-Syndrom		
Symptome		
Einschlafstörungen	Durchschlafstörungen	innere Unruhe
Gefühlsstörungen und Bewegungsdrang in den Beinen		
Krankheitsprozess		
Melatonin-Mangel		siehe Abb. 110
GABA-Mangel		siehe Abb. 111
Mangeldurchblutung der Beine		siehe 4.1.1.7
Dopamin- und Noradrenalin-Mangel		siehe Abb. 109
Energiemangel		siehe 3.1.2.3.8
Medikamentöse Therapie		
Benzodiazepine, Nicht-Benzodiazepin-Agonisten	stimmulieren GABA-Rezeptoren	
L-Dopa, Dopaminagonisten	erhöhen Dopamin	
Belastung durch Nahrung		
Nährstoffmangel	Tryptophan, Phenylalanin, Tyrosin, Glutamat	Melatonin, siehe Abb. 110 Dopamin, Noradrenalin, Abb. 109
	Eisen, Magnesium, Calcium Vitamin C, Vitamin B	GABA, siehe Abb. 111
	für Energiegewinnung	siehe 3.1.2.3
Zu viel Stärke und Zucker	Mitochondrienstörung	siehe 4.1.2.2, 4.1.3.6
Zu viel Insulin AGEs	Darmstörungen und Mangeldurchblutung der Beine	siehe 4.1.1.7
Ernährungstherapie		
artgerechte, nährstoffreiche, stärke- und zuckerarme Jäger+Sammler-Ernährung		
Nährstofftherapie		
Eisen, Magnesium, Calcium + Vitamin D, Kupfer, Vitamin C, B3, B6, B12, Folsäure		Laborwerte und Substitution siehe 3.2.5 Nährstoffsteckbriefe

Abb. 204: Steckbrief Schlafstörungen und Restless-Legs-Syndrom

4.3.3.9.3 Aufmerksamkeitsdefizitsyndrom (ADS, ADHS)

Das Aufmerksamkeitsdefizitsyndrom (ADS) findet man auch häufig gekoppelt mit Hyperaktivität (ADHS) und wird auch als „Zappelphilipp-Syndrom" bezeichnet.
Die Symptome des ADS/ADHS sind vorrangig Konzentrationsstörungen, die genauso wie die Störungen im Sozialverhalten, Probleme in der Schule und in der Familie verursachen.
Bei extremen Ausprägungen der Probleme ist sicher Handlungsbedarf - auch mal mit Medikamenten - angezeigt.
Allerdings wirft der zunehmende Medikamenteneinsatz einen großen, dunklen Schatten auf diese Diagnose. In der Regel werden Medikamente mit dem Wirkstoff Methylphenidat (z.B. Ritalin) eingesetzt. Die Verschreibung von Methylphenidat stieg innerhalb von 17 Jahren auf das 60-fache an! ADS/ADHS scheint eine „ansteckende Epidemie" zu sein. Mittlerweile sitzt in jeder Schulklasse ein „Methylphenidat-Konsument". Die hohe Verschreibungszahl macht noch nachdenklicher, da die Verordnung des Methylphenidat unter das Betäubungsmittelgesetz fällt, da es ein Amphetamin ist - genauso wie die Drogen Ecstasy und Speed. Laut Langzeitstudien ist es zwar unbedenklich, allerdings kann niemand sicher sagen, ob die langjährige medikamentöse Veränderung des Hormonstoffwechsels nicht doch seine Spuren in den 200.000 Kindergehirnen hinterlässt.

Fakt ist, es hilft den Kindern, sich ausdauernd zu konzentrieren. Aber gibt es wirklich nur die eine Möglichkeit - mit „Ecstasy auf Rezept" - den Kindern in Schule und Leben zu helfen?

Betrachten wir kurz die Wirkungsweise von Methylphenidat: Es erhöht die Wirkung von Dopamin und Noradrenalin, den Neurotransmittern, die für Wachheit, Konzentration und Aktivität sorgen. Wenn die Medikamente helfen, muss dadurch ein Hormon-Mangel ausgeglichen werden.
Was führt also zu einem Mangel an Dopamin und Noradrenalin? Dafür sollten wir noch einmal zurückblättern und uns die Abbildung 109 ansehen. Dopamin und Noradrenalin werden aus einer Aminosäure (Tyrosin oder Phenylalanin) durch verschiedene Enzyme mit Hilfe von CoFaktoren aufgebaut. Deshalb sollte das Essen nährstoffreich sein und die CoFaktoren (Eisen, Kupfer, Zink, Magnesium, Vitamin B3, B6, B12 und Vitamin C) untersucht und bei Defiziten ergänzt werden. Gleichzeitig müssen durch eine eiweiß-, fett- und cholesterinreiche Jäger+Sammler-Ernährung auch die nötigen Baustoffe für die kindliche Gehirnentwicklung (siehe Abb. 56) zu Verfügung gestellt werden.

Nicht nur die Nährstoffdefizite machen dem kindlichen Gehirn zu schaffen, sondern auch die Belastungen durch Stärke, Zucker, Insulin und AGEs. Es wird nicht nur die Energiegewinnung der Nervenzellen langfristig gestört, sondern auch die Freisetzung der Neurotransmitter Noradrenalin und Adrenalin verändert.
Der Körper produziert viel größere Mengen an Noradrenalin, das unser Standgas für Stoffwechsel, Kreislauf und Wachheit darstellt und auch fein dosiert in den Nervenendigungen ausgeschüttet wird, um das „Gas" der jeweiligen Belastung genau anzupassen.
Adrenalin hingegen wird vermehrt gebildet bei Aktivität, allerdings steigt die Adrenalinfreisetzung bei Stressbelastungen schnell und massiv an - vergleichbar mit dem Vollgas beim Autofahren.
Noradrenalin ist für uns also das Standgas und das fein abgestimmte Gas - Adrenalin ist das Vollgas.
Ist aber durch zu viel Zucker und Nährstoffdefizite die Dopamin- und Noradrenalinproduktion eingeschränkt, so muss der Organismus trotzdem versuchen, die Kreislaufsituation aufrecht zu erhalten - indem er Vollgas gibt und Adrenalin freisetzt.
Mit hormonellem Vollgas kann man sich allerdings nicht so gut konzentrieren und natürlich auch nicht gut stillsitzen.

Aufmerksamkeitsdefizitsyndrom (ADS, ADHS)		
Symptome		
Aufmerksamkeitsstörungen	Impulsivität	Hyperaktivität
Krankheitsprozess		
Dopamin- und Noradrenalin-Mangel		siehe Abb. 109
Energiemangel		siehe 3.1.2.3.8
Medikamentöse Therapie		
Methylphenidat (Ritalin, Medikinet, Concerta)		erhöht Dopamin und Noradrenalin
Amphetamine		erhöht Dopamin und Noradrenalin
Noradrenalin-Wiederaufnahme-Hemmer		erhöht Noradrenalin
Belastung durch Nahrung		
Nährstoffmangel	Phenylalanin, Tyrosin Eisen, Magnesium, Calcium Vitamin C, Vitamin B	Dopamin und Noradrenalin siehe Abb. 109
	für Gehirnentwicklung	siehe Abb. 56
	für Energiegewinnung	siehe 3.1.2.3
Zu viel Stärke und Zucker	Mitochondrienstörung	siehe 4.1.2.2, 4.1.3.6
Zu viel Insulin	hemmt Noradrenalin	siehe 4.1.2.8
AGEs	fördert Adrenalin	siehe 4.1.3.11
Ernährungstherapie		
artgerechte, nährstoffreiche, stärke- und zuckerarme Jäger+Sammler-Ernährung		
Nährstofftherapie		
Eisen, Magnesium, Calcium + Vitamin D, Kupfer, Zink, Vitamin C, B3, B6, B12, Folsäure		Laborwerte und Substitution siehe 3.2.5 Nährstoffsteckbriefe

Abb. 205: Steckbrief Aufmerksamkeitsdefizitsyndrom (ADS, ADHS)

4.3.3.9.4 Kopfschmerzen, Migräne

In der Medizin werden über 200 verschiedene Arten von Kopfschmerzen beschrieben und dafür gibt es einige wenige Medikamente, die jedoch alle nur kurzfristig helfen. Eine kausale Therapie fehlt aber bei den meisten Kopfschmerzarten.

Bei Kopfschmerzen kommt es zur nozizeptiven Reizung schmerzempfindlicher Strukturen am Kopf. Sind die nozizeptiven (schadensmeldende) Reize zu groß für das nozifensive (schadensabwehrende) System (siehe 4.3.1, Abb. 185), so kommt es zu den verschiedensten Arten von Kopfschmerzen. Vermittelt wird die Nozizeption über die Reizung verschiedener Gehirnnerven:

Bei Kopfschmerzen und Migräne, die immer nur auf der gleichen Seite auftreten, wird die Nozizeption hauptsächlich über den gleichseitigen N. Trigeminus vermittelt. Der N. Trigeminus (Hirnnerv V) versorgt die Zähne, Kiefergelenk, Kaumuskulatur und Nasennebenhöhlen. Chronische Entzündungen in diesem Bereich können das nozizeptive System dauerhaft reizen. Bei einer zusätzlichen Belastung oder einer Schwächung des nozifensiven, abwehrenden Systems (Energiemangel, Nährstoffmangel, Kreislaufveränderung) kann dies zum Kopfschmerz führen.

Bei Kopfschmerzen und Migräne, die wechselseitig auftreten, ist die Nozizeption über den N. Vagus (Hirnnerv X) vermittelt. Der N. Vagus versorgt, neben Herz und Lunge, alle Bauchorgane. Je nachdem, welcher Abschnitt des Magen-Darm-Trakts gereizt ist, wird entweder der rechte N. Vagus (z.B. durch Reizung der Leberkapsel) oder der linke N. Vagus (z.B. durch Reizung der Gallenblase) den Schaden melden.

Durch die unterschiedliche Reizung der Bauchorgane kommt es zu Kopfschmerzen und Migräneanfällen, die die Seite wechseln - teilweise sogar während eines Migräneanfalls.

Chronisch wiederkehrende Belastungen des Magen-Darm-Trakts werden ausgelöst durch eine Fehlernährung mit großen Stärke- und Zuckermengen (siehe 4.1.1) oder durch Nahrungsmittelallergien.

Deshalb gilt es in der kausalen Kopfschmerz- und Migränetherapie, die chronische Nozizeption (Entzündung, Stärke, Zucker) zu finden und zu eliminieren. Gleichzeitig muss die Belastbarkeit über eine stabile Energiegewinnung mit Hilfe einer nährstoffreichen, stärke- und zuckerarmen Jäger+Sammler-Ernährung und gezielter Nährstofftherapie gestärkt werden.

In den meisten Fällen treten die Migräne- und Kopfschmerzattacken schon 2 Wochen nach der Ernährungsumstellung auf eine artgerechte, leistungsstarke, stärkefreie Jäger+Sammler-Ernährung nicht mehr auf. Egal, wie lange die Kopfschmerzen schon bestehen - auch wenn sie den Patienten schon seit Jahrzehnten in regelmäßigen Abständen quälen.

Kommen trotz optimaler Ernährung die Kopfschmerzen wieder, so sollten die fehlenden Nährstoffe ergänzt werden. Bei einseitigen Kopfschmerzen muss der Trigeminusbereich sehr sorgfältig auf chronische Entzündungen (Zähne, Nebenhöhlen, Kiefergelenk) untersucht und behandelt werden.

Kopfschmerzen, Migräne		
Symptome		
Kopfschmerzen	Übelkeit	Erbrechen
Geräuschempfindlichkeit	Lichtempfindlichkeit	Sehstörungen
Krankheitsprozess		
Gefäßspasmen mit reaktiver Hyperämie		siehe 3.1.2.4.3
instabiles Ruhemembranpotential der Nervenzellen		siehe 3.1.2.5.3, Abb. 112
neurogene Entzündungen		siehe Abb. 186
Medikamentöse Therapie		
Schmerzmittel (z.B. Diclofenac, Aspirin, Ibuprofen)		hemmen Prostaglandinsynthese
Triptane (stimmulieren Serotonin-Rezeptoren)		erhöhen Gefäßtonus
Antidepressiva		erhöhen Serotonin, Noradrenalin, Adrenalin
Antiepileptika		hemmen die Erregbarkeit der Nervenzellen
Belastung durch Nahrung		
Nährstoffmangel	für Energiegewinnung	siehe 3.1.2.3
	Baustoffe für Nervenzellen	siehe Abb. 89, Abb107
Zu viel Stärke und Zucker	Mitochondrienstörung	siehe 4.1.2.2, 4.1.3.6
Zu viel Insulin	Entzündungen	siehe 4.1.2.5, 4.1.3.9, 4.1.4.1
AGEs	freie Radikale	siehe 4.1.2.7, 4.1.4.2
	Reizung Nervus Vagus	siehe 4.1.1.8
Ernährungstherapie		
artgerechte, nährstoffreiche, stärke- und zuckerarme Jäger+Sammler-Ernährung		
Nährstofftherapie		
Eisen, Magnesium, Calcium + Vitamin D, Zink, Kupfer, Vitamin C, B3, B6, B12, Folsäure		Laborwerte und Substitution siehe 3.2.5 Nährstoffsteckbriefe

Abb. 206: Steckbrief Kopfschmerzen, Migräne

4.3.3.9.5 Epilepsie (Krampfleiden)

Bei der Epilepsie kommt es zu lokalen oder generalisierten Krampfanfällen, die durch spontane Erregung größerer Nervenzellgruppen ausgelöst wird. Grundproblem der spontanen Erregung ist eine Übererregbarkeit dieser Nervenzellen, die durch ein instabiles Ruhemembranpotential (siehe 3.1.2.5.3, Abb. 112) verursacht wird. Durch einen Energiemangel der Nervenzelle, bedingt durch Störungen der Mitochondrienfunktion (Enzymmangel, Nährstoffmangel, Zuckerüberschuss), kann die Zelle kein stabiles Ruhemembranpotential in ausreichender Höhe aufbauen und ist deshalb für erregende Reize empfänglicher.
Ein Mangel an dem Neurotransmitter GABA (γ-Aminobuttersäure) führt zusätzlich zu einer erhöhten Reizbarkeit der Nervenzellen.

Durch eine nährstoffreiche, stärke- und zuckerarme Jäger+Sammler-Ernährung und eine Substitution der fehlenden Nähstoffe, kann sich die Energiegewinnung der Nervenzellen soweit stabilisieren, dass die Anfälle nicht mehr aufreten.

Im Bereich der Epilepsie gibt es mit einer eiweißreichen, fettreichen und extrem kohlenhydratarmen Ernährungsform langjährige positive Erfahrungen. Diese Ernährungstherapie ist die **Ketogene Diät.** Ketogen bedeutet, dass so wenig Stärke und Zucker gegessen werden, dass der Hirnstoffwechsel Ketone - anstatt Zucker - als Energiequelle nutzt. So bleiben Blutzuckerschwankungen und Energielöcher, die einen Anfall auslösen können, aus. Sie merken schon, die Ketogene Diät ist eigentlich nichts anderes, als eine Jäger+Sammler-Ernährung, aber ohne Jäger+Sammler-Zucker (siehe 2.1.3).

Die Ketogene Diät wird bei Epilepsien seit 1920 eingesetzt und zahlreiche Studien belegen die Wirksamkeit, wobei 30 % der Patienten anfallfrei werden und bei weiteren 30 % verringern sich Stärke und Häufigkeit der Anfälle um mehr als die Hälfte.

In meinen Augen ist eine nährstoffreiche, fettreiche, stärke- und zuckerarme Jäger+Sammler-Ernährung **mit** einer gezielten Nährstoffsubstitution ausreichend, um die Epilepsieformen, die über die Ernährung zu beeinflussen sind, zu behandeln. Anfangs sollten allerdings auch die Jäger+Sammler-Zucker sehr sparsam verwendet werden.

Für alle anderen Epilepsien benötigt der Patient die Unterstützung durch Medikamente, die allerdings durch eine optimale Ernährungstherapie in der Regel auch niedriger dosiert werden können.

Epilepsie		
Symptome		
lokalisierte oder generalisierte Aktivierung motorischer, sensorischer oder vegetativer Funktionen		
plötzliche unwillkürliche Verhaltens- oder Befindensstörungen		
generalisierte Anfälle	tonisch-klonische Krämpfe	Bewusstlosigkeit
Krankheitsprozess		
Energiemangel der Nervenzelle		siehe 3.1.2.3.8
instabiles Ruhemembranpotential der Nervenzellen		siehe 3.1.2.5.3, Abb. 112
Mangel an GABA (hemmender Neurotransmitter)		siehe Abb. 111
Medikamentöse Therapie		
Antiepileptika		hemmen die Erregbarkeit der Nervenzellen
Belastung durch Nahrung		
Nährstoffmangel	für Energiegewinnung	siehe 3.1.2.3
	stabiles Ruhemembranpotential	siehe 3.1.2.5.3, Abb. 112
Zu viel Stärke und Zucker	Mitochondrienstörung	siehe 4.1.2.2, 4.1.3.6
Zu viel Insulin	freie Radikale	siehe 4.1.2.7, 4.1.4.2
AGEs		
Ernährungstherapie		
artgerechte, nährstoffreiche, stärke- und zuckerarme Jäger+Sammler-Ernährung		
Nährstofftherapie		
Eisen, Magnesium, Calcium + Vitamin D, Zink, Kupfer, Vitamin C, B3, B6, B12, Folsäure		Laborwerte und Substitution siehe 3.2.5 Nährstoffsteckbriefe

Abb. 207: Steckbrief Epilepsie

4.3.3.9.6 Multiple Sklerose (MS)

Multiple Sklerose ist eine chronisch entzündliche Erkrankung des Rückenmarks und Gehirns (ZNS), die zu einer Zerstörung der isolierenden Myelinscheiden der Nervenzellen und damit zu Demyelisierung und Nervenzellschäden führt. Je nachdem, wo im ZNS sich diese Entzündungen abspielen, kann es zu den verschiedensten neurologischen Ausfällen kommen.

Der Krankheitsprozess wird ausgelöst durch chronische Entzündungen, die autoimmunvermittelt auftreten. Diese sind gekoppelt mit Störungen der Blut-Hirn-Schranke, die als Filter im Gefäßsystem den Übertritt von Entzündungsfaktoren ins ZNS verhindern soll. Diese Filter werden durch spezielle Endothelzellen gebildet, die durch chronische Entzündungen (siehe 4.1.4.6) ihre Filterfunktion verlieren und somit das Eindringen von Entzündungsproteinen, Immunzellen und Antikörper ins ZNS nicht mehr verhindern können. Aufgrund der Entzündungsreaktionen, die dann im ZNS ablaufen, werden die Myelinscheiden der Nervenzellen geschädigt.

Durch eine entzündungshemmende Ernährung müssen die chronischen Entzündungen und die Autoimmunprozesse, die sowohl das ZNS, aber auch die Endothelzellen der Blut-Hirn-Schranke täglich schädigen, eliminiert werden. Dafür müssen Stärke, Zucker und auch die AGEs mittels einer artgerechten Ernährung massiv reduziert werden.

Ebenso sollten über eine Omega3-reiche Jäger+Sammler-Ernährung (siehe 1.2.2.2) die entzündungshemmenden langkettigen EPA und DHA erhöht werden.

Nicht zuletzt soll über eine laborkontrollierte Substitution gewährleistet sein, dass ganzjährig genügend Vitamin D, für eine entzündungshemmende Aktivität des Immunsystems, vorhanden ist.

Gleichzeitig müssen durch eine nährstoffreiche, eiweißreiche und fettreiche Jäger+Sammler-Ernährung die Nährstoffe für Energiegewinnung und Remyelinisierung (Wiederherstellung der Myelinscheide) zur Verfügung gestellt werden. Das Myelin besteht aus 70 % Fett und 30 % Eiweiß (siehe Abb. 107), wobei als Werkzeuge für die Myelinbildung verschiedene Enzyme mit B-Vitaminen, Eisen, Magnesium und Calcium als CoFaktoren nötg sind. Diese Nährstoffe sollten primär über eine optimale Ernährung zugeführt und bei Bedarf ergänzt werden

Infolge einer entzündungshemmenden, nährstoffreichen, fettreichen, eiweißreichen, stärke- und zuckerarmen Jäger+Sammler-Ernährung kann sich die geschädigte Blut-Hirn-Schranke wieder schließen und ihre Filterfunktion erneut aufnehmen. Ebenso kann sich durch Remyelinisierung - mit Hilfe der gelieferten Fette und Eiweiße - langsam ein Teil der geschädigten Hirnareale regenerieren.

Multiple Sklerose (MS)		
Symptome		
Sensibilitätsstörungen	Gangunsicherheit	Sehnerventzündung
Muskellähmungen	Schwindel	Schluckstörungen
Blasen- und Darmstörungen	rasche Ermüdbarkeit	psychische Störungen
Krankheitsprozess		
Energiemangel		siehe 3.1.2.3.8
Neurodegeneration		siehe 3.1.2.6
chron. Entzündungen		siehe Abb. 186
Autoimmunprozesse		siehe 3.1.2.6.3, 4.1.4.3,
Medikamentöse Therapie		
Cortisontherapie	hemmt Entzündungen	
Immunmodulatoren (z.B. Interferon beta)	hemmen Immunzellen	
Immunsupressiva (z.B. Azathioprin)	hemmen Zellteilung - auch der Immunzellen	
Symptomatische Therapie	Schmerzmittel, Antidepressiva, usw.	
Belastung durch Nahrung		
Nährstoffmangel	für Energiegewinnung	siehe 3.1.2.3
	Baustoffe für Nervenzellen	siehe Abb. 89
	und Myelinscheiden	siehe Abb. 107
	Zelltod	siehe 3.1.2.6
Zu viel Stärke und Zucker	Mitochondrienstörung	siehe 4.1.2.2, 4.1.3.6
Zu viel Insulin	Entzündungen	siehe 4.1.2.5, 4.1.3.9, 4.1.4.1
AGEs	freie Radikale	siehe 4.1.2.7, 4.1.4.2
	Autoimmunprozesse	siehe 3.1.2.6.3, 4.1.4.3
	Störung der Blut-Hirn-Schranke	siehe 4.1.4.6
	Zelltod, Immunkilling	siehe 3.1.2.6, 4.1.2.6, 4.1.4.4
Ernährungstherapie		
artgerechte, nährstoffreiche, fettreiche, eiweißreiche, stärke- u. zuckerarme Jäger+Sammler-Ernährung		
Nährstofftherapie		
Eisen, Magnesium, Calcium + Vitamin D, Kupfer, Zink, Selen, Vitamin C, B3, B6, B12, Folsäure		Laborwerte und Substitution siehe 3.2.5 Nährstoffsteckbriefe

Abb. 208: Steckbrief Multiple Sklerose (MS)

4.3.3.9.7 Morbus Parkinson

Morbus Parkinson (oder Schüttellähmung) gehört zu den neurodegenerativen Erkrankungen, bei denen es zum Absterben von Nervenzellen kommt. Beim Morbus Parkinson gehen die Dopamin-produzierenden Nervenzellen der Substantia nigra (im Mittelhirn) zugrunde. Dadurch kommt es zu einem Mangel am Botenstoff Dopamin und somit zu Störungen des extrapyramidal-motorischen Systems. Bewegungskoordination, Halte- und Stützmotorik und Muskelspannung können somit immer weniger gesteuert werden.
Dopamin wirkt auch auf das gesamte Nervensystem aktivierend und stimulierend, wobei sich ein Mangel durch eine geistige Verlangsamung, Demenz und Depression äußern kann.

Therapieziel muss sein: Das Energieniveau, also die Sauerstoffversorgung, des Gehirns so hoch wie möglich zu halten, um den Zelltod der Nervenzellen (siehe 3.1.2.6) zu verhindern und gleichzeitig die Nährstoffversorgung für Dopaminproduktion (siehe Abb. 109) und Nervenzellen sicherzustellen.

Dies kann langfristig im Sinne einer Prophylaxe und Erhaltungstherapie nur mit einer nährstoffreichen, eiweißreichen, fettreichen, stärke- und zuckerarmen Jäger+Sammler-Ernährung erreicht werden.
Wichtig bei der Nährstofftherapie des Morbus Parkinson sind Eisen, Kupfer und B-Vitamine. Da der Darm mit zunehmendem Alter auch an Funktion einbüßt und häufig Resorptionsstörungen entwickelt, ist es sinnvoll, diese Nährstoffe in Laborkontrollen zu messen und entsprechend zu ergänzen oder zu spritzen, bis hochnormale Werte erreicht sind.

Wenn durch Nährstoffdefizite die Durchblutung oder die Dopaminproduktion eingeschränkt ist, schreitet die Erkrankung schneller voran als nötig. Die unterstützenden Medikamente können nicht beliebig hoch dosiert werden. Irgendwann haben sie alle auch ihr Wirkmaximum erreicht - je später umso besser. Deshalb ist jede Verbesserung, die durch Ernährungs- und Nährstofftherapie zu erreichen ist, Gold wert.

Was bei Parkinsonpatienten auch nicht vergessen werden sollte, ist eine kritische Durchsicht der verordneten Medikamente, die für zusätzliche Erkrankungen verordnet wurden und vielleicht schon seit Jahren genommen werden. Ich denke dabei v.a. an Cholesterinsenker, welche die Produktion von Cholesterin und CoEnzym Q10 hemmen (siehe Abb. 84). Auch Blutdrucksenker (β-Blocker) sollten kritisch überprüft werden. Ist eine Senkung des Blutdrucks wirklich immer noch nötig (siehe 4.3.3.4.1) und muss es ein β-Blocker sein, der Puls und systolischen Blutdruck erniedrigt und somit die Durchblutung aller Organe (auch Gehirn) einschränkt?
Diese Überprüfung der Medikamente sollte allerdings in jedem Alter, in regelmäßigen Abständen, bei allen Krankheitsprozessen erfolgen, da sich durch Veränderung der Ernährung, Lebensumstände, Arbeit und Bewegung immer wieder neue Anforderungen, aber auch Entlastungen für den Organismus ergeben. Oftmals wird festzustellen sein, dass das eine oder andere Medikament nicht mehr nötig ist. Diese Veränderung der Medikamentation sollten Sie allerdings nie alleine vornehmen, sondern immer nach Vorgaben Ihres Arztes.

Morbus Parkinson		
Symptome		
Muskelstarre	Bewegungsverlangsamung	Muskelzittern
Maskengesicht	geistige Verlangsamung	Haltungsinstabilität
Missempfindungen	vegetative Störungen	Depression
Krankheitsprozess		
Energiemangel		siehe 3.1.2.3.8
Neurodegeneration		siehe 3.1.2.6
chron. Entzündungen		siehe Abb. 186
Dopamin-Mangel		siehe Abb. 109
Medikamentöse Therapie		
L-Dopa, Dopaminagonisten	erhöhen Dopamin	
Monoaminooxidase-Hemmer	hemmen Abbau von Dopamin, Noradrenalin	
Catechol-O-Methyltransferase-Hemmer	hemmen Abbau von L-Dopa	
Belastung durch Nahrung		
Nährstoffmangel	Phenylalanin, Tyrosin Eisen, Magnesium, Kupfer Vitamin B3, B6	Dopamin, siehe Abb. 109
	für Energiegewinnung	siehe 3.1.2.3
	Baustoffe für Nervenzellen	siehe Abb. 89, Abb. 107
	Zelltod	siehe 3.1.2.6
Zu viel Stärke und Zucker Zu viel Insulin AGEs	Mitochondrienstörung	siehe 4.1.2.2, 4.1.3.6
	Entzündungen	siehe 4.1.2.5, 4.1.3.9, 4.1.4.1
	freie Radikale	siehe 4.1.2.7, 4.1.4.2
	Zelltod	siehe 4.1.2.6, 4.1.4.4
	Gefäßschäden	siehe 4.1.4.6
Ernährungstherapie		
artgerechte, nährstoffreiche, stärke- und zuckerarme Jäger+Sammler-Ernährung		
Nährstofftherapie		
Eisen, Magnesium, Calcium + Vitamin D, Kupfer, Vitamin C, B3, B6, B12, Folsäure		Laborwerte und Substitution siehe 3.2.5 Nährstoffsteckbriefe

Abb. 209: Steckbrief Morbus Parkinson

4.3.3.9.8 Demenz und Morbus Alzheimer

Die große Gruppe der Demenzen (= abnehmender Geist) gehört auch zu den neurodegenerativen Erkrankungen. Morbus Alzheimer ist der prominenteste Vertreter der Demenzerkrankungen, die alle eine Gemeinsamkeit haben - das fortschreitende Absterben von Gehirnzellen. Durch den stillen und leisen Untergang der Gehirnmasse sind die Patienten mehr und mehr in kognitiven, emotionalen und motorischen Funktionen eingeschränkt.
Risikofaktoren für Demenzen sind - wie kann es anders sein - Diabetes mellitus, Adipositas, Bluthochdruck und Arteriosklerose. Alles Erkrankungen, die durch einen jahrzehntelangen, täglichen Überschuss an Stärke und Zucker ausgelöst werden. Verstärkt wird dies durch lebenslange Nährstoffdefizite (Eiweiße, Fettsäuren, Cholesterin), die Sparmaßnahmen im Gehirn, im Zellstoffwechsel und bei der Gewebsregeneration nach sich ziehen. „Das hält man ja im Kopf nicht aus!"

Eine Therapie der Demenz ist schwierig, genauso wie bei Parkinson, denn Nervenzellen, die abgestorben sind, bleiben unwiederbringlich weg. Deshalb steht hier auch die Prophylaxe und Erhaltungstherapie im Vordergrund.
Ziel der Therapie muss es sein, die Durchblutungs- und Nährstoffsituation des Gehirns zu verbessern, damit der Zelltod der energieintensiven Nervenzellen möglichst verhindert wird.

Dies gelingt - wie schon oft erläutert - über eine nährstoffreiche, eiweißreiche, fettreiche, stärke- und zuckerarme Jäger+Sammler-Ernährung, die auch die nötigen Fettsäuren und das Cholesterin für die regenerativen Vorgänge an den Membranen der Nervenzelle liefert.
Nachdem das Gehirn aus 60 % Fett (davon 28 % gesättigte Fettsäuren und 4 % Cholesterin) und 40 % Eiweiß besteht (siehe Abb. 56), lassen Sie Ihr Gehirn mit einer fett- und eiweißreduzierten Kost buchstäblich verhungern!

Nährstoffdefizite sollten natürlich schon wegen der Durchblutung des Gehirns, aber auch für die Energiegewinnung der Nervenzellen unbedingt ausgeglichen werden.
Ansonsten ist auch hier eine kritische Medikamentenanpassung hilfreich (siehe Parkinson).

Demenz und Morbus Alzheimer		
Symptome		
Gedächtnisstörungen	Orientierungsstörungen	Motorische Störungen
Teilnahmslosigkeit	Depression	Gereiztheit
Krankheitsprozess		
Energiemangel		siehe 3.1.2.3.8
Neurodegeneration		siehe 3.1.2.6
chron. Entzündungen		siehe Abb. 186
Medikamentöse Therapie		
Symptomatische Therapie	Behandlung der Begleitsymptome	
Belastung durch Nahrung		
Nährstoffmangel	für Energiegewinnung	siehe 3.1.2.3
	Baustoffe für Nervenzellen	siehe Abb. 89, Abb. 107
	Zelltod	siehe 3.1.2.6
Zu viel Stärke und Zucker	Mitochondrienstörung	siehe 4.1.2.2,　4.1.3.6
Zu viel Insulin	Entzündungen	siehe 4.1.2.5,　4.1.3.9,　4.1.4.1
AGEs	freie Radikale	siehe 4.1.2.7,　4.1.4.2
	Zelltod	siehe 4.1.2.6,　4.1.4.4
	Gefäßschäden	siehe 4.1.4.6
Ernährungstherapie		
artgerechte, nährstoffreiche, stärke- und zuckerarme Jäger+Sammler-Ernährung		
Nährstofftherapie		
Eisen, Magnesium, Calcium + Vitamin D, Zink, Kupfer, Vitamin C, B3, B6, B12, Folsäure		Laborwerte und Substitution siehe 3.2.5 Nährstoffsteckbriefe

Abb. 210: Steckbrief Demenz und Morbus Alzheimer

4.3.3.9.9 Chronischer Schmerz

Etwa jeder 5. Patient in hausärztlichen Praxen leidet unter chronischen Schmerzen, das heißt, er hat seine Schmerzen schon länger als 3 Monate. Jeder Schmerz ist immer Folge einer Nozizeption, d.h. einer Schadensmeldung (siehe 4.3.1), die größer oder schneller ist als die abwehrenden, nozifensiven Systeme. Das bedeutet, wenn ein Schmerz empfunden wird, ist auch irgendwo ein Schaden, der gemeldet wird.
In der Therapie gilt es, diesen Schaden zu finden und das Abheilen des Schadens zu unterstützen.
Bei einem chronischen Schmerzpatienten ist die Schmerzschwelle in der Regel zusätzlich herabgesetzt, so dass die Nozizeptoren und die nozizeptiven Bahnen schneller und stärker gereizt werden.
Dies geschieht an der meldenden nozizeptiven Nervenzelle durch ein instabiles Ruhemembranpotential (siehe 3.1.2.5.3, Abb. 112), so dass das Schwellenpotential schon bei einem relativ geringen Reiz erreicht wird. Somit entsteht an der Nervenzelle ein Aktionspotential, welches dann auch noch schneller und stärker weitergeleitet wird. Diese herabgesetzte Reizschwelle an der Zelle entsteht durch einen Energiemangel der Nervenzelle. Das Phänomen kennt jeder, der mit einer Virusgrippe schon einmal das Bett gehütet hat. Neben einer maximalen Kraftlosigkeit schmerzt jede noch so leichte Berührung der Haut.

Ein chronisches Schmerzsyndrom entwickelt sich aus diesen beiden Faktoren: Zum einen besteht ein Schaden, der durch Fehlbelastung, chronische Entzündungen oder Nährstoffdefizite nicht abheilt und dauerhaft Nozizeptoren reizt. Zum anderen besteht zusätzlich die Energielosigkeit des Nervensystems, das durch eine verminderte Reizschwelle und einer Schwäche des Nozifensiven Systems die Schadensmeldung (Nozizeption) bis zum Thalamus durchlässt, wo dann die quälenden Schmerzen bewusst werden.

Deshalb sollte eine akribische Suche nach dem Schaden gestartet werden. Dieser Schaden kann sein: eine Defektheilung einer alten Verletzung, eine Fehlbelastung des Gelenks, eine chronische Entzündung eines Zahns oder eine verletzte Bandstruktur, die täglich wieder aufs Neue gereizt wird. Je nach Beschwerden kommen 1000 Strukturen in Frage. Aber diese Suche ist nicht Gegenstand meines Buches.

Was aber schon zum Thema gehört, ist die Stabilisierung des Nervensystems. Durch eine gezielte Ernährungstherapie und Nährstofftherapie sollten Entzündungsfaktoren und Auslöser eliminiert (siehe 4.3.2) und die Energiesituation der Nervenzellen wiederhergestellt werden. Nachdem für die Energiegewinnung immer auch Sauerstoff und Nährstoffe mit Hilfe des Blutes zur Zelle gelangen müssen, sollten auch Einschränkungen der Durchblutung beseitigt werden
Übrigens gibt es das vielzitierte „Schmerzgedächtnis" nicht. Wenn ein Schmerz vorhanden ist, liegt irgendwo der zugehörige Schaden, den es zu finden und zu behandeln gilt. Ich darf das deshalb behaupten, weil ich mich immer auf die Suche nach dem Schaden mache.
Manchmal ist es eine alte Blinddarmnarbe, die nicht vollständig reizfrei abgeheilt ist. Durch die Nozizeption, die durch die Blinddarmnarbe ausgelöst wird, kommt es zur reflektorischen Hemmung der Bauchmuskulatur und damit zum instabilen Rumpf, der chronische Rückenschmerzen verursachen kann. Ist die Ursache, nämlich die reizende Blinddarmnarbe gefunden und durch Neuraltherapie mit einem lokalen Betäubungsmittel (z.B. Prokain) die Nozizeption der Narbe unterbunden, so ist der Rückenschmerz mit sofortiger Wirkung weg. Dann weiß ich 2 Dinge:
1. Der Rückenschmerz wird durch die noch nicht reizfreie Blinddarmnarbe verursacht und muss bei Bedarf noch einige Male betäubt werden (dadurch erfolgt jedes Mal eine Mehrdurchblutung der Narbe), bis sie komplett abgeheilt ist und die Bauchmuskulatur wieder volle Kraft entfalten kann.
2. Es gibt kein Schmerzgedächtnis, das sich verselbstständigt hat und ohne zugehörigen Schaden immer noch Schmerz empfindet.
Chronischer Schmerz heißt einfach nur, dass der Schaden noch nicht gefunden wurde.

Chronischer Schmerz		
Symptome		
dauerhafte oder wiederkehrende Schmerzen - länger als 3 Monate		
Krankheitsprozess		
Energiemangel der Gewebe		siehe 3.1.2.3.8
instabiles Ruhemembranpotential der Nozizeptoren		siehe 3.1.2.5.3, Abb. 112
Reizung der Nozizeptoren durch Schädigung		siehe 4.3.1
chron. Entzündungen		siehe Abb. 186
Medikamentöse Therapie		
Schmerzmittel		NSAR (z.B. Diclofenac, Aspirin, Ibuprofen) schwache und starke Opioide
Antidepressiva		erhöhen Serotonin, Noradrenalin, Adrenalin
Antiepileptika		hemmen die Erregbarkeit der Nervenzellen
Belastung durch Nahrung		
Nährstoffmangel	für Energiegewinnung	siehe 3.1.2.3
	Baustoffe für Nervenzellen	siehe Abb. 89, Abb. 107
Zu viel Stärke und Zucker	Mitochondrienstörung	siehe 4.1.2.2, 4.1.3.6
Zu viel Insulin	Entzündungen	siehe 4.1.2.5, 4.1.3.9, 4.1.4.1
AGEs	freie Radikale	siehe 4.1.2.7, 4.1.4.2
	Zelltod	siehe 4.1.2.6, 4.1.4.4
Ernährungstherapie		
artgerechte, nährstoffreiche, stärke- und zuckerarme Jäger+Sammler-Ernährung		
Nährstofftherapie		
Eisen, Magnesium, Calcium + Vitamin D, Zink, Kupfer,		Laborwerte und Substitution
Vitamin C, B3, B6, B12, Folsäure		siehe 3.2.5 Nährstoffsteckbriefe

Abb. 211: Steckbrief Chronischer Schmerz

4.3.3.10 Muskelzelle

4.3.3.10.1 Rückenschmerzen, Rigor Mortis Podicis

Die häufigsten Schmerzen, durch die Patienten regelmäßig gequält werden, sind lumbale Rückenschmerzen. 40 % der Bevölkerung leiden regelmäßig an Rückenschmerzen, fast jeder verspürt ihn irgendwann in seinem Leben. Ausgelöst kann der Rückenschmerz durch Bandscheibenschäden oder Brüche sein, dies trifft aber nur in 10% der Fälle zu.

Meist handelt es sich um einen unspezifischen Rückenschmerz, der durch Fehlfunktion der Muskulatur bedingt ist.

Die Wirbelsäule muss, wie jedes andere Gelenk auch, durch verschiedene Muskeln stabilisiert und bewegt werden. Kommt es zu muskulären Dysbalancen, ist das sensible stabile Gleichgewicht der Muskulatur gestört.

Die **häufigste Form der Rückenschmerzen,** die wohl jeder schon einmal verspürt hat, ist der morgendliche, tief im Lendenbereich sitzende, beidseitig auftretende Schmerz, der beim Aufstehen von Bett oder Stuhl empfindliche Schmerzen hervorruft, aber nach einigen Schritten viel besser oder sogar weg ist.

Auch wenn hier im MRT ein Bandscheibenproblem oder eine Arthrose zu finden ist, heißt das noch lange nicht, dass der Lendenwirbelsäulenschmerz von diesen Veränderungen der Wirbelsäule kommt. Nur weil zwei Dingen zur gleichen Zeit am gleichen Ort zu finden sind, heißt das noch lange nicht, dass sie ursächlich miteinander verknüpft sind.

„Die Geburtenrate ist in Deutschland im Frühjahr auch am höchsten - im Frühjahr kommt der Storch nach seinem Winterurlaub wieder zurück nach Deutschland. Das heißt noch lange nicht, dass der Storch die Kinder mitbringt!"

Der häufigste Rückenschmerz (in Ruhe Schmerzen - in Belastung fast schmerzfrei) hat mit Bandscheibenschäden oder Arthrose nichts zu tun - dabei verstärkt sich der Schmerz nämlich mit zunehmender Belastung. Das Gegenteil ist aber bei unserem Schmerz der Fall: **Der Schmerz besteht in Ruhe und mit Belastung verschwindet er.**

Warum ist das so? Was verbessert sich mit zunehmender Belastung und Bewegung?

Es ist die Durchblutung der Muskulatur, die sich dabei verbessert. Grund für diesen Schmerz ist also eine Mangeldurchblutung der Muskulatur, die in Ruhe herrscht.

Wodurch ist diese Mangeldurchblutung ausgelöst?

Die Blutgefäße für die Muskulatur ziehen alle hinter dem Darm vorbei. Durch jahrelange Reizzustände des Magen-Darm-Trakts, die durch Fehlernährungsprozesse entstehen, kommt es zu Verklebungen und Vernarbungen im Bauchraum, welche die Durchblutung der Rückenmuskulatur empfindlich einschränken (siehe 4.1.1.7).

Wofür braucht der Muskel Blut, das Sauerstoff und Nährstoffe liefert? Sauerstoff und Nährstoffe werden für die Energiegewinnung benötigt. Wofür braucht der Muskel die Energie - zum Anspannen oder zum Entspannen? Zum Entspannen, das Anspannen geht von selbst (siehe 3.1.2.5.4). Dieses Phänomen kann man sehr schön an einem toten Fisch sehen - dieser ist nach einer Stunde steif, weil alle Muskeln von selbst anspannen. Das Anspannen geht von selbst, das Entspannen benötigt Energie und die hat der tote Fisch nicht mehr. Das ist die Leichenstarre.

Je schlechter der Muskel also durchblutet ist, umso weniger Energie kann die Muskelzelle gewinnen und umso verspannter und verkrampfter ist der Muskel. Wenn dann durch Bewegung endlich wieder Blut zum Muskel kommt, kann die Muskelzelle wieder genügend Energie bilden, um die Anspannung aufzulösen. Dadurch verliert sich trotz - oder besser gesagt durch - Bewegung und Belastung die Verspannung und dadurch der Schmerz.

Denken Sie deshalb daran, wenn Sie morgens mit Rückenschmerzen aufstehen, die nach einigen Schritten oder Minuten so gut wie weg sind, dann haben Sie keinen Bandscheibenvorfall, keinen Verschleiß, keinen Hexenschuss, sondern die richtige Diagnose lautet: **„Rigor Mortis Podicis",** das heißt, Sie haben eine „Leichenstarre am Arsch".

Wenn Sie Ihre morgendliche „Leichenstarre am Arsch" verlieren wollen, so müssen Sie Ihren „Podex" erheben und durch eine Ernährungsumstellung auf eine artgerechte Jäger+Sammler-Ernährung die Darmsituation so verändern, dass die Durchblutung der Rückenmuskulatur verbessert wird. Somit ist die Durchblutung auch in Ruhe ausreichend und Sie müssen nicht mehr jeden Morgen der „Leichenstarre" davonlaufen.

In der Regel sind 2 - 4 Wochen nach Ernährungsumstellung die Reizzustände des Magen-Darm-Trakts und mit ihnen die morgendlichen Rückenschmerzen verschwunden - egal wie lange Sie schon davon gequält werden. Bleiben Restbeschwerden, sollten diese durch eine gezielte osteopathische Bauchbehandlung und Wirbelsäulentherapie verbessert werden.

Denken Sie bitte daran, es ist nicht alles Arthrose oder Verschleiß, sondern die Hauptursache ist immer der Energiemangel der Zelle - in diesem Fall der Muskelzelle. Gegen diesen Energiemangel können Sie immer etwas tun - mit einer leistungsstarken, artgerechten, nährstoffreichen, stärke- und zuckerarmen Jäger+Sammler-Ernährung und mit artgerechter Bewegung!

Rückenschmerzen Rigor Mortis Podicis (= Leichenstarre am Arsch)		
Symptome		
morgendliche Rückenschmerzen, die sich mit Bewegung bessern		
Krankheitsprozess		
Muskelkontraktion		siehe 3.1.2.5.4, Abb. 114
Energiemangel der Rückenmuskulatur		siehe 3.1.2.3.8
Medikamentöse Therapie		
Schmerzmittel		NSAR (z.B. Diclofenac, Aspirin, Ibuprofen) schwache und starke Opioide
Muskelrelaxanzien		zentrale Muskelentspannung (z.B. Musaril)
Belastung durch Nahrung		
Nährstoffmangel	für Energiegewinnung	siehe 3.1.2.3
	Muskelkontraktion	siehe 3.1.2.5.4, Abb. 114
Zu viel Stärke und Zucker	Mitochondrienstörung	siehe 4.1.2.2, 4.1.3.6
Zu viel Insulin	Entzündungen	siehe 4.1.2.5, 4.1.3.9, 4.1.4.1
AGEs	Durchblutungsstörung der Rücken-und Beckenmuskulatur	siehe 4.1.1.7
Ernährungstherapie		
artgerechte, nährstoffreiche, stärke- und zuckerarme Jäger+Sammler-Ernährung		
Nährstofftherapie		
Eisen, Magnesium, Calcium + Vitamin D, Zink, Kupfer, Vitamin C, B3, B6, B12, Folsäure		Laborwerte und Substitution siehe 3.2.5 Nährstoffsteckbriefe

Abb. 212: Steckbrief Rückenschmerzen, Rigor Mortis Podicis

4.3.3.10.2 Muskel- und Gelenkschmerzen in den Beinen

Um Schmerzen am Bewegungsapparat ursächlich behandeln zu können, muss Schmerz erst einmal verstanden werden. Schmerz ist nur die Wahrnehmung der Schadensmeldung (Nozizeption, siehe 4.3.1)
Beim Schmerz können **2 grundsätzliche Schmerzcharaktere** unterschieden werden:
1. Ruhe- und Anlaufschmerz: Dieser Schmerz ist in Ruhe und bei den ersten Schritten vorhanden und verschwindet mit Bewegung - also mit Belastung. Grundproblem hierbei ist eine Mangeldurchblutung, die „Leichenstarre" (siehe 4.3.3.10.1) ist dann eben am Knie oder Sprunggelenk.
2. Belastungsschmerz: Werden die Beschwerden mit der Belastung mehr, so kommt die Nozizeption aus Strukturen, die belastet werden. Hierbei haben primär Muskel, Muskelansätze, Sehnen, Bänder, Gelenkkapsel oder auch das Gelenk selbst (Arthrose) das Problem und der Schaden muss gesucht und auch behandelt werden.

Wenn Schmerzen anscheinend ohne Grund entstehen, eine Verletzung oder Überlastung einfach nicht mehr abheilen will, ist immer eine lokale Durchblutungsstörung der Grund, wodurch normale Wundheilung und normale Funktion nicht möglich sind.
Bei Beschwerden im Hüft- und Beckenbereich, in den Knien, in den Sprunggelenken oder an der Achillessehne ist der Hauptfaktor, der zu Durchblutungsstörungen führt, der gereizte Magen-Darm-Trakt (siehe 4.1.1.7). Deshalb sollte, v.a. bei chronischen Beschwerden, die tagtägliche Belastung von Stärke und Zucker, die zu Reizzuständen im Darm und dadurch zu Durchblutungsstörung führt, eliminiert werden.
Dies kann einfach, effektiv und langfristig mit einer artgerechten, nährstoffreichen, stärke- und zuckerarmen Jäger+Sammler-Ernährung gewährleistet werden. Zusätzlich sollten Nährstoffdefizite ausgeglichen und bei Bedarf der Bauchraum osteopathisch behandelt werden.

Ob Beschwerden im Knie eine Darmkomponente aufweisen, kann sehr schnell überprüft werden. Erster Hinweis ist der Schmerzcharakter, den der Patient beschreibt. Aber es muss auch der praktische Zusammenhang zwischen Darm und Knieschmerzen hergestellt werden. Deshalb soll der Patient eine Bewegung ausführen, die seine Schmerzen auslöst, z.B. eine Kniebeuge. Dann wird eine osteopathische Bauchbehandlung durchgeführt und anschließend wieder die Kniebeuge. Ist der Schmerz nach der Bauchbehandlung sofort deutlich besser, so ist bewiesen, dass der Darm und dadurch die Fehlernährung den Schmerz mitbedingt.

Zuletzt hat sich eine 20-jährige Patientin bei mir in der Praxis mit beidseitigen Kniebeschwerden vorgestellt, die sie seit Jahren fast täglich spürt. Die Diagnose des behandelnden Orthopäden war laut MRT: „Arthrose beider Knie".
Sie beschrieb einen Anlaufschmerz in beiden Knien, der morgens und nach langem Sitzen auftrat. Gehen und Laufen war aber schmerzfrei möglich. Darmbeschwerden hatte sie allerdings keine, jedoch seit 3 Monaten morgendliche Rückenschmerzen.
Sie ahnen es schon: Die „arthrotischen" Kniebeschwerden und die Rückenschmerzen waren natürlich nach Entlastung des Darms durch Ernährungstherapie innerhalb von 7 Tagen verschwunden.

Muskelschmerzen in den Beinen Hüft-, Knie-, Sprunggelenks-, Achillessehnenschmerzen			
Symptome			
morgendliche Schmerzen, die sich mit Bewegung bessern			
Krankheitsprozess			
Muskelverspannungen und Schmerzen			siehe 3.1.2.5.4, Abb. 114
Energiemangel der Muskulatur			siehe 3.1.2.3.8
Entzündungen im Gewebe			siehe 4.3.2, Abb. 186
Medikamentöse Therapie			
Schmerzmittel			NSAR (z.B. Diclofenac, Aspirin, Ibuprofen) schwache und starke Opioide
Belastung durch Nahrung			
Nährstoffmangel		für Energiegewinnung	siehe 3.1.2.3
		Muskelkontraktion	siehe 3.1.2.5.4, Abb. 114
		Zelltod durch Nekrose	siehe 3.1.2.6.2
Zu viel Stärke und Zucker Zu viel Insulin AGEs		Mitochondrienstörung	siehe 4.1.2.2, 4.1.3.6
		Durchblutungsstörung der Becken-und Beinmuskulatur	siehe 4.1.1.7
		Entzündungen	siehe 4.1.2.5, 4.1.3.9, 4.1.4.1
Ernährungstherapie			
artgerechte, nährstoffreiche, stärke- und zuckerarme Jäger+Sammler-Ernährung			
Nährstofftherapie			
Eisen, Magnesium, Calcium + Vitamin D, Zink, Kupfer, Vitamin C, B3, B6, B12, Folsäure			Laborwerte und Substitution siehe 3.2.5 Nährstoffsteckbriefe

Abb. 213: Steckbrief Muskel- und Gelenkschmerzen in den Beinen

4.3.3.10.3 Muskel- und Gelenkschmerzen im Schulter-Arm-Bereich

Sie werden Sich jetzt denken: „Beim Wührer kommt anscheinend alles vom Essen. Wie sollen denn durch eine Fehlernährung Nackenprobleme, Tennisellbogen oder eine Taubheit der Finger entstehen?"
Wie ich schon erwähnte, gibt es auch viele andere Belastungen, die Energiegewinnung einschränken und dadurch Beschwerden verursachen können.
Die chronische Belastung, die allerdings am einfachsten, schnellsten und nachhaltigsten zu verändern ist, ist allerdings die tägliche Dauerbelastung von Stärke und damit der Zuckermenge von 5 Tafeln Schokolade.

Aber wie führt eine chronische Fehlbelastung des Magen-Darm-Trakts zu Beschwerden im Schulter-Arm-Bereich?
Können Sie sich noch erinnern? Ich habe diese Verbindung schon im Kapitel 4.1.1.8 hergestellt. Der „Missing Link" ist eine durch den Darm ausgelöste Reizung des Nervus Phrenicus. Er hat seinen Ursprung im Halsmark, steuert das Zwerchfell und meldet Nozizeption aus Brust- und Bauchraum. Durch Reizzustände des Bauchraums kommt es durch Quervernetzungen des Nervus Phrenicus mit den anderen Nerven der Halswirbelsäule zu Verspannungen und Beschwerden der Halsmuskulatur.
So kommt es durch die Verspannung der Nackenmuskulatur (Musculus Scaleni) zur hochstehenden 1. Rippe, wodurch das Gefäß-Nerven-Bündel, das zwischen Schlüsselbein und 1. Rippe durchzieht, irritiert wird. Dieses Gefäß-Nerven-Bündel versorgt den Schulter-Arm-Hand Bereich und kann bei Druck durch die hochstehende 1. Rippe (Thoracic Outlet Syndrom) Durchblutungseinschränkungen und Nervenstörungen im gesamten Schulter-Arm-Hand-Bereich auslösen.
Beim **Thoracic Outlet Syndrom** kommt es typischerweise zur Taubheit der Finger durch **Druck auf den Plexus Cervicalis,** das ist der Nervenstamm, der die Nervenäste bildet, die dann die Muskulatur und die Haut des gesamten Arms versorgen.
Hierdurch können alle Finger Gefühlsstörungen aufweisen, das Thoracic-Outlet-Syndrom ergibt aber ein ganz anderes Beschwerdebild als ein Bandscheibenvorfall der Halswirbelsäule oder ein Karpaltunnel-Syndrom. Das Thoracic-Outlet-Syndrom wird aber meist nicht erkannt!
Neben der Irritation des Nervenstamms kommt es durch die hochstehende 1. Rippe auch zum **Druck auf die Arteria Subclavia,** das ist die Schlagader, die das Blut in den gesamten Arm transportiert. Dies führt zur Durchblutungseinschränkung im Arm, die aber wieder leicht durch kalte Finger und Anlaufschmerzen zu erkennen ist. Wenn die Finger morgens ganz steif sind und sich erst mal „warmlaufen" müssen, bis Schmerz und Beweglichkeit besser werden, so handelt es sich auch hier um eine „Leichenstarre".
Aber nicht nur die Durchblutung, sondern auch der Abfluss des Blutes wird durch die Enge zwischen 1. Rippe und Schlüsselbein eingeschränkt. Beim Thoracic-Outlet-Syndrom kommt es durch **Druck auf die Vena Subclavia** zum venösen und lymphatischen Rückstau. Dadurch sind die Finger geschwollen.
Sie sehen, dass sich auch bei chronischen Beschwerden im Schulter-Arm-Bereich, egal ob es sich um Taubheit und Entzündung der Finger, Tennisellbogen oder Schulter-Nacken-Schmerzen handelt, eine Ernährungsumstellung auf eine artgerechte Ernährung lohnt.
Nur dadurch kann man die chronischen - da täglichen - Reizzustände des Nervus Phrenicus eliminieren und eine normale Durchblutungssituation im Schulter-Arm-Bereich wieder herstellen.
Verstärkt kann die Schmerzproblematik natürlich durch chronische Entzündungen und Nährstoffdefizite werden, die durch eine Fehlernährung zusätzlich verusacht werden.

Muskelschmerzen im Schulter-Arm-Bereich
Nacken-, Ellbogen-, Hand- und Fingerschmerzen

Symptome		
morgendliche oder nächtliche Schmerzen, die sich mit Bewegung bessern		
Krankheitsprozess		
Muskelverspannungen und Schmerzen		siehe 3.1.2.5.4, Abb. 114
Energiemangel der Muskulatur		siehe 3.1.2.3.8
Entzündungen im Gewebe		siehe 4.3.2, Abb. 186
Medikamentöse Therapie		
Schmerzmittel		NSAR (z.B. Diclofenac, Aspirin, Ibuprofen) schwache und starke Opioide
Belastung durch Nahrung		
Nährstoffmangel	Energiegewinnung	siehe 3.1.2.3
	Muskelkontraktion	siehe 3.1.2.5.4, Abb. 114
	Zelltod durch Nekrose	siehe 3.1.2.6.2
Zu viel Stärke und Zucker	Mitochondrienstörung	siehe 4.1.2.2, 4.1.3.6
Zu viel Insulin	Durchblutungsstörung im Schulter-Arm-Hand-Bereich	siehe 4.1.1.8
AGEs	Entzündungen	siehe 4.1.2.5, 4.1.3.9, 4.1.4.1
Ernährungstherapie		
artgerechte, nährstoffreiche, stärke- und zuckerarme Jäger+Sammler-Ernährung		
Nährstofftherapie		
Eisen, Magnesium, Calcium + Vitamin D, Zink, Kupfer, Vitamin C, B3, B6, B12, Folsäure		Laborwerte und Substitution siehe 3.2.5 Nährstoffsteckbriefe

Abb. 214: Steckbrief Muskel- und Gelenkschmerzen im Schulter-Arm-Bereich

4.3.3.10.4 Überaktive Blase (Reizblase)

Die Blase ist ein großer Hohlmuskel und kein „Urinbeutel". Dieser Blasenmuskel (Musculus Detrusor Vesicae) sollte normalerweise ganz entspannt sein, wenn sich die Blase füllt, und erst bei einer vollen Blase anspannen. Bei einer Reizblase ist dieser Muskel aber immer angespannt. Er kann also nicht vollständig entspannen, es fehlt sozusagen die Energie, um die „Leichenstarre" der Blase aufzulösen. Das bedeutet, die Reizblase hat so viel Spannung wie ein Luftballon, der zum ersten Mal aufgeblasen wird. Er füllt sich schwer und die Luft schießt mit hohem Druck wieder heraus. Genauso fühlt sich die Blase an, es passt nicht viel hinein und schießt mit hohem Druck wieder heraus.

Ist die Blase entspannt, so ist sie wie ein Luftballon, der zum 10. Mal aufgeblasen wurde: hat nicht viel Spannung, lässt sich gut füllen und die Luft geht mit wenig Druck langsam aus.

Das Problem der Reizblase mit der verspannten Blasenmuskulatur ist nichts anderes als eine Mangeldurchblutung. Deshalb beschreiben viele Patienten: „Nachts und im Büro muss ich fast stündlich wegen kleinen Mengen auf die Toilette. Wenn ich aber stundenlang wandere, muss ich gar nicht." Woran liegt das?

Ja richtig, an der Durchblutung! Wenn der Kreislauf aktiv ist, dann bekommt auch endlich die Blase genügend Blut für die Energiegewinnung und der Blasenmuskel kann sich entspannen.

Deshalb sollten wir versuchen, die Durchblutung der Blase zu verbessern, damit auch in Ruhe genügend

Blut und damit Sauerstoff für die Energiegewinnung zur Verfügung steht. Eine Entlastung des Darms ist auch hier nötig, da auch die Blutgefäße der Blase hinter dem Darm verlaufen (siehe 4.1.1.7). Dies funktioniert ganz einfach durch eine nährstoffreiche Jäger+Sammler-Ernährung. Gleichzeitig wird dadurch die Nährstoffversorgung verbessert, damit der Organismus nicht mehr sparen muss. Krankheit ist Mangel! Muss der Organismus sparen, so spart zwar jeder woanders, allerdings wird in der Regel an den Stellen gespart, die nicht so ganz wichtig sind, an den Händen, Füßen, Darm und Blase.

Wichtig bei der Blasenproblematik ist unbedingt die Kontrolle und Therapie eines Eisenmangels (Ferritin - siehe 3.2.5.8).

Die Ursache von chronischen Blasenentzündungen ist (bis zum Beweis des Gegenteils) auch ein Durchblutungsproblem, ausgelöst durch Darmbelastung und Eisenmangel!

Überaktive Blase (Reizblase)		
Symptome		
häufiges Wasserlassen		plötzlicher starker Harndrang
Krankheitsprozess		
Muskelverspannung der Blasenmuskulatur		siehe 3.1.2.5.4, Abb. 114
Energiemangel der Blasenmuskulatur		siehe 3.1.2.3.8
Medikamentöse Therapie		
Alpha-Rezeptorenblocker		entspannen Blasenmuskulatur
Anticholinergika		
Belastung durch Nahrung		
Nährstoffmangel	für Energiegewinnung	siehe 3.1.2.3
	Muskelkontraktion	siehe 3.1.2.5.4, Abb. 114
Zu viel Stärke und Zucker	Mitochondrienstörung	siehe 4.1.2.2, 4.1.3.6
Zu viel Insulin	Durchblutungsstörung der Becken- und Blasenmuskulatur	siehe 4.1.1.7
AGEs		
Ernährungstherapie		
artgerechte, nährstoffreiche, stärke- und zuckerarme Jäger+Sammler-Ernährung		
Nährstofftherapie		
Eisen, Magnesium, Calcium + Vitamin D, Zink, Kupfer, Vitamin C, B3, B6, B12, Folsäure		Laborwerte und Substitution siehe 3.2.5 Nährstoffsteckbriefe

Abb. 215: Steckbrief Überaktive Blase (Reizblase)

4.3.3.10.5 Regelschmerzen (Dysmenorrhoe)

Auch wenn fast jede Frau unter Regelschmerzen leidet, die oft Schmerzmittel nötig machen, soll eines gleich am Anfang geklärt sein: In der Bibel steht, dass die Geburt schmerzt, aber von Schmerzen während bei Monatsblutung steht nichts drin. Regelschmerzen sind nicht normal. Hierbei handelt es sich um nichts anderes als um einen „Wadenkrampf" an der Gebärmuttermuskulatur. Durch hormonellen Einfluss kommt es zum Anspannen der Gebärmuttermuskulatur mit dem Ziel, die alte Schleimhaut abzustoßen. Wenn Sie Ihre Waden anspannen, bekommen Sie normalerweise auch keinen Krampf. Es sei denn, der Wadenmuskel ist schlecht durchblutet, dann kommt es beim Anspannen zum Krampf.

So ist es auch bei der Monatsblutung, meine lieben Frauen. Wenn Sie es schaffen, durch eine artgerechte Ernährungstherapie die Durchblutung der Gebärmutter, ähnlich wie bei der Reizblase, zu verbessern, dann gehören die Gebärmutterkrämpfe der Vergangenheit an.

Deshalb führt eine artgerechte, nährstoffreiche, stärke- und zuckerarme Jäger+Sammler-Ernährung, wenn nötig mit Unterstützung der laborkontrollierten Nährstofftherapie, in der Regel schnell zur Schmerzfreiheit der Regel.

Regelschmerzen (Dysmenorrhoe)		
Symptome		
starke Unterbauchschmerzen oder Rückenschmerzen während der Regelblutung		
Krankheitsprozess		
Muskelkrampf der Gebärmuttermuskulatur		siehe 3.1.2.5.4, Abb. 114
Energiemangel der Gebärmuttermuskulatur		siehe 3.1.2.3.8
Medikamentöse Therapie	symptomatische Therapie	
Schmerzmittel	NSAR (z.B. Diclofenac, Aspirin, Ibuprofen)	
Belastung durch Nahrung		
Nährstoffmangel	für Energiegewinnung	siehe 3.1.2.3
	Muskelkontraktion	siehe 3.1.2.5.4, Abb. 141
Zu viel Stärke und Zucker	Mitochondrienstörung	siehe 4.1.2.2, 4.1.3.6
Zu viel Insulin AGEs	Durchblutungsstörung der Gebärmuttermuskulatur	siehe 4.1.1.7
Ernährungstherapie		
artgerechte, nährstoffreiche, stärke- und zuckerarme Jäger+Sammler-Ernährung		
Nährstofftherapie		
Eisen, Magnesium, Calcium + Vitamin D, Zink, Kupfer, Vitamin C, B3, B6, B12, Folsäure		Laborwerte und Substitution siehe 3.2.5 Nährstoffsteckbriefe

Abb. 216: Steckbrief Regelschmerzen (Dysmenorrhoe)

4.3.3.11 Tumorzelle

Bei diesem Thema verliere selbst ich meinen Humor. Tumorerkrankungen sind die schlimmsten Erkrankungen, die es gibt, unvorstellbar, was die Patienten alles erdulden müssen - durch Tumor und Therapie. Krebs ist die Geißel der Menschheit.
Vielleicht die Folge des falschen „Götzenbilds" Vollkorn, das angebetet wird? Beim „Tanz um das goldene Kalb" hat Moses auch alle, die das Goldene Kalb angebetet haben, erschlagen lassen...

Den Stoffwechsel der Tumorzelle habe ich ja schon ausführlich im Kapitel 3.1.2.7 dargestellt. Die wichtigsten Aspekte sind **Störungen der Mitochondrienfunktion** und dadurch eine **anaerobe Glykolyse** (Energiegewinnung nur aus Zucker).

Als Prophylaxe ist eine artgerechte, nährstoffreiche, eiweißreiche, fettreiche, stärke- und zuckerarme Jäger+Sammler-Ernährung ausreichend und bedeutet auch keine große Einschränkung. In der Tumortherapie sollte allerdings auch auf die kleinen Zuckermengen des Jäger+Sammler-Zuckers (2.1.3) verzichtet werden. Dies entspricht dann einer **Ketogenen Ernährung,** die bereits von einigen wenigen Krebszentren (z.B. Universitätsklinikum Würzburg) empfohlen wird. Auch „Die neue Anti-Krebs-Ernährung" von Dr. Johannes Coy[63] ist eine Ketogene Diät.
Ziel der Ernährungstherapie muss es sein, dass der Tumor verhungert und nicht der Patient. Dies kann durch eine Ketogene Diät wie der ketogenen Jäger+Sammler-Ernährung (ohne Jäger+Sammler-Zucker) erreicht werden:
Nährstoffe für den Patienten: Fette und Eiweiße - so viel, wie zu schaffen sind!
Mehr als die Hälfte der Tumorpatienten sterben nicht an dem Tumor selbst, sondern an der Tumorkachexie, d.h. sie verhungern! Je nährstoffreicher, fettreicher und eiweißreicher eine Ernährungsform und v.a. je höher die Nährstoffdichte des Essens ist, umso länger lebt der Patient. Im besten Fall überlebt er dadurch den Tumor.
Nährstoffe für den Tumor: Stärke und Zucker - so wenig, wie irgend möglich!
Die Tumorzelle hat also durch die Störung der Mitochondrienfunktion nur noch die Möglichkeit, ihr Leben durch ein Notprogramm, die anaerobe Glycolyse, zu retten (siehe 3.1.2.7). Hierfür benötigt der Tumor Unmengen an Zucker, die er gierig aufsaugt.
Zucker ist nicht nur die einzige Energiequelle des Tumors, sondern ein Zuviel an Zucker in der Zelle erhöht, genauso wie Insulin, auch noch die Zellteilraten, fördert also das aggressive Tumorwachstum (siehe 4.1.2.4, 4.1.3.7).
Glucose schwimmt zwar immer im Blut herum, auch wenn kein Zucker gegessen wird, da die Leber aus Aminosäuren die nötigen kleinen Zuckermengen baut. Allerdings entfallen durch eine ketogene Jäger+Sammler-Ernährung erstens die Blutzuckererhöhungen (siehe Abb. 149), die mehrmals täglich über mindestens 2 - 3 Stunden Druckbetankung für die Tumorzelle bedeuten. Und zweitens schaltet der Hirn- und Leberstoffwechsel auf Ketose um. Dabei bildet die Leber aus Fettsäuren Ketone, die nun - anstatt Glucose - als Nährstoffquelle vom Gehirn genutzt werden. Die Energiegewinnung der gesunden Zellen geschieht dabei durch Fettverbrennung. Deshalb wird Zucker nicht mehr als Energielieferant benötigt, sondern nur noch als Baustoff. Somit drosselt die Leber die Zuckerneubildung, wodurch der Blutzuckerspiegel auf ganz niedrige Werte sinkt - nochmals weniger Futter für den Tumor. Jetzt wird's langsam eng für den Tumor!

Falls Sie selbst mit einer Tumorerkrankung kämpfen, denken Sie bitte daran: Sie dürfen nicht verhungern. Bitte essen Sie! Durch eine ketogene, artgerechte, nährstoffreiche Jäger+Sammler-Ernährung und durch viel Bewegung können Sie Ihren Stoffwechsel grundlegend verändern.

Übrigens, künstliche Ernährung bei Tumorpatienten heißt: eiweiß- und fettarm, mit mehr als 50 % Glucose, das sind bis zu 300 g (60 TL) Zucker also 6 Tafeln Schokolade/Tag!
Welch katastrophaler Fehler...

Tumor, Krebserkrankungen		
Symptome		
Schmerz	Funktionseinschränkung	Gewebszerstörung
Krankheitsprozess		
Energiemangel		siehe 3.1.2.3.8
Tumorstoffwechsel, anaerobe Glycolyse		siehe 3.1.2.7
Medikamentöse Therapie		
Chemotherapie (z.B. Methotrexat)	hemmen Zellteilung	
Cortisontherapie	hemmt Entzündungen	
Schmerzmittel	schwache und starke Opioide	
Belastung durch Nahrung		
Nährstoffmangel	Energiegewinnung	siehe 3.1.2.3,
Zu viel Stärke und Zucker	Mitochondrienstörung	siehe 4.1.2.2, 4.1.3.6
Zu viel Insulin	freie Radikale	siehe 4.1.2.7, 4.1.4.2
AGEs	Durchblutungsstörungen	siehe 4.1.1.7, 4.1.1.8
	Zuckerüberschuss der Zellen	siehe 4.1.2.1, 4.1.3.1
	einzige Energiequelle des Tumor	siehe 3.1.2.7
	fördert Laktatbildung	siehe 4.1.2.3
	fördern Tumorwachstum	siehe 4.1.2.4, 4.1.3.7, 4.1.4.5
	hemmt die Apoptose	siehe 4.1.3.8
Ernährungstherapie		
artgerechte, nährstoffreiche, stärke- und zuckerarme Jäger+Sammler-Ernährung		
Nährstofftherapie		
Eisen, Magnesium, Calcium + Vitamin D, Kupfer, Zink, Vitamin C, E, B3, B6, B12, Folsäure		Laborwerte und Substitution siehe 3.2.5 Nährstoffsteckbriefe

Abb. 217: Steckbrief Tumor, Krebserkrankungen

4.4 Zusammenfassung

Zusammenfassung Teil 4

Der normale, tägliche Zuckerbedarf liegt im Rahmen des ehrlichen, bio-logischen Jäger+Sammler-Zuckers, also bei ca. 60 g/Tag.	Zu viel Stärke und Zucker im Magen-Darm-Takt lösen alle möglichen Magen-Darm-Beschwerden, aber auch Beschwerden im Hüft-Bein-Bereich und Schulter-Nacken-Bereich aus.	Zu viel Zucker im Blut führt zu den verschiedensten Krankheitsprozessen wie Entzündungen, Autoimmunerkrankungen und Tumorwachstum.
Auch ein Zuviel an Insulin führt zu Störungen im Fettstoffwechsel, zu Entzündungen und fördert das Tumorwachstum.	Zu viel Zucker im Blut - durch stärke- und zuckerreiche Nahrungsmittel - führt zur Verzuckerung der Zellen und Gewebe und bildet dadurch die AGEs.	AGEs führen zu Entzündungen, Zelltod und Gewebsabbau. Außerdem lösen sie Arteriosklerose und Autoimmunprozesse aus. Sie fördern auch das Tumorwachstum.
Zu viel Zucker, durch stärke- und zuckerreiche Nahrungsmittel stellen lebenslange, tägliche Belastungen dar. Steter Tropfen höhlt den Stein.	Jede Ernährungsempfehlung auf der Basis von Stärke-Nahrungsmitteln ist grundsätzlich falsch, entzündungsfördernd und gesundheitsgefährdend.	Es gibt keine Schmerzmelder, sondern nur Schadensmelder. Diese lösen verschiedene Gegenmaßnahmen zur Schadensabwehr aus.
Fehlernährung löst durch Nährstoffdefizite, Stärke, Zucker, AGEs und erhöhte Omega6-FS chronische Entzündungen aus.	Alle Erkrankungen sind durch eine artgerechte, nährstoffreiche, stärke- und zuckerarme Jäger+Sammler-Ernährung positiv zu beeinflussen.	**Stärke = Zucker!** Getreide und Reis sind nicht gesund und nährstoffreich - sondern nur nährstoffarmes Zuckergras.

Abb. 218: Puzzle mit Fakten zu Teil 4

Sie haben gesehen, wie wichtig eine artgerechte Ernährung für die verschiedensten Krankheiten und Beschwerden ist. Die hohe Nährstoffdichte liefert die wichtigen Nährstoffe für die Energiegewinnung der Zelle und damit für verschiedenste Prozesse im Organismus. Gleichzeitig reduzieren Sie die unvorstellbaren Zuckermengen, die nur durch Stärke-Nahrungsmittel - also durch ein artfremdes Futtermittel - zu schaffen sind.

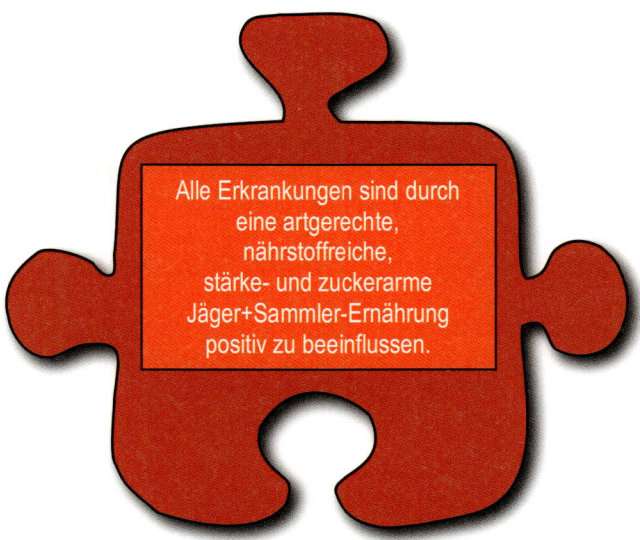

Alle Erkrankungen sind durch eine artgerechte, nährstoffreiche, stärke- und zuckerarme Jäger+Sammler-Ernährung positiv zu beeinflussen.

Wagen Sie den Versuch – verändern Sie Ihre Ernährung, dadurch verändern Sie Ihre Beschwerden und Ihr Leben!

„Der schwierigste Weg, den ein Mensch zurücklegen kann, ist der zwischen Vorsatz und Ausführung."

Bertrand Russell

Es ist nie zu spät, sein Leben zu ändern und seine Gesundheit selbst in die Hand zu nehmen. Nach 4 Wochen wollen Sie nicht mehr anders essen, weil Sie sehen, um wie viel besser sich Ihr Bauch anfühlt, wie viel fitter Sie sind und um wie viel sich Ihre teils jahrelangen Beschwerden reduziert haben.

„Ob Sie denken, dass Sie es können, oder ob Sie denken, dass Sie es nicht können - in beiden Fällen haben Sie recht."

Henry Ford (1863-1947)

Sollen Sie wirklich gar kein Getreide essen? Stärke ist Zucker, je nach Gesundheitszustand können Sie sich diesen Zucker schon mal als „Zuckerl" leisten, aber bei Beschwerden sollten Sie so selten und wenig wie möglich davon essen.
Je jünger, je fitter Sie sind und je mehr Bewegung Sie haben, desto mehr an Zucker können Sie sich leisten. Zucker bleibt aber Zucker, ist immer eine Belastung und muss gepuffert und ausgeglichen werden. Wer jung und fit ist, hält einiges aus, ob Alkohol oder Zucker - dadurch wird Stärke mit ihren riesigen Zuckermengen trotzdem nicht gesund!

Zum Abschluss noch eine kleine Bemerkung: Thema dieses Buches ist Ernährung, wir haben jetzt ganz ausführlich über Artgerechte Ernährung gesprochen.
Zur Gesunderhaltung und optimalen Leistungsfähigkeit gehört natürlich auch eine
artgerechte Haltung mit artgerechter Ernährung und Bewegung.

Unsere Vorfahren haben sich auch viel bewegt und waren den ganzen Tag auf Nahrungssuche beim Jagen oder Sammeln und verfolgten die Nahrung.
Heute im Zeitalter von „Menschlicher Käfighaltung" (Büro, Auto, Wohnzimmer) ist es so, dass die Nahrung uns den ganzen Tag verfolgt.
Deshalb ist es wichtig, dass sie trotz moderner Gesellschaft, genügend Auslauf haben – bleiben Sie in Bewegung – Keep on moving!

Und vergessen Sie nicht:

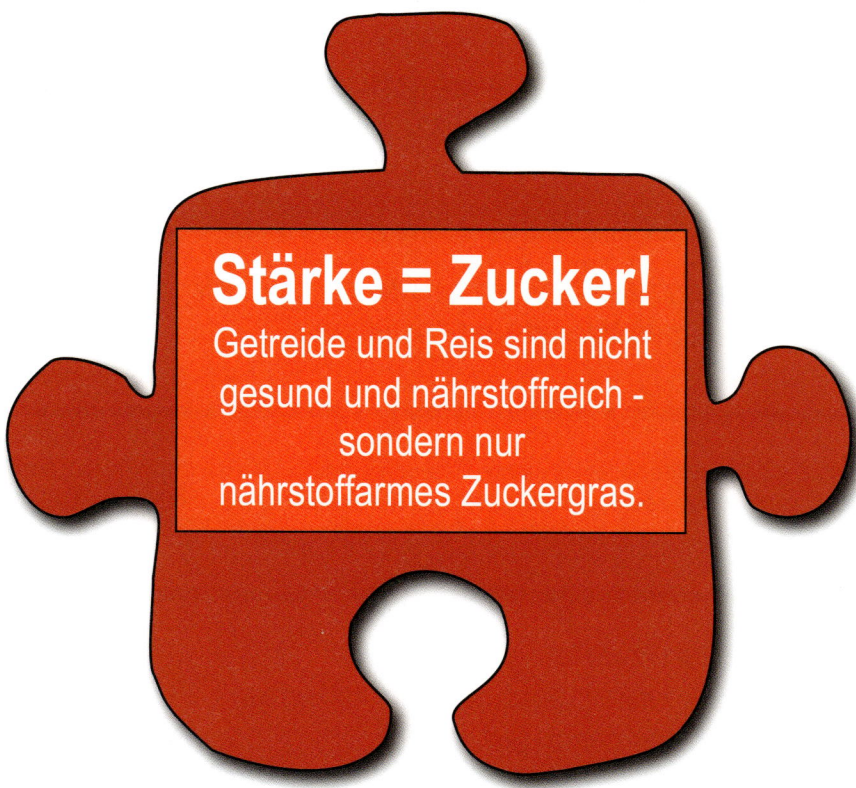

Wollen Sie immer noch mit voller Stärke ins Gras beißen?

Vollkornprodukte, Reis und Kartoffeln sind nicht gesund, denn sie sind nährstoffarm und liefern mit ihrer Stärke so große Zuckermengen, die nur durch diese artfremden Futtermittel (Gras) zu konsumieren sind. Jede Ernährungsempfehlung auf der Basis von Stärke-Nahrungsmitteln ist grundsätzlich falsch, entzündungsfördernd und gesundheitsgefährdend!

Es ist also Zeit zum Umdenken:

Ein Professor händigte die Unterlagen für das Abschlussexamen aus und verursachte einige Verwirrung bei den Studenten.
Einer von ihnen sprang auf und rief aufgeregt:
„Aber, Herr Professor, das sind ja die gleichen Fragen, die Sie uns bei der letzten Klausur gestellt haben!" -
„Stimmt", sagte er, „die Fragen sind die Gleichen, aber die Antworten haben sich geändert."

Unbekannt

Teil 5: Kochschule und Rezepte

In den vorherigen Kapiteln habe ich größten Wert darauf gelegt, dass **Sie verstehen,** wie eine optimale, gesundheitsfördernde Artgerechte Ernährung aussieht, und weshalb Stärke-Nahrungsmittel Krankheiten verursachen und Gesundheit verhindern.
Verständnis und der berühmte „Aha-Effekt" sind meines Erachtens enorm wichtig, denn was Sie einmal verstanden haben, werden Sie nicht wieder vergessen!

Aus diesem Grund war mir auch in folgendem Teil 5 wichtig, das Kochen mit Jäger+Sammler-Nahrungsmitteln so logisch und nachvollziehbar zu erklären, dass es **verstanden** wird.

Ich will Ihnen im Folgenden auf unterschiedlichen Wegen aufzeigen, wie Sie das Ziel - eine Artgerechte Ernährung - umsetzen können.
Es gibt verschiedene Denk- und Arbeitsweisen, um dieses Ziel zu erreichen:
- Der Eine braucht nur einen Zündfunken und ist kreativ beim Kochen - ein Rezept stört sogar, da er das Ergebnis auf eigenem Weg erreichen will.
- Der Zweite braucht Rezepte, die er akribisch und detailliert nachkochen kann.
- Der Dritte braucht einen Wochenplan, um die Ernährungsempfehlung umsetzen zu können.

> „Der Bergführer kann den Weg weisen,
> aber zum Ziel gehen muss jeder selbst."
>
> *Unbekannt*

Damit Sie das Ziel auf **Ihrem Weg** finden, folgt eine kurze Kochschule, um auch das Kochen zu verstehen. Diesen Teil 5 habe ich in 3 Rubriken unterteilt, um alle in ihrer unterschiedlichen Denkweise abzuholen:

5.1 Kochkurs:
Der Kochkurs ist nötig, um Ihnen auch beim Kochen einen logischen, verständlichen und nachvollziehbaren Weg zu erläutern.

5.2 Rezeptteil:
Dieser Abschnitt soll Ihnen einige Ideen und detaillierte Anleitungen für verschiedene Jäger+Sammler-Mahlzeiten aufzeigen.

5.3 Wochenplan:
Der Wochenplan ist für diejenigen, die in den ersten Wochen eine genaue und präzise Führung und Hilfestellung benötigen.

Ich denke, dass durch dieses variantenreiche Vorgehen alle in der Lage sein werden, eine gesundheitsfördernde Artgerechte Ernährung sofort und langfristig umsetzen zu können.

5.1 Die Gustation des Kochens (Kochkurs)

Es gibt die weitverbreitete, aber falsche Meinung: „Gesundes Essen macht doch nicht satt und schmeckt auch nicht."

Diese Vorurteile will ich mit folgendem Kochkurs aus der Welt schaffen.

5.1.1 Wie werde ich satt?

Das Sättigungsgefühl ist die Bestätigung des Gehirns, dass alle Nährstoffe in ausreichender Menge für den Organismus zu Verfügung stehen.
Kontrolliert wird Hunger und Sättigung durch den Hypothalamus, der das übergeordnete Regelsystem hierfür darstellt. Der Hypothalamus ist ein Teil des Zwischenhirns, welcher das innere Gleichgewicht (Homöostase) kontrolliert und die Anpassung an Belastungen des Körpers koordiniert.

Wie bereits erwähnt, bestehen wir aus insgesamt 100 Billionen (10^{14}) Zellen, die ihren Nährstoffbedarf selbst regeln. **Die Zellen bedienen sich** aus dem umliegenden Gewebe, das durch das Blutgefäßsystem ständig mit Sauerstoff und Nährstoffen versorgt wird.
Durch den Nährstoffverbrauch der vielen Zellen, kommt es zum **Abfall verschiedener Nährstoffkonzentrationen** im Blut. Über Regelsysteme wird der Mangel durch Mobilisation der Speicher aus Leber und Gewebe wieder aufgefüllt.
Gleichzeitig werden die **Defizite der Nährstoffe** durch Chemorezeptoren erfasst und **Botenstoffe freigesetzt,** die über unterschiedliche Wege (Gefäß oder Nerv) ins Gehirn zum Hypothalamus gelangen. Hier werden diese Informationen verrechnet und anschließend **löst der Hypothalamus dann Hungergefühl und Appetit aus.**

Vereinfacht bedeutet dies:
Die Zellen holen sich die Nährstoffe, Rezeptoren melden den Bedarf und das Gehirn formuliert aus diesen Meldungen Hunger und Appetit.

Wenn wir nach dem Hungergefühl etwas essen, wird Zunge und Gaumen eine entscheidende Aufgabe zuteil, nämlich schmecken!
Wir schmecken nicht nur, damit es uns schmeckt. Die Hauptaufgabe des Geschmackssinns ist vielmehr uns zu melden, **was** und **wie viel** wir essen!
Aber was genau schmecken wir?

Unsere 5 Geschmacksqualitäten sind umami, bitter, süß, sauer und salzig. **Die Zunge ist sozusagen wie die Registrierkasse beim Supermarkt.** Wir schieben das Essen vorbei, dann piepst mal umami, mal bitter, mal süß, mal sauer, mal salzig. Wenn es dann oft genug gepiepst hat, dann sind wir satt. Über verschiedene Hirnnerven und Botenstoffe gelangen **diese Geschmacksmeldungen zum Hypothalamus.** Der signalisiert dann: „Ich bin satt!"
Kontrolliert werden die Nährstoffe noch einmal durch Chemorezeptoren von Leber und Darm, die dem Hypothalamus die Nahrungsbestandteile und deren Menge wiederholt bestätigen.

Nudeln, Reis, Kartoffeln und Brot schmecken nicht umami, nicht bitter, nicht süß, nicht sauer, nicht salzig - sie piepsen an der Zunge nicht! Stärke-Nahrungsmittel schmecken nach nichts und riechen auch nicht. Sie machen nur voll, aber nicht satt! Die Magenfüllung trägt nämlich nicht zu einem Sättigungsgefühl bei. **Voll ist nicht satt!**

Wenn Sie mir nicht glauben, machen Sie mir ruhig folgendes Experiment nach: Ich habe mich 2 Wochen lang ausschließlich von Brot, Nudeln, Reis und Wasser ernährt - also nur von Gras und Wasser. Damit ich ausreichend Kalorien zu mir nahm, musste ich zur Mittagsportion (100 g Nudeln bzw. Reis) tagsüber zusätzlich 1 kg Vollkornbrot essen. Ich war zwar ständig voll, aber zu keinem Zeitpunkt satt. Ich hatte ständig Hunger. Glauben Sie mir, die sogenannten „Sättigungsbeilagen" Nudeln, Reis, Kartoffeln und Brot haben mit Sattsein nicht das Geringste zu tun. Satt macht nur das, was schmeckt!

Nudeln, Reis, Kartoffeln und Brot schmecken nicht!

5.1.2 Wie schmeckt dann ein perfektes Essen?

Ein perfektes Essen berührt alle **Sinne:**
- Es sieht für das **Auge** bunt und verführerisch aus.
- Es riecht für die **Nase** nach märchenhaften 1.001 Aromen.
- Es schmeichelt der **Zunge** und schmeckt nach allen 5 Geschmacksqualitäten:

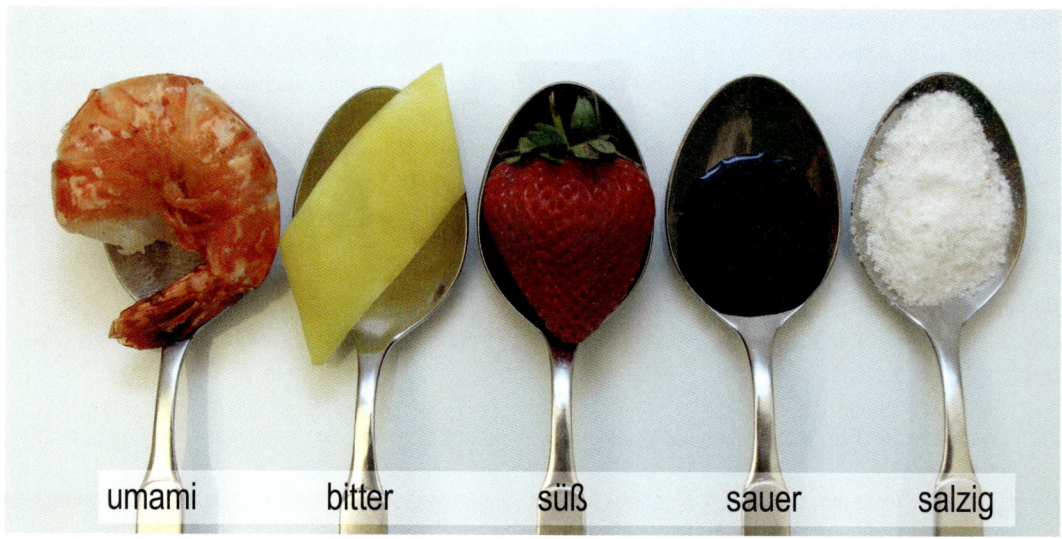

Abb. 219: Die 5 Geschmacksqualitäten

- Und es liefert Fett als Geschmacksverstärker, mit Fett schmeckt alles intensiver!

So ganz nebenher enthält ein perfektes Essen auch noch alle notwendigen Nährstoffe in einer kompakten Form (hohe Nährstoffdichte), so dass Sie nach dem Essen auch nicht voll sind, sondern satt.

Die Artgerechte Ernährung mit Jäger+Sammler-Nahrungsmitteln erfüllt alle Kriterien für ein perfektes Essen, das gleichzeitig gesundheitsfördernd ist! Sie ist nährstoffreich, stärke- und zuckerarm und dadurch entzündungshemmend. Außerdem sieht sie gut aus und verzaubert nicht nur Auge, sondern auch Zunge, Gaumen und Nase.

Also lassen Sie uns endlich kochen:

Damit das Essen schmeckt, benötigen wir als Zutaten nur ein Teil **umami,** ein Stück **bitter** und zum Abschmecken eine Prise **süß,** einen Schuss **sauer** und etwas **salzig.** Alles in eine Schüssel oder einen Topf - bei Bedarf warm machen - und fertig ist ein perfektes Mahl.
Fette fungieren übrigens als Verstärker für alle Geschmacksqualitäten, deshalb sparen Sie bitte nicht am Fett. Alles schmeckt besser und intensiver mit Butter und Sahne.

Sie merken schon, kochen ist ganz einfach.
Jetzt wollen wir uns aber die einzelnen Zutaten noch etwas genauer ansehen:

5.1.2.1 Umami - Jäger-Anteil

„**Umami** - was bitte schmeckt denn umami?", werden Sie sich jetzt wohl fragen. Umami ist die Bezeichnung für einen Geschmack, der Ihnen sicher sehr bekannt ist. Allerdings ist das Wort umami für die meisten fremd. Die Geschmacksrezeptoren für den Geschmack umami reagieren auf Aminosäuren, d.h wir haben eine Geschmacksqualität, die lebenswichtige **Eiweiße anzeigt und dadurch auch misst.** Verstärkt wird dieser Eiweiß-Geschmack übrigens durch Purine (siehe 2.3.3 Gicht), welche die Baustoffe für unsere Erbsubstanz (DNA) und unser ATP sind.

Fleisch, Fisch, Käse, Eier schmecken also umami (= fleischig) - d.h. der Jäger-Anteil unserer Artgerechten Ernährung schmeckt umami.

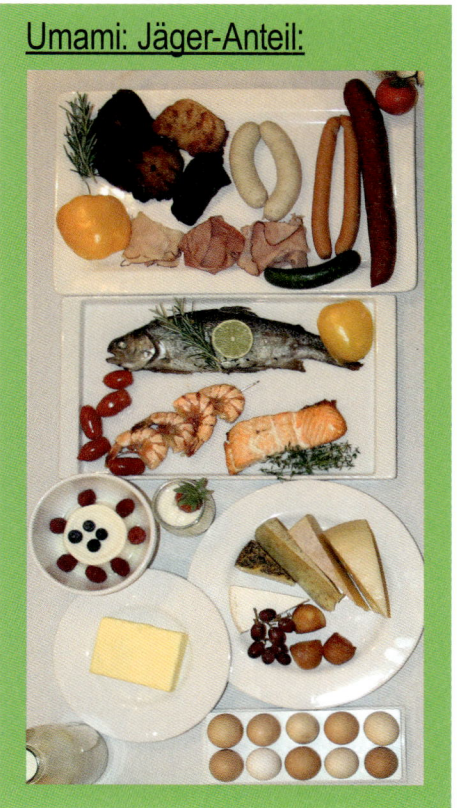

Umami: Jäger-Anteil:

Umami: Jäger-Anteil:
Fleisch und Wurstwaren
Fisch und Meeresfrüchte
Milch und Milchprodukte
Eier

5.1.2.2 Bitter - Sammler-Anteil

„Bitter ist doch unangenehm und abstoßend", werden vielleicht einige sagen. Das stimmt allerdings nur bei extremem Bittergeschmack, welcher uns signalisiert, etwas bitte nicht zu essen, denn es ist entweder unreif oder giftig, aber auf alle Fälle ungenießbar.

Der **feine bittere Geschmack,** den Gemüse, Salate und Kräuter mit sich bringen, fördert über die **Bitterstoffe** direkt und unmittelbar die Verdauungstätigkeit, erhöht die Magensaftproduktion und den Gallensäurefluss des Leber-Galle-Systems.

Gemüse, Salate, Kräuter, Pilze und Nüsse schmecken also bitter - d.h. der Sammler-Anteil unserer Artgerechten Ernährung schmeckt bitter.

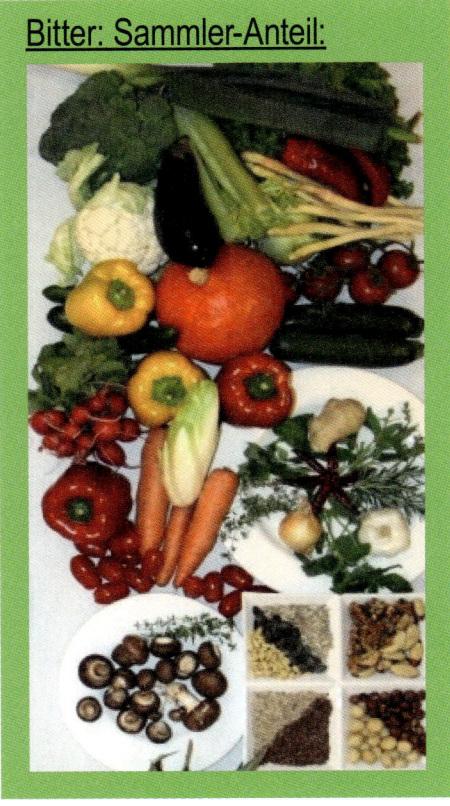

Bitter: Sammler-Anteil:

Bitter: Sammler-Anteil:
Gemüse und Salate
Kräuter und Gewürzpflanzen
Pilze
Nüsse und Kerne

5.1.2.3 Süß - Jäger+Sammler-Zucker

Süß ist wohl der verführerischste Geschmack, den wir kennen. Angefangen beim reifen, wohlschmeckenden Obst - der berühmte biblische Apfel - bis hin zu Schokolade und Co.
Süßes Obst hat uns in unserer Evolutionsgeschichte immer begleitet und geschmeckt.
Süß signalisiert dem Organismus: Es kommen wichtige **Zucker, als Baustoffe und für die Energiegewinnung.** Allerdings meldet die Zunge auch irgendwann: „Jetzt ist es genug mit süß!"

Diese Meldung entfällt übrigens bei Stärke-Nahrungsmitteln. Wir haben nämlich keinen Geschmackssinn für Stärke - d.h. wir können nicht messen, wie viel an Zucker durch die Stärke in den Organismus gelangt. Dann überfällt uns der Zucker-Tsunami, und wir müssen sehen, wie wir diese riesige Zuckerbelastung wieder ausgleichen können (siehe 4.1.2).

Wie bereits im Kapitel 2.1.3 über Jäger+Sammler-Zucker ausführlich erklärt, ist die Zuckerzusammensetzung von Obst (Traubenzucker und Fruchtzucker) die gleiche wie bei Haushaltszucker (Rübenzucker = TZ und FZ) und deshalb erstreckt sich der Jäger+Sammler-Zucker auf viele süße Nahrungsmittel - allein die Menge macht ein Problem. Bei allen Rezepten habe ich darauf geachtet, dass die Zuckerlast im Rahmen des Jäger+Sammler-Zuckers (max GM 10 g = 15 g Zucker) liegt.

<u>Süß: Jäger+Sammler-Zucker (max. GM 10 g):</u>

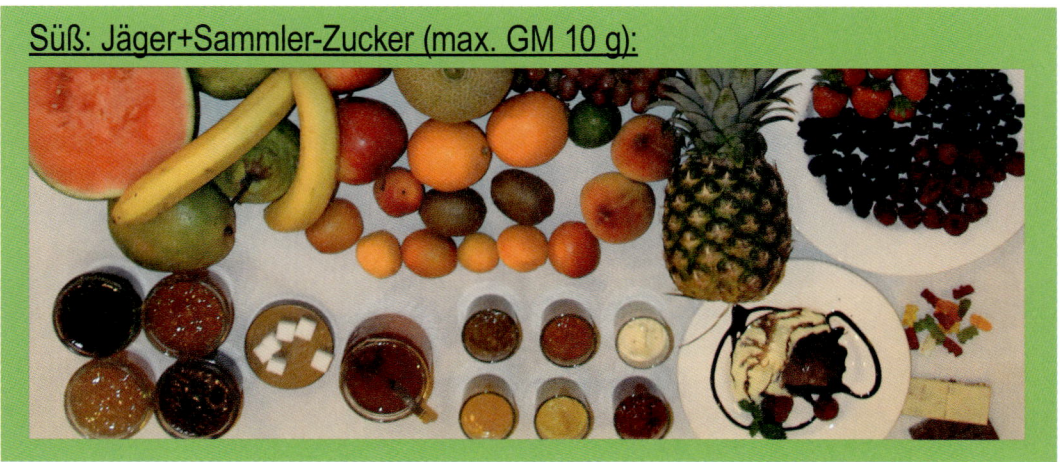

<u>Süß: Jäger+Sammler-Zucker (max. GM 10 g):</u>
ca. 200 g Obst und Beeren
Kleine Portionen Süßigkeiten:
max. 3 TL Honig und Marmelade
max. 3 TL Haushaltszucker
max. 30 g, 2 Reihen Schokolade, max. 2 Kugeln Eis
max. 3 EL Ketchup, Senf und Grillsaucen

5.1.2.4 Sauer - Saurer Jäger+Sammler-Kasten

Sauer macht nicht nur lustig, sondern ist der Geschmack der organischen Säuren. Diese haben einen zentralen Stellenwert in unserem Energiestoffwechsel. Sie werden energieaufwendig vom Organismus selbst produziert, aber auch zum Teil durch das Essen aufgenommen. Die Citronensäure der Zitrusfrüchte kann als Citrat dem Citratzyklus (siehe Abb. 82) zugeführt werden. Die Essigsäure von Essig und Wein kann zu Acetyl-CoA (= aktivierte Essigsäure) aufgebaut werden und ebenfalls im **Citratzyklus zur Energiegewinnung und Biosynthese** genutzt werden. Die im Essen enthaltenen organischen Säuren gibt es umsonst, sie müssen nicht erst energieaufwendig hergestellt werden.

Saurer Jäger+Sammler-Kasten:
Zitrone, Orange, Limette,
Essig, Aceto Balsamico
Wein, Sherry

5.1.2.5 Salzig - Salziger Jäger+Sammler-Kasten

Salzig schmeckt Salz. So einfach wie sich diese Feststellung auch anhört, genauso wichtig ist dieser Geschmack auch für den Organismus. Er muss nämlich auch ständig den **Mineralstoffgehalt und Salzhaushalt** (NaCl) gegen die Verluste von Niere und Schweiß ausgleichen. Deshalb schmeckt Ihnen an einem Tag das gleiche Essen zu salzig und am nächsten Tag - nach Salzverlusten durch starkes Schwitzen - nicht salzig genug und Sie müssen nachsalzen, damit es schmeckt.

Salziger Jäger+Sammler-Kasten:
Salz
Salzige Nahrungsmittel (z.B. Feta, Parmesan)

Es gibt natürlich geschmackliche Überschneidungen bei einigen Nahrungsmitteln. Der Einfachheit halber habe ich sie der passendsten Geschmacksgruppe zugeordnet, damit das modellhafte Baukastensystem als logischer Rahmen auch anzuwenden ist.

5.1.3 Zusammenfassung des Kochkurses

Kochen ist also ganz einfach: Sie nehmen aus jedem Baukasten eine Zutat, die Sie natürlich beliebig variieren können.

Als Hauptzutaten und Grundlage für jedes Jäger+Sammler-Essen benötigen Sie einfach ein Teil **umami (Jäger-Anteil)** und ein Stück **bitter (Sammler-Anteil)**:

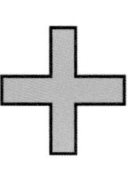

Umami: Jäger-Anteil:
Fleisch und Wurstwaren
Fisch und Meeresfrüchte
Milch und Milchprodukte
Eier

Bitter: Sammler-Anteil:
Gemüse und Salate
Kräuter und Gewürzpflanzen
Pilze
Nüsse und Kerne

… und zum Abschmecken eine Prise **süß**, einen Schuss **sauer** und etwas **salzig**.

Süß: Jäger+Sammler-Zucker (max. GM 10 g):
ca. 200 g Obst und Beeren
Kleine Portionen Süßigkeiten:
max. 3 TL Honig und Marmelade
max. 3 TL Haushaltszucker
max. 30 g, 2 Reihen Schokolade, max. 2 Kugeln Eis
max. 3 EL Ketchup, Senf und Grillsaucen

Saurer Jäger+Sammler-Kasten:
Zitrone, Orange, Limette,
Essig, Aceto Balsamico
Wein, Sherry

Salziger Jäger+Sammler-Kasten:
Salz
Salzige Nahrungsmittel (z.B. Feta, Parmesan)

Alles in eine Schüssel oder einen Topf - bei Bedarf warm machen - und fertig ist ein perfektes Mahl.

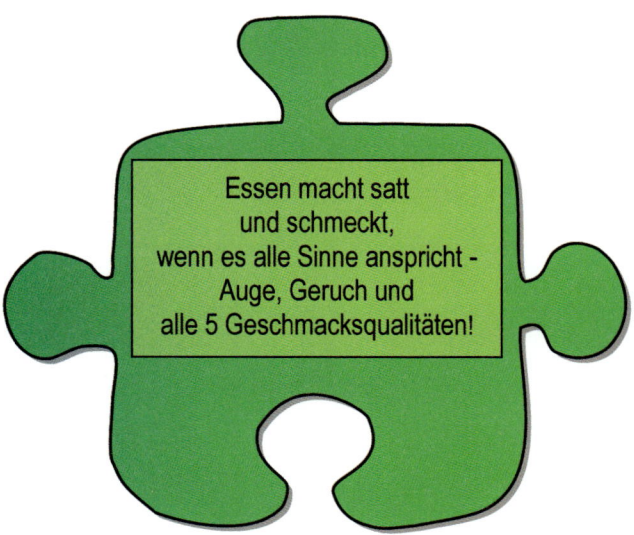

> **Wichtige gustatorische Anmerkung:**
> Nudeln, Reis, Kartoffeln und Brot schmecken nicht umami, nicht bitter, nicht süß, nicht sauer und auch nicht salzig - **Stärke-Nahrungsmittel schmecken nach nichts!** Stärke piepst deshalb auch nicht auf der Zunge. Somit fehlt auch kein Geschmack. Stärke ist nur Pappe, um das Essen zu strecken.
> **Stärke macht Sie auch nicht satt, sondern nur voll** - so voll, dass Sie sich nach dem Essen nicht mehr richtig bewegen können.
> Stärke-Nahrungsmittel bringen nur riesige Zuckermengen mit sich, haben aber keinen Geschmack und keinen Geruch und haben nichts mit optimaler, gesunder, nährstoffreicher Ernährung zu tun!
> Zusätzlich **nimmt Stärke dem Essen auch noch viel an Geschmack!**
> Zusammenfassend kann gesagt werden, dass Stärke-Nahrungsmittel selbst nicht schmecken und nicht riechen, riesige Zuckermengen mitbringen, nicht satt, sondern nur voll machen und dem guten Essen sogar auch noch den Geschmack stehlen.
> Wenn Sie die Problematik der Stärke-Nahrungsmittel richtig verstanden haben, dann ist es nicht so, dass Sie Stärke nicht mehr essen dürfen, sondern dann **brauchen Sie Stärke nicht mehr essen!**

Durch das Weglassen von Stärke nutzen Sie nur noch Nahrungsmittel, die selbst schmecken und riechen. Dadurch ist das Essen viel geschmacksintensiver. Gleichzeitig verbessert sich in kurzer Zeit auch Ihr Geschmacksempfinden und Sie lernen wieder „satt" von „voll" zu unterscheiden.

5.1.4 Wie kann ich meine eigenen gewohnten Gerichte kochen?

Nachdem wir vorher geklärt haben, was benötigt wird, damit Essen satt macht und schmeckt, wollen wir nun zum praktischen Teil des Kochens kommen.

Sie können alle Ihre altbekannten, gewohnten Gerichte natürlich weiter kochen. Dadurch können Sie die Artgerechte Ernährung einfach in Ihre Familie integrieren. Sie müssen die Gerichte **nur etwas umgestalten:** Nudeln, Reis, Kartoffeln und Brot einfach weglassen oder durch Alternativen ersetzen. Wie das geht, werde ich Ihnen auf den folgenden Seiten erklären und mit Beispielen darstellen.

5.1.4.1 Lassen Sie Stärke-Nahrungsmittel einfach weg:

Stärke-Nahrungsmittel	Beispiele aus Teil 5.2 Rezepte
ohne Nudeln	Hühnchen Carbonara mit Schmortomaten
	Schuta (= Pasta Schuta ohne Pasta)
ohne Reis	Gefüllte Paprika
	Gefüllte Zucchini
	Fisch-Paella
	Fisch mit Sherry-Sahne-Soße und Tomaten
	Hühnchenbrust in Salbeibutter mit Paprika
	Hackfleischrolle mit Feta im Schinkenmantel
	Kurzgebratener Rehrücken mit Bohnen im Schinkenmantel
ohne Kartoffeln	Fisch-Gratin
	Garnelen und grüner Spargel vom Grill
	Schweinefilet bei Niedrigtemperatur gegart
ohne Knödel	Rehbraten mit Pfifferlingen und Brokkoli
ohne Brot	Ideen für die Pausenbox
	Rührei to go
	Jäger+Sammler-Platte („Brotlose Kunst")

Abb. 220: Beispiele für Gerichte ohne Stärke-Nahrungsmittel

Die Beilagen für den Jäger-Anteil sind die vielen schmackhaften, bunten Gemüsesorten aus dem Sammler-Anteil. Diese können Sie vielfältig kombinieren und variantenreich zubereiten.
Hierfür noch ein Tipp von mir: Trauen Sie sich ruhig und bereiten Sie **nur eine Gemüsebeilage** zu.
Wenn beim Füttern meiner kleinen Jungs auf einer Zucchinigabel ein Stück Paprika war, haben diese sich lauthals beschwert. Sie mögen aber alle Gemüsearten, allerdings immer **nur eine!** Die Kinder haben Recht, wenn sie das Gemüse einzeln essen, schmeckt es **viel intensiver** - dann schmeckt´s nach Tomate, dann schmeckt´s nach Paprika, dann schmeckt´s nach Zucchini. Also lassen Sie sich die Hühnerbrust in Salbeibutter „nur" mit Paprika ruhig schmecken.

5.1.4.2 Ersetzen Sie Stärke-Nahrungsmittel:

In der folgenden Tabelle sind Empfehlungen und Möglichkeiten aufgelistet, wie Sie Stärke-Nahrungsmittel ersetzen können. Betrachten Sie dies und die Rezepte dazu als Einstieg in die Artgerechte Ernährung. Diese Beispiele sollen Ihnen Basisrezepte liefern, die Sie im Laufe der Zeit Ihrem eigenen Geschmack anpassen werden. Ihrer eigenen Kreativität sind somit keine Grenzen mehr gesetzt.

Stärke-Nahrungsmittel	Gericht	Alternativen	Beispiele aus Teil 5.2 Rezepte
statt Getreide	Brei	Mandeln, Nüsse	Mandel-Nuss-Brei
	Müsli	Nüsse, Kerne	Jäger+Sammler-Müsli
	Cornflakes	Mandelblättchen	Mandelflakes
	Pfannkuchen	Eiweißpulver Mandeln	Jäger+Sammler-Pfannkuchen
			gefüllte Pfannkuchen
	Kaiserschmarrn	Eiweißpulver Mandeln	Jäger+Sammler-Kaiserschmarrn
	Waffeln	Eiweißpulver	Jäger+Sammler-Waffeln
	Brot	Mandeln, Leinsamen	Jäger+Sammler-Brot
		Mandeln	Jäger+Sammler-Kräuterbrot
	Suppenbindung	Legierung mit Eigelb und Sahne	Blumenkohlsuppe mit gebratenem Schinken
		Gemüse kochen und pürieren	
	Suppeneinlage	Ei	Ei verquirlen
		Käse	zerbrochene Parmesanchips
		Croûtons	Jäger+Sammler-Brot anrösten
		Pfannkuchen	Jäger+Sammler-Pfannkuchen
	Nudeln	Gemüse	Zucchini-Spaghetti
			Spinat-Gemüse-Lasagne
		Käse	Käserolle mit Schinken
			Käserolle mit Feta und Oliven
	Knödelersatz	Ei und Parmesan	Rahmschwammerl mit Jäger+Sammler-Polenta
	Spätzle	Parmesan	Jäger+Sammler-Käsespätzle

Stärke-Nahrungsmittel	Gericht	Alternativen	Beispiele aus Teil 5.2 Rezepte
statt Getreide	Panade	Sesam	Sesampanierte Hühnerbrust
		Leinsamen, geschrotet	
		Mandeln, gemahlen	
	Saftbindung im Hackfleisch	Gemüse	Hackfleischrolle
			Fleischpflanzerl mit Selleriepüree
	Soßenbindung	Wurzelgemüse passieren	Schweinefilet bei Niedrigtemperatur
		Legierung mit Eigelb und Sahne	Rahmschwammerl mit Jäger+Sammler-Polenta
			Fisch mit Sherry-Sahne-Soße
		Ei einrühren	Hühnchen Carbonara
		Einkochen, bis die Konsistenz stimmt	Hackfleischsoße für Lasagne
		Käse schmelzen	
	Pizza	Käse	Pizza Inversa
		Eiweißpulver	Jäger+Sammler-Fladenbrot
	Kuchen	Mandeln Nüsse	Nuss-Teig
			Mohn-Teig
			Schoko-Teig
			Biskuit-Teig
			Mürb-Teig
			Zebra-Mandel-Teig
			Mandelhörnchen
	Plätzchen	Mandeln Nüsse	Lebkuchen
			Zimtsterne
			Bärentatzen
			Cappuccino-Plätzchen
			Pfauenauge
statt Kartoffeln	Chips	Käse	Parmesanchips
	Gebratenes	Kohlrabi, Karotten	Kohlrabi-Karotten-Gemüse
		Sellerie	Lachs vom Grill mit Sellerierösti
		Pastinaken	
	Püree	Sellerie	Fleischpflanzerl mit Selleriepüree
statt Mais	Taco	Parmesan	Parmesantacos
	Polenta	Ei und Parmesan	Jäger+Sammler-Polenta

Abb. 221: Alternativen zu Stärke-Nahrungsmitteln

5.2 Rezepte

In diesem Teil habe ich Ihnen eine Vielzahl von verschiedenen Rezepten zusammengetragen, damit Sie für unterschiedliche Mahlzeiten viele Ideen und Anregungen erhalten.
Bei den Hauptgerichten habe ich die Zutaten den einzelnen Geschmacksrichtungen - wie im Kochkurs - zugeteilt, um dieses schematische Baukastendenken zu verinnerlichen.

Vorab noch ein paar allgemeine Bemerkungen zu den Rezepten:

- Alle Rezepte sind ganz einfach in der Zubereitung.
- Die Arbeitszeit liegt im Rahmen von 15 - 30 min.
- Die Zutaten erhalten Sie in jedem Supermarkt oder Bioladen. Einzige Ausnahme ist das „geschmacksneutrale Eiweißpulver", welches Sie aber im Drogeriemarkt kaufen können.
- Die Zutatenmenge ist so gewählt, dass die Packung in der Regel aufgebraucht wird.
- Achten Sie bitte darauf, dass Sie beim Kochen und Braten immer niedrige Temperaturen verwenden.
- Das Jäger+Sammler-Essen kommt vollständig ohne Lebensmittelzusätze und künstliche Geschmacksverstärker aus.
- Die Zuckerlast der Rezepte liegt immer unter einer Glykämischen Masse von 10 g (= 15 g Zucker), d.h. im Rahmen des Jäger+Sammler-Zuckers - auch bei allen Süßspeisen!

Die Rezepte finden Sie alle im beiliegenden praktischen ...

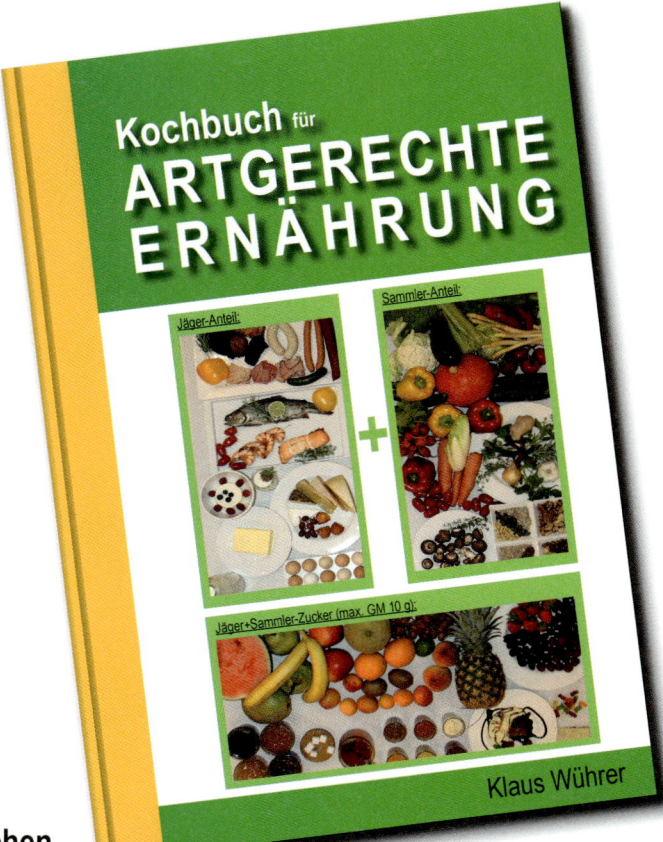

Na dann

kann es ja losgehen.

Viel Spaß beim Kochen, gutes Gelingen und einen gesegneten Appetit !

Sachregister:

Acetylcholin	211
Acetyl-CoA	166
Achillessehnenschmerzen	364
Actin-Myosin-Komplex	216
Adrenalin	42, 212
Advanced Glycation Endproducts	285
AGEs	285
Aktionspotential	213
Allergie	343
Allesfresser (Omnivore)	25
alpha-Linolensäure	18
alpha-Linolsäure	18
Alzheimer	358
Aminosäuren	13
Aminosäureprofil	258
AMPK (AMP-Kinase)	194
Anspannen der Muskulatur	215
Antioxidation	177
Apfel-Nuss-Kuchen	435
Apoptose	218
Apoptose (programmierter Zelltod)	154
Apoptose gehemmt durch Insulin	282
Arachidonsäure (ARA)	18
Art Mensch	26
Arteriosklerose	290
Artgerechte Ernährung	64
Arthrose	209, 337
Ascorbinsäure	254
Atemzentrum	181
Atmungskette	174
Atopisches Ekzem	339
ATP	161
Aufmerksamkeitsdefizitsyndrom	349
Australopithecus	28
Autoantikörper	221
Autoimmun durch AGEs	288
Autoimmunantikörper	273
Bärentatzen	446
Baum der Erkenntnis	149
Baustoffe	11
Bayerische Creme	433
Bindegewebe	205
Bindegewebszellen	205
Biotin	250
Bitter	380
Blähungen	265
Blumenkohlsuppe	455
Blutdruckabfall	198
Bluthochdruck	323
Blutspenden	242
Blutzuckeranstieg	269
Blutzuckererhöhung	40
Blutzuckerschwankungen	39, 41
Blutzuckerspiegel	40
Brokkoli-Salat	457
Brot, erstes	30
Brotlose-Kunst	458
Burnout-Syndrom	345
Calcium	233
Cappuccino-Plätzchen	447
Carnitin	170
Carotin	253
Chemorezeptoren	198
Cholesterin	16, 118
Cholesterinausscheidung	204
Cholesterinerhöhung durch Insulin	280
Cholesterinstoffwechsel	120
Cholesterinsynthese	175
Citratzyklus	173
Cobalamin	252
CoEnzym Q10	175
CoEnzym	165
CoFaktor	165
Colecalciferol	256
Colitis ulcerosa	317
Colon Irritable	315
Cortisol gehemmt durch Insulin	283
Cortisol	42, 203
Crabtree-Effekt	270, 281
Cytochrom-c	175
Darmentzündungen	265
Degeneration	209
Deklaration von Stärke	43
Demenz	358
Depression	345
Deutsche Gesellschaft für Ernährung	2
DGE	2
DGE, Ernährungsempfehlung	294
DGE-Tagesempfehlung	301
Diabetes mellitus	331
DNA (Erbsubstanz)	165
Docosahexaensäure (DHA)	18
Dopamin	212
Druckbetankung der Zelle	270, 278
Druckrezeptoren (Barorezeptoren)	198

Dünndarmwurzel (Radix Mesenterii)	267
Durchblutungsstörungen	266
Dysmenorrhoe	369
Eicosapentaensäure (EPA)	18
Eier und Cholesterin	118
Eier	67
Eisen	240
Eisenmangelsyndrom	242
Eisenverluste	242
Eisenverteilung im Körper	242
Eiweiß	13
Eiweißbedarf	14
Eiweißmast	12
Eiweißverdauungsstörungen	10
Eixperiment	120
Ellbogenschmerzen	367
Endosymbiontentheorie	156
Endothelzelle	196
Energiebedarf	191
Energiegewinnung der Pflanzen	161
Energiegewinnung der Tiere	162
Energiegewinnung	12
Energiekreislauf der Natur	162
Energiemangel	146, 194
Energieniveau der Zelle	153
Entspannen der Muskulatur	215
Entzündliche Darmerkrankungen	317
Entzündung	19, 154
Entzündung, Übersicht	309
Entzündungen durch AGEs	286
Entzündungen durch Insulin	283
Entzündungen durch Zucker	272
Enzyme	165
Enzymmangel	157
Epigenetik	25
Epilepsie	352
Epithelzellen	202
Erkrankungen	304
Ernährungsempfehlung der DGE	294
Erregungsleitung des Nervs	213
Erythropoetin	181
Erythrozyten	181
Evolutionsbiologie	25
Fäulnis	10
Ferritin	242
Fettabbau gehemmt durch Zucker	275
Fettaufbau durch Zucker	275
Fette	16

Fetthormone	16
Fettleber	276, 319
Fettleberhepatitis	319
Fettsäure-Status	20, 258
Fettsäuresynthese	279
Fettstühle	10
Fettverbrennung (ß-Oxidation)	169
Fettverdauungsstörungen	10
Filamentgleiten	216
Fisch mit Sherry-Sahne-Soße	415
Fisch	65
Fisch-Curry-Suppe	410
Fisch-Gratin	412
Fisch-Paella	409
Fischpastete	451
Fisch-Salat, lauwarm	413
Fleisch	65
Fleischpflanzerl	424
Florentiner	443
Folsäure	251
Freie Radikale durch Zucker	274
Fructose-Intoleranz	131
Funktionseinschränkungen	154, 201
GABA	213
GAGs	208
Gallensäure	204
Gärmagen (Pansen)	37
Garnelen und grüner Spargel	414
Gastritis	264, 314
Gefüllte Paprika	400
Gefüllte Pfannkuchen	416
Gefüllte Zucchini	401
Gehirn, Trockenmasse	116
Gemüse	68
Genetik	25
Genetische Anpassung	39
Genetischer Bauplan	165
Genfehler	25
Genom	25
Gerichte ohne Stärke-Nahrungsmittel	385
Geschmacksqualitäten	378
Gewebsabbau	291
Gewürzpflanzen	68
Gicht	104
Gichterkrankung	108
Gliazellen	210
Glukagon	42
Glumerulonephritis	321
Glycolyse	168

Glykämische Last GL	52	Insulinmangel	331
Glykämische Masse Fotos	58,59	Insulinresistenz	332
Glykämische Masse GM	53	Intermittierendes Fasten	330
Glykämischer Index GI	48,52		
Glykokalyx	220	Jäger und Sammler	28
Goldenes Kalb Vollkorn	298	Jäger+Sammler-Brot	394
Grasfresser	37	Jäger+Sammler-Fladenbrot	454
		Jäger+Sammler-Getränke	76
H2-Atemtest	129	Jäger+Sammler-Kaiserschmarrn	392
Hackfleischrolle mit Schinkenmantel	425	Jäger+Sammler-Käsespätzle	408
Hämoglobin	181	Jäger+Sammler-Kräuterbrot	395
Hämoglobin-Produktion	183	Jäger+Sammler-Müsli	389
Hämoglobin-Synthese	184	Jäger+Sammler-Pfannkuchen	391
Harnsäure	104	Jäger+Sammler-Platte	458
Harnsäureausscheidung der Niere	107	Jäger+Sammler-Polenta	403
Harnsäurestoffwechsel	110	Jäger+Sammler-Waffeln	393
Haushaltszucker	72	Jäger+Sammler-Zucker	71
Heiliger Gral der Medizin	145	Jäger-Anteil	65
Herzinfarkt	326	Jod	239
Herz-Kreislauf-Zentrum	181		
Herzzeitvolumen (HZV)	184	Kachelofenfeuer - Lebensfeuer	164
HIF-1 (Hypoxie induzierter Faktor)	191	Kalorien	12
Hirnentwicklung	28	Käsekuchen	440
Hirninfarkt	328	Käserolle mit Feta und Oliven	398
Hirnvolumen	28	Käserolle mit Schinken	398
HMG-CoA-Reduktase	176	Kerne	70
HMG-CoA-Reduktase-Hemmer	176	Ketogene Ernährung	260
Homo sapiens	27	Ketonkörper	165
Hüftschmerzen	364	Knieschmerzen	364
Hühnchen Carbonara	417	Knochen	205
Hühnchenbrust in Salbeibutter	419	Knorpel	205
Hühnerbrust, sesampaniert	418	Kochkurs	377
Hüttenkäse-Auflauf	404	Kohlenhydrate, Einteilung	35
Hyperaktivität	349	Kohlenhydratmenge	43
Hyperglykämie	269	Kohlenhydratverdauungsstörungen	10
Hypertonie	323	Kohlrabi-Karotten-Gemüse	406
Hyperurikämie	109	Kollagene Fasern	206
Hypoxie	191	Kontraktion der Muskelzelle	215
		Kontrollmessungen	231
IAAO (indicator amino acid oxidation)	14	Kopfschmerzen	351
Ideen für die Pausenbox	396	Krämpfe im Magen-Darm-Trakt	266
IGF (Insulin-like Growth Faktor 1)	125	Krankheitsprozesse	141
Immunabwehr	12, 220	Krankheitssteckbriefe	313
Immunkilling durch Zucker	273	Kräuter	68
Immunkilling	154, 220	Krebs	221
Immunschwäche	343	Krebserkrankungen	370
Insektenfresser	26	Krebs-Gen	25
Insulin	41	Kreislaufregulation	185, 200
Insulinantwort	42	Kupfer	236
Insulinfreisetzung	278		

Labordiagnostik	228
Laborwerte, normal - optimal	229
Lachs vom Grill	411
Lactose-Intoleranz	127
Laktat	98
Lebensfeuer	150
Lebkuchen	444
Lego-Bausteine	13
Leichenstarre am Arsch	362
Leichenstarre	216
Leukotriene	18
Linzer Plätzchen	449
Lungenbläschen	181
Magnesium	234
Mandelflakes	389
Mandelhörnchen	442
Mandel-Nuss-Brei	390
Mangan	238
Mascarpone-Aprikose-Torte	439
Mascarpone-Mousse	432
Matrix	206
Medikamenten-Einsatz	135
Medikamenten-Rückstände	133
Meeresfrüchte	65
Melatonin	212
Membranpotential	214
Menschenaffen	26
Metabolisches Syndrom	329
MHC-Proteinkomplexe	273
Migräne	351
Milch	66
Milcharten, Zusammensetzung	124
Milchprodukte	66
Milchsäure (Laktat-Säure)	98
Mitochondrale Medizin	159
Mitochondrien	156
Mitochondrienstörung durch Insulin	281
Mitochondrienstörungen	270
Morbus Crohn	317
Mousse au Chocolat	430
Multiple Sklerose	354
Muskelzellen	215
Myelin-Scheiden	210
Mythos vom gesunden Vollkorn	297
Nackenbeschwerden	267
Nackenschmerzen	367
Nährstoffbedarf	191
Nährstoffdefizite	12
Nährstoffsteckbriefe	226
Nährstoffsubstitution	226
Nährstoffvergleich Vollkorn - Schoki	299
Nahrungseiweiße	13
Nekrose	154, 219
Nervenzellen	210
Nervus Phrenicus	267
Nervus Vagus	268
Neurodermitis	339
Niacin	246
Nierenarbeit	103
Nierenentzündung	321
Nierenerkrankungen	113
Nierenversagen	113
NO-Gas	191
Noradrenalin	42, 212
Noradrenalin-Freisetzung	274
Nozifension	306
Nozizeption	306
Nüsse	70
Ofenkäse mit Dipgemüse	450
Omega3-Fettsäuren	18
Omega6:Omega3-Verhältnis	19
Omega6-Fettsäuren	18
Omelett mit Tomaten und Parmesan	399
Osteoporose	337
Östradiol	203
Oxidation der Zelle, Übersicht	168
Oxidation von Zucker und Fett	163
Pansenbakterien	38
Pantothensäure	248
Parkinson	356
Parmesanchips	406
Parmesantacos mit Hühnchen	420
PET	222
Pfauenauge	448
Pflanzenfresser (Herbivore)	37
Photosynthese	161
pH-Wert	95
Pilze	69
Pizza Inversa	402
Primaten (Herrentiere)	26
Progesteron	126, 203
Prostaglandin	18
Proteoglycane	208
Psoriasis	341
Purinaufbau	183
Purine	104

Pyridoxal	249
Pyrimidinaufbau	183
Pyrimidine	104
Q10	175
Quarkauflauf	405
Rahmschwammerl mit J+S-Polenta	403
Reaktive Radikale	177
Refluxösophagitis	314
Regelschmerzen	369
Regeneration des Gewebes	209
Regenerationsvorgänge	11
Rehbraten mit Pfifferlingen	427
Rehrücken, kurzgebraten	428
Reizblase	367
Reizdarm-Syndrom	315
Resorptionsstörungen	10, 266
Resorptionswege der Zuckerarten	47
Restless-Legs-Syndrom	347
Retinol	253
Rheuma	221
Rheuma, entzündlich	334
Rheuma-Gen	25
Riboflavin	245
Ricotta-Eis	429
Rigor Mortis Podicis	362
RNA (Kopie der Erbsubstanz)	165
Rote Blutkörperchen	181
Rückenschmerzen	362
Ruhemembranpotential	213
Rührei to go	397
Saccharose	72
Sahne-Experiment	21
Salate	68
Salzig	382
Sammler-Anteil	68
Sättigung	377
Sauer	382
Sauerstoff	179
Sauerstoff, Signalmolekül	188
Sauerstoffbedarf	191
Sauerstoffmangel	147, 188
Sauerstoffversorgung	179
Sauerstoffweg	179
Säure-Basen-Haushalt	94
Säure-Basen-Waage	96
Säure-Basen-Waage, Säure-Mengen	101
Schadensmeldung	306
Schafskäse im Speckmantel	421
Schilddrüsenhormone	202
Schlafstörungen	347
Schlaganfall	328
Schlankheitsdiät	329
Schmerz	306
Schmerz, chronischer	360
Schmerzgedächtnis	360
Schoko-Nuss-Muffin	437
Schuppenflechte	341
Schuta (=Pasta Schuta ohne Pasta)	423
Schutzschaltung der Zelle	223
Schwangerschaft und Geburt	242
Schweinefilet bei Niedrigtemperatur	422
Schwellenpotential	213
Selen	237
Selleriepüree	424
Sellerierösti	411
Serotonin	212
Sesampanierte Hühnerbrust	418
Sesshaftwerdung	31
Skelettmuskulatur	215
Sodbrennen	264, 314
Spinat-Gemüse-Lasagne	426
Spinatrolle mit Lachs	452
Sprunggelenksschmerzen	364
Stärke, Aufbau	35
Stärke-Alternativen	387
Stärkeanteil der Getreide	33
Stärkebelastung	260
Stärke-Falle	59
Stärkekrankheit	331
Stärke-Nahrungsmittel	75
Statine (Cholesterinsenker)	176
Steinzeitkost	93
Steroidhormone	203
Stickoxid	191
Sticks and Dips	456
Stickstoffbilanz	14
Stoffwechselregulation der Zelle	153
Stopfleber	276
Studien	4
Süß	381
Süßgräser	31
Testosteron	203
Thiamin	244
Thoracic Outlet Syndrom	268
Thrombosen	290
Thromboxan	18

Tiermilch	124
Tiramisu	438
Tocopherol	255
Tomaten-Mascarpone-Torte	453
Topfen-Mohn-Schnitten	436
Topfennockerl	431
Topfensoufflé	434
Tumor	154
Tumorerkrankungen	370
Tumor-Stoffwechsel	221
Tumorwachstum	272, 282
Tumorzelle	221
Überaktive Blase	367
Übergewicht	329
Überlauf-Schutz	270
Übersäuerung	271
Überzucker	41
Umami = fleischig	379
Umdenken	375
Unterzucker	41
Unterzuckersymptome	42
Uricase	106
Veganer	138
Vegetarier	136
Verdauungsapparat mit Augen	72
Verdauungsprozess	10
Verzuckerungsprozess	285
Vitamin A	253
Vitamin B1	244
Vitamin B12	252
Vitamin B2	245
Vitamin B3	246
Vitamin B5	248
Vitamin B6	249
Vitamin B7	250
Vitamin B9	251
Vitamin C	254
Vitamin D	256
Vitamin E	255
Vitamin-C-Enzym	71
Wachstumsgeschwindigkeit	272
Wildgräser	31
Wochenpläne	459
Wurstwaren	65
Zähne	205
Zahnerkrankungen	263

Zebrakuchen	440
Zelle	151
Zelle, Aufbau	155
Zellmembran	160
Zellorganellen	155
Zellteilung (Mitose)	182
Zellzyklus	272
Zimtsterne	445
Zink	235
Zucchini-Spaghetti	407
Zuckerbedarf	261
Zuckerbelastung	260
Zuckergehalt der Nahrungsmittel	43
Zuckerkrankheit	331
Zuckerneubildung	261
Zuckerportionen	73
Zucker-Tsunami	269

Abbildungsverzeichnis:

Abb. 1:	Übersicht: Nährstoffaufnahme, Nährstofftransport und Nährstoffspeicherung
Abb. 2:	Grundbedingungen der optimalen Ernährung
Abb. 3:	Nahrungsmittelmenge für den täglichen Eiweißbedarf
Abb. 4:	Einteilung der Fettsäuren
Abb. 5:	Aufbau der Cholesterinhormone (= Steroidhormone)
Abb. 6:	Übersicht: Entzündungen im Zusammenhang mit Omega6- und Omega3-Fettsäuren
Abb. 7:	Stammbaum des Menschen Teil 1
Abb. 8:	Stammbaum des Menschen Teil 2
Abb. 9:	Stammbaum des Menschen Teil 3
Abb. 10:	Nahrungsmittel, die uns in der Evolution begleitet haben
Abb. 11:	Wildgräser
Abb. 12:	Weizen, Gerste, Hafer, Roggen, Emmer, Reis, Mais
Abb. 13:	Nährstoffe von Getreide, Reis, Mais, mod. aus Fett Guide (Gonder, Lemberger, Worm)
Abb. 14:	Nahrungsmittel mit einem hohen Kohlenhydratanteil
Abb. 15:	Die Traubenzuckerkette Stärke
Abb. 16:	Einteilung der Kohlenhydrate
Abb. 17:	verschiedene Weidetiere
Abb. 18:	Optische Darstellung des Blutzuckerspiegels
Abb. 19:	Blutzuckerverlauf nach Konsum von großen Stärke- und Zuckermengen
Abb. 20:	Unterzuckersymptome
Abb. 21:	Deklaration von Stärke
Abb. 22:	Kohlenhydratgehalt von Nahrungsmitteln (TZ=Traubenzucker, FZ=Fruchtzucker)
Abb. 23:	unterschiedliche Resorptionswege der Zuckerarten
Abb. 24:	Blutzuckerverlauf nach Konsum von verschiedenen Nahrungsmitteln = Glykämischer Index
Abb. 25:	unterschiedlicher Glykämischer Index von unterschiedlichen Zuckerarten
Abb. 26:	Glykämischer Index unterschiedlicher Nahrungsmittel
Abb. 27:	Überblick Glykämischer Index der Nahrungsmittelgruppen
Abb. 28:	Glykämische Masse unterschiedlicher Nahrungsmittel
Abb. 29:	Überblick Glykämische Masse der Nahrungsmittelgruppen
Abb. 30:	Darstellung der Glykämischen Masse von Getreide im Vergleich mit Süßigkeiten
Abb. 31:	Blutzuckerbelastung durch Stärke-Nahrungsmittel im Vergleich zu Schokolade
Abb. 32:	Puzzle mit gesammelten, naturwissenschaftlichen Fakten
Abb. 33:	Fleisch und Wurstwaren
Abb. 34:	Fisch und Meeresfrüchte
Abb. 35:	Milch und Milchprodukte
Abb. 36:	Eier
Abb. 37:	Gemüse und Salate
Abb. 38:	Kräuter und Gewürzpflanzen
Abb. 39:	Pilze
Abb. 40:	Nüsse und Kerne
Abb. 41:	Obst und Beeren
Abb. 42:	„Verdauungsapparat mit Augen"
Abb. 43:	kleine Portionen Süßigkeiten
Abb. 44:	Stärke-Nahrungsmittel
Abb. 45:	Getränkemenge im Rahmen einer Glykämischen Masse von 10g
Abb. 46:	pH-Werte von Säuren und Basen des täglichen Lebens
Abb. 47:	Gleichgewicht der Säure-Basen-Waage

Abb. 48:	Basische Nahrungsmittel
Abb. 49:	Saure Nahrungsmittel
Abb. 50:	Gleichgewicht der Säure-Basen-Waage mit eingetragenen Säure-Mengen
Abb. 51:	Rückresorptionsraten der Niere, modifiziert aus Löffler, Petrides
Abb. 52:	Antioxidative Kapazität der einzelnen Antioxidationen im Blut, nach Wayner DD, 1987
Abb. 53:	Ursachen der Hyperurikämie
Abb. 54:	Übersicht Purin- und Harnsäurestoffwechsel
Abb. 55:	Ursachen für Nierenversagen, mod. aus Jahresbericht 2006/2007 QuaSi-Niere
Abb. 56:	Zusammensetzung des menschlichen Gehirns
Abb. 57:	Übersicht Cholesterinstoffwechsel; Zur besseren Anschaulichkeit habe ich mir erlaubt, die Cholesterinwerte in der Währung „Ei" mit anzugeben.
Abb. 58:	Verlauf der Blutfettwerte beim „Eixperiment"
Abb. 59:	tägliche Nährstoffzufuhr beim „Eixperiment"
Abb. 60:	Vergleich der Inhaltsstoffe verschiedener Milcharten
Abb. 61:	Vergleich der Zusammensetzung der Jäger-Nahrungsmittel
Abb. 62:	Vergleich der Hormonmenge von Kuhmilch mit täglicher Eigenproduktion
Abb. 63:	Übersicht Laktose-Intoleranz
Abb. 64:	Ursachen für einen Lactase-Mangel
Abb. 65:	Ursachen für einen GLUT5-Mangel
Abb. 66:	Zeitungsbericht über Antibiotikum-Puten
Abb. 67:	Vergleich Antibiotikum-Grenzwert von Fleisch mit Tagesdosis Antibiotikum-Medikament
Abb. 68:	Puzzle mit Fakten zu Kritikpunkten
Abb. 69:	Baum der Erkenntnis von Gesundheit und Krankheit
Abb. 70:	Stoffwechselregulation der Zelle
Abb. 71:	Zellorganellen und ihre Funktion
Abb. 72:	Funktionen der Mitochondrien
Abb. 73:	Aufbau der Zellmembran
Abb. 74:	Der Energie-Kreislauf der Natur
Abb. 75:	Vergleich von Kachelofenfeuer und Lebensfeuer
Abb. 76:	Übersicht Oxidation in der Zelle in Anlehnung an Verbrennung im Ofen
Abb. 77:	Glycolyse bis Acetyl-CoA als Vorbereitung für Citratzyklus
Abb. 78:	β-Oxidation, Zerlegung der Fettsäuren bis Acetyl-CoA
Abb. 79:	Bildung von Carnitin, Transporter für die Fettsäuren in die Mitochondrien
Abb. 80:	Aminosäure-Abbau bis zum Acetyl-CoA
Abb. 81:	Aminosäureabbau für Citratzyklus
Abb. 82:	Abbau Acetyl-CoA - der Citratzyklus
Abb. 83:	Atmungskette, Energiebeladung des ATP durch sauerstoffabhängige Oxidation
Abb. 84:	Bildung von Q10 und Cholesterin, Gefahr der Cholesterinsenker
Abb. 85:	Bildung von Cytochrom-c mit Häm (enthält Eisen)
Abb. 86:	Mechanismen der Antioxidation
Abb. 87:	Sauerstoffweg im Organismus von der Außenluft bis in die Mitochondrien
Abb. 88:	Bildung der roten Blutkörperchen (= Erythrozyten)
Abb. 89:	Bildung der Bausteine (Ribose, Purine, Pyrimidine) für Verdoppelung der DNA und RNA
Abb. 90:	Bildung der roten Blutkörperchen
Abb. 91:	Verteilung des Blutes im Rahmen der Kreislaufregulation
Abb. 92:	Nährstoffe für Energiegewinnung
Abb. 93:	Gegenmaßnahmen bei O2-Mangel durch HIF-1
Abb. 94:	Produktion und Abbau von NO-Gas
Abb. 95:	Gegenmaßnahmen bei Energiemangel durch AMPK

Abb. 96:	Gegenmaßnahmen bei O2-Mangel in den Gefäßzellen (Endothelzellen) durch NO
Abb. 97:	zentrale Gegenmaßnahmen bei Blutdruckabfall und O2-Mangel
Abb. 98:	Biosynthese von Dopamin, Noradrenalin, Adrenalin
Abb. 99:	Epithelzellen im Epithelgewebe
Abb. 100:	Produktion Schilddrüsenhormone T3 und T4
Abb. 101:	Biosynthese der Steroidhormone
Abb. 102:	Produktion von Gallensäuren in den Leberzellen
Abb. 103:	Bindegewebszellen im Binde- und Stützgewebe
Abb. 104:	Produktion der Matrixbestandteile: kollagene Fasern
Abb. 105:	Produktion der Matrixbestandteile: GAGs, Proteoglycane und Proteoglycan-Aggregate
Abb. 106:	Nervenzellen im Nervengewebe
Abb. 107:	Produktion von Myelin für die Myelin-Scheide der Nervenzelle
Abb. 108:	Biosynthese und Abbau von Acetylcholin
Abb. 109:	Biosynthese und Abbau von Dopamin, Noradrenalin, Adrenalin
Abb. 110:	Biosynthese und Abbau von Serotonin und Melatonin
Abb. 111:	Biosynthese und Abbau von γ-Aminobuttersäure (GABA)
Abb. 112:	Verlauf Membranpotential nach Reizung
Abb. 113:	Muskelzellen im Muskelgewebe
Abb. 114:	Actin-Myosin-Komplex bei Anspannung bzw. Entspannung des Muskels
Abb. 115:	Zelltod durch Apoptose (Selbstmordprogramm - „Demontage")
Abb. 116:	Zelltod durch Nekrose („Explosion")
Abb. 117:	Zelltod durch Immunkilling („Killerkommando")
Abb. 118:	Stoffwechselaktivität und Überlebensstrategie der Tumorzelle
Abb. 119:	Übersicht der Nährstoffe
Abb. 120:	Calcium-Steckbrief
Abb. 121:	Magnesium-Steckbrief
Abb. 122:	Zink-Steckbrief
Abb. 123:	Kupfer-Steckbrief
Abb. 124:	Selen-Steckbrief
Abb. 125:	Mangan-Steckbrief
Abb. 126:	Jod-Steckbrief
Abb. 127.1:	Eisen-Steckbrief
Abb. 127.2:	Eisen-Steckbrief
Abb. 127.3:	Eisenverteilung im Körper
Abb. 128:	Vitamin B1-Steckbrief
Abb. 129:	Vitamin B2-Steckbrief
Abb. 130.1:	Vitamin B3-Steckbrief
Abb. 130.2:	Vitamin B3-Steckbrief
Abb. 131:	Vitamin B5-Steckbrief
Abb. 132:	Vitamin B6-Steckbrief
Abb. 133:	Biotin-Steckbrief
Abb. 134:	Folsäure-Steckbrief
Abb. 135:	Vitamin B12-Steckbrief
Abb. 136.1:	Vitamin A-Steckbrief
Abb. 136.2:	Vitamin A-Synthese
Abb. 137:	Vitamin C-Steckbrief
Abb. 138:	Vitamin E-Steckbrief
Abb. 139.1:	Vitamin D-Steckbrief
Abb. 139.2:	Vitamin D-Eigenproduktion
Abb. 140:	Puzzle mit Fakten zu Teil 3

Abb. 141:	Zu viel Stärke und Zucker führen zu Zahnerkrankungen
Abb. 142:	Störung der Magensäure-Freisetzung durch Stärke und Zucker
Abb. 143:	Gärprozesse durch zu viel Stärke und Zucker
Abb. 144:	Entzündungen der Darmschleimhaut durch Stärke und Zucker
Abb. 145:	Resorptionsstörungen der Darmschleimhaut durch Stärke und Zucker
Abb. 146:	Krämpfe und Verspannungen im Magen-Darm-Trakt ausgelöst durch Stärke und Zucker
Abb. 147:	Durchblutungseinschränkung der Becken- und Beinregion durch Stärke und Zucker
Abb. 148:	Beschwerden im Schulter-Nackenbereich durch zu viel Stärke und Zucker im Magen-Darm-Trakt
Abb. 149:	Blutzuckererhöhung nach Stärke (=Zucker)
Abb. 150:	Druckbetankung der Zellen durch Zuckerüberschuss
Abb. 151:	Überlauf-Schutz der Zelle (Crabtree-Effekt) bei Zuckerüberschuss
Abb. 152:	Übersäuerung des Gewebes durch Zuckerüberschuss
Abb. 153:	Erhöhung des Zellwachstums durch Zuckerüberschuss
Abb. 154:	Entzündungsreaktionen durch Zuckerüberschuss
Abb. 155:	Immunreaktion durch Zuckerüberschuss
Abb. 156:	Bildung freie Radikale durch Zuckerüberschuss
Abb. 157:	Hemmung der Noradrenalinproduktion durch Zuckerüberschuss
Abb. 158:	Bildung von Fettsäuren durch Zuckerüberschuss
Abb. 159:	Blockierung des Fettabbaus durch Zuckerüberschuss
Abb. 160:	Entwicklung der Fettleber durch Zuckerüberschuss
Abb. 161:	Insulin führt zum Zuckerüberschuss in den Zellen
Abb. 162:	Insulin verhindert Zuckerfreisetzung
Abb. 163:	Fettsäure- und Triglycerid-Produktion durch Insulin
Abb. 164:	Blockierung des Fettabbaus durch Zuckerüberschuss
Abb. 165:	Cholesterinerhöhung durch Insulin
Abb. 166:	Insulin hemmt Mitochondrienfunktion
Abb. 167:	Erhöhung des Zellwachstums durch Insulin
Abb. 168:	Hemmung der Apoptose durch Insulin
Abb. 169:	Entzündungsreaktionen durch Insulin
Abb. 170:	Hemmung der Cortisolwirkung durch Insulin
Abb. 171:	Adrenalinfreisetzung durch Insulin
Abb. 172:	Entstehung der AGEs (Advanced Glycation Endproducts)
Abb. 173:	Entzündungen durch AGEs und RAGE
Abb. 174:	Bildung freier Radikale durch AGEs und RAGE
Abb. 175:	Rheumatische Erkrankungen durch AGEs und RAGE
Abb. 176:	Zelltod durch AGEs und RAGE
Abb. 177:	Erhöhung des Zellwachstums durch AGEs und RAGE
Abb. 178:	Arteriosklerose und Thrombosen durch AGEs und RAGE
Abb. 179:	Entwicklung von Degeneration und Arthrose durch AGEs und RAGE
Abb. 180:	Zusammenfassung: Schäden und Belastung durch Stärke und Zucker
Abb. 181:	Ernährungspyramide der Deutschen Gesellschaft für Ernährung (DGE)
Abb. 182:	Beispielhafte Umsetzung des DGE-Ernährungskreis (leicht gekürzt)
Abb. 183:	Nährstoffvergleich: Vollkornbrot mit Vollmilchschokolade (Quelle: Bundeslebensmittelschlüssel)
Abb. 184:	DGE-Tagesempfehlung in der „Währung" Schokolade
Abb. 185:	Nozizeptives System - Nozifensive Antwort
Abb. 186:	Auslöser für Entzündungen
Abb. 187:	Steckbrief Sodbrennen, Gastritis, Refluxösophagitis

Abb. 188:	Steckbrief Reizdarmsyndrom
Abb. 189:	Steckbrief Chronisch-entzündliche Darmerkrankungen, Colitis ulcerosa, Morbus Crohn
Abb. 190:	Steckbrief Nichtalkoholische Fettleber und Fettleberhepatitis
Abb. 191:	Steckbrief Glomerulonephritis (Entzündung der Niere)
Abb. 192:	Steckbrief Bluthochdruck
Abb. 193:	Steckbrief Herzinfarkt
Abb. 194:	Steckbrief Hirninfarkt (Schlaganfall)
Abb. 195:	Steckbrief Übergewicht, Adipositas (Fettleibigkeit)
Abb. 196:	Steckbrief Diabetes mellitus
Abb. 197:	Veränderung der Blutfette nach 10 Wochen Jäger+Sammler-Ernährung
Abb. 198:	Steckbrief Rheuma (entzündliche-rheumatische Erkrankungen)
Abb. 199:	Steckbrief Arthrose, Osteoporose
Abb. 200:	Steckbrief Atopisches Ekzem (Neurodermitis)
Abb. 201:	Steckbrief Psoriasis
Abb. 202:	Steckbrief Immunschwäche, Allergie
Abb. 203:	Steckbrief Depression, Burnout-Syndrom
Abb. 204:	Steckbrief Schlafstörungen und Restless-Legs-Syndrom
Abb. 205:	Steckbrief Aufmerksamkeitsdefizitsyndrom (ADS, ADHS)
Abb. 206:	Steckbrief Kopfschmerzen, Migräne
Abb. 207:	Steckbrief Epilepsie
Abb. 208:	Steckbrief Multiple Sklerose (MS)
Abb. 209:	Steckbrief Morbus Parkinson
Abb. 210:	Steckbrief Demenz und Morbus Alzheimer
Abb. 211:	Steckbrief Chronischer Schmerz
Abb. 212:	Steckbrief Rückenschmerzen, Rigor mortis podicis
Abb. 213:	Steckbrief Muskel- und Gelenkschmerzen in den Beinen
Abb. 214:	Steckbrief Muskel- und Gelenkschmerzen im Schulter-Arm-Bereich
Abb. 215:	Steckbrief Überaktive Blase (Reizblase)
Abb. 216:	Steckbrief Regelschmerzen (Dysmenorrhoe)
Abb. 217:	Steckbrief Tumor, Krebserkrankungen
Abb. 218:	Puzzle mit Fakten zu Teil 4
Abb. 219:	Die 5 Geschmacksqualitäten
Abb. 220:	Beispiele für Gerichte ohne Stärke-Nahrungsmittel
Abb. 221:	Alternativen zu Stärke-Nahrungsmitteln

Quellenverzeichnis:

Teil 1:   Naturwissenschaftliche Betrachtung der menschlichen Ernährung

1. Jackie Niebisch: Die kleinen Wilden. 5.Auflage 2012. DTV München
2. S Gallus, A Tavani and C La Vecchia: Pizza and risk of acute myocardial infarction. European Journal of Clinical Nutrition 2004;58:1543–1546.
3. Löffler, Petrides: Biochemie & Pathobiochemie. 7. Auflage 2003. Springer Verlag, Berlin, Heidelberg, New York
4. Florian Horn: Biochemie des Menschen. 5.Auflage 2012. Georg Thieme Verlag, Stuttgart
5. Wolfgang Lutz: Leben ohne Brot. Die wissenschaftlichen Grundlagen der kohlenhydratarmen Ernährung. 16. Auflage 2007. INFORMED Presse- & Werbe GmbH, Fachverlag für Medizin, Gräfelfing
6. Dr. Nicolai Worm: Syndrom X oder Ein Mammut auf den Teller. Mit Steinzeitdiät aus der Wohlstandsfalle. 8. Auflage 2010. Systemed Verlag, Lünen.
7. Ulrike Gonder, Dr. Nicolai Worm: Mehr Fett. Warum wir mehr Fett brauchen, um gesund und schlank zu sein. 2. Auflage 2010. Systemed Verlag, Lünen
8. Petra Reuter, Jutta Hägele: Aminosäuren-Kompendium. Ein Leitfaden für die klinische Praxis. 2001. Verlag Hygieneplan, Bad Homburg
9. William M Rand, Peter L Pellett, Vernon R Young: Meta-analysis of nitrogen balance studies for estimating protein requirements in healthy adults. Am J Clin Nutr 2003;77:109–27.
10. Mohammad A Humayun, Rajavel Elango, Ronald O Ball, and Paul B Pencharz: Reevaluation of the protein requirement in young men with the indicator amino acid oxidation technique. Am J Clin Nutr 2007;86:995–1002.
11. Dr. Ulrich Strunz, Andreas Jopp: Forever Young. Geheimnis Eiweiß. 4. Auflage 2008. Wilhelm Heyne Verlag, München
12. U. Gonder, H. Lemberger, Dr. Nicolai Worm: Fett Guide. Wie viel Fett ist gesund? Welches Fett wofür? 2012. Systemed Verlag, Lünen
13. Stossier H, Bayer W: Studie zum Einfluss von Leinöl und Fischöl als Quellen für Omega-3-Fettsäuren auf den Fettsäurestatus. Zs. f. Orthomol. Med. 2009; 7(4):11-15.
14. Sahneexperiment: www.labor-bayer.de/2011/newsletter-2011-11.html
15. Josef H. Reichholf: Das Rätsel der Menschwerdung. Die Entstehung des Menschen im Wechselspiel mit der Natur. 8. Auflage 2010. Deutscher Taschenbuch Verlag GmbH & Co. KG, München
16. Josef H. Reichholf: Warum die Menschen sesshaft wurden. Das größte Rätsel unserer Geschichte. 2008. S. Fischer Verlag GmbH, Frankfurt am Main
17. Josef H. Reichholf: Was stimmt? Evolution. Die wichtigsten Antworten. 2007. Verlag Herder Freiburg im Breisgau
18. Peter Spork: Der Zweite Code, Epigenetik oder: Wie wir unser Erbgut steuern können. 3. Auflage Mai 2012. Rowohlt Verlag GmbH
19. Bruce H. Lipton, Ph.D.: Intelligente Zellen. Wie Erfahrungen unsere Gene steuern. 8. Auflage 2009. KOHA-Verlag GmbH Burgrain
20. Stefanie Klinger. Intestinale Glucoseaufnahme beim Rind: Einfluss der alimentären Stärkeversorgung beim Kalb und der Fettmobilisierung bei hochleistenden Milchkühen. Tierärztliche Hochschule Hannover, 2012
21. Loren Cordain, Ph.D: Das Getreide, zweischneidiges Schwert der Menschheitsgeschichte. 1. Deutsche Auflage 2004. Novagenics-Verlag
22. Bundeslebensmittelschlüssel BLS_3.01
23. David J.A. Jenkins: Glycemic index of foods: a physiological basis for carbohydrate exchange. The American Journal of Clinical Nutrition 1981;34:362-366

24. Kaye Foster-Powell, Janette Brand Miller: International tables of glycemic index. Am J Clin Nutr 1995;62:871S-93S
25. F. Mangiameli, Dr. N. Worm, A. Knauer: Logi Guide. Tabellen mit über 500 Lebensmitteln, bewertet nach ihrem glykämischen Index und ihrer glykämischen Last. 1. Auflage der überarbeiteten Neuauflage 2011. Systemed Verlag, Lünen

Teil 2: Artgerechte, moderne und einfache Jäger+Sammler-Ernährung

26. Tobias Lechler. Die Ernährung als Einflussfaktor auf die Evolution des Menschen. Universität Hannover, 2001
27. Alexander Ströhle und Andreas Hahn: Was Evolution nicht erklärt Kommentar zum Beitrag: Aktuelle Ernährungsempfehlungen vor dem Hintergrund prähistorischer Ernährungsweisen. Ernährungs-Umschau 50 (2003), S. 420–425
28. Remer T, Manz F: Potential renal acid load of foods and its influence on urine pH. Journal of the American Dietetic Association 1995, 95:791-797
29. www.physioklin.de/physiosbh.html, Säure-Basen-Haushalt, Prof. Dr. med. Rolf Zander, ehemals Institut für Physiologie & Pathophysiologie Universität Mainz
30. Wayner DD, Burton GW, Ingold KU, Barclay LR, Locke SJ: The relative contributions of Vitamin E, urate, ascorbate and proteins to the total peroxyl radical-trapping antioxidant activity of human blood plasma. Biochim Biophys Acta 1987 Jun 22; 924(3):408-19
31. Habermann Volker, Antioxidantien im Plasma von pädiatrischen Patienten mit Morbus Crohn oder Colitis Ulcerosa, Dissertation Universität Hamburg, Fachbereich Medizin 1999
32. Kyung Mee Kim et al.: Simultaneous determination of uric acid metabolites allantoin, 6-aminouracil, and triuret in human urine using liquid chromatography-mass spectrometry. J Chromatogr B Analyt Technol Biomed Life Sci. 2009 January 1; 877(1-2):65-70
33. Bruce N. Ames, Richard Catchcart, Elisabeth Schweirs and Paul Hochstein: Uric acis proves an antioxidant defese in humans against oxidant- and radical-cauced aging and cancer: A hypothesis. Proc. Natl. Acad. Sci. USA, Vol. 78, No. 11, pp 6858-6862, November 1981
34. Prof. Dr. med. Ursula Gresser: Diagnose und Therapie der Gicht. Deutsches Ärzteblatt, Jg. 100, Heft 44, 31.10.2003
35. Lathem, Rodnan: Impairment of Uric Acid excretion in Gout. Journal of Clinical Investigation. Vol. 41, No. 11, 1962
36. Frei, Schober-Halstenberg: Nierenersatztherapie in Deutschland. Bericht über Dialysebehandlung und Nierentransplantation in Deutschland 2006/2007. QuaSi-Niere, www.bundesverband-niere.de
37. Gertjan Schaafsma: The Protein Digestibility-Corrected Amino Acid Score. J. Nutr. 130: 18658-18678, 2000
38. Poortmans JR, Dellalieux O.: Do regular high protein diets have potential health riks on kidney function in athletes? Int J Sport Nutr Exerc Metab. 2000 Mar; 10 (1):28-38
39. Ravnskov, Uffe: Mythos Cholesterin. Die zehn größten Irrtümer. 2. Auflage 2004. Hirzel Verlag Stuttgart.
40. Souci, Fachmann, Kraut: Die Zusammensetzung der Lebensmittel, Nährwert-Tabellen. 6. Auflage 2000. CRC Press Inc.
41. Collier et al.: Factors affecting insulin-like growth factor-I concentration in bovine milk: J Dairy Sci. 1991 Sept; 74 (9): 2905-11.
42. Guler et al.: Insulin-like growth factors I and II in healthy man. Estimations of half-lives and production rates. Acta Endocrinologica (Copenh) 1989, 121: 753-758.
43. Schleip, Thilo: Laktose-Intoleranz. Wenn Milchzucker krank macht. 3. Auflage 2001. Verlagsgruppe Lübbe GmbH & Co. KG
44. Schleip, Thilo: Fructose-Intoleranz. Wenn Fruchtzucker krank macht.2005. TRIAS Verlag in MVS

45. Sevin G, Akcay YD, Ozsarlak-Sozer G, Yasa M: Low-Dose Fluvastatin Prevents the Functional Alterations of Endothelium Induced by Short-Term Cholesterol Feeding in Rabbit Carotid Artery. ScientificWorldJournal. 2012;2012:671728
46. Jahresbericht zum Nationalen Rückstandskontrollplan (NRKP) vom Bundesamt für Verbraucherschutz und Lebensmittelsicherheit (BVL). www.bvl.bund.de
47. www.bvl.de
48. www.iges.de

Teil 3: Krankheitsprozesse - Biochemie von Gesundheit und Krankheit

49. Silbernagl Stefan, Lang Florian: Taschenatlas der Pathophysiologie. 1998. Georg Thieme Verlag, Stuttgart
50. Robert Schmidt, Florian Lang, Manfred Heckmann: Physiologie des Menschen mit Pathophysiologie.31. Auflage 2010. Springer Medizin Verlag
51. Gvozdjáková Anna: Mitochondrial Medicin, Mitochondrial Metabolism, Deseases, Diagnosis and Therapy. 2008. Springer Science + Business Media B.V.
52. Kremer Heinrich: Die stille Revolution der Krebs- und Aids-Medizin. 6.Auflage 2006. Ehlers Verlag GmbH, Wolfratshausen
53. Ralf Meyer: Die Logik und Zwangsläufigkeit von Krebs und seinen Vorläufererkrankungen – eine neue Dimension der Medizin. 4. erweiterte Auflage.
54. Dawud, Schrieber, Schomburg, Adjaye: Human Embryonic Stem Cells and Embryonal Carcinoma Cells have overlapping and distinct Metabolic. SignaturesPLoS ONE 7(6): e39896. doi:10.1371/journal.pone.0039896.
55. de.wikibooks.org/wiki/Biochemie_und_Pathobiochemie
56. www.ebi.ac.uk/thornton-srv/databases/enzymes/
57. www.brenda-enzymes.info
58. www.genome.jp/kegg/pathway.html
59. T Graber, R Dziurla, R Tripmacher, G R Burmester, F Buttgereit: Hypoxia inducible factor (HIF) in rheumatology: low O2! See what HIF can do! Ann Rheum Dis 2005; 64:971-980
60. Carles Canto, Johan Auwerx: AMP-aktivated protein Kinase and ist downstream transcriptional pathways. Cell Mol Life Sci. 2010 October; 67 (20): 3407-3423
61. Carles Canto, Johan Auwerx: Calorie restriction: is AMPK as a key sensor and effector? Physiology (Bethesda). 2011 August; 26 (4): 214-224
62. www.metabolic-database.com/html/tumor_metabolome_overview.html
63. Dr. rer. nat. Johannes F. Coy, Maren Franz: Die neue Anti-Krebs Ernährung. Wie sie das Krebs-Gen stoppen. 7. Auflage 2010. Gräfe und Unzer Verlag GmbH, München
64. H.Biesalski, J. Köhrle, K. Schümann: Vitamine, Spurenelemente und Mineralstoffe. Prävention und Therapie mit Mikronährstoffen
65. Dr. Ulrich Strunz: Vitamine. Aus der Natur oder als Nahrungsergänzung - wie sie wirken, warum sie helfen.2013. Wilhelm Heyne Verlag, München.
66. Michael Martin (Hrsg.): Labormedizin in der Naturheilkunde. 2. Auflage 2002. Urban & Fischer Verlag München, Jena.
67. Dr. med. Beat Stephan Schaub: Lebendige Frauen. The iron code - Hundert Jahr Irrtum. 3. vollständig überarbeitete Auflage, November 2007. Verlag aude curare, Binningen/Schweiz.

Teil 4: Stärke- und Zuckerbelastung und ihr Krankheitseinfluss

68. Agnieszka Koziel, Andrzej Woyda-Ploszczyca, Anna Kicinska, Wieslawa Jarmunszkiewicz: The influence of high glucose on the aerobic metabolism of endothelial EA.hy926 cells. Eur J Physiol (2012) 464:657-669
69. Rodrigo Diaz-Ruiz, Nicole Averet, Daniela Araiza, Benoit Pinson, Savador Uribe-Carvajal, Anne Devin, Michel Rigoulet: Mitochondrial Oxidative Phosphorylation is regulated by fructose 1,6-bisphosphat. A possible Role in Crabtree effect induction? The journal of biological chemistry, Vol. 283, No 40 pp. 26948-26955, October 3, 2008
70. Mikulski T., Ziemba A., Nazar K.: Metabolic and hormonal responses to body carbohydrate store depletion followed by high or low carbohydrate meal in sedentary and physically active subjects. Journal of Physiology and Pharmacology, 2010, 61, 2, 193-200
71. Deborah H. Damon: Valcular-dependent effects of elevated glucose on postganglionic sympathetic neurons. Am J Physiol Heart Circ Physiol. Apr 2011;300(4):H1386-H1392
72. Gene c. Ness, Zhihong Zhao, Linda Wiggins: Insulin and glucagon modulate hepatic 3-Hydroxy-3-methylglutaryl-coenzymA reductase (HMG-CoA reductase) aktivity by affecting immunoreactive protein levels. The Journal of biological chemistry. Vol. 269, No. 46, 29168-29172, 1994
73. Alan R. Saltiel, C.Roland Kahn: Insulin signaling and the regulation of glucose and lipid metabolism. Nature, 2001 Dec 13; 414(6865):799-806.
74. Tiangang Li, Xiaoying Kong, Erika Owsley, Ewa Ellis, Stephan Strom, John Chiang: Insulin regulation of cholesterol 7α-hydroxylase expression in human hepatocytes: Roles of forkhead box O1 and sterol regulatory element-binding protein 1c. J Biol Chem. 2006 September 29: 281(39): 28745-28754.
75. Richard M. O´Brian, Daryl K. Granner: Regulation of gene expression by insulin. Biochem. J. (1991) 278, 609-619.
76. Christiane Ott, Kathleen jacobs, Elisa Haucke, Anne Navarrete Santos, Tilman Crune, Andreas Simm: Role of Advanced Glycation End Products in Cellular Signaling. Redox Biology: verfügbar ab 9.1.2014
unter: http://www.sciencedirect.com/science/article/pii/S2213231713001043
77. Sowmya Soman et al: A multicellular signal transduction network of AGE/RAGE signaling. J. Cell Commun. Signal. (2013) 7:19-23
78. Ju Young Kim et al: Advanced glycation end product (AGE)-induced proliferation of HEL cells via receptor for AGE-related signal pathways. International Journal of Oncology 33: 493-501, 2008
79. A.W.H. Tai, M.M. Newkirk: An autoantibody targeting glycated IgG is associated with elevated serum immune complexes in rheumatoid arthritis (RA). Chlin Exp Immunol 2000; 120:188-193
80. Nadeem A. Ansari, Moinuddin and Rashid Ali: Glycated lysine residues: A marker for non-enzymatic protein glycation in age-related diseases. Disease Markers 30 (2011) 317-324

IMPRESSUM

© 2015 CAVEMAN Verlag UG (haftungsbeschränkt), Ortenburg

Alle Rechte vorbehalten. Nachdruck, auch auszugsweise, sowie Verbreitung durch Bild, Funk, Fernsehen und Internet, durch fotomechanische Wiedergabe, Tonträger und Datenverarbeitungssysteme jeder Art nur mit schriftlicher Genehmigung des Verlags.

Redaktion: Klaus Wührer
Info und Kontakt: www.ArtgerechteErnährung.de
Coverzeichnung: Lilly Gotzler
Fotos: Klaus Wührer
Illustrationen: Klaus Wührer
Lektorat: Claudia Schwertfirm
Und wer einen Fehler findet, der darf ihn behalten.
Layout: perfect-artwork / Ernst Mötz
Druck: Passavia / Passau

ISBN 978-3-9816200-0-9
1. Auflage 2015

Wichtiger Hinweis:

Die Gedanken und Empfehlungen in diesem Buch stellen die Meinung und Erfahrung des Verfassers dar. Sie wurden vom Autor nach bestem Wissen erstellt und mit größtmöglicher Sorgfalt geprüft. Sie bieten jedoch keinen Ersatz für einen persönlichen, individuellen und kompetenten medizinischen Rat.
Jede Leserin, jeder Leser ist für das eigene Tun und Lassen auch weiterhin selbst verantwortlich.
Weder Autor noch Verlag können für eventuelle Nachteile oder Schäden, die aus den im Buch gegebenen praktischen Hinweisen resultieren, eine Haftung übernehmen.